치과임상윤리

DENTAL ETHICS AT CHAIRSIDE

ISBN : 978-89-6808-137-8

MyungMun Publishing. Inc.
90, Dapsimni-ro 63-gil, Dongdaemun-gu, Seoul, Korea(02525)
Tel_ +82-2-2248-7586 Fax_ +82-2-2248-0598
e-mail_ mmayt@hanmail.net Website_ www.teethbook.co.kr

Printed in Korea

치과임상윤리

판권 소유

인 쇄	2019년 4월 4일
발 행	2019년 4월 11일
저 자	데이빗 T. 오자르, 데이빗 J. 소콜, 도널드 E. 패트호프
역 자	노동래 · 이철규
발 행 인	국제치의학회(ICD) 한국회, (사)덴탈서비스인터내셔날(DSI)
편 집	전유정
교정 · 교열	손선숙
발 행 처	명문출판사
등 록	제 6-0212호
주 소	서울시 동대문구 답십리로63길 90
전 화	(02)2248-7586, 2246-7804
팩 스	(02)2248-0598
홈 페 이 지	http : //www.teethbook.co.kr
I S B N	978-89-6808-137-8

ⓒ 2019 | DENTAL ETHICS AT CHAIRSIDE 치과임상윤리 | 명문출판사 38,000원

3판

치과임상윤리

전문직업인 의무와 실무 적용

데이비 T. 오자르, 데이비 J. 소콜, 도널드 E. 패트호프 저

노동래 · 이철규 역

명문출판사

Printed in the United States of America

Library of Congress Cataloging-in-Publication Data

Names: Ozar, David T., author. | Sokol, David J., author. | Patthoff, Donald E., author.
Title: Dental Ethics at Chairside : Professional Obligations and Practical Applications / David T. Ozar, David J. Sokol, Donald E. Patthoff.
Description: Third edition. | Washington, D.C. : Georgetown University Press, [2018] | Includes bibliographical references and index.
Identifiers: LCCN 2017029349| ISBN 9781626165526 (hardcover : alk. paper) | ISBN 9781626165533 (pbk. : alk. paper) | ISBN 9781626165540 (ebook)
Subjects: LCSH: Dental ethics.
Classification: LCC RK52.7 .O96 2018 | DDC 174.2976—.dc23
LC record available at https:// lccn .loc .gov /2017029349

∞This book is printed on acid-free paper meeting the requirements of the American National Standard for Permanence in Paper for Printed Library Materials.

19 18 9 8 7 6 5 4 3 2 First printing

Printed in the United States of America

Cover design by Trudi Gershenov.

우리 부모님들,

곧 클레어렌스 오자르와 애니타 오자르,

벤자민 소콜과 래 소콜, 그리고

돈 패트호프와 조앤 패트호프를

기억하며,

우리의 아내들,

곧 로레인, 캐롤,

그리고 데보라,

그리고 우리의 자녀들,

곧 케이트와 앤, 수잔과

스코트, 그리고

에리카, 알렉스, 아드리아, 첼시아에게 헌정합니다.

헌정사

고 지헌택 박사님께서는(1923~2017년) 치과의사로서 탁월한 전문인의 삶을 사셨습니다. 학자로서 후진 양성에 커다란 족적을 남기셨으며, 치과위생사 제도를 처음 도입하시고 치과위생사 양성에도 크게 이바지하셨습니다. 대한치과의사협회장, 아시아태평양 치과연맹회장을 역임하시며 전문인 단체 활동을 통한 사회공헌에 힘쓰셨고, ICD 한국회를 창립하여 오피니언 리더로서도 활동하셨습니다. 또한, DSI(덴탈서비스인터내셔날) 사역을 통하여 국내외에 치과 의료를 통한 인류애를 실천하셨고, 특별히 몽골 치과계의 발전에 큰 전기를 마련해 주셨습니다.

선생님은 본서에 언급된 전문 직업인이 지녀야 할 기술 역량, 윤리 역량, 관계 역량의 높은 수준을 보여 주심으로, 이 땅의 치과의사들이 본받아야 할 전문직업인의 표상이셨습니다.

고인이 되신 선생님께 이 번역서를 헌정함으로 선생님의 뜻과 모범을 기리고자 합니다.

국제치의학회(ICD) 한국회, (사)덴탈서비스인터내셔날(DSI)

목 차

서 문

조사 결과에 의하면, 이 냉소적인 시대에도, 사람들은 대부분 자신에게 서비스를 제공하는 전문 의료인을 신뢰하며, 그 중에서도 치과의사는 가장 신뢰받는 전문 의료인임을 알 수 있다. 특히 치과진료가 많이 변화하고 있는 것으로 보일 때에는, 치과의사가 이 사실을 명심하고, 그 의미에 대해 자주 생각해 볼 필요가 있다. 왜냐하면 치과계와 다른 많은 전문직은 경쟁적인 시장을 특징짓는 사고, 가치, 행동 양상을 반영하라는 압력에 직면하고 있기 때문이다. 치과 환자들은, 치과진료의 현실이 오래전부터 그래왔듯이, 지금도 치과의사들이 환자들의 구강건강 필요를 충족하기 위한 지식과 기술을 갖추고 이 직종의 윤리 규범에 따라 환자의 복지를 위해 자신의 전문성을 사용하기를 바라고 있다. 그러나 사회 공동체가 치과계를 계속 굳건히 신뢰하도록 하려면 치과의사, 치과 전문인 단체, 그리고 우리 사회의 구강건강 공동체가 이러한 책무를 세심하게 공부하고 강화할 필요가 있다.

치과계에서는 윤리적 행동이 장려되고 있다. 그러나 복잡한 상황에서 어떤 행동이 윤리적으로 최선인지 판단하기 위해 활용할 수 있는 자원은 그리 많지 않다. 치과대학 등에서 전문직 윤리에 대해 광범위하게 교육받은 치과의사는 거의 없으며, 치과진료에서의 윤리 문제에 대한 효과적인 보수교육도 드물다. 치과의사의 전문직 윤리 숙고를 위한 개인적인 자원은 상당히 많으며, 많은 치과의사는 특별히 압박을 받을 때 상의할 수 있는 사려 깊은 동료, 배우자, 친구들을 두고 있다. 그러나 직업적인 행동에서 마땅히 해야 할 윤리적 숙고 없이 행동했고, 또 자주 그리했던 것은 어떻게 생각해야 할지 몰라서였기 때문임을 부인할 치과의사는 거의 없을 것이다. 대부분의 치과의사는 그들이 내려야 하는 직업상의 판단과 선택을 숙고할 때 활용할 몇 가지 추가적인 아이디어와 잘 개발된 지적 도구들을 고찰해 볼 기회를 고맙게 여기리라고 우리는 믿는다.

오늘날에는 전보다 더 많은 교수진이 치과대학생의 프로페셔널리즘 성장에 필요한 치과 윤리와 기술을 가르치거나 멘토링 할 책임을 맡고 있으며, 이들은 더 적절한 교육을 위해 노력하고 있다. 그러나 여전히 치과대학 교과과정에는 치과 윤리 규범을 배우고 이를 진료실에서 실천하게 해줄 적절한 시간이 배정되어 있지 않다.

이 책은 이런 학생들과 교수들을 위해, 그리고 치과 윤리 규범에 대한 이해를 넓히고 어떻게 그 규범대로 살고 그 규범을 실천할지를 깊이 숙고하기 원하는 임상의들을 위해 저술되었다. 이 책은 또한 치과계 외부의 사람들이 치과진료의 전문직 윤리 고찰이 무엇에 관한 것인지 이해할 필요가 있다고 생각하도록 저술되었다. 그러나 이 책은 무엇보다 여전히 자기의 치과의사들이 유능할 뿐만 아니라 직무수행에서 윤리적으로도 훌륭하다고 신뢰하는 치과 환자들을 위해 저술되었다. 이 책이 치과의사들의 전문직 윤리에 대한 책무 이행을 도와 환자로부터 계속 신뢰받는 데 기여한다면, 이 책의 주된 목표를 달성하게 될 것이다.

독자들은 일반적인 대화에서 잘 알려진 의미를 가지고 있는 많은 단어와 문구가 이 책에서 대문자로 표시됨을 알 수 있을 것이다(번역서에는 고딕체로 표기). 그런 단어나 문구가 대문자로 표시될 경우, 그것은 그 말이나 문구가 치과 전문직 윤리의 특정 측면을 가리키는 맥락에서 사용되기 때문이다. 예컨대 "이상적인 관계"라는 문구는 윤리적인 치과 임상의 특정 요소를 가리키며, 윤리적인 치과의사가 모든 환자와 맺기 위해 노력하는 특수한 종류의 관계를 가리킨다. "규범적인 묘사", "핵심직무수행 가치" 등도 마찬가지다.

3판은 이전 판에서 완전히 개정되고 보완되었다. 1판과 2판의 공동 저자 고(故) 데이빗 J. 소콜의 기여가 없었더라면 3판은 제공할 것이 훨씬 적었을 것이다. 이전 판에 그가 기여한 많은 부분이 3판에도 유지되고 있다. 이전 판과 마찬가지로 이 3판도 우리 세 저자의 가족들과 많은 동료들의 격려, 지원, 귀중한 통찰력이 없었더라면 저술될 수 없었을 것이다. 또한 우리에게 많은 것을 가르쳐준 학생과 환자들에게 특히 감사드린다. 미국치과윤리학회(American Society for Dental Ethics), 특히 고(故) 톰 하세가와, 래리 가레토, 앤 코에버, 래리 젠슨, 브루스 펠티어, 필리스 빔스터보어, 제리 윈슬로우, 그리고 팸 짜르코프스키에게 감사드린다. 스티브 랠스, 데이빗 챔버스, 미국치의학회(American College of Dentists) 임원진과 회원들, 그리고 로저 윈랜드와 일반치과 학회(Academy of General Dentistry) 편집진에게 감사드린다. 리처드 브라운과 조지타운 대학교 출판부 직원들에게 감사드린다. 프랭크 카타라노토와 미국치과교육협회(American Dental Education Association), 조지타운 대학교 케네디윤리연구소(Kennedy Institute of Ethics)의 로라 비숍과 마티나 다라, 의료 프로페셔널리즘학회(Academy for Professionalism in Health Care)의 동료들, 서버지니아 치과의사협회(West Virginia Dental Association), 미국치과의사협회의 윤리 · 정관 · 법률위원회(American Dental Association's Council on Ethics, Bylaws and Judicial Affairs), 서버지니아 동부 팬핸들치과협회(West Virginia Eastern Panhandle Dental Society), 로욜라 대학교 시카고 캠퍼스 철학과, 이전의 로욜라 대학교 시카고 캠퍼스 치과대학의 교수들과 관리자들의 수년간에 걸친 계속적인 지원에 감사드린다.

■ 편집자 주 : 원문의 대문자는 고딕체로, 이탤릭체는 볼드체로 표기하였습니다.

1

치과 전문직과 전문직 윤리

개요

치과는 전문직이다. 치과의사들과 학생들은 이 표현을 진지하게 받아들여야 한다. 다른 직종에 종사하는 사람 중에도 "전문직업인"을 자처하는 사람들이 많이 있다. 광고하는 사람과 마케팅하는 사람은 전문직과는 아무 관계가 없는 상품과 서비스를 묘사하는 데에도 종종 "전문적인"이라는 형용사를 사용한다. "전문적인"이라는 말이 이런 식으로 사용될 때에는 "잘 만들어진" 또는 "성능이 좋은"이라는 의미에 지나지 않는다.

그러나 치과의사들과 치과대학생들에게는 전문직으로서의 치과는 이보다 훨씬 많은 의미가 있다. 치과가 전문직이 아니라면 그들은 자신을 다르게 볼 것이다. 치과를 전문직이라고 할 때는 단지 잘 만들어진 상품이나 탁월한 서비스에 관한 뭔가를 말하는 것이 아니다. 치과가 전문직이라고 말하는 것은 치과의사의 본질에 관한 뭔가를 말하는 것이다. 그것은 치과의사들이 자신과 서로에게 뿐만 아니라 사회 공동체에도 중요한 책무가 있다는 것을 의미한다. 그것은 치과의사들이 그들의 환자, 치과의사 상호 간, 그리고 사회 공동체와의 관계에서 그에 따라 살아갈 행동 규범, 즉 이 직종과 사회 공동체 사이의 여러 세대에 걸친 지속적인 협력으로 개발되고 형성되어 온 규범이 있다는 것을 의미한다. 그것은 치과의사들이 직무수행 시 준수할 역량 표준, 곧 전문직으로서의 치과가 공동체의 이익을 위해 오랫동안에 걸쳐 발전시켜 왔고 앞으로도 계속 개선될, 확립된 전문성 체계에 기초한 표준이 있다는 것을 말한다.

이 책은 전문직으로서의 치과에 관한 책이다. 이 책은 어떤 사람이 이 직종의 구성원이 될 때 갖게 되는 책무에 관한 책이며, 따라서 학생들이 치과의사가 되기 위해 자신의 삶에 구현해야 하는 책무에 관한 책이다. 경험, 지식, 기술이 진보하고 치과 임상의 기술적 측면이 계속 향상됨에 따라 치과의사들이 유능하게 업무를 수행하는 데 필요한 지식 기반과 기술적 기량에 관해서는 많은 문헌이 있고 연구도 계속 수행되고 있다. 그러나 전문직업인이 되는 것의 가장 중요한 부분인 윤리적 책무에 관해 더 배우고 그에 따라 살아가는 것도 시간과 주의와 실천이 필요하다. 그러나 전문직업인으로서 치과의사의 윤리 측면에 관한 지식의 바탕은 윤리강령의 '하라'와 '하지 마라' 목록보다 훨씬 방대하다. 실제적인 대인관계 수완들과 효과적인 윤리적 사고에 관한 중요한 기술들도 배우고, 내면화하고, 개선해야 한다. 이 지식과 기술들은 스스로 약속하는 것이며 습관의 문제이기도 하다. 이는 한 사람이 계속 성장하기 위한 정체성 형성 기술을 개발할 필요가 있음을 의미한다. 따라서 독자들에게 치과 윤리와 치과 프로페셔널리즘에 관한 지식의 바탕을 제시하고, 그 안에서 성장하는 데 필요한 가장 중요한 몇 가지 기술들을 묘사하는 것이 이 책의 목표다.

치과의사나 치과대학생 등이 내리는 결정들은 **의무**와 **당위**에 관한 질문들뿐만 아니라 다음과 같은 질문과도 관련된다. (1) '나는 어떤 사람인가?', (2) '나는 어떤 사람이 되기 원하는가?' 이런 질문들을 주의 깊이 다루면 종종 **의무**와 **당위**에 대한 최선의 답변을 찾아내기가 훨씬 더 쉬워질 것이다. 이 책에서는 대부분의 전문직에서처럼 **프로페셔널리즘**이라는 개념을 사용해서 독자들에게 계속 '나는 어떤 치과의사인가? 나는 어떤 치과의사가 되기 원하는가? 나는 어떤 사람인가? 나는 어떤 사람이 되기 원하는가?'와 같은 질문을 하는 것이 중요하다는 점을 상기시킬 것이다.

프로페셔널리즘이란 무엇인가? **프로페셔널리즘**이라는 개념은 때로는 부정적으로 사용된다. 달리 말하면, 누군가의 행동이 특정 전문직의 최소한의 윤리 기준에 미달하거나, 그 사람의 행동이 전혀 전문직업인답지 않게 행동함을 강조할 때 사용된다. 치과의사가 환자를 많이 보기 위해 수복물 변연이 잘 맞지 않는 것을 무시하거나, 가장 수익성 높은 치료만 제시한다면 그것이 바로 좁은 의미에서 전문직업인답지 않은 행동이다. 그러나 이 책의 구체적인 목표는 치과는 전문직이라는 사실과, 이것은 단순히 서비스를 **잘 수행**하는 것을 넘어서 **치과의사는 누구인가**에 관해 말하려는 것임을 진지하게 받아들이게 하는 것이다.

이 책은 치과의사의 모든 업무에서 긍정적이고 열망할 만한 것으로서의 프로페셔널리즘에 초점이 모일 것이다. 이런 의미의 프로페셔널리즘은 치과계의 가장 존경할 만한 구성원의 삶과 직무수행을 특징짓는, 내면화되고 습관적인 사고방식과 행동방식을 지칭할 것이다. 이런 사고방식과 행동방식에는 특유의 치과 진료 기량이 포함된다. 이런 기량에는 우선 치과의사들이 환자들에게 실제로 이익을 주기 위해 채용하는 "기술적(technical)"인 전문 기량도 있지만, 윤리적 기량, 즉 가치와 행동 영역에서의 기량, 특히 해당 치과의사의 환자 등과의 관계라는 맥락에서의 기량도 못지 않게 중요하다.

이 책은 주로 치과 프로페셔널리즘의 이 두 번째 측면에 초점을 맞출 것이다. 윤리적인 치과의사가 추구하고자 하는 사고방식과 행동방식, 즉 칭찬할 만한 전문직업인의 윤리적 행동을 구성하는 사고방식과 행동방식에 관해 설명할 것이다. 또 각색하기는 했지만, 치과의사들이 업무 수행 중 만나게 될 전형적인 윤리적 도전을 묘사하는 사례들을 살필 것이다. 이 사례들은 그들이 프로페셔널리즘에서 성장하기 위한 습관을 개발하는 데 필요로 하는 가장 중요한 윤리적 기량들(즉, 대인관계 기량, 윤리적 사고 기량, 정체성 형성 기량)에 초점을 맞출 것이다.

치과 임상에서의 윤리 문제

임상의들은 이미 일상 실무에서 일어나는 윤리 문제에 대해 인식하고 있다. 대부분의 치과의사는 이미 오랜 실무와 사려 깊은 자기평가로 윤리적인 행동 습관을 확립했다. 치과대학생들은 이를 주의 깊게 볼 필요가 있다. 이런 습관은 윤리 문제가 발생할 때마다 멈추어 생각하지 않고도 환자들과 효과적인 관계를 맺으며 능숙하게 일하게 해준다. 그러나 현명하고 경험이 풍부한 치과의사들도 세심한 윤리적 사고를 필요로 하는 새로운 상황을 만난다. 이후의 내용에서 설명될 개념과 기량은 이런 상황에서 큰 도움이 될 수 있다.

그러나 이 책의 독자들은 아직 환자를 직접 접하지 않은 저학년 학생들을 포함한 치과대학생들일 것이다. 그래서 임상의들이 일상적으로 직면하는 다음과 같은 질문이 유용해 보인다.

1. 신규 환자를 검사하던 어느 치과의사가 치과 치료를 형편없이 한 증거를 발견한다. 이를 발견한 치과의사는 환자에게 뭐라고 말해야 하는가? 그 치과의사는 이전의 치과의사에게 연락해서 그

사안을 논의해야 하는가? 그 치과의사는 이 사실을 지역 치과의사협회에 신고해야 하는가?

2. 자신의 치료가 양질의 치과 치료뿐 아니라 "해피 스마일"도 만들어낸다고 광고하는 것이 윤리적인가? 건강한 미소를 암시하는 법적 상호명이 수용될 수 있는가?
3. 환자가 심미 치료에 관한 의견을 얘기하지 않았고 자신의 외모에 대한 어떤 불만도 표시하지 않았는데, 환자의 치아가 보기 싫다며 심미 치료를 권해야 하는가?
4. 치과의사가 금전적인 이유로 치료를 거절하는 것은 윤리적인가? 치과의사들은 보험이나 정부의 프로그램이 보호하지 않는 사람들을 어떻게 대해야 하는가?
5. 치과의사는 같은 지역의 다른 치과의사들과 어떻게 적절한 관계를 맺어야 하는가?
6. 치료에 관한 의사결정에 완전하게 참여할 수 없는 성인 환자를 어떻게 대해야 하는가? 이는 환자가 의사결정에 참여할 수 없는 이유에 따라 달라지는가? 미성년 또는 의사결정에 완전히 참여할 수 없는 성인 환자에서 후견인이 환자의 이상적인 치료 승인을 거부할 경우, 치과의사는 어떻게 해야 하는가?
7. 어느 치과의사가 약물에 의존하고 있어서 치료에 영향을 줄 수도 있다는 것을 발견할 경우, 이를 발견한 다른 치과의사는 어떤 의무가 있는가?
8. 치과의사와 동일한 환자를 돌보는 다른 의료인들과의 적절한 관계는 무엇인가? 치과의사는 자신이 고용하는 치과위생사와 보조 인력에게 무엇을 요구해야 하는가? 고용주인 치과의사는 고용된 치과의사 및 치과위생사와 보조 인력에게 어떤 의무가 있는가?
9. 치과의사가 치과 단체에 적극적으로 참여하는 것이 윤리적으로 중요한가?
10. 치과계 일반에 부여되는 윤리적 의무가 있는가? 있다면 무엇인가? 전문직업인이, 특히 사회 공동체와의 관계에서, 열망해야 할 윤리적 특징과 기량이 있는가? 치과 전문직업인 단체들은 치과계의 대표로서 윤리적 의무가 있는가? 그 의무는 무엇인가?

위의 질문들은 치과의사가 규칙적으로 묻는 윤리 문제의 대표적인 목록일 뿐이고, 더 많은 질문이 남아 있다. 이 책은 치과 현업에서의 전문직 윤리에 대해 체계적인 설명을 제공하여 치과의사가 이런 문제들을 이해하고 또 현명한 판단을 내릴 수 있도록 도움을 준다.

윤리 문제와 법률문제

치과의사들이 접하는 많은 문제는 위의 예처럼 윤리적 결과뿐만 아니라 법적 결과가 있다. 치과대학 교육 과정과 보수교육 과정 외에도, 치과의사가 법률의 테두리 안에서 행동하고 자신을 소송과 기타 법적 위험으로부터 보호하도록 도움을 받기 위해 활용할 수 있는 많은 책과 학술 논문이 있다. 그러나 전문직 윤리 문제는 법률문제와 다르다. 윤리 문제는 법률문제와 토대가 다르며, 사안에 다른 방식으로 접근한다. 또한, 전문직업인의 윤리적 책무(commitment. 이 단어에 꼭 들어맞는 우리말이 없으므로 역자는 문맥에 따라 책무, 서약, 헌신, 전심전력 등으로 표현한다. 역자 주)에 관한 많은 문제는 법률이 의견을 말하지 않는 사안과 관련되어 있다.

사실, 가장 중요한 윤리 기준은 법률보다 더 근본적이다. 즉 법률은 윤리적일 수도 있고 비윤리적일 수도 있지만, 그러나 그 반대로 윤리가 합법적일 수도 있고 비합법적일 수도 있다고 말할 수는 없다. 따라서 명확한 사람이라면 윤리적 질문을 먼저 하고 법률적 질문을 나중에 할 것이다. 그리고 사려 깊은 사람이 법률에 대해 가장 먼저 하게 될 질문은 그 법이 일반적으로나 특정 사례에 적용한 경우에서 모두 윤리적인 법률인지 여부일 것이다. 법률이 윤리적이지 않을 경우, 윤리적으로 행동하려면 그 법을 바꾸기 위해 노력하거나, 그 사안이 충분히 중요한 경우 양심적으로 그 법을 어기거나 그 법을 바꾸기 위해 시민 불복종 운동을 벌일 필요도 있다. 법률과 윤리에 관한 이런 사실들은 법률이 중요하지 않음을 의미하지 않는다. 그것은 윤리 문제는 법률문제와 다르며, 법률문제보다 중요함을 의미한다. 이 책에서는 법률이 우리가 다루고 있는 윤리 문제를 설명해 줄 때 간혹 법률에 관해 언급할 것이다. 그러나 이 책은 법률문제에 초점을 맞추는 것이 아니라, 치과 임상에서의 전문직 윤리 문제에 초점을 맞춘다. 전적으로 법적인 문제들에 관해서는 다른 출처를 찾아봐야 하며, (각각의 특정 관할지에서) 법적 요건이 무엇이며 자신을 법적 위험으로부터 어떻게 보호하는 것이 최선인지 결정하기 위해서는 좋은 변호사와 상담해야 한다.

윤리적인 전문직업인이 되기로 선택하기

이 책은 치과 임상에서 발생하는 많은 윤리 문제를 살펴볼 것이다. 또한, **무엇이 윤리적 행동인지** 결정하는 데 도움을 주는 지침도 제공하며, 동시에 **치과의사가 프로페셔널리즘에서 성장하도록 지원**할 것이다. 그러나 누군가를 윤리적 인간이 되도록 설득하거나 전문 영역에서 성장하라고 설득하는 것이 이 책의 일차목표는 아니다. 이는 일반적으로나 전문직 수행에서 윤리적 인간이 되도록 돕는 사려 깊은 논거를 제시할 수 없기 때문이 아니다. 거기에는 두 가지 이유가 있다. 첫째, 그런 논거는 잘 구성될 경우 복잡하고 추상적이며, 따라서 이 책의 범위를 넘어선다. 둘째, 대부분의 사람은 일반적으로, 단순히 누군가가 그들에게 주의 깊게 추론된 논거를 제공하기 때문에 윤리적으로 행동하는 것도 아니고 자기 직업에서의 윤리적 실천 분야에서 성장하기로 선택하는 것도 아니다. 그보다는 자신이 되고 싶은 사람, 인생에서 존경하며 닮고 싶은 사람, 동일시하고 싶고 충성하고 싶은 공동체 그리고 이런 목표들과 관련 있는 다양한 행동과 삶의 패턴이 주는 효과 등을 깊이 숙고하면서 그런 결정을 내린다. 그러나 이런 종류의 책은 치과의사와 치과계 전체가 헌신하는 가치와, 전문직업인으로서 그들이 열망하는 이상을 결합함으로써, 또한 이 목표를 달성하는데 필요한 역량을 밝힘으로써 그런 숙고에 도움을 줄 수 있을 뿐이다.

윤리강령과 윤리위원회

미국치과의사협회, 캐나다치과의사협회, 광역 협회 및 지역 협회와 다양한 전문직업인 단체 같은 대부분의 치과 단체들은 치과의사의 윤리적인 직무수행을 위해 윤리강령을 발행했다. 많은 단체는 어려운 윤리 문제들에 대해 치과의사들에게 공식 의견이나 비공식 조언을 제공하기 위한 윤리위원회를 두고 있다.

이 책은 이런 강령이나 위원회의 의견에 대한 주석이 아니며, 그런 강령이나 위원회들과 경쟁하고자 하는 것은 더욱 아니다. 이 책은 다른, 그리고 (어떤 면에서는) 더 기본적인 기능을 달성하고자 한다. 전문적인 강령과 의견을 기안, 승인, 해석하는 사람들은 치과라는 전문직의 성격과 이러한 강령과 의견이 근거하고 있는 이상, 목표, 가치에 대한 아이디어를 가지고 있다. 그러나 강령과 의견은 근저의 더 복잡한 아이디어들을 체계적으로 진술하지 않으며, 실제로 그럴 수도 없다. 그러므로 치과라는 직업의 성격, 치과의 이상 · 목표 · 가치, 윤리적 진료의 함의 등에 대한 체계적인 설명을 제공하는 이런 책이 매우 유용할 수 있다. 또한, 치과의사들의 윤리적 책무의 더 기본적인 측면에 대한 논의를 증진하고 장려할 수 있다. 따라서 내부적으로는 물론 사회 공동체와 함께 윤리적 문제를 숙고하고 더 성찰하여 치과계 발전을 강화할 수 있다. 나아가 치과계가 윤리강령을 제정하고 윤리위원회가 윤리적인 직무수행을 도울 수 있게 이바지할 것이다.

습관

앞에서 치과 프로페셔널리즘이란 치과계의 가장 존경할 만한 구성원의 삶과 직무수행을 특징짓는, (관련 기량과 더불어) 내면화되고 습관적인 사고방식과 행동방식이라고 설명했다. 그렇다면 왜 프로페셔널리즘을 구성하는 사고방식과 행동방식이 특별히 "내면화되고 습관적인" 것으로 묘사되는지 질문할 필요가 있다. 한 가지 이유는 습관이 우리 삶의 모든 부분에서 매우 중요한 역할을 수행하기 때문이다. 우리가 삶 속에서 수행하는 행동의 대부분은 어떻게 행동할지에 관한 세심하고 의식적인 숙고의 산물이 아니다. 우리 행동의 대부분은 신중한 숙고 없이 이뤄진다. 대개, 행동의 절대 다수는 다양한 행동, 인식, 가치평가의 습관이 만든 결과이다. 실로, 행동 대부분이 습관의 산물이 아니라면, 우리는 심리적으로 기능할 수가 없을 것이다. 치과의사가 도구를 집거나 환자에게 이야기할 때마다 잠시 멈추어 모든 대안을 평가한다면, 효과적으로 업무를 수행할 수 없을 것이다.

그렇다고 습관적으로 행해진 행동이 무의식적이거나 불합리하다는 의미는 아니다. 비록 당시에 그런 행동을 주의 깊게 살펴보지 않았더라도, 행동을 유발한 것은 습관 그 자체이며, 이에 대하여 신중한 성찰이 가능하고 또 사려 깊게 선택할 수도 있다.(따라서 프로페셔널리즘의 정의에 "내면화된"이라는 말이 들어간다) 즉, 우리는 마음만 먹으면 특정 행동을 유발한 습관을 식별하고 조사할 수 있다. 그러면 그 습관들을 행동, 인식, 가치평가의 다른 대안들과 비교하여 이 습관을 유지할 것인지 아니면 그 상황에 가장 적절한 것으로 개선할 것인지를 판단할 수 있다. 기술적인 훈련의 (그리고 치과대학생의 시간표를 가득 채운 연이은 실습의) 주요 목표 중 하나는 학생들이 궁극적으로 필요한 모든 기본 기량을 사실상 습관적으로 능숙하게 사용할 수 있게 만드는 것이다.

윤리와 프로페셔널리즘 측면에서의 성장과 관련된 책은 습관이라는 이 측면이 특히 중요하다. 윤리적으로 존경할 만한 치과의사는 주목할 특정 행동 때문이라기보다는 윤리적으로 행동하는 습관을 성실하게 발달시켜 왔기 때문에 존경을 받는다. 이렇게 성실하게 개발해온 습관들 때문에 그들의 환자, 다른 치과의사, 그리고 사회 공동체는 그들이 거의 모든 상황에서 옳은 선택을 할 것이라고 믿을 수 있다. 그렇다면 전문직업인이 더 나은 전문직업인이 되기 위해 노력하는 목표는 필연적으로 올바른 윤리적 습관을 형성하고 이를 유지하는 문제일 수밖에 없다. 즉, 한편으로는 특정 상황에서 특정 방식으로 행동하는 것이 옳다고 판단하면, 그런 상황에서는 그런 방식으로 행동하는 습관을 기르도록 노력해야 한다. 다른 한편으로는, 그와 다른 방향으로 이끄는 습관이 있다면 그 습관을 바꾸기 위해 노력해야 한다. 우리가 멈추어 세심하게 살폈을 때 그것이 윤리적이었다고 판단되는 바로 그 일을 습관적으로 하게 되는 것이 우리의 목표가 되어야 한다.

그러나 문제가 너무 복잡해지지 않도록, 이 책에서 제공되는 사례들은 대체로 그런 습관들에 대해서보다는 특정 상황에서 치과의사가 취해야 할 구체적인 행동에 초점을 맞출 것이다. 따라서 각각의 경우에, 독자는 묘사된 개별 사례뿐만 아니라 예로 제시된 그 사례의 인식, 가치 판단과 행동의 습관도 숙고해야 한다. 이 사례들의 특정 행동이 아니라 이런 습관들이 이 책의 진정한 핵심 주제다.

용어 : "도덕적"과 "윤리적," "의무," "규범"과 "기준"

"도덕적"이라는 말과 "윤리적"이라는 말을 다른 의미로 사용하는 사람들도 있지만, 이 말을 다른 의미로 사용하는 사람들은 종종 그 차이를 설명하지 않으며 그 사실을 알아차리지 못할 수도 있다. 불행하게도, 폭넓고 일관성 있게 사용되거나 보편적으로 이해되는 이 용어들의 의미 구분 양상은 없다. 그 결과 사람들이 이 말을 다르게 사용하는 데에서 심각한 오해가 생길 수 있다. 따라서 이 책에서 "윤리적"이라는 말과 "도덕적"이라는 말이 어떻게 사용되는지 설명할 필요가 있다. 이 책에서 이 두 단어는 동의어로 취급될 예정이며, 이 말들이 적용되는 문제, 질문, 숙고, 판단이 해야 하는 일 또는 하지 말아야 할 일과 관련이 있을 때 또는 어떤 사람/전문직업인이 어떻게 살아야 하는지와 관련이 있을 때만 사용될 것이다. 더 상세하거나 복잡한 구분(예를 들어, 의무의 종류와 해당 상황에서 그 의무의 관련성)은 필요할 때에만 명시적으로 이뤄질 것이다.

같은 이유로, "의무," "규범"과 "기준"이라는 말들도 이 책에서는 아주 일반적인 의미로 그리고 상호 교차적으로만 사용될 것이다. 어떤 사람에게 의무가 있다고 말하는 것은 단순히 그 사람은 그 사람이 해야 하거나 하지 말아야 할 어떤 것이 있음을 의미할 것이다. 특정 규범 또는 기준이 어떤 상황에 관련이 있다고 말하는 것은 단순히 그 상황에 관한 윤리적 사고가 해당 상황에서 다른 방식보다 윤리적으로 더 좋거나 나쁜 행동 방식을 식별할 수 있음을 의미하거나, 해당 상황에서 어떻게 행동하거나 행동하지 않아야 하는지에 관한 지침에 대한 다른 출처가 있음을 의미할 것이다. 사회 공동체에 대한 치과계의 책무, 치과 윤리에 관한 치과계와 사회 공동체의 계속적인 대화의 내용 그리고 전문적으로는 치과 윤리의 일반 원천과 일반적으로는 윤리/도덕성의 다른 일반 원천이 이 지침의 출처가 될 수 있다. 그런 지침의 원천과 전문적, 윤리적 숙고를 위한 원천 가운데서 이에 대한 자세하고 복잡한 구분은 필요에 따라 제시될 것이다.

윤리문제에 정답이 있는가?

우리 사회에는 어떻게 해야 하느냐는 질문에는 정답이 없다는 견해, 또는 결국은 모든 답변이 마찬가지라서 도덕 또는 윤리 질문에 대한 하나의 답변은 다른 답변과 같다는 견해가 팽배해 있다. 이 책에서 이 근본적인 문제에 대해 주의 깊게 조사할 시간은 없다. 대신, 우리의 목적상 단순히 이 문제는 최소한 미결 문제(open question)라고 말하는 것이 가장 좋을 것이다. 즉, 한편으로는, 사람들이 많은 도덕 문제에 대해 견해를 달리하지만, 지금까지는 누구도 도덕 문제에 정답이 없음을 입증하는 데 성공하지 못했다. 다른 한편, 출신 배경이 다양한 사람들 사이에서조차 일부 도덕 또는 윤리 문제에 대해서는 상당한 수준의 동의가 있다는 사실은 인상적이다. 그러나 아직 아무도, 모든 윤리 문제에 모든 사람이 만족할 만한 정답을 주는 특정 윤리 체계를 제시하지는 못했다.

물론 희망하기로는, 이런 질문과 답변의 모색과 치과 윤리 질문에 답하기 위해 자료를 개발하는 것이 가치 있는 일임이 밝혀졌으면 한다. 그러나 최소한 그리고 출발선으로서 우리는 이런 일이 노력의 낭비가 아니라고 단언한다. 이것이 윤리질문에 정답이 있는지 묻는 물음에 이 문제는 최소한 미결 문제라고 말하는 함축된 의미이다.

더구나, 전문직 구성원 행동의 윤리 문제에 관해 이 책에서 제안하는 전문직 윤리는 전문직업인 집단과 사회 공동체의 지속적인 대화의 산물이다. 이 대화는 하나의 사회적 사실이다. 그러나 그것은 다양한 통로를 통해 발생하며 지속적인 과정이다. 왜냐하면 이 대화에는 의미 있는 합의들이 포함되어 있어서 치과 윤리 내용이나 치과 프로페셔널리즘과 관련된 많은 질문의 답이 여기에 있기 때문이다.

윤리에 대한 일반적인 견해의 원천

치과 윤리 내용과 치과 프로페셔널리즘으로 여겨지는 것의 원천은 치과계와 사회 공동체의 지속적인 대화 속에 있다. 그러나 사람들의 일반적인 윤리 견해에는 많은 원천이 있다. 사람들은 가족이나 성장기 중요 인물의 윤리적 견해, 공식적인 교육, 성인기 이전이나 이후의 비공식적인 접촉, 사회 공동체의 문화를 통해서만 아니라 특별한 사회 집단 또는 직업 집단, 어린 시절의 종교 교육, 성인기 이후의 종교적 헌신, 일생에 걸친 개인적 성찰 등을 통해서도 다양한 윤리 견해를 습득한다.

이 책의 여러 부분에서 치과 윤리에 특정 윤리 기준이 포함되어야 하는 이유를 제시할 것이다. 그 이유가 때로는 치과가 전문직이라는 것이 무슨 의미인지에 근거할 것이지만, 다른 한편으로는 일반적 윤리 견해에 의존하여 제시될 것이다. 이 책을 읽는 독자들의 배경과 그들이 대표하는 일반적 윤리 견해의 다양성 때문에, 저자들이 제시한 치과 윤리에 특정 윤리 기준이 포함되어야 하는 이유들이 도전받을 수 있음을 인정한다. 바라기는 실제로 경험했든 아니면 다른 사람의 것이지만 자신의 경험과 유사하여 이해되든, 사람들이 경험한 것들과 본서가 제시한 일반적 윤리 견해가 최소한 서로 공명을 이루기를 희망한다.

누가 치과 윤리에 관한 책을 쓰는가?

윤리에 관한 책을 쓰려면 저자들이 자신이 어떻게 행동해야 하고 어떻게 행동하지 않아야 하는지에 대한 답을 가지고 있다고 보일 수도 있다. 그러나 이 책의 독자들을 포함한 대부분의 사람은 어떻게 행동해야 하고 어떻게 행동하지 않아야 한다고 말하는 사람들을 상당히 의심한다. 전문직 윤리 문제나 기타 윤리 문제에 대한 정답이 가능하다 하더라도, 우리 대부분은 이런 사안에 일반적인 의미에서의 전문가가 있다는 것에 의혹을 가진다. 그렇다면 어떤 사람이 치과 윤리에 관한 책을 쓰는가?

저자들은 우리 자신이 사람들이 무엇을 해야 하고 무엇을 하지 않아야 하는지에 대한 전문가라고 주장하지 않는다. 우리는 모든 판단에서와같이, 자신의 것이든 타인의 것이든 경험이 넓을수록 전문직 윤리나 기타 윤리적 판단에서 객관성이 더 확보된다고 믿는다. 전문직 윤리를 포함하여, 윤리 토론과 관련된 경험이란 특정 집단에 한정된 것이 아니다. 모든 사람은 이 문제에 관해서 서로 배울 것이 있다. 이런 의미에서, 전문직 윤리나 기타 윤리 문제에서 (일반적인 의미에서의) "전문가"는 없지만, 자신의 경험을 주의 깊게 성찰하는 사람은 누구나 다른 사람들과 공유할 수 있는 전문성을 가지고 있다.

따라서 우리 저자들은 치과계와 인간 생활의 다른 영역들에서 윤리 문제 이해에 관심이 있는 모든 사람과 동료 탐구자라고 자신을 자리매김한다. 우리는 이 분야에서 여러 해 동안 연구하고, 이 문제들에 대해 면밀하게 연구한 다른 많은 사상가와 접촉하며, 전문직 윤리위원회에서 봉사한 많은 실무자와 함께 일하는 혜택을 누렸다. 우리는 또한 이 책의 초판과 2판에 대한 광범위한 피드백도 받았다. 이 3판은 이전 판들과 마찬가지로 우리가 알게 된 것들과 관심 있는 사람에게 공유하고 싶은 것들을 담아냈다. 무엇보다도 이 책은 사려 깊은 성찰과 이를 통한 경험의 폭을 넓히기 원하는 독자들에게 도움이 되는 것을 목표로 한다. 나아가 치과 윤리와 프로페셔널리즘에 관한 공통의 경험과 성찰을 나누고자 하는 탐구자의 층이 넓어지기를 기대한다.

달리 말하면, 치과 윤리와 프로페셔널리즘은 중요한 질문을 제기하고 있고, 그 질문에 대한 답은 광범위한 대화 그 이상의 훨씬 더 많은 집단 지혜가 필요하기 때문에 이 책을 저술했다. 치과 임상에서 발생하는 중요한 윤리 문제나 프로페셔널리즘에 대하여 치과계 내부에서와 사회 공동체 안에서 대화의 폭과 깊이가 더해지는 것이 이 책의 최종 목표다.

2

전문직 윤리, 프로페셔널리즘과 환자 신뢰

사례 : 치아를 갈아 버려!

치과대학 4학년생인 잭 윌리엄슨은 닥터 에드워드 프렌티스의 본사에서 면접을 마치고 방금 돌아왔다. 닥터 프렌티스는 치과의원 세 개를 운영하고 있는데 여름에 네 번째 치과를 열 계획이다. 그는 새 치과의 인력을 충원하기 위해 그 지역 치과대학 졸업반 학생들을 대상으로 면접을 하고 있다.

오늘날의 많은 치과대학생과 마찬가지로, 잭 윌리엄슨은 거액의 빚을 안고 졸업하게 될 것이다. 그의 부친 때와는 달리 은행들이 그에게 개원 자금을 대출해줄 가능성은 거의 없다. 불행하게도 잭의 부친은 잭이 고등학생 때 병이 들어서 자신이 운영하던 개인 치과를 팔 수밖에 없었다. 잭은 아내의 직장과 연로한 부모 곁에서 살고 싶다는 점을 고려할 때 현재로써는 그 도시에서 직장을 구할 수밖에 없다. 잭이 학생 휴게실에 들어온다. 휴게실에 있던 모든 사람이 그가 면접 보러 갔다 온 것을 알고 있다. 또 다른 4학년 학생 렌 빌링스가 이렇게 말한다. "잭, 양복 멋있는데! 자네 치과의원 수준을 높이려 하나? 흰 가운에 너무 싫증이 났어? 면접은 어떻게 됐나?"

잭은 이렇게 대답한다. "조금 이상했어. 내가 어디에 갔다 온 줄 아나? 닥터 프렌티스의 스마일 센터였다네."

"나도 그 광고를 봤지. '치료가 필요할 때 신속한 예약, 내원 시 짧은 대기 시간.' 가보니 어떠하던가?"

"아주 편했어. 새로 개원할 곳은 타지마할처럼 보일 거야. 모든 최신 기술도 갖출 거고. 그 부분은 아주 재미있었어."

또 다른 동급생 베키 리센이 "다른 부분은 뭔데?"라고 묻는다.

잭은 이렇게 말한다. "환자를 돌보는 부분이었어. 나는 오크빌 대로에 있는 닥터 프렌티스의 두 번째 치과에서 약 한 시간 반을 보냈지. 그곳에 닥터 프렌티스의 개인 진료실이 있어. 환자들이 아주 많았는데, 대기 환자는 더 많더군. '치아를 갈아 버려'가 구호인 것 같더군."

또 다른 4학년 학생 산드라 텡이 "그게 무슨 뜻이야?"라고 묻는다.

"여섯 명의 치과의사들(남자 세 명과 여자 세 명인데 아마도 우리처럼 학교를 갓 졸업한 사람들 같았어)이 할 수 있는 한 최대로 빨리 일하는 걸 봤지. 최신 기술들과 많은 보조 인력들을 갖추고 있었지만, 모든 것이 속도와 매출 규모에 초점이 맞춰져 있었어. 그들은 이마에 '치아를 갈아 버려'라고 문신을 새기는 것이 낫겠더라고."

렌이 이렇게 묻는다. "닥터 프렌티스가 그들을 그렇게 심하게 몰아대는가? 어쨌건, 자네는 뭘 기대한 건가? 그들이 개원을 원하지 않거나 그럴 여유가 없다면, 얻을 수 있는 직장에 들어갈 수밖에 없었을 거야. 우리 중 일부가 그럴 수밖에 없듯이 말이야. 잭 자네도 그럴 수 있어. 우리 중 누구라도 그럴 수 있지. 우리는 모두 열심히 일하는 법을 알고 있고, 매우 빠르기도 하지. 내 말은 닥터 프렌티스가 바보가 아니라면 우리를 고용할 수 있다는 말이야. 그래서 뭐가 문젠가?"

"렌, 그는 바보가 아니었어. 그리고 나도 일을 열심히 하는 건 문제가 없어. 우리 모두 이곳에서 받는 것과 같은 종류의 압력은 말할 것도 없고, 나는 직장에서 심하게 몰아대던 많은 상사 밑에서 일해 본 적이 있다고.

렌, 내 관심을 끈 건 할당량이야. 환자별, 시간별, 날짜별 청구 할당량 목표치가 있고 그걸로 평가받더라고. 닥터 프렌티스는 그 점을 분명히 하면서, 내게도 그걸 기대하더군. 한번은 닥터 프렌티스가 전화를 받고 있을 때, 환자들 사이에 치과의사 한 명이 있길래 진료실로 들어가서 물었지. 혹시 환자들을 계속 오게 하거나 치료를 많이 받게 하라는 심한 압박이 있느냐고. 그러자 누가 들을까 주위를 둘러보고 내 귀에 대고 이렇게 말하더군. '치아를 갈아버리든지 여기서 나가든지! 바로 그겁니다.'

“닥터 프렌티스가 나쁜 사람처럼 보이지는 않는다고 말했더니 그는 이렇게 말하더군. ‘프렌티스는 평가에 있어서 치사하지는 않아요. 사실 그는 매우 친절한 사람이지만 그렇다고 그 기대가 변하지는 않아요. 그는 치사하게 굴 필요가 없어요. 그가 모든 것을 결정하잖아요. 그는 사람들을 채용하고 해고해요. 성과를 내지 못하는 사람은 해고당해요. 그리고 닥터 프렌티스가 성과를 알아차리는 데에는 그리 오래 걸리지 않아요. 데이터와 계약은 엄격해요’”

베키가 이렇게 묻는다. “그들이 불필요한 치료를 하니? 그곳의 치과의사들은 환자들에게 불필요한 무언가가 필요하다고 생각하도록 속여야 해? 그들은 환자들의 동의를 받지 않고 치료하고 있어? 그들은 이 모든 것들을 어떻게 처리해?”

“닥터 프렌티스가 전화를 끊은 뒤에 그에게 물어봤지. 나는 업무량이 엄청나게 많은 걸 보았는데, 환자들이 어떻게 반응하는지 또는 그것 때문에 치과의사들이 스트레스를 많이 받지는 않는지 궁금하다고 물어봤어.”

“그가 뭐라고 말했어?”

“좋은 고용 관계를 위해서는 기대를 명확히 해야 한다고 말했어. 내가 거기서 일하게 되면 그리고 입지를 알고 싶다면, 내 실적을 목표 수치와 비교하면 손쉽게 이해할 수 있다고 하더라고. 그것이 관계를 명확하게 해 줄 거라고 하더군. 거기서 일하는 모든 사람들 관계처럼 말이야. 물론 그는 환자에 대해서는 치료하기 전에 동의를 받아야 한다고 하더군. 법률에 그렇게 규정되어 있고, 그는 자기 종업원들이 어떤 법도 위반하기를 원하지 않아. 그는 그 점에 대해 아주 명확했고, 자기에게는 법률 변경 사항들을 검토해서 정기적으로 모든 사람들에게 의료법상 최신 내용을 알려주는 변호사들이 있다고 덧붙였어. 그는 많은 개원의가 그런 조언에 돈을 지불하려 하지 않아서 스스로를 위험에 빠뜨린다고 말했어. 그는 자기 종업원들을 그런 식으로 보호하고 있는 데 대해 아주 자랑스러워하더군.”

베키는 이렇게 묻는다. “그럴지도 모르지. 하지만 환자를 압박하는 건 어떻고? 그들은 내가 환자에게 말하는 방식이나, 의사들이 내게 말하기 원하는 방식으로 말하지 않는 것 같은데?”

“그는 환자는 치과에 대해 아는 게 별로 없다고 말했어. 일부 환자는 온라인에서 읽은 내용을 통해 안다고 생각하지만, 결국 치과의사가 그들에게 무엇이 필요한지 말해 주는 데 의존하고, 자기 밑에서 일하는 치과의사는 그런 방식으로 많은 작업량을 만들어낸대. 그는 환자에게 건강한 치아를 손상시킬 수 있는 치료가 필요하다고 말하기를 원치 않는다고 했어. 그건 좋은 치과가 아니고, 자기 치과와 계약관계를 맺고 있는 제3 지불자도 그런 치료비를 지불하지 않겠지만, 그래도 재량의 여지가 많다고 했어. 나는 ‘어떤 식으로요?’하고 물어봤어. 그는 마모된 아말감의 예를 들었어. 그들은 환자 보험 계약 범위 내라면 언제든지 아말감을 대체하라고 권하더군. 만약 크라운도 가능하다면 마모된 아말감을 다시 아말감으로 하지 않고, 심지어는 크지만, 아말감으로 수복 가능한 치아조차도 크라운으로 권했어. 일부 보험회사는 자기 치과에서 한 치료에 대한 보험금 지불에 대해 항상 동의하는 것은 아니지만, 자기 치과의 목표는 환자들에게 최선의 치과 기술과 전문성을 제공하는 것이라고 말했어. 그런 식으로 모두 행복하게 지낸다더군. 그는 변색과 기타 심미 치료에 대해서도 말했어. 환자에게 거짓말하지 않고도 치료가 필요하다고 할 수 있는 것이 많이 있고, 환자는 받아들이거나 거절할 권리가 있다고 말했어."

"그는 더 나은 판매원이 되는 법에 대해 치과의사들과 정기적으로 회의를 열고 있어. 그 회의는 반드시 참석해야 해. 그는 치과대학들이 영업 잘하는 법을 가르칠 줄 모른다고 말했어. 치과대학도 노력하기는 하지만, 시장과 기술은 계속 변하는데 그런 변화를 다 따라잡지 못한대. 우선 한 가지 이유는, 장비는 고가인데 대학들 예산은 한정되어 있지. 많은 경우 대학들은 뭔가 공짜로 주는 회사와 거래해서 낡은 장비나 오래된 상품에 파묻히게 되지. 사실은 망해가는 기업이 밀어내는 제품이거나 졸업생이 그 장비를 사게 해서 장기 서비스 계약을 맺으려는 의도야. 그는 내가 자기 치과에 들어가면 최고, 최신 장비로 일할 기회를 얻게 될 거라고 말하더군."

산드라는 이렇게 말한다. "나는 여전히 그들이 어떻게 환자를 교육하는지 모르겠어. 그들이 정말 환자를 교육시킨다면, 대부분의 환자는 치료할 만큼 심각하지는 않다는 말을 들었을 거야. 자신의 예산으로는 크라운을 할 여유가 없는 사람들도 있어. 내 동생은 크라운이 하나 필요해서 동생에게 크라운 치료를 해주고 싶은데, 내가 이 학교에서 필요한 과정을 마치기 위해서는 그 비용도 댈 수 없어. 어쨌건 크라운보다 부담이 적은 대안들도 있고."

잭은 이렇게 말한다. "그 점에 대해서도 물어봤어. 닥터 프렌티스는 환자 교육은 중요하다고 말했어. 환자 교육을 하는 것은 좋은 일이지만 시간이 걸린대. 그렇지만 대부분의 환자는 일단 비용 청구 시간이 측정되고 있다는 걸 알게 되면, 조용히 앉아서 환자 교육을 받으려 하지 않아. 대부분은 치과에 치아를 고치러 오지. 닥터 프렌티스는 환자들은 신속한 치료에 관심이 있고, 자기도 그것에 관심이 있다고 하더군. 그는 이렇게 말했어. '환자들이 신속한 치료를 좋아하는 이유 중 하나는 와서 바로 일을 보고, 나갈 수 있다는 걸세. 우리 광고가 치료가 필요할 때 신속한 예약, 내원 시 짧은 대기 시간이라고 말하는 것처럼 말일세.'"

베키는 이렇게 말한다. "그렇다면 그 환자들은 사실상 자기들이 무엇에 동의하는지 모르는 거네."

잭은 이렇게 말한다. "그럴지도 모르지. 닥터 프렌티스는 어떤 환자가 답변에 1분 이상이 소요될 정보를 묻기 시작하면, 그 환자들에게 정중하게 다음번까지 기다리거나 그런 종류의 훈련을 받은 치과위생사나 환자 매니저와 예약을 해야 한다고 말하는 게 자기들 관행이라고 말하더군. 그는 자기 치과의 치과의사들은 환자의 질문에 기쁘게 대답해 줄 수 있는데, 환자가 원하면 상담 비용이 부과되는 별도의 교육 서비스 계약을 제공한다는 거야. 관심을 보이지 않으면 그들은 다른 곳에 가 보라는 권고를 받지. 제3자 지불 적용 대상이 아니면서 검사 비용과 응급상황 비용을 미리 지불하려 하지 않거나 지불할 수 없는 사람들에게도 마찬가지야. 그 치과는 그들에게 다른 치과의사에게 가보라고 말한대."

잭은 닥터 프렌티스의 자신 있고 확신에 넘치는 태도를 흉내 내면서 그의 말을 인용한다. "잭, 우리는 현실적이어야 한다네. 시장의 규칙은 구매자 위험 부담이야. 사는 사람이 주의하라는 거지. 우리는 결코 환자들에게 거짓말하지 않는다네. 우리는 씨를 뿌리고 추천할 뿐이지. 잘되면 그것이 효과적으로 작동해서 매출 단가가 높은 치료를 판매하는 데 도움을 줄 수 있다네. 우리 치과에서는 나 자신을 포함해서 모든 사람에게 그것을 기대한다네. 그렇게 한다면, 모두 잘살게 되지. 이렇게 하는 데 관심이 없는 사람은 다른 곳에서 일해야 할 걸세. 자네가 이상적이기를 원한다면, 우리 치과의 연례 1일 무료 진료에 참여할 수 있다네. 그날 사람들이 고마워하는 것을 볼 때 얼마나 기분 좋은지 모른다네. 무료 진료는 최고의 지역사회 마케팅 행사 중 하나로, 누이 좋고 매부 좋은 일이야."

베키는 이렇게 말한다. "그들이 사람들과 공동체의 필요에 신경을 쓰는 것처럼 보이기는 하지만, 나는 그런 곳에서는 일 할 수 없겠어."

잭은 이렇게 말한다. "나도 그 점이 걱정되기는 해. 하지만 치과의사도 다른 사람처럼 먹고 살아야 하고, 내 빚이 정말 무서워지기 시작했어. 실습 시간에 가르치러 오는 임상의들이 실제로 어떻게 돌아가고 있는지 얘기할 때는 특히 더 그래."

산드라가 이렇게 말한다. "그런 식으로 하지 않아도 잘살고 있는 치과의사들도 많아. 그곳에서 무엇이 환자에게 최선인지에 관해 말하기라도 하던? 우리는 환자가 최우선이라고 배웠어. 그곳에서는 환자가 우선인 게 아니라, 그들의 지갑이나 그들의 보험회사가 우선인 것 같은데! 지갑이 비어 있는 사람들은 연례 무료 진료를 제외하면 방치되는 것 같아."

베키는 이렇게 물어본다. "그 점에 관해 물어봤니? 그런 식으로 운영하는 것은 비윤리적인 것 같다고 말이야."

"정확히 그렇게 물어보지는 않았어. 하지만 그렇게 물어봤다면 그는 내게 문제가 있다고 말했을 거야. 내가 나오려고 하자 그는 나를 바라보더니 자기도 졸업했을 때에는 이상주의자였지만 실제 세계에서 일하면서부터 이상주의는 곧 사라졌다고 했어." 잭은 다시 닥터 프렌티스를 흉내 내기 시작한다. "이 점을 기억하게나. 학교 클리닉에 있는 자네의 환자들이 돈을 내지 못해도, 그 비용은 자네 주머니에서 나오지 않는다네. 그 비용이 자네 주머니에서 나올 때는, 상황이 학교에 있을 때와 같은 방식으로 보이지 않는다네. 아무도 '치과의사는 좋은 사람들이고 좋은 일을 많이 하니, 그들이 빚을 갚고 공정한 몫을 받고 잘 살게 하자'라고 말하지 않는다고. 자네는 머잖아 스스로 개척해 나가야 한다는 걸 배우게 될 걸세. 다들 그렇게 한다네. 나는 그렇게 하면서도 동시에 기술적으로 좋은 치과 치료를 하는 방법을 발견했다네. 나는 나쁜 치과의사를 고용하지 않아. 나쁜 치과의사를 면접하지도 않는다고, 잭. 반에서 상위 50% 이내인 사람들만 면접하지. 그것은 치과 기량이 나쁘면 사업이 잘 안되기 때문이야. 자네가 치과는 비즈니스가 우선이라는 점을 알지 못하고 이상주의에 빠져 있다면, 자네는 라라 랜드에서 살게 될 걸세. 원한다면 얼마든 시도해 볼 수 있겠지만, 자네가 그런 식으로는 오래 가지 못한다는 걸 머잖아 알게 될 거로 생각하네. 물론 다른 곳들을 알아볼 수 있겠지. 내 경영 방식의 치과도 많고, 모두 건강관리 전반을 연결하려 노력하지만 내 치과가 그중 최고라네."

베키는 이렇게 말한다. "그건 확실히 내가 배운 것과는 거리가 먼걸. 그리고 그는 내가 정말 존경하는 치과의사 중 누구와도 비슷해 보이지 않아. 그렇게 하는 건 비윤리적이라고 생각해."

렌은 이렇게 말한다. "그게 네 이상은 아닐지 모르지만, 아마도 그게 현실적일 거야. 지금 바깥세상은 우리가 어릴 때 존경했던 치과의사들이 시작했던 30년 전과는 다른 세상이야. 그들 대부분은 거액의 빚을 지지 않고 졸업했고, 은행에서 대출받아 돈벌이가 좋은 치과를 세울 수 있었어. 내 삼촌이나 그와 비슷한 사람들이 당시에는 많이들 그렇게 했어. 그리고 그들의 채무액이 물가상승률을 고려하면 지금 우리의 빚과 비슷한 액수라 해도 아무튼 그들은 수입이 좋았어. 하지만 더는 그런 식으로 돌아가지 않아. 내 말은 오늘날의 환경에서는 그렇지 않다는 거지. 보험 계약과 정부 정책들은 계속 변하는데, 우리 같은 사람들에게 도움이 되는 식으로 변하지는 않지. 나도 잭만큼 빚을 지고 있는데, 아마 너희도 같은 배에 타고 있을걸. 예전의 치과의사는 그들에게 압력을 가하는 이런 모든 외부의 세력이 없었기 때문에 이상적으로 행동하면서도 잘 살 수 있었어. 우리 중 일부는 운 좋게도 옛적의 호시절처럼 개인 치과를 열 수 있겠지. 하지만 그렇게 할 수 있다고 자신할 수는 없어."

렌은 계속해서 이렇게 말한다. "나는 잭과 일자리를 경쟁하지 않을 거야. 나는 미네소타로 돌아갈 거야. 그래서 나는 잭이 많은 제의를 받아서 이곳에서 살 수 있기를 바래. 하지만 닥터 프렌티스가 잭을 좋아해서 제의 하는데, 잭이 선택할 다른 제의를 받지 못한다고 가정해 보자고. 잭의 치과기술은 탁월하고 좋은 사람이야. 하지만 베키, 너는 잭이 닥터 프렌티스의 치과에 취직하지 않아야 한다고 말하는 거니? 닥터 프렌티스가 광고와 마케팅 그리고 모든 면에서 다소 극단적일 수도 있어. 하지만 그는 나쁜 치과 치료를 제공하지는 않

아. 그는 사람들을 해치지 않고, 그의 치과의사가 환자에게 하는 모든 치료에 대해 환자들이 동의해야 해. 또한 그는 공동체, 곤궁한 사람, 그리고 더 의료계의 더 큰 그림에 대해 약간의 관심을 보이고 있어. 너는 대안이 없어서 치과계에서 일하지 못할 경우라 해도 잭이나 우리 중 누가 닥터 프렌티스 같은 사람 밑에서 일하면 비윤리적이라는 거니?"

산드라는 이렇게 말한다. "그것은 어려운 결정일 수도 있지만, 뭔가를 지지한다면 어딘가에는 선을 그어야 해."

잭은 이렇게 말한다. "맞아. 선을 그어야 해. 하지만 어디에 그어야 하지?"

치과에 대한 두 견해

치과는 오랫동안 전문직이라는 것을 자랑스러워 해왔고, 치과의사는 일상적으로 자신을 전문직업인으로 묘사한다. 사실 치과의사는 자신들이 가장 보편적인 전문직과 전문직업인의 특징 몇 가지를 가지고 있다고 주장할 수 있는데, 그 특징은 다음과 같다. (1) 치과의사는 이론 지식과 이를 실무에 적용하기 위한 기술로 구성되는 뚜렷한 전문성을 보유하고 있다. (2) 치과의사의 전문성은 그들의 도움을 찾는 사람들에게 중요한 이익을 제공한다. (3) 그들의 전문성 때문에 사회 공동체는 치과의사 개인과 치과계에 그 전문성에 관련된 사안에서 광범위한 의사결정 권한을 부여한다.

그러나 여기서 주의 깊게 조사해야 할, 전문직의 특징으로 폭넓게 인정된 네 번째 특징이 있다. 이 특징에는 두 측면이 있다. 그중 하나는 전문직 윤리다. 전문직 내부인과 외부인 대부분은 전문직 윤리가 전문직의 핵심적인 특징이라는 견해를 유지한다. 그러므로 전문직과 전문직업인에게는 사회의 다른 구성원들에게 없을 수도 있는 특별한 의무가 있다. 이 견해는 어떤 집단이 전문직이 되면 그 과정에서 사회의 나머지 부문에 대해 특정 의무를 부담하게 된다는 것이다. 마찬가지로, 한 개인이 전문직업인이 되면, 즉 어느 전문직의 구성원이 되면, 그 사람은 "전문직 윤리"라는 의무들을 부담하게 된다. 이 네 번째 특징의 다른 측면은 해당 직종의 서비스를 받는 사람들과 사회 공동체가 해당 직종과 그 구성원들이 그 서비스를 받는 사람들의 필요와 복지를 주된 목표로 삼을 것이라고 신뢰한다는 것이다. 봉사하는 사람들의 복지를 우선해야 한다는 이 책무는 종종 치과 문헌에 "**언제나** 환자가 최우선이다."라는 말로 표현된다. "언제나"는 보통 사람이 합리적으로 이행할 수 있는 수준보다 더 많은 것을 요구하기 때문에, 이 책무를 이런 식으로 진술하면 어떤 전문직에도 큰 도움이 되지 않는다. 전문 서비스를 받는 사람을 우선한다는 것이 요구하는 바가 무엇인지 결정하는 것은 때로는 복잡한 일이다.

그러나 그런 제한을 제쳐놓으면, 대부분 사람들(우리 사회의 전문직들의 내부인과 외부인들)은 그러한 신뢰가 각각의 전문직과 사회 사이의 관계의 핵심 특징이며, 이 신뢰의 토대는 해당 직종과 그 구성원들이 윤리 기준을 준수하는 것이라는 견해를 유지한다.

그렇다면 치과는 전문직인가? 이런 특징이 치과와 치과의사들에게 해당하는가? 치과는 사람들의 **구강건강** 필요에 믿을 수 있게 대응하는 뚜렷한 전문성을 가지고 있으며, 우리 사회는 **구강건강**에 관한 문제에서 100년이 넘도록 치과 전문인들에게 전문직업인의 권위를 부여해왔다. 그러나 이것이 전문직 윤리와 신뢰에도 해당하는가?

많은 사람은 다음과 같이 말할 것이다. "물론 치과는 전문이다. 치과와 그 구성원들은 간혹 예외가 있지만 실제로 적절한 윤리 기준 준수에 전념한다. 그들은 그들의 서비스를 받는 사람들로부터 신뢰를 받는 전문직업인이다." 그러나 이는 치과의사와 치과에 대한 부정확한 묘사라고 주장하며 이 견해에 도전해 온 사람들도 있다. 논의를 진전시키기 전에 개별 치과의사뿐만 아니라 치과 전체적으로도 특별한 **전문직업인 의무**가 있다는 주장이 사실인지 질문할 필요가 있다. 그렇지 않다면 현업에서의 전문직 윤리에 관한 공부는 아주 간단할 수 있다. 왜냐하면, 그런 것은 없다는 점을 보여주기만 하면 될 것이기 때문이다. 그러나 치과계와 개별 치과의사에게 특별한 전문직업인 의무가 있다면(이번 장의 서두의 사례에 등장하는 잭, 베키, 렌, 산드라가 자기들은 치과의사들이기 때문에 특별한 의무가 있을 것이라고 생각하는 것이 옳다면), 그런 의무가 무엇인지 구체적으로 묻기 전에 왜 그들에게 전문직업인 의무가 있는지 이해할 필요가 있다.

이를 위해서는, 치과에 관해 근본적으로 다른 두 가지 견해를 비교해 보면 유용할 것이다. 먼저, **규범적인 견해**는 우리 사회에는 치과에 적용되는 특별한 규범이 있고, 따라서 치과의사에게는 바로 그들이 전문직업인이기 때문에 특별한 의무가 있다는 입장을 취한다. 다른 견해는 **상업적 견해**라고 부를 수 있다. 상업적 견해는 치과는 원칙적으로 어떤 사람이나 조직은 상품을 제공하고, 다른 사람은 그 상품을 사는 상거래의 다른 활동들과 다를 게 없다고 주장한다. 아래의 두 섹션에서는 치과를 바라보는 이 두 가지 관점을 자세하게 비교할 것이다.

치과 : 상업적 견해

위에서 언급하였듯이 **상업적 견해**에 따르면, 치과 직무는 원칙적으로 시장에서 상품이나 서비스를 생산 판매하는 활동과 다를 게 없다. 치과의사는 팔 상품을 가지고 있으며, 관심 있는 구매자와 만나 두 당사자가 거래를 체결한다. 시장에 관한 사람들의 견해와 시장에 대한 사회의 통제에 따라서는, 모든 참여자가 다른 참여자들에 대해 어느 정도의 근본적인 의무가 있을 수 있다.

일반적으로 다른 시장 참여자들을 강요하거나 속이거나 사기 치지 않을 의무가 이에 포함된다. 이 의무는 다른 모든 사람들에게 긍정적으로 행동할 의무와는 달리 이런 식으로 행동하기를 **삼갈** 의무라는 점을 주목하라. 사실, 일반적으로 시장 참여자들이 서로를 대할 때 관련이 있다고 생각되는 의무는 **삼갈** 의무(예컨대, 다른 사람에게 강요하거나, 속이거나, 사기 치지 않을 의무)들뿐이다. 그렇다면 치과에 대한 **상업적인 견해**에 의하면, 어떤 치과의사가 자발적으로 개인과 집단에게 특정 방식으로 행동하겠다고 특별히 서약하지 않는 한, 치과의사는 자신의 환자를 포함한 누구에게도 **긍정적으로 행동할** 어떤 의무도 없다. 이 견해에 의하면, 따라서 어떤 사람이 치과의사라거나 치과계 구성원이라 해서 그 사실 자체에 도덕적/윤리적 중요성은 없다. 치과의사는 사람들을 강요하거나, 속이거나, 사기를 침으로써 다른 사람의 자유를 침해하기를 삼갈 의무가 있다는 의미에서 행위능력이 있는 모든 사람과 마찬가지다. 그 외에는, 치과의사가 부담할 수 있는 다른 의무는 치과의사와 다른 시장 참여자들, 특히 치과의사의 환자들 사이의 구체적이고 자발적인 합의의 결과일 것이다. 그렇다면 **상업적 견해**에 따르면 치과의사는 자신의 환자들에게 특별한 의무가 없고 따라서 환자들의 필요와 복지를 우선해야 할 의무가 없을 것이다. 그 결과 **상업적 견해**에서는 환자들이 치과의사가 자신의 이익보다 환자들의 필요와 복지를 우선할 것이라고 신뢰할 이유도 없다.

이 견해에 따르면, 치과의사의 전문성과 환자들의 삶에 대한 그 전문성 적용은 시장에서 매매하는 다른 상품과 마찬가지로 치과의사가 팔고 환자들이 사는 상품이다. 치과의사는 생산자이고, 환자는 소비자다. 그들의 모든 관계는 상품과 가격, 교환에 관한 합의(합의에 도달할 경우)에 관한 소통, 그리고 합의된 가격에 합의된 상품의 실제 교환으로 구성된다.

이 견해에서는 치과의사와 환자는 단순히 자기 이익을 추구하는 시장 참여자들이다. 이는 각자 상대방으로부터 자신이 필요로 하거나 원하는 것을 최대로 얻어내는 한편 그 대가로 가능한 한 적게 포기하려 하므로, 주된 관계에서 그들은 무엇보다 경쟁자임을 의미한다. 그 결과 치과의사가 환자에게 어떤 종류의 서비스를 제공할지 결정하는 기준은 반드시 환자의 필요를 가장 잘 충족시키거나 환자 복지에 도움이 되는 것은 아니다. 그 대신에, 치과의사는 환자가 비용을 지불할 의사가 있는 서비스 중에서 치과의사의 시간, 노력, 돈, 만족 등의 관점에서 최소의 비용으로 최대의 수익을 줄 것이냐는 토대에서 어떤 서비스를 제공할지 결정한다.

사실, **상업적 견해**에서는 환자의 필요와 복지 개선은 환자에게 어떤 서비스를 제공할지에 관한 치과의사의 판단에서 이차적인 역할만 한다. 간단히 말해서, **상업적 견해**는 무엇보다 치과 마케팅 컨설턴트들이 종종 그렇게 표현하는 "그것은 내게 무슨 이익이 되는가?"를 결정하는 데 초점을 맞춘다.

물론, 환자들의 필요와 복지는 흔히 환자들이 치과의사의 서비스에 대한 대가로 돈을 쓰는 동기부여 역할을 한다. 따라서 치과의사가 환자의 필요와 복지에 주의를 기울이는 것은 유용하고 아주 합리적이다. 그러나 **상업적 견해**에서는 환자의 필요와 복지는 치과의사나 치과계에 그 이상의 중요성은 없다. 이 의무들이 개별 당사자나 기타 당사자들(예컨대 보험회사나 기타 제3 지불자들)과 맺은 명시적인 계약상의 합의 산물이 아닌 한, 확실히 치과의사나 치과계는 환자의 필요와 복지에 관한 의무가 없다.

환자들은 좋은 치아나 **구강건강**에 대해 잘 알지 못하기 때문에, 어떤 전문적 서비스가 필요한지 판단할 때 치과의사는 당연히 환자와 소통한다. 그러나 상업적 견해에서 사려 깊은 환자라면 치과의사의 치료 권고를 주로 판매 수완의 노력, 즉 환자가 서비스를 구매하도록 동기를 부여하기 위한 치과의사의 노력으로 볼 것이다. 다른 사람에게 강요하거나 속이거나 사기를 치지 않을 의무는 판매자들이 잠재 구매자들에게 노골적인 거짓말을 하지 않을 의무가 있음을 의미한다고 할 수 있다. 그러나 **상업적 견해**에 따르면 치과의사의 치료 권유는 원칙적으로 잠재 고객을 부추기는 영업사원의 노력과 같다. 따라서 **상업적 견해**에 따르면, 상악 좌측 제1 대구치에 2면 아말감 수복이 필요하다는 치과의사의 권고는 원칙적으로 고객이 특정 구두를 신으면 멋있어 보인다는 구두 판매원의 의견과 다르지 않다.

상업적 견해에 따르면, 특정 치과의사와 환자가 만난 결과 환자가 전보다 나아지지 않았거나 심지어 악화되었다 하더라도 그 만남이 치과의사의 이익을 극대화했다면, 그 치과의사가 환자를 강요하거나 속이거나 사기를 치지 않은 한 그 관계는 여전히 성공적인 관계다. 마찬가지로, 이 견해에 따르면 전체 치과계와 치과 전문직업인 단체들은 치과계가 봉사하는 환자들에게 특별한 의무를 부담하지 않으며, 그들이 "전문직업인" 집단이라고 불리고 그 구성원들이 전문직업인이라고 불린다는 이유만으로 사회 공동체에 대해 특별한 의무를 부담하지도 않는다. (물론 이 단체 지도자들은 그 지도자 직책의 의무가 어떻게 정의되고 합의되는가에 따라 그 구성원들에게 계약상의 특정 의무를 부담하겠지만, 이 의무는 치과계의 현재 또는 미래의 환자에 대한 의무나 공동체 전반에 대한 의무는 아니다)

확실히, 일부 치과의사와 환자의 행동에서 **상업적 견해**에 일치하는 행동을 발견할 수 있고, 우리 사회의 어떤 집단은 각각의 전문직에 대해 명시적으로 이 견해를 지지한다. 그럼에도 불구하고, 이 책은 **상업적 견해**가 오늘날 우리 사회의 치과계에 대해 정확한 설명을 제공하지 않는다고 전제한다. 치과 전문직업인의 절대다수와 사회 공동체 구성원의 절대다수는 다른 의료계에 대해 **상업적 견해**를 받아들이지 않듯이 치과계에 대한 **상업적 견해**를 받아들이지 않는다. 대신, 그들은 치과계에 대한 대안적 견해를 받아들이는데, 이 책에서는 이 견해를 **규범적 견해**라고 부를 것이다.

치과 : 규범적 견해

규범적 견해에 따르면, 다른 의료 전문직업인과 마찬가지로 치과의사는 개인적, 집단적으로 사회 공동체와 일련의 서약, 즉 개별 치과 의사와 치과계 전체에 중요한 의무를 수반하는 서약을 맺은 것이다. 이 의무는 전문직업인 각자 또는 해당 직종 전체와 사회 공동체 사이의 복잡한 관계 결과로 발생한 것이다. 따라서 이 관계에 대해 간략히 설명하면 도움이 될 것이다.

전문직의 가장 중요한 특징 중 하나는 전체 공동체에 매우 중요한 사안에서의 전문성이다. 치과의 경우 그 전문성은 **구강건강** 관리다. 전문직업인의 전문성은 단지 지식 문제만이 아니다. 이 지식을 믿을 수 있게 적용해서 사람들의 필요를 충족시키는 것이 더 중요하다. 또한, 우리가 특정 전문직과 관련을 맺는 전문성은 두 가지 면에서 배타적이다. 그것은 분업, 즉 특정인만이 특정 활동을 수행하기 때문에 그 일에 능숙해져서, 사회가 효율적으로 기능한다는 의미에서만 배타적이라는 것이 아니다. 효과적인 치과 치료는 매우 난해한 지식과 경험을 적용하는 것으로, 그런 치료를 믿음직하게 제공하려면 먼저 광범위한 교육이 필요하며 이 교육은 이미 전문가가 된 사람에 의해서만 행해진다. 왜냐하면, 이미 전문가가 된 사람들만 관련 지식 적용을 훈련시키고, 어떤 사람이 전문가가 되었는지 평가하며, 전문직 수행 능력에 대하여 (돌이킬 수 없는 피해가 발생하기 전에) 믿을 수 있고 시의적절하게 판단을 내려 줄 수 있기 때문이다.

전문직의 두 번째 특징은 전문직업인의 권위다. 사회 공동체는 효과적인 **구강건강**을 이런 종류의 전문성에 의존하며 동시에 이를 매우 귀중하게 여기기 때문에, 전체 공동체의 구성원은 전문성을 갖춘 사람들의 손에 치과 치료 결정을 맡기는 것이 개인적으로나 집단적으로 자신의 이익에 합치한다는 것을 알고 있다. 따라서 전문직업인에게는 특별한 사회적 권위와 이에 상응하는 힘이 부여된다. 뿐만 아니라, 공동체는 일반 의료계와 마찬가지로 치과계에도 복지의 중요 부분에 관한 의사결정 권한을 이 독점적 전문직업인 집단에 부여하고, 그들에게 이 힘의 사용과 관련해 자신을 스스로 감독하는 일도 맡긴다.

예컨대, 치과계에 부여된 권위와 힘을 정부의 정치인들에게 부여된 것과 비교해 보라.

공동체는 정치인들에게 사람들의 복지에 관한 권위와 힘을 부여하지만, 그 사용에서 신뢰하지 않으며, 또 자신을 스스로 감독하리라고도 전혀 신뢰하지 않는다. 대신, 공동체는 정기적인 선거 제도, 공격적이고 꼬치꼬치 파고드는 자유 언론, 그리고 정치인들의 성과를 자세히 감독하기 위한 기타 값비싼 구조들 외에도 정부 내에서 복잡하고 비효율적으로 보이는 견제와 균형 시스템을 지원한다. 그러나 치과계에 대해서는 그런 면밀한 외부 감독은 거의 없거나 전혀 없으며, 불신도 비교적 적다.

사회 공동체는 왜 치과계 구성원들을 신뢰하는가? 사회 공동체는 어떻게 치과의사들이 그토록 많은 권위와 힘을 남용하지 않을 것이라고 확신하는가? **규범적 견해**는 이런 질문에 대하여 치과계와 공동체 양자가 모두 받아들일 수 있는 규범을 따르기로 서약한다는 사실에 초점을 맞춘다. 왜냐하면, 공동체는 치과 전문직업인들이 이 규범을 준수할 때, 전문적 권위와 힘을 사람들의 구강건강 필요를 채우고 복지를 확보하는 데 사용할 것이라고 확신하며, 치과 전문직업인들이 사회와 신뢰 유지를 위해 협력하여 사람들의 건강상의 필요에 대응할 것이라고 확신하기 때문이다. **규범적 견해**에 따르면, 어떤 사람이 치과 전문직업인이 되면 그 사람은 환자 복지에 우선순위를 두고 자신이 치과 치료를 수행할 때 해당 직종의 윤리 기준에 따라 행동하기로 서약한다. 치과계에 들어가는 사람은 "치과에는 특정 종류의 의무가 있을지 모르지만 나는 그것을 받아들이지 않았기 때문에 내게는 그 의무가 없다"고 말할 수 없다. 치과계와 사회 공동체 사이의 관계는 개별 학생이 치과계에 들어가기 전에 형성되었고, 그 관계를 받아들이는 것이 그 공동체에 들어가는 조건이다. 동시에, 새내기 치과 의사들 각자가 이 관계를 계속 받아들이기 때문에, 사회 공동체는 계속해서 치과의사가 전문직업인의 권위와 힘을 적절하게 사용할 것으로 신뢰하고, 그들에게 환자복지에 관한 의사결정과 스스로를 감독하면서 그토록 많은 자율성을 부여하는 것이다.

치과에 대한 **규범적 견해**가 옳다는 것이 이 책의 전제다. **규범적 견해**는 치과의사들의 절대다수와 전체 치과계가 준수하고자 노력하는 이상들을 묘사한다. **규범적 견해**는 치과계의 존경스러운 인물들의 삶과 직무수행을 특징짓는 요소와 일치함을 알 수 있다. 예외가 있지만, 우리 사회를 잘 살펴보면 치과의사의 행동 양식과 사회 공동체가 치과의사들에게 기대하는 바는 **상업적 견해**보다는 **규범적 견해**를 따른다는 점을 알 수 있다.

먼저 치과의사에게는 강요, 기만, 사취하지 않아야 할 상거래 의무 외에도, 환자에 대한 의무가 있다는 점이 당연시된다. 치과의사는 대체로 환자의 치과 필요를 적절히 충족시킴으로써 환자 복지를 위해 일할 긍정적인 의무가 있다고 이해된다. 단지 잘못을 저지르지 않는 것만으로는 충분하지 않다.

둘째, 치과 치료는 대체로 순전히 이를 구매하는 사람들 욕구의 토대에 의해서만 매매하는 상품으로 간주하지 않는다. 치과 치료는 특정 개인이 이를 가치 있게 여기든 그렇지 않든 사람들의 복지에 중요한 객관적인 가치를 가지고 있다고 간주한다. 구강건강은 적절하고 건강한 기능과 고통과 불편의 최소화에 기여하는데, 이 중 어느 것도 소비자의 선호 문제라고 여길 수 없다. 이는 환자에게 중요한 가치가 걸려있기 때문에 치과의사가 능숙하게 치료할 책임이 있다. 구매자의 위험 부담, 즉 구매자가 조심하라는 말은 일반적으로 치과의사와 환자 사이의 관계에 대한 적절한 표현이 아니다.

셋째, 치과의사-환자 관계의 당사자 이해가 걸려 있기는 하지만, 이 관계는 다른 무엇보다도 경쟁자 관계는 아니다. 치과의사는 환자에게 구강건강과 기능에 관련해서 환자 복지를 위해 행동할 의무가 있으며, 오직 자신의 이익만 극대화하려 하기 보다는 환자 복지에 우선순위를 둬야 한다. 또한, 통상적인 상황에서 환자와 치과의사는 경쟁자가 아니라 이 목표를 위해 협력해야 한다. 치과 전문직업인과 환자 사이의 관계는 서로 경쟁하는 이익 관계로 이해되지 않는다. 따라서 환자가 치과의사의 치료 권고를 듣는 방식은 구두 판매원의 구두 평가를 듣는 방식과는 다르다. 치과의사의 권고는 전문 지식과 경험에 근거할 뿐 아니라 자기 이익보다 환자 복지를 위한다고 신뢰받는다.

넷째, 치과계 안에서 전문직업인 단체들이 필수적이고 중요한 역할을 한다. 비록 일부 치과 단체들이 동업자 단체의 어떤 특성을 공유할 수는 있지만, 전문 치과 단체의 핵심 기능은 치과의사가 떠안은 의무와 관련해서 그들의 행동을 명확히 진술 · 해석 · 감독하는 것이다. 따라서 치과 직무수행의 다양한 술식과 기관들(agents)의 검증과 승인, 치과대학에서의 교육 프로그램 인가, 보수교육 프로그램 디자인 및 제공 등의 업무를 감당하는 전문직업인 단체는 환자를 위해 적절한 치료를 제공하며 또한 이러한 치료를 감당하는 치과의사의 복지를 지원하는 것이 관심사다.

각각의 영역에서 더 실증적 사례가 제시되겠지만, 규범적 견해만이 치과의사 역할에 대한 치과의사 자신의 이해와 사회 공동체의 이해 모두에서의 치과계와 개별 치과의사의 일반적 상황에 관해 설명할 수 있다. 규범적 견해가 현재 미국 사회의 치과 상황을 정확히 묘사하는지를 보다 공식적으로 검증하기 위해 이들 영역에 대해 세심한 사회학적 분석을 수행해 볼 수 있다. 그러나 이 책은 이 문제에 관해 일반적 관찰자에게 명확한 점을 확인할 뿐이라는 가정, 즉 치과에 대한 규범적인 견해는 일반적으로 정확한 사실이며 치과계 전반과 현업에 종사하는 절대 다수의 치과의사가 생각하는 이상을 묘사한다는 가정에서 진행할 것이다. 즉, 치과계와 치과의사들은 사회 공동체에 뚜렷한 서약을 하며, 따라서 특별한 의무를 가지고 있다. 이것은 바로 그들이 전문직업인이기 때문이며, 그들은 환자와 사회 공동체가 그들이 그 책무에 따라 행동하리라고 신뢰할 견고한 토대를 제공하는 치과 전문직 윤리를 준수하기 때문이다.

프로페셔널리즘과 정체성 형성

살아있는 윤리는 구체적이고 실제적이다. 윤리적인 치과의사에게 윤리란 환자와 올바른 관계를 유지하고, 치료도 잘하면서 환자의 구강건강 필요에 효과적으로 대응하고, 직원들과 효과적으로 일하고, 일터를 성공적으로 관리하는 것이라 할 수 있다. 우리가 누군가를 어떤 측면에서 존경할 만한 치과의사라고 여길 때, 특히 여러 면에서 존경할 만한 치과의사일 때, 그런 사람에 대해 존경하는 이유는 전문직 윤리에 대해 명확히 알기 때문이 아니라, 삶과 직무수행 방식이 치과 윤리를 구체적이고 실제로 구현하기 때문이다. 이는 프로페셔널리즘이란 관련 기량과 더불어 치과계의 가장 존경할 만한 구성원의 삶과 직무수행을 특징짓는, 내면화되고 습관적인 사고방식과 행동방식을 지칭한다는 정의를 뒷받침한다.

프로페셔널리즘의 이 정의에서 "습관적"이라는 말의 중요성은 이미 언급했다. 존경스러운 사람은 이따금만 아니라 일상적으로 믿음직스럽게 옳은 일을 하므로 존경받는다. 그들은 거의 생각할 필요조차 없이 거듭해서 올바른 방향으로 인식하고, 평가하고, 우선순위를 정하고, 판단하고, 행동하는 습관적인 방식을 개발했기 때문에 이렇게 할 수 있다(이것이 우리가 습관적이라고 할 때 의미하는바 일부다). 물론, 가장 존경할 만한 치과의사조차도 올바르게 행동하기 위해서는 멈추어 주의 깊게 생각해야 하는 상황들을 만난다. 그러나 이런 상황에서도, 올바르게 인식하고, 평가하고, 우선순위를 정하는 방식이 습관화되면, 대개는 올바르게 판단하고 행동하기가 더 쉬울 것이다.

사람은 어떻게 올바른 습관을 개발하는가? 그것은 신비하거나 보통 사람의 능력 범위를 뛰어넘는 어떤 것이 아니고, 계속적이고 반복적인 노력을 요한다. 기량을 연마하는 치과대학생을 생각해보라. 초보자가 최초로 탐침(explorer)을 조작하거나 드릴로 구멍을 뚫기 위해 불확실한 노력을 기울이는 것과 숙련된 임상의가 손쉽게 수행하는 것을 비교해 보라. 무엇이 학습자를 불확실한 일련의 경험으로부터 익숙한 경험으로 인도하는가? 물론 그것은 지식에 의존하지만, 무엇보다 변화를 가져오는 것은 올바른 습관 형성이며, 올바른 습관 형성의 열쇠는 실천, 자기 평가(여기에 다른 사람들의 건설적인 평가가 기여할 수 있다), 잘된 것의 반복과 잘되지 않은 것의 회피, 그다음에 더 많은 실천, 더 많은 자기 평가, 더 많은 실천으로 이어진다.

윤리적으로 존경할 만한 치과의사를 특징짓는 인식, 평가, 우선순위 정하기, 판단, 그리고 행동의 윤리적 습관을 형성하기 위해서는 동일한 학습 과정이 필요하다. 자아를 형성하는 이 학습 과정은 15장에서 보다 자세히 검토할 예정이며, 치과 프로페셔널리즘에 대한 중요한 장애물은 이 책의 여러 곳, 특히 14장에서 검토할 것이다. 관련 지식, 특히 우선 탐침이나 드릴의 유능한 사용에 관한 지식을 습득하지 않고서는 탐침이나 드릴 사용에서의 기술적 숙련에 필요한 습관을 개발할 수 없다. 그래서 전문직은 평생 학습을 강조하며, 평생 학습은 치과 전문 단체들이 후원하는 대부분의 보수교육 프로그램의 핵심이다. 그러나 윤리적인 치과 임상에 필요한 습관을 습득하려면 치과계의 윤리적 행동으로 간주되는 지식에도 정통할 필요가 있다. 1장에서 14장까지의 목표는 그 지식의 주요 구성 요소들에 대해 자세히 알아보고, 또한 이에 필요한 가장 중요한 기술들을 설명하는 것이다.

환자 신뢰의 토대

위에서 신뢰는 주로 환자의 필요와 복지에 봉사하겠다는 치과의사의 서약(또는 책무)에 대한 환자의 반응이라고 소개했다. 대부분의 치과의사에게, 전문직업인의 가치 있는 삶의 특징 중 하나이자 전문직업인 삶의 가장 만족스러운 특징 중 하나는 환자들이 그들을 **신뢰**한다는 점이다. 대부분 치과의사는, 만약 환자 중 단 한 명이라도 "나는 당신을 신뢰하지 않아요."라고 진지하게 말한다면, 자기가 치과의사이며 전문직업인이라는 사실이 의미하는 바에 중대한 손실로 받아들일 것이다. 그런 일이 일어났고, 자신이 이 일이 일어나게 한 뭔가를 했다면 그 치과의사는 그것이 바로 잡히고, 바라기로는 그 환자가 사실은 자신의 이익을 위해 의도된 어떤 것에 관해 오해했기를 바랄 것이다. (치과의사-환자 관계와 사회 공동체에서 이 신뢰를 잠식할 수 있는 중요한 요인들에 대해서는 이번 장과 이후의 장에서 검토할 것이다.)

환자와 치과의사 관계에서 실제로 발생할 수 있는 신뢰의 종류에는 세 가지가 있다. 치과 전문직 윤리 관점에서 볼 때 이들 중 가장 중요한 것은 이 책에서 **"~것이라는 신뢰(Trusting That)"**와 진실성을 의미하는 **"~에 대한 신뢰(Trusting What)"**, 그리고 **"그 사람에 대한 신뢰(Trusting the Person)"**라고 부를 것이다

인간관계 안에서 일어나는 한 가지 신뢰는 일반적으로 프로페셔널리즘이나 윤리적 행동과 간접적으로만 관련이 있다. 이런 종류의 신뢰는 신뢰성(reliability)과 관련이 있다. 어떤 일이 일어날 것이라거나, 어떤 사람이 예상된 방식으로 행동할 **것이라고 신뢰**할 때, 이

는 증거 기반의 판단에 의한 신뢰여서 앞일을 예측할 수 있게 한다. 마찬가지로 사람에 관한 예측도 사람에 대한 증거에 기반을 둔다. 하지만 이런 종류의 신뢰는 오늘 비가 올 **것이라고 신뢰**하여 우산을 들고 나갈 때도 작동한다.

치과의사는, 치과대학을 졸업하고 치과의사 면허를 취득할 때 치과 임상에 관한 지식을 배웠고 치과 진료를 효과적이고도 안전하게 수행할 기술을 습득했다는 것을 보여줄 수 있어야 한다. 그래야 환자는 학위와 면허를 취득한 치과의사는 지식과 기술을 가지고 있고, 치과 서비스를 안전하고 효과적으로 제공할 수 있으며, 당당하게 자신이 치과의사라고 말할 수 있을 **것이라고 신뢰**한다. 더구나, 환자 자신이 이런 사항들을 개인적으로 확인하는 데 필요한 전문성을 가지고 있지 않은 경우에도 그걸 **것이라고** 합리적으로 **신뢰**할 수 있다. 그러나 그럴 **것이라고 신뢰**하기 위한 증거의 토대는 그 치과의사가 어떤 사람인지 또는 그 치과의사가 어떤 윤리 서약을 했는지에 관한 증거가 아님을 주목하라. 그렇다면 이런 종류의 신뢰는 치과의사-환자 관계에서 매우 중요한 부분인 본질적인 종류의 신뢰는 아니다.

두 번째 종류의 신뢰인 **~에 대한 신뢰**는 정직성(truthfulness)과 관련이 있다. 만약 치과의사가 환자의 구강건강 필요나 가능한 치료 등에 관해 자신이 믿고 있는 바를 환자에게 정직하게 말해주지 않으면 치과의사와 환자의 관계는 이상적이지 않을 뿐 아니라 사실은 최소한으로도 윤리적이지 않을 것이다. 그러나 치과의사가 하는 **말을 신뢰**한다 해서, 환자가 이런 신뢰만으로 그 치과의사의 주된 목표가 자신의 이익보다 환자의 구강건강 필요에 효과적으로 대응하는 것이라고 결론을 내릴 이유는 없다. 치과의사의 **말을 신뢰**하는 것은 치과의사-환자 관계의 일부지만, 전문직업인의 치과의사의 역할에 핵심적인 신뢰는 아니다.

전문직업인의 가치 있는 삶의 특징이자 이상적인 치과의사-환자 관계의 핵심인 신뢰는 치과의사 **그 사람에 대한 신뢰**다. 이런 종류의 신뢰는 치과의사의 윤리적 성격, 즉 치과의사가 환자 복지를 자신의 다른 이해나 관심사보다 우선하겠다는 서약과 치과의사가 치과계의 윤리 기준을 준수함으로써 이 서약을 이행하리라는 데 대한 환자의 반응이다.

치과의사의 **사람됨을 신뢰**하게 되는 두 가지 방식이 있다. 첫째는 우리 사회의 치과계 전반이 일상적으로 (극히 일부의 예외를 제외하고) 이러한 서약들에 따라 살고 있는지 여부이다. 어떤 치과의사가 치과계에서 평판이 좋고 다른 치과의사들로부터 윤리적인 의사라는 존경을 받을 경우, 환자는 아직 그 치과의사를 개인적으로 알지 못한다 해도 이 치과의사의 **사람됨을 신뢰**할 수 있다. 물론 이런 상황에서 치과의사가 치과계 구성원이라는 사실이 그(녀)가 어떤 사람인지, 그리고 어떤 전문인의 책무에 따라 사는지에 대한 예측력이 있는 증거라는 **것에 대한 신뢰** 문제도 있다. 그러나 치과계 구성원들이 직무수행을 통해 환자 복지에 헌신한다는 점을 소통하지 못한다면, 그럴 때마다 환자들이 아직 개인적으로 알지 못하는 치과의사 **그 사람에 대한 신뢰**의 토대가 무너진다.

환자가 치과의사 **그 사람을 신뢰**하게 되는 두 번째 방식은 그 치과의사와의 지속적인 접촉을 통해서다. 치과의사와 계속 접촉하면 그 치과의사가 환자 복지를 우선적으로 고려하고 치과 윤리 기준에 따라 직무를 수행하는 것을 계속 목격할 수 있다. 물론 치과 전문직 윤리를 자세히 아는 환자들은 거의 없다. 그러나 규범들 자체가 결함이 있고 개정이 필요한 경우가 아닌 한, 전문직 윤리규범을 위반할 때마다 환자에게 부정적으로 영향을 주고 따라서 환자가 치과의사의 **사람에 대한 신뢰**의 토대가 무너지게 된다. 환자 복지가 치과의사의 이익보다 뒷전으로 밀리는 행동, 즉 치과의사-환자 관계가 경쟁자 관계가 되고 **규범적 견해**보다는 **상업적 견해**를 따르는 행동을 환자는 명백히 느낄 것이다.

그렇다면 치과의사는 어떻게 환자가 **사람됨을 신뢰**하는 이 세 번째 종류의 신뢰를 구축하고 유지하는 노력을 할 수 있는가? 이에 대한 답은 프로페셔널리즘에서의 성장 과정에서 발견된다. 환자들에게 가장 신뢰받는 사람들이기도 한 가장 존경받는 치과의사들의 윤리적 특성을 파악하고 실천하고 정기적인 자기평가를 하고, 또 더 많이 실천하고 더 많이 평가하는 식으로 말이다.

전문직업인 의무의 내용

어떤 사람이 치과의사가 될 때, 그 사람은 치과 직무를 수행함에 있어서 특정 의무에 따라 행동하기로 서약한다. 그런데 무엇이 이 의무의 내용을 결정하는가? 그 의무의 내용은 주로 다양한 단체들이 발행한 윤리강령에 의해 결정되는 것으로 보일 수도 있다. 그러나 그 과정은 이보다 훨씬 더 미묘하다.

개별 전문직업인의 의무는 해당 직종 전체와 사회 공동체 사이의 관계 때문에 발생한다. 따라서 이 의무의 내용은 하나의 집단으로서의 해당 직종과 그 직종이 봉사하는 사회 공동체 사이의 지속적인 대화의 산물로 간주하여야 한다. 치과계와 사회 공동체 사이의 이 대화는 미묘하고 복잡하다. 이 대화는 장기적으로 지속되는데, 늘 불완전하면서 새로운 상황들에 더디 반응한다. 또한 어쩌다 가끔 공식적으로 진술되거나 자세히 명시된다. 그럼에도 불구하고 이 대화는 치과의사의 전문직업인으로서 의무에 대한 내용의 원천이다.

치과의사 단체들이 발행한 윤리강령은 어떤 역할을 하는가? 이 강령은 첫째로는 치과의사가 전문직업인 의무의 특정 요소를 명료하게 하려는 노력이며, 둘째로는 사회 공동체에 치과계 책무의 중요한 측면에 관하여 치과계가 이해하고 있는 바를 알려주고 나아가 새로운 치과의사들에게 직업 의무를 교육하고 형성하는 데 도움을 주는 중요 문서로 여겨진다.

치과 단체들이 사회 공동체와 지속적으로 대화함에 있어서 양측을 대변할 권한이 없기 때문에, 윤리강령이 직업상의 의무를 법제화하는 것은 아니다. 사실, 이 단체 중 치과계의 모든 구성원을 포함하는 곳은 없다. 그러나 이러한 강령들은 흔히 의견을 제시하기 전에 다양한 관점을 조사하는, 대중-전문직업인 대화에 대한 사려 깊고 적극적인 기여자들의 작품이기 때문에 치과의사의 의무에 관한 중요한 진술이다. 같은 이유로, 그리고 치과의사 조직에의 적극적인 참여 자체가 전문직업인 활동의 구성 요소 중 하나이며 이를 통해 프로페셔널리즘을 한층 강화하기 때문에, 이러한 단체의 강령들은 젊은 치과의사를 위한 중요한 교육 자료들이다. 그러나 치과 단체의 윤리강령들을 이런 목적으로 사용하려면 이를 치과의사나 치과의사에게 고용된 전문직업인들에 의해 작성된 명료한 문서로 간주해야 하며, 바라기는 그러한 강령들이 비록 결함이 있을 수는 있지만, 치과계와 사회 공동체 사이의 지속적인 대화의 내용을 정확히 명시한 것이었으면 한다. 아무튼, 학생들은 언제나 윤리강령을 지속적인 대화의 중요한 자료로 참고할 수 있다.

이 대화에 다수 당사자가 관여한다는 사실은 어느 치과의사가 단순히 개인적으로 어떻게 생각하는 것이 치과의사나 공동체에 최선일지 물어봄으로써, 또는 치과계가 특정 상황에 대해 뭐라 말하는지 또는 치과계의 주요 단체들이 뭐라 말하는지 물어봄으로써 자신의 전문직업인으로서의 의무가 무엇인지 결정할 수 없음을 의미한다. 치과 전문직업인과 치과계는 또한 사회 공동체가 현재 치과계의 윤리적 책무를 어떻게 이해하는지도 물어봐야 한다. 따라서 전문직업인 의무에 대한 검증은 모호하고, 불편하며, 짜증나는 일일 수도 있다. 그러나 이러한 의무들이 사회 공동체와의 지속적인 대화의 결실이라면(그 공동체는 나아가 시민 관계들의 다양한 관계에 관해 자신이 이해한 바를 지방, 주, 국가, 그리고 전 세계 차원에서 실행하도록 노력해야 한다), 이는 내팽개칠 수 없는 검증이다.

여러 주(state)에서 제정한 치과 관련 법률들은 어떤가? 이 법률들은 치과의사들의 전문직업인 의무에 관한 치과계 전체와 사회 공동체의 지속적인 대화의 내용으로 여겨질 수 있는가? 치과 관련 법률은 주마다 크게 다를 수 있지만, 이 대화의 내용은 그럴 가능성이 낮기 때문에 어떤 의미에서는 법률은 이 대화의 내용으로 여겨질 수 없다. 즉, 지역의 특색을 반영한 정치 과정의 산물인 법률이 이 대화의 내용을 정확히 반영할 가능성은 없다.

다른 한편, 그런 법률을 제정하게 되는 정치 과정은 대개 치과계와 사회 공동체의 참여를 포함하며, 따라서 치과계와 사회 공동체의 더 넓은 대화가 실제로 이 정치과정을 구성한다. 더구나 주별 법률들을 비교해보면 서로 간에 상당한 유사점이 있다. 이 양상은 치과계와 사회 공동체의 보다 넓은 대화를 표현하는 듯하며, 이 점에서 주별 법률은 유사한 범위 내에서는 일부 대화에 대한 유용한 진술로 여겨질 수 있다. 그러나 결국 이러한 유사성은 대개 전문직업인 직무수행 기준의 최소만을 포함하고 대체로 절차에 관한 사항이어서 이러한 법률로부터 전문직업인으로서의 치과의사 의무에 관한 실질적 지침을 얻기는 어렵다.

그러므로 치과의사와 치과의사가 되려는 학생들은 치과 임상에 주의 깊게 반영할 의무와 치과계와 일반 사회 모두에 대한 폭넓은 합의를 구별할 수 있는 행동 측면을 확인할 의무가 있다. 비록 널리 받아들여지고 합의된 사안을 분별해서 적용하기는 어려울 수 있지만, 많은 문제에 대해서는 명백한 합의가 이뤄질 것이다. 주의 깊은 성찰과 논의 뒤에도 사회 공동체와 치과계가 명백한 합의에 도달하지 못하는 사안들도 있을 것이다. 이 과정을 간단하게 만들기는 불가능하지만, 치과의사의 직무수행에서 전문직업인의 행동에 관한 사려 깊고 성실한 판단을 제거하기도 불가능하고 바람직하지 않다. 그리고 공동체는 살아 있고 (설사 오류가 있을 수 있다 해도) 양심적인 전문직업인을 (마치 자동 기계가 도덕 판단과 자유로운 선택을 할 수 있기라도 한 것처럼) 도덕적으로 정확한 자동 기계로 바꾸기를 원하지도 않는다. 의료는 너무도 귀중하고 그것을 필요로 하는 인간들도 너무도 독특한 입장에 놓여있어서, 그것을 자동 기계의 손에 맡겨둘 수는 없다. 오직 살아 있고, 양심적이고, 오류를 저지를 수 있지만 헌신된 전문직업인들만 이를 수행할 수 있다. 그러므로 헌신된 전문직업인들이 그들의 전문직업인 의무의 내용을 주의 깊게 성찰할 필요가 있다. 그러나 이러한 의무들은 간단하지 않으며, 이 의무들을 주의 깊게 공부하기 위해서는 그것을 일반적 지침 측면에서와 특별한 윤리 문제 측면에서 보는 두 가지 경로를 따르는 것이 최선이다. 그러므로 이 책에서는 치과의사의 전문직업인 의무는 그 의무들이 구현하는 일반 지침이라는 관점과 다룰 필요가 있는 가장 중요한 질문이라는 관점에서 검토될 것이다. 동시에, 각 장에 제시되는 사례들은 현장감 있는 논의를 유지하게 할 것이다.

도입부의 사례 활용하기

이 책의 나머지 장도 이번 장과 마찬가지로 사례로 시작할 것이다. 그 사례들은 사람에 관한 이야기 즉, (1) 특정 상황에서 어떻게 행동할 것인지 선택하는 사람, (2) 그 상황에서 어떻게 행동해야 하는지 판단하는 사람, (3) 그 판단에 도달하기 위해 전문직업인 의무를 고려해야 하는 사람에 관한 이야기가 될 것이다.

이 사례의 목적은 독자에게 이들 각각의 상황에서 도덕적으로 올바른 행동을 알려줘서, 그런 상황이 발생하면 독자가 그에 따라 행동할 수 있게 하려는 것이 아니다. 그것은 저자들의 능력을 벗어나고 우리가 이 책을 쓰는 목적에 반할 뿐만 아니라, 14개의 사례가 치과 직무수행에서 발생하는 중요한 윤리 문제들을 다 포함할 수도 없어서 그것은 어리석은 일이기도 할 것이다. 그보다는, 이 사례들의 첫 번째 목적은 독자가 어떻게 해야 하는지 결정하기 위해 자문할 필요가 있는 질문들을 식별하도록 도움을 주는 것이다. 각 장에서 이 질문들과 그에 대해 가능한 다양한 답변들 일부가 검토될 것이다. 둘째로 이 사례들은 이 책을 읽어서 배운 내용이 단지 이론과 일반 차원뿐만 아니라 실제 직무수행과 효과적으로 연결되기를 바라는 마음에서, 이 책에서 제안한 내용을 독자들의 현장 경험에 적용하도록 도와주기 위해 포함되었다.

이 목표들과 일치하도록, 저자들은 각각의 사례들을 철저히 분석하려는 노력을 기울이지 않을 것이고 어떤 사례도 최종적으로 해결하려고 시도하지도 않을 것이다. 각 장의 마무리 부분에서 해당 사례로부터 취한 특정 주제들, 즉 그 장의 주제를 논의할 것이다. 그러나 **독자**는 각 사례를 철저히 생각해서 결론을 내기 위해, 즉 해당 사례의 행위자가 어떤 행동을 취해야 하는지와 그 이유에 대한 판단을 내리기 위해 노력해야 한다. 이렇게 하려면 독자는 궁극적으로 전문직업인 의무의 범주들과 기타 도덕 범주들을 고려해야 할 것이다. 그러나 이 책의 초반부에서, 일반적 주제 영역만 자세히 검토할 때도, 독자는 저자의 논평을 읽기 전에 해당 사례를 다시 읽어보기를 권한다. 그래야 해당 사례에서 어떤 윤리 문제가 발생하는지 그리고 해당 사례에서 윤리적으로 행동하기 위해 치과의사는 어떤 질문을 해야 하는지에 관해 자신의 판단을 형성할 수 있을 것이다. 즉, 우리는 독자가 저자의 해설을 읽기 **전에** 멈추어 각 장의 사례에 관해 **스스로** 생각하기를 희망한다.

마지막으로, 사례를 제시하고 검토할 때 지나치게 단순화했다는 점이 중요하다. 실제 상황에서는, 특히 환자가 치료 의자에 앉아 기다리고 있을 때는 전문직업인으로서 또는 기타 의무들에 대해 꼼꼼하게 경중을 가늠할 사람은 거의 없을 것이다. 대신, 직업상의 행동이든 기타 행동이든 우리의 행동 대부분은 오랜 기간에 걸쳐 형성하고 강화해 온 신뢰받는 행동의 산물이다.

그러나 그런 습관들은 즉각적인 반응일 수도 있고, 신중한 검토를 거칠 수도 있다. 습관을 검토하는 기술은 구체적인 상황에 대한 구체적인 반응을 검토하는 기술과 동일하다. 이 책의 주된 초점은 우리의 습관에 대한 적용이든 개별적인 행동에 대한 적용이든 이러한 기술을 개발하는 것이다. 따라서 특정 사례와 구체적인 세부 사항들에 논의의 초점이 맞춰질 때에도, 각각의 사례에서 물어야 할 질문은 '치과 전문직업인은 이러저러한 방식으로 행동할 **습관**이 있어야 하는가?'라고 할 수 있다. 즉, 이 책에서처럼 특정 사례를 성찰하는 것은 우리가 성찰할 수 없는 사례들에서 윤리적으로 행동하는 습관을 형성하는 귀중한 방법이다. 학생들과 치과의사들이 이러한 성찰을 공유하고, 소규모 또는 대규모로 성찰을 공유하기 위한 별도의 시공간을 마련하는 습관을 형성하면 프로페셔널리즘의 심장이 더욱 자유롭게 고동칠 것이다.

사례 해설

이번 장에 제시된 사례는 치과 전문직 윤리에 관해 중요한 질문을 제기한다. 질문 중 하나는 닥터 프렌티스는 자신과 자기가 고용한 치과의사를 **규범적 견해**에 따라 보는가 아니면 치과를 단지 영리 기업으로 보는가이다.

이러한 질문을 제기할 때, 이 사례에서 닥터 프렌티스에 관해 주어진 정보가 제한적이라는 점을 인식할 필요가 있다. 우리는 닥터 프렌티스에게 고용된 치과의사들이 열심히 일한다는 것과 많은 압박을 받는 것 같다는 잭의 느낌만 알고 있다. 고용된 치과의사 중 한 명의 말에서 치과가 매우 상업적으로 운영되고 있음을 암시하지만, 실제로는 닥터 프렌티스가 고용주로서 ("목표량"의 형태로) 자신의 기대를 엄하게 집행한다는 점만 나타나 있다. 이 점은 고용주와 피고용인인 전문직업인들 사이의 적절한 관계에 관한 중요한 질문을 제기한다. 그러나 그런 질문은 치과에 대한 **상업적 견해**뿐만 아니라 **규범적 견해**에서도 제기되기 때문에, 그 자체로는 닥터 프렌티스가 **규범적 견해**를 받아들이는지, **상업적 견해**를 받아들이는지에 대해 말해주지 않는다.

마지막으로, 우리는 잭의 질문에 대한 닥터 프렌티스의 대답을 알고 있다. 닥터 프렌티스는 치과의 **규범적인 견해**에 대한 거부를 암시하는 말을 하는가? 그의 답변 중 치과의사가 된다는 것이 환자와 공동체에 대한 일련의 중대한 의무와 환자 복지를 우선으로 하겠다는 서약을 수반한다는 견해에 일치하지 않는 것이 있는가?

다른 한편, 닥터 프렌티스는 고용된 치과의사들을 진료 수입액을 토대로 판단하고, 그에 따라 보수를 지급하며 고용관계가 유지됨을 분명히 한다. 이 점은 그들이 환자 진료를 많이 하라는 압박으로 느껴, 불필요하거나 해로운 진료로 이어질 수 있음을 시사한다. 그러나 닥터 프렌티스는 건강한 치아에 해를 끼치는 것은 명시적으로 거부한다. 또한 그가 "높은 수치"를 유지하기 위해 환자에게 권유하라고 제시하는 예들은 비록 명백히 시급한 치료는 아니지만, 여전히 임상적으로 받아들일 수 있는 범위라고 볼 수도 있다. 또한 닥터 프렌티스는 기술적으로 역량이 없는 치과의사를 고용할 의사가 없음을 강조하는데, 이는 신속하게 많은 환자를 능숙한 기량으로 진료할 수 있는 사람을 고용함을 의미한다. 그는 또한 자신의 지역 사회의 필요를 아는 현실주의자이기도 하며, 그의 접근법은 더욱 많은 사람들에게 양질의 치과 치료를 제공할 수도 있다.

확실히, 다른 치과의사들은 약간 마모된 아말감 교체를 권고하거나 이에 대해 언급조차 하지 않을 수도 있다. 그들은 환자가 먼저 심미 치료에 대해 언급하지 않는 한 이에 대한 대화를 시작하지도 않을 것이다. 그러나 적게 개입하면서도 환자 **구강건강**에 효과적인, 보수적인 치과 "철학"이 **요구되는가**라고 질문해볼 수 있다. 전문직업인으로서 그것이 요구되지 않는다면 닥터 프렌티스가 피고용인들에게 보수적인 치료 철학보다 더 많은 수입이 생기는 치료를 권하라고 요구하는 것은 받아들여질 수 있다. 이에 대해 결론을 내려면 고용된 치과의사들이 어떻게 진료하라고 요구받는지에 대한 자료가 더 필요하다. 현실에서 이 질문과 답을 위해서는 필요한 자료 획득이 매우 중요할 것이다.

사실, 보수적인 치과 "철학"부터 공격적인 철학까지 모두 윤리적인 치과 치료에 대한 지침으로 받아들여질 수 있다. 그러므로 닥터 프렌티스의 접근법을 고려하는 또 다른 방법은 그 접근법이 윤리적인 진료 범위 안에 속하는지를 묻는 것이다. 그러나 이 질문에 대답하려면 예를 들어, **직무수행 가치**의 서열 등의 다른 질문들과 치과의 이익 대비 환자 복지의 상대적 우선순위에 관한 것도 필요하다. 따라서 닥터 프렌티스가 **규범적 견해**에 얼마나 부합하는지를 결정하려면 더 많은 연구가 필요하다.

환자의 동의에 관한 베키의 질문은 또 다른 접근을 제시한다. 닥터 프렌티스의 진료 방식은 치료의 **고지된 동의**(informed consent) 기회를 박탈하기 때문에 전문직업인 직무수행에 결함이 있다고 말할 수 있는가? 닥터 프렌티스는 환자가 동의하지 않는 한 어떤 치료도 제공되지 않는다고 주장하지만, 환자가 자신들이 활용할 수 있는 대안들에 대해 얼마나 잘 이해하는지는 말해주지 않는다. 그러나 "**고지된 동의**(informed consent)"라는 간단한 문구는 이 질문에 답하기에는 충분히 명확한 기준이 아니다. 닥터 프렌티스의 의사결정 과정의 적정성 여부를 판단하기 전에, 특히 치료 결정과 관련해서 치과의사–환자 관계를 주의 깊게 조사할 필요가 있다. (특히 의사결정 관점에서의 치과 의사와 환자의 **이상적인 관계**는 4장과 7장에서 검토될 것이다)

셋째, 동기 부여 문제가 있다. 잭, 베키, 그리고 산드라가 보기에는 닥터 프렌티스에게 잘못된 동기가 발견된다. 즉, 그는 주로 환자의 이익을 위해서가 아니라 돈을 벌기 위해 치과를 운영하는 것으로 보인다. 그러나 렌과 닥터 프렌티스가 지적하는 바와 같이, 미국에서는 비즈니스에 관여하지 않고서는 치과 직무를 수행할 수 없으며, 경제적으로 실패하면 치과 직무수행과 그것이 만들어내는 환자의 이익도 함께 사라진다. 닥터 프렌티스와 렌은 그저 "현실적"인 사람이라고 볼 것인가, 아니면 그들의 가치는 **규범적 견해**에서 볼 때 다소 부적절한가? **규범적 견해**는 모든 사람에게 똑같은 이유로 치과의사가 되고, 똑같은 가치들을 성취하라고 요구하는가? 그럴 가능성은 별로 없어 보인다. **규범적 견해**는 해당 직종의 구성원들이 해당 직종과 사회 공동체 사이의 지속적인 대화의 산물인 일련의 의무를 부담하라고 강조한다. 그러나 의무를 부담하는 이유는 명시하지 않는다. 따라서 닥터 프렌티스와 그의 치과의사들이 전문직업인 의무를 수행하기로 서약한다면, 왜 잭과 친구들은 닥터 프렌티스가 많은 수입을 강조하는 것을 부적절하다고 보는가?

그 학생들이 불편해하는 이유는 전문직업인 의무 이행은 때로는 환자를 위해 희생이 필요하다는 사실 때문이다. 치과 진료에 대해 닥터 프렌티스가 말하는 방식은 그런 희생은 요구되지도 않으며, 희생을 피하는 것이 정당하고 심지어 당연히 희생을 피해야 함을 암시한다. 즉, 사람들은 다양한 이유로 치과의사가 되지만, 치과계에 대한 **규범적 견해**를 받아들이는 것이 타당하거나 일관성이 있으려면 이 이유 중에 환자 복지가 있어야 한다. 이 점에서, 닥터 프렌티스가 자발적으로 무료 치료 행사를 개최하는 이유를 조사해보면 흥미롭다. 그는 **구강건강**상의 필요에 관한 관심을 표명하는가 아니면 무료 치료 행사를 유용한 마케팅 도구로 여기는가?

사실, 우리는 이 문제에 대해 닥터 프렌티스를 결정적으로 판단할 충분한 자료를 가지고 있지 않다. 잭이 먼저 더 많은 정보를 얻기 전에 닥터 프렌티스의 치과에 취직하는 것은 확실히 현명하지 못한 처사일 것이다. 그러나 특정 치과의사나 특정 치과의사 집단이 **규범적 견해**에 일치하는 방식으로 직무를 수행하는지를 판단하기 위해서는, 이 견해에 따를 경우, 치과의사의 의무에 대해 주의 깊고 상세한 이해가 있어야 한다는 점은 확실하다. 대부분의 치과의사는 그들이 습관적으로 이행하는 전문직업인 의무들을 완전히 명시할 수는 없어도 전문직업인으로서 윤리적인 방식으로 직무를 수행한다. 그러나 닥터 프렌티스에 관한 잭의 질문들과 같이 더 어려운 일련의 질문들이 제기되면, 적용할 기준들을 명시하는 것이 중요하다. 전문직업인 의무에 대한 성찰을 촉진하고 그 의무를 보다 완전하게 명시하도록 도와주는 것이 이 책의 목표다.

3

전문직 윤리 문제

사례 : 모든 것이 잘 돌아갈 때

배관공 조지 앤더슨(38세)은 당뇨병으로 7년째 닥터 간넷의 치료를 받고 있다. 지난번에 닥터 간넷은 간헐적인 치통이 당뇨병과 관련이 있을 수 있다며 치과의사를 찾아가 보라고 했다. 닥터 오라소니는 앤더슨 씨가 20대 초반에 사랑니 수술을 받은 이후로 최초로 찾아간 치과의사다. 앤더슨 씨는 닥터 오라소니에게 이렇게 말한다. "이 치아들을 다 빼고 의치를 하고 싶어요. 내가 나를 잘 아는데, 이 당뇨병에 대해 내가 할 수 있는 일은 아무 것도 없어요. 나는 결코 의사가 말해주는 당뇨병 식이요법을 따를 수 없어요."

그는 이렇게 덧붙인다. "간넷 선생님은 항상 나를 나무라요. 그래서 그를 보러 가지 않아요. 그분은 내가 식이요법을 따르지 않는다, 혈당 검사를 자주 하지 않는다고 소리 질러요. 나는 매일 인슐린 주사를 맞아요. 맞지 않으면 죽을 지도 모르니까 그럴 수밖에 없어요."

닥터 오라소니는 앤더슨 씨의 치아를 살펴보고 몇 군데 충치를 발견한다. 상악 우측 제2대구치는 근관 치료가 필요할 것 같고, 구강위생 상태도 불량하였으며, 부분적인 치은퇴축과 더불어 부종과 출혈 소견을 보였다. 구강위생에 관해 질문하자 앤더슨 씨는 이렇게 말한다. "나는 생각나면 일주일에 몇 번 칫솔질하고, 치실 사용하기를 싫어해요. 치실은 시간도 오래 걸리고, 아프고, 피 나고, 아무 이익이 없어요."

닥터 오라소니는 이렇게 말한다. "치실 사용은 모든 사람의 치아에 중요합니다. 나는 당뇨병이 있는 사람에게는 치실 사용이 절대적으로 필요하다고 확신합니다. 당뇨병은 신체의 자연 회복 체계에 영향을 줍니다. 손상 입은 잇몸을 건강하게 유지하려면 자기 관리가 더 필요합니다. 엑스레이를 찍어보고 몇 가지 검사를 해봐야 하지만, 지금으로써는 선생님의 치통은 아마도 손상된 잇몸 때문일 겁니다. 이를 잘 닦고 치실을 사용하는 것이 플라크 예방에 아주 중요합니다. 플라크는 우리 혀로 느끼는 보풀 같은 하얀 물질이죠. 매일 구강을 잘 관리하는 몇 가지 간단한 요령이 있어요. 어떻게 하는지 그리고 그것이 왜 중요한지에 대한 세심한 교육을 받으시려면 다소 시간이 걸리고 약간의 사후 관리가 필요하지만, 충분히 가치가 있습니다."

"내가 어렸을 때 다니던 치과 의사도 그렇게 말했어요. 사랑니 때문에 아플거라고 말했을 때였죠. 사랑니를 뽑았더니 아프지 않았고, 그 선생님에게 다시는 못 갔어요. 그리고 그 분이 돌아가셨거든요."

"당뇨병이 있다는 걸 알게 된 뒤로 치과 진료를 한 번도 받아보지 않았나요?"

앤더슨 씨는 이렇게 말한다. "네. 사랑니를 뽑은 뒤 괜찮은 것으로 생각했어요. 직장에서 오랫동안 치과 보험에 가입하고 있지만, 치아가 괜찮다고 생각해서 한 번도 보험을 사용하지 않았어요."

"그런데 당뇨병 때문에 상황이 변하고 있어요. 느끼고 있는 통증이 그 신호입니다. 지금부터는 정기적인 치과진료가 필요합니다. 어떻게 하면 구강 관리를 잘할 수 있는지 우리가 알려 드리겠습니다. 그렇게 하지 않으면 지금보다 더 많은 문제가 생길 겁니다. 잇몸이 이미 안 좋아지긴 했지만, 손상이 심하지 않아서 아직은 큰 수술 없이도 치료할 수 있을 것으로 보입니다. 가장 중요한 점은 구강 관리 방식을 바꾸는 것인데, 그건 스스로 해야 합니다."

앤더슨 씨는 이렇게 말한다. "예. 하지만 어려워요. 주사 맞는 것보다 훨씬 어려워요. 당뇨 식이요법과 비슷하군요. 잇몸 주사는 없나요? 빠르고 간편한 게 좋아요."

닥터 오라소니는 이렇게 말한다. "그건 어렵습니다. 당뇨병은 정말 골칫거리입니다. 안타깝군요."

앤더슨 씨는 이렇게 질문한다. "그러면 다 빼고 틀니 하는 건 어떤가요? 그러면 고통 없이 문제도 해결되지 않을까요?"

그러자 닥터 오라소니는 이 경우의 장기적 위험과 자연치아를 가능한 한 오래 보존하고 유지해야 할 이유를 세심하게 설명한다. 그리고 이렇게 말한다. "나는 그런 과격한 조치를 싫어합니다. 어쩔 수 없는 경우에만 발치를 고려하고, 선생님처럼 젊은 분에게는 거의 발치를 하지 않아요."

그는 계속해서 이렇게 말한다. "어려운 상황이기는 하지만, 의지만 있다면 통제할 수 없는 것은 아닙니다. 적절한 식이요법과 우리가 가르쳐 드릴 구강위생으로 관리할 수 있습니다. 그 과정마다 선생님과 함께하겠습니다."

"자신이 없어요. 지금까지 식이요법이나 다른 걸 잘 못했어요. 주사는 잘 맞았는데 그건 간단하기도 하고 꼭 필요하다고 알고 있으니까요."

닥터 오라소니는 이렇게 말한다. "다른 것도 필요하니 이제 상황을 변화시키기 위해 노력하는 것이 어떻겠습니까? 이렇게 매정하게 말하기는 싫지만, 인슐린 주사를 맞지 않으면 죽는 것처럼 나쁜 식단은 선생님을 죽일 겁니다. 단지 시간이 오래 걸릴 뿐이죠. 영원히 살 거라고 말하는 게 아니라, 스스로 관리하면 더 편하고 건강하게 된다는 겁니다. 모두 좋은 구강위생 습관이 필요하지만, 선생님의 경우에는 특히 그렇습니다. 그렇지 않으면 지금보다 훨씬 더 많은 문제를 일으킬 것이고 결국 더 나빠질 겁니다."

앤더슨 씨는 "저는 어떻게 해야 하나요?"라고 묻는다.

"먼저 선생님의 잇몸에 대해 몇 가지 검사한 다음에, 잇몸 주위를 깨끗이 청소하기 위해 예약을 잡아드리겠습니다. 청소만으로 효과가 없을 수도 있지만, 대개는 수술이 필요하지 않습니다. 잇몸 상황이 좋아지면 치료할 충치도 몇 개 있습니다. 입안 뒤쪽 어금니를 살리기 위해 근관치료가 필요할 겁니다. 엑스레이를 몇 장 찍어봐야 실제로 무엇이 필요할지 얘기할 수 있습니다. 그렇지만 가장 중요한 것은 첫 단계, 즉 매일 양치와 치실 사용 교육, 그리고 사후 관리입니다. 그 습관을 들여야 할 겁니다. 검사도 필요합니다. 상황을 잘 이해하셨나요?"

"저는 치료가 필요하다는 말씀에 놀라지 않지만, 아플까 봐 걱정입니다. 제 건강 보험은 치과 치료를 잘 보장해 주니 치료해 봅시다. 지금 시작할 수 있나요?"

"첫 단계는 치과위생사 윌리엄스 양이 스케일링을 시작하기 전에 엑스레이를 찍고 필요한 검사를 합니다. 그다음에 나와 함께 검사 결과를 점검할 텐데, 오늘 스케일링을 시작해서 선생님의 치아 특히 잇몸 주위에 쌓인 치석을 떼어낼 겁니다. 그러면 선생님의 잇몸이 좀 나아져서 통증과 출혈 없이 칫솔질하고 치실을 사용할 수 있게 될 겁니다. 오늘 윌리엄스 양이 몇 가지 기본적인 지시 사항을 알려 드릴 겁니다. 그리고 스케일링을 완료하기 위해 두 번째 예약을 잡아드릴 텐데, 그때 다른 잇몸치료가 필요한지 알 수 있을 겁니다. 일단 그것이 진행되면 충치 치료를 시작할 수 있습니다. 선생님은 가끔 치통을 느낀다고 했죠. 선생님의 말씀과 내가 진료한 바를 토대로 판단할 때, 그것은 충치보다는 잇몸에서 오는 것 같습니다. 그렇지만 추가적인 통증이나 다른 곳에서 욱신거리는 걸 느낀다면 즉시 치료할 수 있도록 전화하세요. 또한, 선생님의 잇몸이 기본적인 스케일링에 반응하지 않는다면 잇몸 수술이 필요한지 결정하겠습니다. 그러면 치주과 전문의에게 소개할 수도 있습니다. 이 지역에는 내가 협력하는 치주과 전문의가 몇 명 있습니다. 하지만 지금은 그럴 필요가 없습니다. 그렇게 해도 되겠습니까?"

앤더슨 씨는 이렇게 말한다. "그건 괜찮습니다. 제가 할 일에 대해 자신이 없어요. 선생님이 모든 걸 다 알아서 해 주시면 좋겠어요. 그건 식이요법과 같아요. 저는 다른 모든 것 대신 한 방만 맞으면 되는 주사가 있으면 좋겠어요."

닥터 오라소니는 이렇게 말한다. "윌리엄스 양이 칫솔질과 치실 사용에 관해 설명할 때 궁금한 게 있으면 무엇이든 물어보세요. 그녀는 이해심이 많고 좋은 구강위생 습관 들이는 것을 잘 도와줍니다. 습관을 형성하기가 예상보다 쉽다는 걸 알게 될 거로 생각합니다."

그러고 나서 닥터 오라소니는 앤더슨 씨의 진척 상황을 공유할 수 있도록 앤더슨 씨의 내과 의사에 대한 접촉을 허용해 달라고 요청한다. 그 뒤에 치과위생사 사라 윌리엄스가 스케일링을 마치고 두 번째 스케일링 일정을 2주 뒤로 잡는다.

그동안에 닥터 오라소니는 내과 의사 닥터 간넷에게 전화를 건다. 닥터 간넷은 앤더슨 씨의 건강 습관에 대해 아주 짜증이 나 있다. 두 의사는 서로 협력해서 필요한 변화를 일으키자고 동의한다. 닥터 오라소니는 닥터 간넷에게 영양사와 가족 상담사를 소개하며, 그들이 앤더슨 씨 부부에게 가장 적합한 인물이라고 말한다. 닥터 간넷은 그 프로그램과 프로그램 리더를 잘 모른다. 닥터 오라소니는 이렇게 말한다. "이 두 분은 굉장합니다. 나는 몇 주 전에 그들과 함께 지역 공동체 교육에 강사로 참여했답니다. 그분들이 강연을 마친 뒤에 10여 명의 사람이 주위에 와서 어떻게 하면 음식을 선택하고 식습관을 고쳐 가족들을 건강한 생활 방식으로 바꿀 수 있고 일상생활에 그걸 적용할 수 있을지에 대해 질문했죠. 나는 큰 감명을 받았답니다."

두 번째 내원에서 윌리엄스 양은 초기 예방 치료(initial prophylaxis)를 완료한다. 그녀는 또한 앤더슨 씨가 첫 번째 내원에서 지시받은 사항을 얼마나 이행했는지 알아보기 위해 그와 얘기하고, 계속 교육한다. 그 뒤에 닥터 오라소니는 앤더슨 씨에게 엑스레이와 검사 결과들을 설명하고, 치료 계획을 확인한다.

앤더슨 씨는 세 번째와 네 번째 약속시간에 충실하게 내원하였고 잇몸은 점차 좋아졌다. 윌리엄스 양과 닥터 오라소니 모두 앤더슨 씨의 칫솔질과 치실 사용이 효과가 있음을 보고서 앤더슨 씨를 격려한다. 앤더슨 씨는 닥터 오라소니에게 영양사와 가족 상담사를 만나도록 제안한 것에 대해 감사를 표한다.

여섯 번째 내원 즈음에는 그의 어금니 하나의 근관 치료를 포함한 수복 치료가 거의 완료되었다. 앤더슨 씨는 확실히 구강 및 일반 위생 모두에 있어서 모범적인 습관을 형성하고 있으며, 자기 외모에 대한 자부심도 생겼다. 닥터 간넷도 닥터 오라소니에게 전화를 걸어 자기에게 그 영양사와 가족 상담사를 소개해 준 것에 대해 감사를 표한다. 그들이 닥터 간넷의 다른 당뇨병 환자 세 명의 식사를 조절하도록 도움을 줬다는 것이다. 여섯 번째 내원 시 앤더슨 씨는 닥터 오라소니에게 이렇게 질문한다. “윌리엄스 양이 치과에 있나요? 마지막 충전 치료를 위한 마취 전에 잠시 두 분과 함께 있고 싶어요.”

윌리엄스 양이 들어오자 앤더슨 씨가 이렇게 말한다. “오늘 두 분 모두 이곳에 계셔서 기뻐요. 오라소니 선생님께서 오늘이 당분간 제 마지막 내원이 될 거라고 말씀하셨어요. 저는 점검을 위해서만 오게 될 거예요. 저와 제 아내에게 하 주신 모든 것에 대해 두 분께 감사드리고 싶어요. 두 분과 영양사와 가족 상담 팀이 저희를 올바른 길로 들어서게 해 주셨어요. 우리 가족은 이제 모두 함께 앉아 맛있는 식사를 하고 아이들은 꼬마 요리사가 되었어요. 우리 가족 모두 서로 협력하고 대화도 더 잘하는 것 같아요. 두 분이 우리를 위해 해 주신 모든 것에 대해 얼마나 감사한지 알려드리고 싶어요. 두 분이 아니었다면, 이런 일이 하나도 일어나지 않았을 거예요.”

왜 이런 종류의 사례를 고찰하는가?

독자들은 전문직 윤리에 관한 책에서 이런 사례가 나오는 데 당황할 수도 있을 것이다. 윤리를 공부할 때 비윤리적인 행동을 묘사한 사례들이나 복잡하고 어려운 사례들만 유용하다는 주장은 옳지 않다. 그렇다면 왜 이 사례처럼 모든 것이 잘 진행되는 사례를 살펴보는가?

이런 사례를 부각하는 한 가지 이유는 누군가에게서 적절한 행동을 관찰하고 그렇게 하려고 노력하는 것이 실제로 우리가 어떻게 행동해야 하는지를 배우는 주된 방법이기 때문이다. 비윤리적인 행동의 예를 연구하는 것이 가치 있을 수도 있다. 그러나 어떤 면에서 행동의 부족한 점이 있었는지 주의 깊게 질문할 때만 적절한 방향을 가리켜 줄 수 있고 그럴 때에만 가치가 있다. 그러나 부적절한 행동을 피하기만 하는 것은 해야 할 바를 하는 것과는 분명히 다르다.

그러나 무엇이 전문직업인으로서 윤리적이게 하는지 주의 깊게 질문하지 않으면, 올바른 행동을 살펴보더라도 똑같은 행동을 하리라고 보장하지 못한다. 물론 모든 것이 잘 진행되는 이 사례는 가상의 예다. 전문직 윤리에 따라 행동하는 법을 배우기 더 좋은 원천은 윤리적으로 올바르게 행동하는 실제 치과의사의 예를 찾아보고, 그 사례에서 윤리적으로 올바르게 하는 요소가 무엇인지 질문하는 것이다. 윤리적 성장을 위한 이 자원을 간과하기 쉽다. 치과의사들이 해야 하는 것을 하는 예들은 하도 흔해서 그런 예들은 교육적인 가치가 거의 없는 것으로 보일 수도 있다. 그러나 모든 윤리적인 전문직업인의 행동은 그것을 윤리적으로 만드는 구체적인 특징들에 대해 사려 깊게 분석한다면 좋은 학습 기회가 된다.

치과의사의 윤리적(또는 비윤리적) 행동을 분석하는 데 방해되는 한 가지 요인은 윤리적 사고는 단순하고 명백하다는 가정이다. 때로는 치과 윤리를 가르치는 방식이나 다양한 치과 윤리강령이 간단한 '하라'와 '하지 마라'의 형태로 기술하기 때문에 이 가정이 강화되기는 하지만, 그것은 옳지 않다. 다양한 치과 전문직업인 단체들에 의해 윤리강령들은 의도적으로 간결하게 작성되어 마치 배관공이 "빠르고 간편한"(quick and dirty는 속어로 싸고 질 나쁜, 간이식 이라는 뜻이 있음. 역자 주)이라고 말하는 것과 비슷하다.

윤리강령은 해당 전문직 윤리 기준의 가장 명백한 요소의 요약일 뿐이다. 물론, 많은 상황에서 윤리적으로 요구되는 행동은 명백하여서 그것은 유용한 교육 자료가 될 수 있다. 그러나 치과 직무수행은 단순 명료하지 않아서, 단순화된 '하라'와 '하지 마라' 목록을 찾아보는 것으로는 결정될 수 없는 많은 상황을 포함한다.

환자를 기술적으로(technically) 올바르게 치료하려면 다양한 지식과 기량(skill)이 적절히 결합하여야 하듯이, 치과의사의 행동이 윤리적(ethically)으로 올바르려면 특정 지식과 기량(skill) 요소가 필요하다. 이 두 종류의 지식과 기량의 차이는 전자는 단순하고, 후자는 복잡하다는 것이 아니다. 그 차이는 (치의학을 구성하는 하위 영역에서의 치과 연구자들뿐만 아니라) 치과대학 교수진이 치과 임상의 기술적 숙련에 필요한 지식과 기량의 다양한 구성 요소를 식별하고 주의 깊게 구별했다는 것이다. 그 결과 교수와 학생들이 그 요소들에 집중하고, 실습 상황에서 그것을 잘 하거나 몇 가지에 더 많은 연습이 필요하다고 말할 수 있을 때까지 그 모두를 결합해서 연습한다.

그러나 전문직업인의 윤리적 행동에서는 지식과 기량 요소를 식별하기 위한 노력이 기울여지지 않았다. 윤리강령의 '하라'와 '하지 마라' 목록으로는 충분하지 않고 치과 윤리 규범에 대한 더 깊은 이해가 필요하다. '하라'와 '하지 마라' 자체가 적절하게 진술되기 위해서는 윤리강령 작성자와 관리자도 치과 윤리 규범에 대한 깊은 이해가 필요하다. 자세히 말하면, 모든 전문직의 윤리 규범은 윤리에 관련된 최소 아홉 가지의 내용을 포함한다. 즉 윤리 규범은 해당 직종의 구성원들이 어떻게 처신해야 하는지에 대해 아홉 가지 질문을 다룬다.

모든 전문직과 관련이 있는 아홉 가지 윤리 내용을 식별하고, 이 범주의 윤리 규범들 각각이 치과계에 적용될 때의 내용을 묘사하는 것이 이번 장의 목표다. 이 책의 나머지 부분에서는 이 범주를 이용해서 다양한 치과 직무수행 상황에서 윤리적으로 어떤 문제가 걸려 있는지 더 자세히 설명할 수 있다. 어떤 전문직에도 적용되는 매우 일반적인 언어로 아홉 가지의 범주를 소개한 뒤에, 사례를 검토하고, "모든 것이 잘 진행되게" 만들기 위해 닥터 오라소니가 자문해봤을 법한, 또는 최소한 이를 알아차리지 못한 상태에서 다뤘을 법한 종류의 윤리적 질문들을 살펴볼 것이다.

사례의 윤리적 사고에 대한 이 묘사는 전문직 윤리에 관한 아홉 가지 질문이 실제로 치과의사를 안내하는 방법을 알려주고, 무엇을 겨냥할지에 대한 분명한 시각을 제공할 것이다. 이번 장은 치과 의사가 직무를 수행하면서 물어야 할 질문과 규칙적으로 생각해야 할 것들 외에도, 다른 치과의사의 행동이 윤리적인지 (또는 비윤리적인지) 분석하는 데 필요한 도구들도 다룰 것이다. 따라서 이번 장은 닥터 오라소니의 전문직업인의 행동을 윤리적이게 하는 것이 무엇인지를 묻는 도구들도 살펴본다.

이곳에서 논의할 아홉 가지 범주의 전문직 윤리의 내용을 질문 형태로 간단히 진술하자면 다음과 같다. (1) 이 직종의 **주된 고객**은 누구인가? (치과계 및 다른 의료계는 그들이 봉사하는 사람들을 지칭하는 "환자"라는 특수한 용어를 가지고 있지만, 대부분의 전문직은 그렇지 않다. 예컨대 치료사, 변호사, 건축가 등과 같은 많은 전문직에서는 그들이 봉사하는 사람들을 가리켜 "고객(client)"이라는 말을 사용한다. 이 표현으로 인해 전문직업인의 일이 상거래처럼 들리지만, 이미 특수한 의미가 있는 "수익자(beneficiary)"라는 말을 제외하면 "봉사를 받을 사람 또는 집단"을 의미하는 다른 일반적인 영어 단어가 없어서, 이 책은 전문직을 일반적으로 논의할 때 "고객"이라는 말을 사용할 것이다.) (2) 이 직종 구성원과 고객 사이의 **이상적인 관계**는 무엇인가? (3) 이 직종의 **핵심직무수행가치**는 무엇인가? (4) 이 직종의 **역량** 규범은 무엇인가? (5) 어떤 점에서 이 직종의 의무는 그 구성원들에게 영향을 주는, 도덕적으로 관련 있는 다른 고려사항들에 **우선**하는가? 그리고 그 의무는 어떤 종류의 **희생**을 요구하는가? (6) 이 직종 구성원과 **다른 전문직업인**들 및 이 직종을 보조하는 사람들 사이의 **이상적인 관계**는 무엇인가? (7) 이 직종 구성원과 **사회 공동체** 사이의 **이상적인 관계**는 무엇인가? (8) 이 직종 구성원은 이 직종의 서비스가 필요한 모든 사람들에게 **서비스에 대한 접근**이 가능해지게 하려면 무엇을 해야 하는가? (9) 이 직종 구성원은 인테그러티라는 책무를 유지하고 프로페셔널리즘의 계속적인 성장을 위해 어떤 의무가 있는가?

전문직업인 의무의 아홉 가지 범주

이제 전문직업인 의무의 아홉 가지 범주를 더욱 자세히 서술할 차례다. 그러나 이 범주들을 왜 주의 깊게 서술할 필요가 있는지, 즉 그렇게 하는 것이 치과의사의 윤리적 사고를 어떻게 향상할 수 있는지 설명할 가치가 있다.

2장에서 닥터 프렌티스 사례에 관한 해설은 그 사례에서 빠진 두 종류의 정보를 적시했다. 따라서 닥터 프렌티스가 치과의사로서 전문직업인 의무를 준수했는지(아니면 준수하지 않았는지)에 관해 결정적인 판단을 내릴 수 없었다. 첫째, 그 사례는 닥터 프렌티스가 실제로 어떻게 직무를 수행하는지, 자신의 피고용인들에게 실제로 무엇을 요구하는지, 그리고 이 요구를 어떻게 집행하는지에 관한 충분한 정보를 주지 않았다. 즉, 제시된 사례에는 그의 치과 직무수행에 관한 중요한 사실 정보가 빠져 있다. 상황에 관한 중요한 사실이 없으면 (또는 해당 상황에 대해 가지고 있는 정보가 부정확한 경우) 상황에 관한 주의 깊은 윤리적 사고를 할 수 없다. 한편으로는 모든 치과의사의 직무수행에 관한 수많은 사실을 구할 수 있지만, 다른 한편으로는 해당 치과의사가 전문직업인 의무를 준수하는지 (또는 준수하지 않는지)에 관한 판단을 내리는 데에는 일부 사실만 중요하다. 그러나 어떤 사실이 건전한 윤리적 사고와 관련이 있는지 알기 위해서는 치과의사로서 전문직업인 의무의 내용에 대한 자세한 설명이 필요한데, 이 책에서 이를 제공하는 것을 목표로 한다.

닥터 프렌티스가 치과의사로서 전문직업인 기준을 준수했는지(아니면 준수하지 않았는지)에 관해 결정적인 판단을 내릴 수 없었던 두 번째 이유는 2장에서는 치과 윤리를 매우 일반적 관점에서만 논의했기 때문이다. 건전한 윤리적 사고를 하려면 치과 전문직업인 의무의 내용에 관한 더 자세한 설명이 필요하다. 그러므로 이제 전문직업인 의무의 아홉 가지 범주를 더 자세히 설명할 것이다. 또한, 아홉 가지 범주를 사용해서 이 책 전체 사례의 어떤 사실이 윤리적 또는 비윤리적 행동에 가장 중요한지 결정할 것이다. 이 범주는 우리 질문이 치과 윤리 규범과 프로페셔널리즘의 가장 관련 있는 요소에 초점을 맞추게 할 것이다. 이 범주를 이해하고 유익하게 사용하기 위해서는, 각각의 범주를 일련의 질문으로 생각하는 것이 가장 좋다. 각 질문은 해당 범주 각 질문의 주요 초점을 식별하는 "대표 질문"으로 (요약 목적을 위해) 제목이 달릴 수 있다. 이 일련의 질문에 대해 전문적 직무수행의 특정 예나 실무에 관한 특정 정책 또는 기준에 관하여 신중하게 답할 때, (적절한 전문직업인 행동의 관점에서) 어떤 사실이 중요한지 드러날 것이다.

그러면 해당 상황에서 어떻게 해야 하는지 판단을 내리기 위한 가장 관련이 있는 요소를 식별하는 데 도움을 줄 것이다. 각 범주의 일부 질문은 다른 범주의 중요한 사안도 다룬다는 점을 언급할 필요가 있다. 즉 이 아홉 가지 범주는 완전히 독립적이지는 않다. 그러나 질문과 데이터를 이러한 제목 아래로 분류하는 것은 전문직업인 행동에 대한 도덕적 성찰과 판단을 명확히 유지하는 유용한 방법이다. 이 책의 목적은 특정 분류법이나 질문의 탁월함이 아니라 전문직업인 의무에 대한 신중한 추론을 위한 도구를 제공하는 것이기 때문에, 전문직업인 의무의 내용을 분류하는 다른 방법이 더 유용하다고 판명될 경우 기꺼이 자리를 양보할 것이다. 이번 장의 마지막 섹션에서는 아홉 가지 범주를 사례와 연관하여 설명할 것이다.

주요 고객

모든 전문직에는 **주요 고객** 또는 **고객**들이 있다. 이는 해당 직종과 그 구성원들이 사회 공동체와의 대화를 통해 주로 그(들)의 필요와 복지에 봉사하겠다고 서약한 사람 또는 일군의 사람들이다.

치과를 포함한 일부 직종에는 **주요 고객**을 식별하기가 아주 쉬워 보인다. 의료계에 한정된 특별한 용어도 있는데, 이 용어는 이 질문에 대한 치과계의 답변을 명확하게 해 주는 것으로 보인다. 확실히, 치과계의 **주요 고객**은 환자라고 말할 수 있다.

그러나 이 답변은 너무 단순하다. 이 점을 이해하기 위하, 잠시 다른 직종을 살펴보라.

변호사의 **주요 고객**은 누구인가? 변호사의 주요 고객은 단순히 소송 사건에서 해당 변호사가 대표하거나 변론하는 사람 또는 변호사가 조언을 제공하는 사람인가?

변호사들은 전체 사법 체계에 대한 의무가 있다고 교육을 받고 자기 기술(self-description)과 행동 강령에서 그렇게 선언한다. 그러므로 그들이 대표하거나 조언을 제공하는 측에 유리할 때도 윤리적으로 해서는 안 되는 일들이 있다. 따라서 법률직의 **주요 고객**에 관한 질문의 답변은 복잡하며, 해당 변호사가 대표하거나 조언을 제공하는 사람과 전체 사법 체계, 그리고 아마도 그 체계에 의해 이익을 얻는 보다 넓은 전체 공동체와 관련될 것이다. 그러나 법률직의 **주요 고객** 식별에 관련된 복잡성을 이해하고 치과를 다시 살펴보면, 치과의 **주요 고객** 결정도 마찬가지로 복잡하다는 점을 알 수 있을 것이다. 왜냐하면, 치과의사는 자기 앞에 앉아 있는 환자뿐만 아니라 다른 진료실에 있는 환자들과 대기실에 있는 환자들에게도 주의를 기울여야 하기 때문이다. 치과의사는 또한 진료 기록을 가지고 있는 모든 환자에 대해서도 다소의 의무가 있다. 치과의사는 환자들로부터 다른 사람에게 전염병이 퍼지지 않도록 주의해서 직무를 수행할 의무와 응급 상황에서 치과 치료를 받고자 하는 개인들이 그 치과의사의 환자가 되건 되지 않건 도움을 받을 수 있게 할 의무가 있으므로, 자신의 환자가 아닌 사람들(예컨대, 전체 일반 대중)에게도 다소의 의무가 있다. 따라서 누가 치과의사의 **주요 고객**인가라는 질문은 보기보다 답하기 복잡하다.

또한, 치과의사가 봉사하는 다양한 "하위 집단"에 속하는 사람들이 동시에 치료가 필요하거나, 시간과 노력, 그리고 물질 자원이 제한된 상황에서 치료가 필요할 수도 있다. 그런 경우에 (모든 사람에게 동시에 봉사할 수 없으면) 이들 중 누구를 우선해야 하는지에 관한 질문도 발생한다. 예컨대 치료를 미뤄도 안전한 사람보다 위급하고 생명을 위협하는 상황에 있는 사람에게 우선순위가 주어지며, 예약한 환자가 그렇지 않은 환자보다 우선권이 있다. 치과계는 이러한 우선순위에 관한 질문 몇 가지는 치과 단체 윤리강령과 치과 윤리 문헌에서 논의한다. 이와 관련한 다른 질문도 세심한 고려가 필요하지만, 그런 질문은 개별 치과의사에게 맡겨진다.

치과의사와 환자 사이의 이상적인 관계

모든 직종에서 전문직업인과 고객 사이 관계의 요점은 고객을 위한 어떤 가치, 즉 전문적인 지식이 없이는 고객에게 달성할 수 없는 가치를 제공하는 것이다. 고객을 위해 이러한 가치를 달성하기 위해서, 전문가와 고객 모두 전문가가 무엇을 할 수 있고 고객을 돕기 위해 무엇을 해야 하는지에 대해 많은 판단이 필요하다. 그런 다음, 많은 선택을 해야 한다. 전문직업인 의무의 두 번째 범주에서 다뤄지는 이 질문들은 해당 직종과 고객이 이러한 판단과 선택을 할 때 그들의 적절한 역할과 관련된다.

전문직업인-고객의 의사결정 관계에 적어도 4개의 일반 모델이 제시된다. 4장에서 이 모델들을 자세히 검토하고, 이 중 **상호소통 모델**이 이상적인 치과의사-환자 관계라고 제안할 것이다. 또한, 전문직업인-고객 관계에 대한 논의에는 이 **이상적인 관계**가 가능하지 않은 상황에 대한 고려가 포함되어야 한다. 치과의사 개입에 관한 판단과 선택에 완전히 참여할 수 없는 환자와 치과의사 사이의 적절한 관계 파악이 이에 대한 한 가지 사례가 될 것이다. 상당히 흔한 이 상황은 7장의 주제이며, 극도로 비협조적인 환자와의 관계는 10장에서 논의될 것이다.

치과계의 핵심직무수행가치

모든 직종은 고객 복지의 특정 측면에만 초점을 맞춘다. 많은 직종의 미사여구는 종종 전인 돌봄에 대해 말하지만, 사회 공동체는 어떤 직종도 고객의 모든 복지를 제공하는 전문직업인일 것으로 기대하지 않는다. 전문성은 필연적으로 더욱 좁게 초점을 맞출 필요가 있다. 그러므로 어떤 직종도 자신의 고객들에게 가치 있는 모든 것을 확보하는데 전념하지 않는다. 그보다는, 각 직종의 전문성에 초점을 맞추는 특정 고객 중심 가치들이 있으며, 그것이 자신의 고객들을 위해 확보하고자 하는 일이고 의무다. 해당 전문직업인이 고객을 지원하기 위해 무엇을 해야 하는가에 관한 판단은 이 가치에 의존하기 때문에, 이 책에서는 이를 해당 직종의 **핵심직무수행가치**라 부른다. 치과계의 **핵심직무수행가치**는 5장에서 자세히 검토될 것이다.

역량

모든 전문직업인은 자신의 전문적 업무를 수행하는 데 필요한 전문성을 습득하고 유지할 의무가 있다. 이 역량 범주(즉, 기술적 지식과 기량)는 아마도 가장 명백한 전문직업인 의무의 범주일 것이다. 그것은 또한 일반적 방식으로 설명하기도 쉽다. 어떤 전문직업인이 자신의 기술적 전문성을 적용하지 못하거나 일부 업무를 수행하는 데 필요한 전문성을 습득하지 못하면, 이러한 실패는 애초에 그 사람이 전문직업인이라는 사실과 사회 공동체가 전문직업인에게 부여하는 의사결정 권한과 힘의 토대 자체에 직접 모순된다.

그러나 치과와 같은 특정 직종에서, 일반적으로나 특정 과제와 관련해서 무엇을 충분하거나 적정한 최소의 기술 역량으로 간주하는지에 대한 결정은 이 책의 범위를 넘는 복잡한 질문이다. 실제로, 그리고 필연적으로, 치과에서 필수적인 기술적 전문성에 관한 자세한 판단 수행은 해당 전문직업인 집단, 즉 치과계 자체에 맡겨진다. 그러나 사회 공동체는 그 전문직에 추론의 일반적 성격에 대해, 특히 전문 기술 역량의 최소 규범을 결정할 때 필연적인 가치 절충과 관련하여 설명하도록 요구한다. 그러한 결정들은 불가피하게 전문직업인의 도움을 받을 가능성을 높이는 것과 해당 직종의 역량 기준을 통과한 사람들이 도움을 필요로 하는 사람들에게 최선의 방법으로 봉사하지 못할 수도 있는 가능성을 낮추는 것 사이의 균형을 유지하는 위험-효용 판단을 포함한다.

모든 전문직의 모든 구성원은 필요한 기술 역량을 습득하고 유지하는 것 외에도, 자신의 역량 안에서 수행할 수 있는 과제만 맡을 의무가 있다. 따라서 어느 환자의 필요가 치과의사의 전문성 수준을 넘어설 경우 그 치과의사는 그 환자가 자신을 도와줄 수 있는 전문직업인을 찾도록 도와줄 의무가 있다. 즉, 치과의사는 항상 자신이 특정 진단을 하거나 특정 형태의 치료를 제공할 전문성이 있는지 판단할 필요가 였다. 어떤 상태를 스스로 치료할지, 더 능숙한 특수 분야 전문직업인에게 소개할지, 심지어 특수 분야 전문직업인이 없으면 치료를 삼갈지에 대한 판단은 기술에 관한 질문인 동시에 언제나 윤리에 관한 질문이기도 하다. 역량이 없는 치과 진료라는 미묘한 주제는 9장에서 논의할 것이다.

모든 직종의 윤리는 또한 전문직업인은 그들이 봉사하는 사람을 위한 전문 서비스의 이익과 그들이 서비스를 제공함으로써 받을 수도 있는 자신의 이익 사이의 이해 상충을 경험할 것이라는 점도 상기시킨다. 전문직업인이 받는 이익은 확실히 재무상의 이익을 포함하지만, 명성, 승진 등의 형태의 이익도 포함할 수 있다. 전문직업인들은 종종 모든 이해 상충을 피하라는 지도를 받는다. 이 지침은 고객의 복지 이외의 해당 전문직업인의 모든 이익은 자동으로 비윤리적이라고 암시한다. 그러나 이 암시는 옳지 않다. 그런 상황에 대한 더 정확한 윤리 관점은 해당 전문직업인이 받을 수 있는 이익이 고객을 도울 수 있는 최선의 방법에 대한 전문직업인의 판단을 방해할 가능성이 있는지를 묻는 것이다. 이 주제는 그런 상황에서 치과의사들이 어떻게 처신해야 하는지에 대한 지침과 더불어 13장에서 검토될 것이다.

희생과 환자 복지의 상대적 우선순위

전문직에 관해 연구하는 대부분의 사회학자는 전문직의 특성 중 하나로 "서비스에 대한 책무" 또는 "대중에 대한 책무"를 언급한다. 마찬가지로, 치과계의 윤리강령들과 기타 자기 기술(self-descripation)에서 환자 복지는 언제나 치과의사의 주된 목표로 제시되어왔다. 그러나 이런 표현은 다양한 많은 해석을 인정하며, 그 결과 실제 직무수행에는 상당히 다양한 뜻이 있다. 치과의사가 개인의 이익과 치과의사의 다른 책무를 어느 정도로 포기할 의무가 있는지 질문할 필요가 있다.

사회 공동체는 확실히 치과 전문직업인의 책무가 절대적인 것으로 이해하지 않는다. 또한, 모든 상황에서 치과의사에게 자신의 환자를 위해 극단적인 희생을 요구하지도 않는다. 우선순위 결정에 대한 그런 해석은 극도로 비현실적이다. 사회 공동체가 필요를 충족시켜줄 치과의사를 갖지 못할 위험에 빠지는 것은 비합리적인 처사다. 그러므로 환자 복지에 상당한 우선순위가 부여되어야 하지만, 이 의무는 환자 복지에 대한 절대적 우선순위를 수반한다고 기대하는 것은 합리적이지 않다. 그렇지만 환자 복지에 어느 정도의 우선순위가 주어져야 하는가? 환자에 대한 전문가 책무는 언제 가치 있는 다른 관심사의 중대한 희생을 요구하는가? 이 질문은 6장에서 검토하고 이 책의 다른 부분들에서 언급할 것이다.

동료 전문직업인들 및 기타 치료 보조 요원들 사이의 이상적인 관계

또한 각 전문직은 대체로 암묵적이고 검토되지 않는 규범을 가지고 있는데, 특히 그들이 같은 고객에게 도움을 제공할 때 같은 직업의 구성원과 다른 직업의 구성원 사이의 적절한 관계에 관한 사항이 그렇다. 그러나 예컨대 **치과의사와 치과의사** 사이의 관계나 **치과의사와 다른 전문직업인**들 사이의 관계 윤리에 관해 널리 인정된 설명이 없다. 물론 그런 관계의 종류는 다양하다. 예를 들어 전문 치과의사와 일반의와의 관계, 치과위생사와의 관계, 내과 의사 및 간호사와의 관계 등이 있다. 치과의사와 다른 전문직업인 사이의 관계 및 치과의사와 직원 또는 환자를 돌보는 데 치과의사를 보조하는 사람들과의 관계는 8, 9, 10장에서 보다 면밀하게 검토할 것이다.

치과의사와 사회 공동체의 관계

전문직업인과 고객 사이의 관계와 전문직업인 상호 간의 관계 외에도, 모든 전문직의 활동은 해당 직종의 구성원과 전문 인력도 고객도 아닌 사람 사이의 관계와도 관련된다. 해당 직종의 구성원 전체와 사회 공동체 전반 또는 공동체의 다양한 주요 하위 집단들 사이의 관계도 고려해야 한다. 전문직업인 단체가 특정 사회에서 해당 직종 구성원을 대표하는 정도는 복잡한 문제이기는 하지만, 해당 직종의 전체 구성원과 관련된 관계는 대개 전문직업인 단체의 행동을 통해서 수행된다. 다양한 관계가 이 범주에 포함된다. 모든 사람에게 구강 관리의 중요성을 교육하고, 공공 의료자원 배분에서 사회 공동체를 자문하는 일은 치과의사의 의무로 널리 인정된다. 치과의사와 사회 공동체의 다양한 측면들 사이의 많은 관계는 이 책의 여러 장에서 검토할 것이다. 개별 치과의사가 이 관계 중 어떤 관계에 가장 주의를 기울여야 하는지에 대한 결정은 필연적으로 그 치과의사의 상황과 능력에 의존할 것이다.

서비스 이용 가능성

치과의사는 환자의 필요에 대응하기로 서약한다. 그래서 사회 공동체에서 상당수의 사람이 적절한 치과 치료를 받지 못하고 있다는 현실에 무관심할 수 없다. 치과의사는 전문직 윤리의 이 책임을 다양한 방식으로 이행할 것이다. 어떤 치과의사는 자선 치료를 제공할 것이다. 사회 의료 정책 내에서 공공 치과 프로그램이나 구강건강을 더 우선하도록 옹호하는 일에 초점을 맞추는 치과의사도 있을 것이다. 치과 치료가 이를 필요로 하는 사람에게 가장 효과적이고 공정하게 제공되는 사회 시스템 설계에 초점을 맞추는 사람도 있을 것이다. 어떤 경우든 치과 전문 서비스가 필요한 사람에게 제공되도록 하는 것은 치과 윤리의 표명과 실천에서 특별한 주의와 분명한 관심을 받을 가치가 있다.

인테그러티와 프로페셔널리즘

마지막으로, 사람은 자신이 무엇을 의미하는지 다른 사람에게 전달하는 아주 미묘한 행동 요소가 있다. 그 사람이 선택한 행동뿐만 아니라 그 행동이 어떻게 선택되고 그것을 수행하는 과정에서 어떻게 자신을 표현하는지도 그렇다. 이 문제의 핵심을 표현하는 것으로 보이는 두 단어는 "인테그러티"와 "프로페셔널리즘"이다. 두 단어가 결합할 때에는 특히 더 그렇다. 왜냐하면, 인테그러티는 한 사람의 장기간에 걸친 특성이며, 프로페셔널리즘을 구성하는 사고와 행동의 습관은 여러 해에 걸친 정체성 형성 과정을 통해서만 계발될 수 있기 때문이다.

전문직으로서의 치과는 특정 가치를 옹호하며, 자신이 봉사하는 사람들의 복지에 헌신한다. 그러나 다른 헌신과 우선순위를 소통하는 치과 직무 수행 방식도 있다. 환자의 **고지된 동의**(informed consent)나 거절을 확보하는 치료법을 선택하려 노력하고, 윤리 최소기준만을 지키려는 치과의사의 예가 그러하다. 치과의사가 윤리 최소기준을 뛰어넘어 성장하기 원하면, 비록 여기에는 더 많은 노력과 정기적인 자기 평가 의지가 필요하기는 하지만, 다른 치과의사의 행동 방식을 관찰하고 존경할 만한 전문직업인의 특성을 보이는 사람들을 본받을 필요가 있다. 따라서 치과 의사의 직업적 의무에 대한 마지막 일련의 질문은 그들이 해야 할 의무는 무엇인지, 그리고 그들이 최소한의 적절한 방법으로 직무를 수행하기 위해서, 더 중요하게는 존경받는 구성원의 특징적인 사고와 태도 그리고 행동의 습관에서 점점 더 성장하기 위해서 자제해야 할 의무는 무엇인지를 묻는다. 이 주제는 이 책 전체에서 종종 언급되며, 프로페셔널리즘에서 자신을 형성하는 데 필요한 기술과 오늘날의 세상에서 프로페셔널리즘에 대한 가장 중요한 몇 가지 도전들은 13, 14, 15장에서 특별히 검토될 것이다.

사례 해설

"모든 것이 제대로 되었다"는 판단에 도달하면서 이들 윤리 내용의 아홉 가지 범주가 어떻게 작동하는지 보기 위해 닥터 오라소니의 행동을 검토하기 전에, 이후의 분석과 이 책 전체에서 종종 사용될 "의무"라는 용어에 관해 설명할 필요가 있다.

의무

이 책 전체에서, 치과의사는 ("전문직"이 2장에서 설명한 치과의 **규범적 견해**에 따라 이해될 때의) 전문직업인이기 때문에 그들에게 적용되는 해야 할 일들(oughts)은 종종 "의무(obligation)"라고 표현할 것이다. "의무"라는 말이 전문직업인 행동의 **해야 할 일들**에 대해 너무 강하다고 여기거나, 이 단어는 특정 전문직의 윤리를 논의하기에 적절하지 않다고 생각하는 사람도 있다. 그러나 "도덕적" 또는 "윤리적"이라는 말과 마찬가지로, "의무"라는 말도 매우 다양한 방식과 의미로 사용되기 때문에, 특정 개념이 그 단어의 유일하게 **참된** 의미를 구성하고 이 단어의 다른 모든 용법은 결함이 있다고 주장할 수 없다. 또한 "의무"라는 단어가 이 책에서 어떤 의미로 사용되는지 명확히 진술되지 않는 한, 모든 독자가 이 단어를 이 책의 의도대로 이해하리라고 볼 수도 없다. 이 책에서 의무라고(또는 어떤 사람에게 의무가 있다고) 할 때는 세 가지를 의미한다. (1) 그 사람 또는 사람들은 특정 방식으로 행동해야 하거나, 행동하기를 삼가야 한다. (2) 특정 방식으로 행동해야 하거나 행동하기를 삼가야 한다는 주장을 뒷받침할 이유가 있다. (3) 이런 이유로 해당 상황에서 가능한 다른 행동들에 비해 이런 행동이나 부작위들이 상대적으로 더 중요하게 된다. 전문직업인의 직무수행은 사람들의 중요한 일에 관련되기 때문에, 특히 치과계의 전문직업인들이 **해야 할 일들**은 언제나 **중요한** 의미가 있다. 따라서 그것들을 수식어 없이 그냥 의무라고 불러도 무방하다.

그러나 의무의 중요성은 주어진 상황에서 **의무가 경합**할 수 있음을 배제하지 않는다는 사실을 주목하라. 몇 가지 행동이나 부작위가 동시에 윤리적으로 중요할 수도 있다. 실로, 경합하는 의무 사이의 충돌 해결이 도덕적 사유의 주요 과제 중 하나다. 그러나 이 책은 주로 **전문직업인 의무**에 관한 책이기 때문에, 왜 **해야 할 일**이 중요하므로 **의무**라고 부르는 것이 적절한지에 대한 다른 이유들(가족의 책임 또는 법률상의 요구 등)은 여기에서는 크게 주목하지 않을 것이다. 그러나 의무들이 서로 경합하거나 다른 원천에서 발생하는 의무들과 경합할 때 전문직업인 의무의 상대적 우선순위는 6장에서 검토할 것이다.

잘 해결되었을 수도 있고 그렇지 않았을 수도 있지만, 대부분의 개원의는 이 장에 제시된 것과 유사한 사례를 경험해왔다. 한 가지 중요한 요인은 환자다. 이 사례에 나오는 환자는 치과의사를 만나기 전에는 그런 특성을 보이지 않았지만, 결국 그는 치과 전문직업인이 제공할 수 있는 도움을 소중히 여기고, 치과의사와 치과위생사를 신뢰하며, 치료를 위한 그들의 노력을 존중하고, 이를 이해하는 법을 배우고, 닥터 오라소니와 윌리엄스 양의 도움을 고맙게 생각한다. 이전에는 어떠했는지 모르지만, 이 기간에 그는 상황에 최선으로 대응하는 용기와 자기 규율을 보여 주었다.

대부분 치과의사는 그런 환자 치료하기를 즐거워한다. 그러나 치과의사는 환자의 태도가 이상적이든 그렇지 않든 윤리적으로 행동할 의무가 있다. 그러므로 우리가 관심을 가져야 할 것은 환자가 아니라 치과의사의 특징이다. 이 사례에서 닥터 오라소니의 행동을 윤리적이게 하는 요소는 무엇인가?

환자와의 관계가 한 가지 요인이라는 점은 확실하다. 닥터 오라소니는 분명히 고지된 동의(informed consent) 기준을 충족한다. 그는 환자의 필요와 사용할 수 있는 다양한 치료 대안과 치료하지 않을 때의 위험을 설명한다. 그러나 그는 더 나아간다. 환자 자신의 복지 의식과 환자가 자신의 건강 관리 능력을 강화시키려 하는데, 이는 필연적으로 치과의사 자신이 일부 통제를 내주는 것과 관련된다. 그는 환자를 위협하거나 강요하기보다는 잘 확립된 사실뿐만 아니라 그 자신과 환자의 가치에 근거하여 선택할 수 있도록 도우려 한다. 치과의사와 치과위생사 모두 앤더슨 씨를 존중하며 자신의 삶을 통제할 수 있다고 확신한다. 환자는 이를 통하여 배우고, 자신을 존중하고 자신과 의료진의 능력을 더 신뢰하게 된다.

환자가 합리적이지 않고 소통을 싫어하는 상황에서, 건설적 관계 확립을 위한 치과의사의 조치는 이 사례와는 다를 것이다. 그러나 한 가지는 분명하다. 전문직업인 행동의 핵심 기준 중 하나는 치과의사와 환자 사이의 가능한 최선의 **관계**를 위해 노력하는 것이다. 그러나 이것은 전문직업인 의무의 중요한 범주 중 하나일 뿐이다. 환자와의 관계는 4장과 7장에서 보다 자세히 검토할 것이다.

이 사례의 결과가 좋았던 또 다른 특성은 그 치과의사가 그 환자를 위해 달성하려 한 것과 치의학이 의미하는 바가 조화를 이뤘다는 것이다. 확실히 닥터 오라소니는 앤더슨 씨의 **구강건강**만 아니라 그의 전반적인 건강에 주의를 기울인다. 또한, 그는 앤더슨 씨의 자기 규율과 자신의 삶을 통제할 수 있는 능력을 강화하기 위해 노력한다. (그리고 그 과정에서 그의 가족들이 그들의 삶을 통제할 수 있는 능력에도 기여한다) 이것들은 모두 **구강건강** 그 자체의 가치와 함께 치과의사가 증진해야 하는 중요한 가치들이다.

행복한 결과가 나온 이 특별한 사례에서, 환자를 위한 다양한 가치들이 강화되었고, 환자의 전인적 이익을 추구한다는 목표가 이례적으로 높은 정도로 달성된 듯하다. 그러나 치과계가 참으로 환자의 모든 종류의 복지를 증진할 의무가 있는가? 아니면 치과의사 개입의 주요 윤리적 초점은 환자 복지의 특정 측면뿐인가? 이 책의 입장은 후자다. 즉, 다른 모든 직업과 마찬가지로 치과계도 환자들을 위해 최선으로 헌신하고 치과의 전문성이 가져다주기 위해 특별히 고안된 일련의 가치에 초점을 맞춘다. 그러므로 우리는 치과 임상에서 핵심 가치가 무엇인지 질문해야 한다. 치과는 하나의 핵심 가치만을 증진하기로 서약하는가, 아니면 복수의 가치를 증진하기로 서약하는가? 복수의 가치를 증진한다면, 이 가치 사이에 서열 또는 위계가 있는가? 동시에 핵심 가치 모두를 극대화될 수 없다면, 어떤 가치에 우선순위가 두어져야 하는가? 치과의사의 결정을 인도하기 위한 핵심 가치에 관한 질문은 확실히 전문직 윤리의 또 다른 범주에 속한다. 이런 가치는 치과의사 **직무수행**의 모든 측면에서 **핵심적**이기 때문에(즉, 다른 가치들보다 우선순위가 주어진다), 이 책에서는 이 가치를 치과계의 **핵심직무수행가치**라고 부를 것이다.

닥터 오라소니는 앤더슨 씨에게 보여주는 헌신의 정도에서도 존경할 만하다. 그는 정보를 주고 동의를 받는 과정에서 서두르지 않는다. 그는 스스로 희생의 수고를 아끼지 않는다. 즉, 그는 내과 의사에게 전화를 걸고, 다른 상황의 경험을 끄집어낸다. 닥터 오라소니는 그가 들였던 만큼의 시간이나 노력을 기울일 의무가 없었을지도 모르지만, 그는 그 과정에서 다른 어떤 사안보다 환자 복지를 우선한다는 점을 환자에게 각인시켰다.

이미 언급한 바와 같이 환자의 필요를 우선시한다는 이 주제는 전문직과 윤리적인 전문직업인의 가장 중요한 특징 중 하나이며, 치과의사의 전문직업인 의무에 관해 반드시 물어야 할 또 다른 질문들을 가리킨다. 치과의사의 다른 가치와 책무에 비해 환자에게 **어느 정도의 우선순위**가 주어져야 하는가? 치과의사도 필요, 목표, 욕망을 가진 사람이다. 치과의사에게는 가족, 친구, 그리고 다른 책무도 있다. 예컨대 실제로 치과의사의 개인 책무 등이 환자 복지 제공과 충돌할 때 환자 복지에 어느 정도의 우선순위가 부여되어야 하는가? 치과의사는 치과계가 봉사해야 할 사람들을 위해 얼마나 많이 희생하거나 제공할 준비가 되어 있어야 하는가? 이 질문은 6장의 핵심 주제이며, 이 책의 뒤에서 여러 번 다시 제기할 것이다.

또한, 앞의 질문들에 답하기 전에 주의 깊게 고려되어야 할 또 다른 질문이 있다. 치과의사는 전문직업인으로서 누구의 복지(특히 치과계의 경우 누구의 구강건강과 전신건강)에 봉사해야 하는가? 그것은 구강건강에 대한 필요가 있는 모든 사람에 대한 책무인가? 아니면 이들 중 일부는 치과계에 중요하지 않은가?

그것은 현재 치료 의자에 앉아 있는 사람에게만 해당하는가 아니면, 진료 기록을 가지고 있는 모든 환자, 또는 그 땅의 모든 사람에 대한 책무인가? 닥터 오라소니가 다른 진료실들에 있는 환자들에게 더 많은 시간을 보내기 위해 또는 매일 더 많은 예약을 함으로써 앤더슨 씨에게 시간을 덜 썼다면, 그는 전문직업인으로서 윤리적으로 행동한 것인가? 이는 치과의사들이 물어봐야 할 전문직업인 의무에 관한 또 다른 질문이다.

이 질문은 바로 이것이다. 이 직업은 사회적으로 누구(어떤 집단 또는 범주의 사람들)에게 봉사하여야 하는가? 이 질문은 이미 설명한 전문직업인 의무에 관한 질문들보다 중요도에서 더 근본적인 질문이다. 왜냐하면, 이 직종이 누구에게 봉사할 의무가 있는지, 즉 이 직업은 어떤 범주의 사람의 필요를 다룰 것인지 알기 전에는 앞의 질문들에 의미 있게 답할 수 없기 때문이다. 따라서 모든 전문직 의무를 설명하는 아홉 가지 질문 목록에서 이 질문(누가 이 직종의 주요 고객인가?)을 가장 먼저 제시했다.

각각의 치료 상황에서 해당 직업의 인정된 직무수행 규범에 의하면, 기술적으로 **능숙하게** 직무를 수행할 의무는 가장 명백한 전문직업인 의무다. 치과의사와 치과위생사, 그리고 치료에 관여한 내과 의사, 영양사, 가족 상담사의 유능한 직무수행이 없었더라면 이 사례의 행복한 결과가 나오지 않았을 것이다.

나아가, 닥터 오라소니는 앤더슨 씨의 구강 상태와 당뇨병이 관련이 있을 가능성에 대해 자기 판단에만 의존하지 않았다. 대신에 그는 앤더슨 씨의 내과 의사로부터 의료적으로 중요한 사실들에 관해 배웠다. 또한, 비슷한 방식으로 (해당 내과 의사에 대한 추천을 통해) 환자와 그 가족이 닥터 오라소니 자신이 가지고 있지 못한 전문성으로부터 이익을 얻도록 영양사와 가족 상담사에게 안내했다. 닥터 오라소니는 또한 앤더슨 씨를 치주 분야의 전문의에게 소개할 가능성에 대해 준비시켰다. 윤리적인 직무수행의 가장 중요한 구성 요소 중 하나는 치과의사가 환자가 필요로 하는 서비스를 제공할 수 있는 역량을 정기적으로 평가하는 것이다. 치과의사는 환자의 필요와 그 상황에 가장 도움이 되는 방향으로 기꺼이 필요한 정보 및 또는 기술을 가지고 있는 사람들과 상담하거나 그들에게 환자를 소개할 준비가 되어 있어야 한다.

이런 판단과 관련해서 닥터 오라소니는 내과 의사와도, 그리고 영양사 및 가족 상담사와도 간접적이기는 하지만 효과적으로 상호소통한다. 그는 또한 치과위생사인 사라 윌리엄스와 탁월한 업무 관계를 맺고 있는 것으로 보인다. 그리고 환자는 치과위생사의 전문성과 그녀가 제공하는 도움을 존중하고, 그에 따라 이익을 얻는다. 치과 윤리를 논의할 때 치과의사들과 **다른 전문직업인들**, 특히 같은 환자를 돌보는 전문직업인들 사이의 관계들은 종종 간과된다. 그러나 이러한 관계를 적절하게 증진하는 것은, 병원 내 다른 직원이나 환자들과 상호소통하는 다른 사람들과의 관계와 함께, 분명히 치과의사의 윤리적인 행동에서 중요한 부분이다. 그러므로 이것은 윤리적인 치과 직무수행에 관해 물어야 할 또 다른 질문이다. 이에 대해서는 8, 9, 10장에서 다룰 것이다.

전문직으로서, 치과는 사회 공동체와 다양한 방식으로 관련을 맺지만, 모든 치과의사는 (그들이 적극적으로 전문직업인의 치료를 받고 있건 그렇지 않건) 치과 치료를 필요로 하는 사람들 외에도 **사회 공동체와 관계**를 맺고 있다. 예컨대, 앞의 사례에서 우리는 닥터 오라소니가 대중 교육 행사에서 발표했다는 것을 안다. 모든 전문직은 그 직종이 봉사하는 사람들을 위해 보장하고자 하는 가치와 이러한 가치들이 사람들의 전반적인 복지에 중요하다는 것에 대해 교육할 의무가 있다.

치과의사들은 예를 들어, 전문직업인 협력과 전문직업인 의무를 체계화하도록 돕거나 단체의 다양한 봉사 활동 참여 등으로 치과 단체 활동에 시간과 노력을 기부함으로써 지역사회에 기여할 수 있다. 이 점은 물어봐야 할 다른 질문, 즉 사회 공동체와의 관계에서 치과의사의 윤리적인 전문직업인의 행동은 무엇이냐는 질문이 있음을 시사한다. 10, 13, 14장은 이 문제들의 다양한 측면들을 다룰 것이다.

사회 공동체와 관련된 특별한 문제 중 하나는 치과 치료에 대한 접근과 관련이 있다. 이 사례에서 환자는 민간 치과 보험을 가지고 있다. 그 환자의 치과 및 기타 의료비용 지불 능력은 이 사례의 핵심적인 고려사항이 아니다. 그러나 우리 사회의 많은 사람에게 치과 치료비 지불 또는 심지어 합리적인 거리 내에서의 치과 치료에 대한 접근은 더욱 복잡한 문제다. 치과 치료는 상업적인 욕구보다는 환자의 **구강건강** 필요에 반응하는 것을 목표로 삼기 때문에, 치과계의 책무 중 일부는 **구강건강** 필요가 충족되지 않고 있는 사람들에게 주의를 기울이는 것이다. 그러나 치료가 필요한 환자의 치과 접근성은 부분적으로 복잡한 경제적, 법적, 사회적 구조의 시스템에 달려 있고, 일부는 치과 의사가 그러한 구조와 무관한 방식으로 실행하고자 하는 의지와 능력에 달려있다. 예를 들면, 무료나 원가로 치료해주거나, 근무 시간 외에 치료해주거나, 치과 치료에 쉽게 접근할 수 없는 사람의 필요를 다른 방식으로 해결해줄 수 있다. 치과의사가 처해 있는 환경에 따라 이 의무에 대응하는 방식이 달라질 것이다. 그러나 **치과 치료에 대한 접근**과 공동체 안에서 충족되지 않은 치과의 필요 문제에 대한 무관심은 치과의사의 전문직업인 책무와 일치하지 않는다. 따라서 이는 치과의사의 전문직업인 의무의 또 다른 범주다. 이 주제는 11장과 12장에서 다룰 것이다.

마지막으로, 왜 앤더슨 씨 같은 환자가 닥터 오라소니를 신뢰하는지 물어볼 필요가 있다. 그것은 닥터 오라소니가 단지 일 처리를 능숙하게 해서도 아니고, 그가 이해하는 대로 진실을 말해서도 아니며, 인간의 특정 가치와 미덕의 중요성에 대한 신뢰할 만한 증거도 제공하기 때문이다. 닥터 오라소니는 기술적인 절차를 진행할 기회를 찾거나 정보를 넘겨

주기만 하지 않는다. 이 사례에서 그가 한 일은 앤더슨 씨의 행동에 상당한 영향을 주고 그의 가족의 행동에 간접적으로 영향을 미친 것까지도 포함한다. 그렇다면, 닥터 오라소니는 어떤 특성이 있는가?

닥터 오라소니가 진실하게 말한다는 점과 그것이 **구강건강**과 **전신건강**을 개선할 믿을만한 자원이라는 것을, 나아가 닥터 오라소니의 인품에 대하여 앤더슨 씨가 신뢰하지 않았더라면, 그 환자가 두려움을 극복하며 옛 습관의 타성을 버리고 자신의 건강과 자신을 스스로 규제하는 노력을 선택했을지 의문이다.

오랫동안 헌신된 삶을 살아가며 열심히 노력하고 진정한 희생을 보여주지 않는 사람들에게 자신을 희생하겠다고 결단하는 사람은 거의 없다. 이는 짧은 사례로 다 설명할 수 없는 미묘한 성품의 영역이다. 그것은 인지, 평가, 우선순위 결정, 판단, 행동과 관련된 습관을 형성하는 데 필요한 장기간의, 실로 평생의 노력을 포함한다. 이 사례에서, 앤더슨 씨가 닥터 오라소니의 추천에 열정적으로, 그리고 열렬히 반응한다는 사실은 닥터 오라소니가 이 점에서 존경할 만하다는 증거다. 물론 이는 오로지 앤더슨 씨의 공일 수도 있지만, 이런 큰 노력은 대개 다른 사람들에게서 발견되는 존경할 만한 특징에 의해 동기가 부여된다. 따라서 이 사례는 닥터 오라소니의 **인테그러티와 프로페셔널리즘**에서 성장하려는 그의 헌신이 모든 것이 잘 진행되는 이 상황에 크게 기여했음을 강하게 시사한다.

따라서 치과의사의 전문직업인 의무에 관해 물어봐야 할 아홉 가지 질문이 있다. 치과의사는 인테그러티와 프로페셔널리즘에서 성장하기 위해 무엇을 해야 하며 무엇을 피해야 하는가? 윤리, 기량, 관계에서의 바른 행동으로 단순히 '하라'와 '하지 마라'의 윤리강령을 준수하는 것과 지속적으로 성장하고 존경스러운 치과의사의 성품을 닮도록 연습하고 스스로 평가하며 전문직업인으로서 일생을 통해 성장하는 전문직업인이 되는 것은 별개의 문제다.

이 점에서, 치과대학을 졸업하고 직무를 시작하는 치과의사는 실로 해당 직종의 구성원이라는 점에서 전문직업인이다. 그러나 그 직종의 가장 존경할만한 구성원을 특징짓는 습관과 사고방식과 행동방식을 형성하기 시작했을 뿐이다. 일생을 통하여 이를 성취하기 위해서는 실제 경험뿐만 아니라 프로페셔널리즘의 다양한 측면에서 존경할만하고, 매일 스스로 평가하고, 교정하며, 스스로 권하고, 이를 계속하는 치과의사들을 관찰할 필요가 있을 것이다. 이 세상의 앤더슨 씨와 같은 환자들은 자기 치과의사가 프로페셔널리즘 성장에 헌신하고 있음을 볼 수 있지 않은 한, 치과의사의 권고에 그처럼 적극적인 반응을 보일 가능성이 작다. 이 주제는 15장의 초점이 되겠지만, 이 책에서 논의되는 다른 많은 문제와도 관련이 있을 것이다.

이제 이 아홉 가지 범주, 또는 아홉 가지 종류의 질문을 사용해서 치과계의 전문직업인 의무를 보다 구체적으로 공부할 수 있다. 특정 직종에 대한 정의를 내리는 것이 목표라면 우선 처음의 두 범주를 검토하는 것이 좋다. 그러나 현재 수행되고 있는 치과 윤리를 조명하는 것이 목표라면, 세 번째 범주인 치과의사와 환자의 이상적인 관계에 초점을 맞추는 것이 더 유용하다. 그것이 4장의 주제다.

4

환자와 전문직업인 사이의 관계

사례 : 두려운 근관 치료

로저 비아니는 닥터 클라크의 환자이다. 지난 7년 동안 그는 끊임없이 자신의 불안, 치아 상태, 혹시 무슨 치료가 필요한지에 대해 말해왔다. 닥터 클라크는 언제나 침착하고 동정적으로 반응한다. 그녀의 온화한 말들은 비아니 씨의 불안을 진정시키기에는 충분하지 않았다. 그의 불안 때문에 통증과 압력에 대한 민감도가 높아져서 심지어 표면 치료에도 국부 마취가 필요했다. 그는 내원할 때마다 최근에 어떤 구강 비극을 겪었던 지인에 관한 새로운 이야기를 한다. 비아니 씨는 내원할 때마다 자기가 그런 비극을 겪지 않은 데 대해, 특히 두려운 근관 치료를 받지 않은 데 대해 얼마나 고마워하는지 말한다.

다행히도, 비아니 씨는 치료가 많이 필요하지는 않았다 그는 이번에는 거의 1년 만에 내원하여, 상악 우측의 심한 통증을 호소한다. 닥터 클라크는 우선 상악 우측 제2 소구치 아말감 옆이 얇게 파절된 것을 발견한다. 그것은 교체하기만 하면 된다. 중요한 점은, 인접한 제1 대구치 아말감 주위와 하방으로 통증의 원인으로 보이는 큰 치아우식증이 발견되었다는 점이다. 사실, 그곳에는 건강한 법랑질이 거의 남아 있지 않았고 방사선 사진상으로 치수를 침범한 것이 확실해서 근관 치료와 크라운이 필요하다.

그러나 닥터 클라크는 근관 치료와 크라운을 위한 드릴링이 필요하다고 설명한다면, 비아니 씨가 치료를 거부할 것이라고 확신한다. 그가 근관 치료나 크라운을 원하지 않는 것은 치아를 보존하지 않으려 하거나 재정상 또는 기타 이유가 있어서가 아니다. 그는 종종 자기 치아를 매우 귀중하게 생각하며 치아를 건강하게 유지하기 위해서라면 가능한 한 얼마든지 지불할 할 용의가 있다고 말해왔다. 그러나 그는 늘 드릴링과 특히 근관 치료 가능성에 대해 예민하게 반응한다. 그 절차는 통증을 야기하는 것이 아니라, 일반적으로 심한 통증이나 불편 없이 완료될 수 있다고 설명해줘도 비아니 씨의 반응은 변하지 않을 것이다. 닥터 클라크는 그 상황을 설명하면 비아니 씨가 그 치아를 뽑으라고 요구하거나 치과를 나가 버릴 것이라고 확신한다.

닥터 클라크는 제1 대구치를 보다 면밀하게 보기 전에 소구치의 간단한 문제를 발견하자 즉시 이에 대해 언급한다. 비아니 씨는 용기를 내서 "정말 잘 마취한다는 조건으로" 그 치아를 치료하도록 동의한다. 소구치를 마취하면 제1 대구치도 함께 마취되리라는 것을 환자는 모를 것이다. 그러면 치료가 끝날 때까지 무슨 일이 진행되고 있는지 모르는 상태에서 제1 대구치도 치수절제술(pulpectomy)을 진행할 수 있을 것이다. 그녀는 소구치에 약간의 표면 드릴링을 할 것이라고 말할 텐데, 이 말은 사실이기 때문에 그에게 거짓말을 하지 않아도 될 것이다. 물론 그녀는 대구치 치료가 끝나자마자 비아니 씨에게 그의 불안과 고통을 덜어주기 위해 자기가 무슨 일을 했는지에 대해 다 얘기해 줄 수 있을 것이다. 그 시점에 환자에게 근관치료를 마무리하고 크라운으로 수복할 것인지, 아니면 임시 아말감 충전을 해둘 것인지, 모두 다 싫다면 발치하고 수복하거나 그대로 둘 것인지에 대해 그의 선택을 물어볼 수 있을 것이다. 이렇게 한다면 비아니 씨는 그가 아주 두려워하는 근관 치료를 시작한다는 것을 알 필요가 없을 것이다.

비아니 씨에게 말해주지 않은 것은 그동안 그가 했던 말을 고려한 것임을 잘 설명하면 그가 근관 치료와 치아 수복이 가장 합리적이고 적절한 치료라는 점을 이해하고 동의할 것이고, 기꺼이 관련 비용을 지불할 것이라고 닥터 클라크는 확신한다. 문제는 비아니 씨는 드릴링하고 근관 치료를 받는다는 생각에 불안해서 그의 판단이 흐려질 수도 있다는 것이다. (고소당할 위험에 대해 다소 불안해하면서도, 닥터 클라크는 실제로는 비아니 씨가 자신을 위한 그녀의 판단을 이해할 것이고 그의 경우에 소송 위험은 단지 이론상의 가능성에 지나지 않는다고 확신한다)

닥터 클라크는 자기가 무엇을 하든 환자는 자신을 위한 최선임을 믿어줄 것이고, 환자 스스로 치료 결정을 내리는 불안감을 견딜 수 없을 것이라고 확신한다. 그렇다면 비아니 씨를 고통스럽게 하면서 이런 결정에 참여시켜야 할 이유가 있는가?

닥터 클라크는 어떻게 해야 하는가, 그리고 그 이유는 무엇인가?

치과의사-환자 관계

환자와 치과의사 사이의 관계 문제와 환자를 위해 치료나 전문직업인의 행동과 개입에 관한 의사결정의 문제는 치과 윤리의 가장 핵심적 사안이다. 앞장에서 대부분의 전문직에는 전문직업인과 고객 사이에 **이상적인 관계**가 있으며, 그것이 그 직종 구성원들의 윤리적 행동의 가장 중요한 규범 중 하나라고 제안했다. 환자와 치과의사가 서로를 대함에서 그토록 중요한 의사결정 과정에서 환자와 치과의사의 적절한 역할은 무엇인가? 이것이 이번 장의 주제이다.

그러나 모든 환자가 그들의 치료나 의료의 다른 측면에 관해 결정을 내리거나 결정에 참여할 **능력이 있는**(capable) 것은 아니다. 어린아이이거나 심한 발달 장애가 있는 환자도 있다. 의사결정 능력을 손상하는 다른 결함이 있는 환자도 있다. 어떤 사람이 의사결정 과정에 효과적으로 참여하기 위해서는 무엇이 필요한지, 그리고 어떤 종류의 결함이 있으면 그 사람의 의사결정 능력을 의심하는 것이 정당한지 자세히 조사할 필요가 있을 것이다. 이런 문제들은 치과의사가 그런 결함을 보이는 환자와 어떻게 관계를 맺어야 하는가, 그리고 그들의 의사결정 능력이 부분적으로 상실되었는지 아니면 자신의 치료 결정에 전혀 참여할 수 없는지의 문제와 더불어 7장에서 자세히 다룰 것이다. 그러나 이번 장에서는 의사결정 과정에서 환자가 자율적인 선택을 할 수 있는 능력이 있을 때에 초점이 맞춰진다.

"자율적인 선택을 할 수 있는"과 같은 의미를 나타내는 하나의 영어 단어는 없다. 그러나 이 문구는 계속 반복해 사용하기에는 번거로운 표현이다. 일반적인 용례에서 이 의미를 나타내는 "유능한(competent)"이라는 단어와 그 명사형 "역량(competence)"이라는 단어가 있다. 불행하게도 이 용어는 법률에서는 이 말의 상식적 의미와 다른 중요한 기술적 의미를 지닌다. 법률에서는 (법률로 정의되거나 진술된 바대로) 성년에 도달한 사람은 행위능력이 있다(competent). 즉, 법률로 정해진 나이에 도달한 사람은 법적 효력이 있는 결정을 하고 행동을 할 수 있으며, 법관이 이 사람은 더는 그런 능력이 없다고 결정하지 않는 한 그렇게 할 능력이 있다. 따라서 영구적으로 혼수상태에 빠진 사람도 법관 또는 달리 지정된 법률 당국이 적절한 청문 절차를 거친 뒤에 그 사람이 능력이 없다고 선언할 때까지는 법적으로 여전히 행위능력이 있다. 마찬가지로, 일부 예외를 제외하면, 매우 지성적이고, 사려 깊고, 민감한 17세 청소년은 미국 대부분의 주 법률의 눈에는 유아와 마찬가지로 의료에 관한 결정을 내릴 능력이 없다. 그래서 "행위능력이 있는"이라는 말을 사용하면 다소 혼란이 생길 수 있다. 따라서 "행위능력이 없는(incompetent)" 과 "행위 무능력(incompetence)"이라는 용어 및 "행위능력이 있는(competent)"과 "행위능력(competence)"이라는 용어를 법적 맥락에만 한정하고 이 용어들을 기술적인 법적 의미로만 사용하는 것이 최선으로 보인다.

그러므로 이 책에서는 "자율적인 의사결정을 할 수 있는 "(capable of making an autonomous choice)"이라는 문구의 단축형으로 "할 수 있는(capable)"이라는 단어가 사용되고, "자율적인 선택을 할 능력(capacity for autonomous choice)"이라는 문구를 뜻하는 말로는 명사 "능력(capacity)"이 사용될 것이다. (이러한 혼란을 피하고자 역서에서는 단축형을 사용하지 않을 것이다. 역자 주.)

이번 장에서, 치과의사와 의사결정을 할 수 있는 환자에 의한 의사결정은 세 개의 제목으로 검토할 것이다. 첫째, 환자-치과의사의 관계에 대한 네 가지 가능한 모델을 검토하고, 환자와 치과의사의 의사결정에서 각각의 모델이 갖는 윤리적인 의미를 비교할 것이다.

둘째, **자율성** 존중 원칙을 검토할 것이다. **자율성** 개념은 특히 의사결정에 관련이 있으며 많은 도덕 철학 체계들에서 뿐 아니라 미국 문화에서도 핵심적인 도덕 원칙이다. 이 원칙을 검토하는 과정에서, 때로는 가부장주의(paternalism)라고 불리는 입장, 즉, 상황이 그 사람의 이익을 위해 **자율성**을 위반하는 것을 정당화하는지 물어볼 것이다. 치과의사가 환자의 **구강건강**을 위해 **자율성**을 위반해도 도덕적으로 정당화될 수 있는가? (확실히, 그렇게 하면 치과의사가 법적 위험에 빠질 수 있다. 그럴지라도 법적 위험을 피하는 것이 도덕적 오류를 피하는 보장은 아니다. 때로는 도덕은 어떤 사람이 심각한 법적 위험을 떠안도록 요구한다. 따라서 여전히 가부장주의가 도덕적으로 정당화될 수 있는지 질문할 필요가 있다)

치과의사와 환자 사이의 적절한 관계 문제를 다루는 세 번째 방법은 진실 말하기라는 도덕규범과 현재 치과의사-환자 관계의 법적 최소 요건을 묘사하는 **고지된 동의/거절(Informed Consent/Refusal)**원칙에 초점을 맞출 것이다. 여기서 환자의 신뢰에 대해서도 언급할 것이다. 앞으로 설명하겠지만, 치과의사가 환자들의 신뢰를 얻고 이를 유지하기 위해 노력해야 할 관계는 **상호소통하는 관계**다.

치과의사 – 환자 관계의 네 가지 가능한 모델

치과의사–환자 관계는 다양한 모델들에 따라 생각될 수 있는데, 그중 네 가지가 가장 중요한 모델로 보인다. 이 모델들을 비교 설명하고, 이 중 **상호소통 모델**이 의사결정 능력이 있는(capable) 환자와의 **이상적인 관계** 모델임을 제시할 것이다. 검토될 네 모델은 **길드모델, 대리인 모델, 상업모델, 상호소통 모델**이다.

치과의사가 특정 환자와 **이상적인 관계**를 맺을 수 있는 능력은 환자가 치과의사의 노력에 어떻게 반응하느냐에 의존한다. 실제 관계들은 다양하겠지만, 치과의사가 추구하는 관계는 다양해서는 안 된다. 여기서 묘사하는 네 가지 모델은 치과의사가 맺기 위해 노력해야 하는 관계에 대해 아주 다른 그림을 묘사하는데, 치과의사의 전문직 윤리 관점에서는 그중 한 가지 모델만 **이상적인 관계**로 생각될 수 있다.

길드모델

길드모델에서는 의사결정에서 치과의사가 유일한 능동적 당사자이며, 환자의 역할은 완전히 수동적으로 치과의사가 어떤 결정을 내리든 그 결정을 받아들이는 것이다. 이 모델은 치과의사의 전문성과 환자의 전문성 결여에만 초점을 맞춘다. 치과의사는 확실히 다음과 같은 능력이 있다. (1) 환자의 상태를 이해하고 환자에게 설명한다(진단). (2) 다양한 상황에서 처해질 다양한 향후 경과를 예측한다(예후). (3) 치료의 결과 다양한 측면의 환자 복지를 극대화할 수 있도록 적절한 치료를 제공한다(치료). **길드모델**에서 치과의사는 환자에게 무엇이 최선인지에 대한 결정과 관련된 모든 사항을 아는 것으로 간주된다. 환자는 전문직업인이 개별 임상 상황에 적용해줄 이론적 지식과 기술 그리고 경험이 없으며, 또한 무엇이 자신에게 최선인지에 대한 판단에 기여할 바가 전혀 없다. **길드모델**에서는 환자가 무엇을 가치 있게 여기는지, 그리고 치과의사가 취할 수 있는 치료나 개입에 어떻게 우선순위를 정할 것인지에 관한 환자의 의견은 의도적으로 고려대상에서 배제된다. **길드모델**에서는 치과의사가 모든 가치 판단과 필요에 관한 결정을 내린다.

그러므로 **길드모델**에서는, 치과 의사결정의 모든 중요한 측면에서 환자의 적절한 역할은 자기에게 가해지는 일을 받아들이는 사람이 되는 것이다. 이 모델에서 환자는 무엇이 자신의 복지에 기여할지 이해할 수 없다고 간주되기 때문에, 자신의 상황에 관한 치과 관련 의사결정에 중요한 기여를 할 수 없다.

그러나 **길드모델**은 치과의사를 독립적인 전문직업인으로 보지 않는다. **길드모델**에서는 치과의사의 기술적 전문성과 환자 복지에 관한 가치 판단의 원천은 치과계, 즉, 치과 지식과 실무를 보존하고 발전시키며 구강 의료의 핵심 가치들에 헌신하는 치과의사들의 공동체다. 치과계가 개별 개원의를 훈련하고, 환자를 도와주고 무엇이 환자에게 최선인지에 관해 믿을 수 있는 판단을 내릴 자격을 갖췄음을 인증한다. 그리고 치과계가 개별 치과의사는 치료와 윤리적 측면에서 환자에게 어떻게 행동해야 하는지에 대한 근본 사항들을 결정한다. 또한, **길드모델**에서는 오직 치과계만 환자에 대한 치과의사의 의무를 결정한다. 치과의사가 아닌 사람들은 **구강건강**에 대해 이해하지 못하며, **구강건강**에 대해 이해할 필요가 없는 것으로 간주하기 때문에, 치과라는 전문직 창설이나 치과 전문직 윤리의 결정에서 사회 공동체가 담당할 역할이 없다. **길드모델**에서 개별 치과의사는 사회 공동체에 서약함으로써가 아니라 오로지 치과계에 서약함으로써 자신의 전문직업인 의무를 떠안는다.

길드모델에는 도덕적으로 심각한 문제가 있다. 그중 하나는 자율적인 의사결정을 내릴 능력이 있는 환자의 **자율성**을 존중하지 않는다는 것이다. **길드모델**에 따르면, 치과의사는 환자가 자율적인 의사결정 능력이 있음에도 불구하고 그럴 능력이 없는 것처럼 대하게 된다. 그것은 명백히 환자의 **자율성** 침해다.

자율성 존중 원칙과 환자를 위해 **자율성**을 침해하는 것이 정당화될 수 있느냐는 문제는 다음 섹션에서 충분히 검토될 것이다. 그러나 **길드모델**에 대한 반대 의견에 대한 답변 중 하나는 여기서 곧바로 고려할 가치가 있다. **길드모델** 지지자들은, 환자들이 다른 측면에서는 자율적인 의사결정을 내릴 능력이 있다 하더라도 **구강건강**에 관한 지식과 기술을 가지고 있지 않으며, 치료를 결정하기 위해서는 이 지식과 기술이 꼭 필요하고, 게다가 환자들은 종종 고통스러워하거나 상당한 고통을 받고 있다고 응답할 것이다. 그러므로 **길드모델** 옹호자들은 치과의사-환자 관계는 본질적으로 비대칭, 불균형적이어서 치과의사가 모든 의사결정을 내려야 한다고 결론짓는다.

모든 치과 관련 의사결정에는 훈련되고 경험 많은 치과의사의 전문성에도 포함되지 않는 중요한 구성 요소가 있다는 점이 **길드모델**에서는 고려되지 못하고 있다. 그 이유는 치료 대안들은 결코 가치 중립적이지 않기 때문이다. 모든 치료 대안들은 환자가 겪어온 인생 경험과는 다른 또 다른 경험을 선택하는 것이다. 치과의사가 그 상황에 적용하는 지식과 기술은 **환자**의 삶 속에서의 이러한 경험의 가치를 비교하는 적절한 도구가 아니다. 치료 수단 선택에 환자 자신의 가치도 관여해야 한다. 치과 치료에 관한 의사결정에 환자가 참여할 때에만, 환자의 가치들이 그 결정을 인도할 것이다.

그러므로 환자를 전문직업인의 치과 치료에 대한 수동적인 수령자로 보는 **길드모델**의 그림은 환자와 치과의사의 실제 관계에서의 윤리적 실재에 들어맞지 않는다. **길드모델**은 자율적인 선택을 할 수 없는 환자들을 다룰 때 치과의사의 적절한 역할도 적절하게 묘사하지 않는다. 따라서 **길드모델**은 윤리적인 치과의사-환자 관계를 위한 **이상적인 관계**로 볼 수 없다.

대리인 모델

두 번째 모델인 **대리인 모델**에서는 **길드모델**의 치과의사와 환자의 역할이 바뀐다. 이 모델에서는 의사결정 활동의 가장 중요한 측면, 즉 어떤 가치가 의사결정을 형성하고 통제하는지에 관한 결정은 전적으로 환자에게 맡겨진다. 여기서 전문직업인은 환자의 목표와 가치에 도움이 되도록 자신의 전문성을 투입할 뿐이다. 치과의사의 과제는 이러한 토대에서 이뤄진 환자의 가치와 선택이 효과를 발휘하게 하고, 전적으로 환자의 목표와 가치에 근거한 환자의 선택을 가능한 효율적으로 이행하도록 반응하는 것이다. 즉, 치과의사는 환자를 위한 대리인으로만 행동해야 한다. 따라서 이 모델을 **대리인 모델**이라 부른다.

이 모델은 치과계나 기타 의료계와 관련해서는 흔하게 논의되지 않는데, 그 이유는 아마도 이 모델이 의료계의 윤리적 책무에 대한 일반적인 이해를 심각하게 잘못 나타내기 때문일 것이다. 대리인 관점에서 가장 흔하게 논의되는 전문직업인의 예는 아마도 "고용된 총잡이"라는 변호사 이미지일 것이다. 그러나 대리인 모델은 더 이상 의료인이나 변호사의 윤리적 책무에 대한 묘사로 옹호될 수 없다. 의료 분야에서 예를 들어보자. 사회는 의료 전문직업인이 환자 복지를 강화할 책무가 있다고 믿는다. 그런데 의료인이 자신의 그 행동이 환자 복지에 어떻게 연결되는지 묻지 않은 채 환자의 선택을 존중하여 약물 중독 욕구 또는 필요를 충족시키려고 약물 중독의 가능성이 있는 통제 약물 사용에 동의한다고 상상해 보라.

대리인 모델은 각각의 전문직에는 자신의 전문성을 사용해서 봉사하는 사람들을 위한 특정 가치를 강화할 책무가 있다는 개념을 무시한다. 이 책의 다음 장에서 **핵심직무수행가치**라 불리는 이 가치를 자세히 검토하고 전문직업인의 윤리적 의사결정에서 이 가치들의 역할에 관해 설명할 것이다. 이 가치는 치과계가 우리 사회에서 어떻게 윤리적으로 기능해야 하는지에 대한 핵심적인 요소임에도 불구하고, **대리인 모델**은 치과계가 서약한 이 가치를 무시해 버린다.

환자의 가치관과 복지에 대한 인식은 확실히 자신이 받는 치과 치료에 관한 의사결정에서 중요한 역할을 한다. 그러나 이러한 가치들과 인식이 치과 **핵심직무수행가치**를 전달할 책무가 있는 전문직업인으로서 치과의사가 어떻게 행동해야 하는지를 결정하는 유일한 요인은 아니다. 그러므로 **대리인 모델**은 치과의사와 환자 사이의 **이상적인 관계**가 되지 못한다.

상업모델

길드모델과 대리인 모델의 약점으로 인해 많은 사람이 상업모델로 향했다. 우리의 의료체계에서 자유 기업의 역할을 옹호하는 사람들과 의료계 소비자 운동은 상업모델이 최고의 지침이라고 주장한다.

상업모델에 의하면, 길드모델과 달리 환자는 자신의 의료에 관한 의사결정자다. 그리고 대리인 모델과 달리 치과의사도 환자의 대리인 기능만 하는 것이 아니라 전문직업인 가치를 추구하는 의사결정자다. 이 점에서 상업모델은 길드모델이나 대리인 모델보다 선호될 수 있다. 그러나 상업모델의 다른 특징들로 인해 이상적인 모델로 주장하기에는 문제가 있다.

상업모델에 의하면, 전문직 구성원은 단순히 시장에서 상품을 파는 또 하나의 생산자일 뿐이다. 따라서 치과의사는 팔 상품을 가지고 있고, 환자는 그 상품의 구매자일 수 있다. 두 당사자는 어떤 합의도 체결할 수 있다. 같은 맥락에서, 어느 쪽이든 계약을 거절할 수 있다. 즉, 상업모델에 의하면 치과의사에게 적용되는 유일한 도덕규범은 시장의 다른 거래인에게 적용되는 규범들이다. 이 규범에 따르면 시장의 거래인은 서로 강요하거나 속이거나 사기 치지 않아야 하며, 다른 사람들과 자유롭게 체결하는 계약상의 약속을 준수할 의무가 있다. 상업모델에 의하면, 이런 의무 외에는, 치과의사는 서로 자발적으로 부담하는 의무를 제외하고 어떤 환자에게도 다른 어떤 의무도 없다. 즉, 상업모델에 의하면 치과의사 편에서 어떤 특별한 전문직업인의 가치나 의무도 없다. 즉, 치과의사가 전문직업인이기 때문에 부담하는 의무는 없다.

또한 다른 모든 시장 관계에서와 마찬가지로, 치과의사와 환자는 다른 무엇보다 경쟁자다. 각자는 해당 교환에서 가능한 적게 포기하면서 자신이 원하는 것(돈, 만족, 노력, 시간, 그리고 복지의 다른 측면들)을 가장 많이 얻으려고 노력한다. 치과의사는 자신의 이익을 개선하고 자신의 욕구를 충족하는 수단으로써만 환자 복지에 관심을 가진다. 따라서 치과의사는 그런 의무를 부담하기로 특별히 계약하기 전에는 어떤 환자에게도 그 환자의 구강건강이나 환자 복지의 다른 측면을 보존하거나 강화할 아무런 의무가 없다. 그래서 어떤 환자도 치과의사와 환자 사이에 미리 이런 내용의 계약을 맺기 전에 치과의사에게 그런 의무가 있다고 가정해서는 안 된다. 그래서 환자가 치료 의자에 앉아 있을 때, 환자와 치과의사는 일차적으로는 경쟁자들이다.

또한, 상업모델에서 치료에 대한 환자의 필요는 치과의사의 행동의 직접적인 결정 요인이 아니다. 환자의 필요는 치과의사에게 특별한 윤리적 중요성이 없으며, 환자의 필요를 충족시켜야 할 선행 의무도 없다. 오직 치과의사와 환자가 그들의 관계에 대해 이후에 협상하는 의무들만 있을 뿐이다. 물론 필요는 환자가 치과 치료를 원하고 이에 대해 계약할 잠재적 동기 부여 요인으로 기능한다. 치과의사는 환자에게 자신의 서비스를 팔기 위해 환자의 필요를 효과적으로 사용할 수 있다. 그러나 **상업모델**에서는, 치과의사가 환자에게 "이 절차가 당신의 OOO에 대한 필요에 답해줄 것입니다.'라고 말할 때, 환자들은 이 말을 다른 것을 파는 사람들이 하는 말보다 더 특별히 신뢰할 필요가 없다. 즉, 치과의사가 환자의 **구강건강**이나 환자 복지의 다른 측면을 주된 목표로 한다는 신뢰는 치과의사-환자 관계에 대한 **상업모델**의 견해에서는 설 자리가 없다.

확실히, 이 모델에서 환자들은 **길드모델**에서와같이 전문직업인의 서비스를 **수동적**으로 받아들이는 사람이 아니다. 환자는 먼저 치과의사가 제공할 수 있는 정보의 가치를 판단하고, 이어서 그 정보를 신뢰할지를 선택한다. 신뢰할 수 있다고 여겨지는 정보를 토대로 여러 행동 대안을 판단한 뒤에 환자는 그 치과의사나 다른 사람에 의한 다양한 치료 방법의 가치를 판단하고 그것을 사들일지 여부를 선택한다. 환자는 특정 교환에 관련된 모든 비용편익(cost-benefit) 요소를 비교해서 최선의 조합을 구매하거나, 그 시점에서는 구매하지 않기로 선택하는 합리적 소비자인 **호모 에코노미쿠스**의 예로 간주된다.

치과계에 대한 상업적 견해는 2장에서 거부했다. 그러나 규범적 직종의 구성원들이 상업적 관계를 **이상적인 관계**로 생각할 수도 있고, 최소한 **이상적인 관계**와 모순되지 않는다고 생각할 수도 있다. 치과의사를 포함한 많은 저자가 이 모델이 **이상적인 관계**를 묘사한다고 제안하고 있으므로 이 제안을 살펴볼 가치가 있다. 첫째, 환자와 치과의사 사이의 관계에서 **상업모델**이 현실적으로 가능한가? 둘째, 치과의사와 환자가 현실적으로 이런 식으로 기능할 수 있다 해도, **상업모델**이 그들 사이의 **이상적인 관계**를 묘사하는가?

치의학 분야에서 광범위한 교육을 받지 않은 환자들이 설사 믿을 수 있는 정보원으로부터 많은 양의 정확한 치과 정보를 얻는다 해도, 여러 구강 상태들과 그 상태들을 다루기 위한 치료 대안들 사이의 미묘한 차이를 이해하는 정도는 아주 제한적이다. 요점은 치과 환자는 치과 치료를 베풀 능력을 갖추고 있지 않다는 것이다. 즉, 그들은 전문직업인의 정보를 사용해서 환자의 **구강건강** 필요에 신뢰할 수 있고 효과적으로 반응할 수 있는 실무 경험이 없다. 면담 현장에서 좋은 판단을 내리기 위해서는 실무 경험이 과학 이론과 최신 문헌에 대한 익숙함만큼이나 중요하다. 따라서 평균적인 환자가 여러 치료 대안을 비교할 때 현실적으로 합리적인 소비자의 역할을 할 수 있는지 물어보는 것은 정당한 질문이다.

또 하나의 고려사항은 우리의 의료 체계에서 많은 환자는 더 이상 치과 치료를 미룰 수 없을 때까지 치과의사를 접촉하지 않는다는 것이다. 그러나 구매를 고려하지 않는 경우를 제외하면, 그 사람은 비용편익(cost-benefit) 관점에서 모든 대안을 비교하는 합리적 소비자로 기능할 수 없다는 것이 명백하다. 합리적 소비자라면 가성비를 따져서 마음에 드는 게 없다면 그 거래를 접을 수 있어야 한다.

이런 논거에 대한 하나의 답변은 치과의사는 환자와 소통할 때보다 효과적이어야 한다, 즉, 환자 교육(이는 판매 정보와는 다르다)에 더 많은 주의를 기울여야 한다는 것이다. 그러나 이 답변은 사실상 이미 환자-치과의사 관계를 환자의 구강건강을 주요 목표로 보기 시작하는 것이며, 이는 **상업모델**에서 환자-치과의사 관계를 보는 방식이 아니다. **상업모델**은 기껏해야 소통과 교육을 더 잘하는 치과의사는 더 나은 정보 상품을 가지고 있고, 더 나은 가격에 더 많이 팔 것이라고 말할 수 있을 뿐이다. 그러나 그것은 환자의 구강건강을 위해서는 환자의 효과적인 의사결정이 윤리적으로 중요하기 때문에 치과의사는 효과적으로 소통하고 교육할 의무가 있다고 말하는 것과는 다르다. 누군가 치과의사는 환자 교육과 환자와의 소통을 보다 효과적으로 **해야 한다**고 말한다면, 이는 **상업모델**에서 제시된 환자-치과의사 관계에 대한 견해와는 다르다. 이 다른 견해는 치과의사와 환자가 오로지 자신의 이익을 극대화하기 위해 노력하는 경쟁적인 관계라기보다는, 해당 상황에서 가능한 범위 내에서 서로 협력해서 환자의 구강건강에 대한 선택과 판단을 함께 내리는 것으로 본다.

상업모델의 또 다른 부정적인 측면은 환자들이 보통 단순히 경쟁자인 누군가의 손에 맡기기에는 자신의 생명과 건강을 너무 중요한 가치로 본다는 것이다. 그러므로 환자-치과의사 관계의 실제 현실은 경쟁자 관계 이상이다. 설사 치과의사가 단순히 경쟁자가 되려고 하고 환자가 매우 경쟁적이라 해도, 환자의 건강이 걸려 있는 상황에서 그들이 그 조건으로 관계를 오래 유지할 수 있다거나 그런 상황에서 치과의사에 대한 환자의 신뢰가 강화될지 의문이다. 주의 깊게 살펴보면, **상업모델**은 치과의사와 환자 사이의 **이상적인 관계**를 묘사하지 않는다.

상업모델이 이상적인 치과의사-환자 관계가 아니라 해서 **길드모델**로 돌아가서는 안 된다. 왜냐하면, 환자 복지에 중요하게 여겨지는 내용은 치과의사가 훈련이나 경험을 통해 완전히 알 수 있는 것이 아니기 때문이다. 환자 복지의 중요한 측면을 강화할 치과의사의 책무는 환자와 동정적으로 소통하고, 판단과 선택을 공유함으로써만 이행될 수 있다. 그렇다면 요점은 **상업모델**과 **길드모델**은 미흡할 뿐 아니라, 치과의사와 환자 사이의 공동 판단과 선택이 치과의사-환자 관계의 특징이 되어야 한다는 것이다. 여기서 문제는 어떤 관계가 가장 효과적으로 공동의 의사결정으로 이어질 가능성이 크냐다.

상업모델의 또 다른 약점은 다음과 같다. 한 사람의 몸이 그 사람이 원하는 대로 기능 해주지 않을 때, 거의 언제나 그 사람의 몸뿐만 아니라 삶을 인도하고 통제할 능력이 약화되는 것을 경험한다는 것이다. 현실은 질병과 신체의 기타 결함 대부분은 다양한 수준의 기능 결함, 통증, 기타 증상이 모두 발생하기는 하지만, 이런 것들과만 관련되지는 않는다. 중요한 점은 구강 통증과 구강 기능의 결함을 포함한 질병과 신체의 결함은 통제할 수 없는 경험이라는 것이다. 질병에 걸린 사람의 목표, 계획, 무언가를 이룰 수 있는 능력이 실제로 또는 잠재적으로 손상된다. 심지어 현재 고통을 겪거나 아무런 구강의 결함이 없는 환자들도 대체로 앞으로 그런 통제 상실이 발생하지 않도록 예방하기 위해 치과에 내원한다.

즉, 치과에 내원하는 한 가지 중요한 이유는 상실된 자신의 신체 통제의 **자율성**을 회복하는 (또는 통제권이 상실되지 않도록 확보하는) 것이다. 그리고 환자는 치과 치료를 받는 동안에도 치료 대안을 선택할 때 그들의 **자율성**을 행사하려고 한다. 환자는 치과의사의 전문성이 그들이 상실한 통제 능력을 회복시켜 주기를 바라면서 치과에 내원한다. 이 점에서 그들은 단지 거래인으로 오는 것이 아니고 치과의사와 거래에서 동등하지도 않다. 대신, 그들은 자기 삶의 중요한 측면을 완전히 통제할 능력을 상실했거나 그럴 위험이 있으며, 이를 회복하거나 유지하기 위해 치과의사의 도움이 필요하다는 자의식을 가지고 있다. (그러나 동시에, 그들은 자율적인 선택을 할 수 없는 상태로 오지 않는다. 그들은 여전히 자신의 신체와 삶에 대한 통제를 회복하는 데 필요한 결정과 선택을 할 때, 자신의 적절한 역할을 할 수 있다) 즉, 치과 환자를 자신의 삶에 대해 완전한 통제력을 가지고 있는 사람으로 보는 **상업모델**의 견해는 불완전하고 옳지 않다.

이 모든 이유로 인해 치과의사는 **상업모델**을 환자들과의 관계 및 의사결정에서 달성하려고 노력할 윤리적 이상으로 받아들여서는 안 된다. 이 모델은 치과의사와 환자 사이의 **이상적인 관계**가 아니다.

상호소통 모델

이제 세 모델의 기각 사유를 결합해서 네 번째 모델인 **상호소통 모델**을 세울 수 있다. 이 모델에서, 치과의사와 환자는 세 가지 중요한 측면에서 동등한 파트너이다. 첫째, 그들은 서로가 상대방의 존경을 받을 만한 분명한 선택자로서 관계를 유지하고 있다는 점에서 동등하다. 둘째, 그들은 평생에 걸친 여러 선택과 서약으로 형성된 일련의 가치들을 가지고 있어서, 그 가치에 따라 살며 치과 치료와 관련한 선택에서도 그 가치를 지키고자 한다. 따라서 각각 **평가자**이자 **선택자**로서 서로를 존중해야 할 의무가 있다. 셋째, 각각은 환자의 **구강건강**에 대한 의사결정 과정에 도달하는데, 이는 의사소통과 상호협력에 의해서만 부족한 점이 보완될 수 있다는 이해를 바탕으로 한다. 한편으로는, 환자의 **구강건강**과 구강 기능 및 상실된 **자율성** 유지나 회복은 치과의사가 보유한 전문성에 의존하고 있으며, 치과의사는 애초에 사회가 치과를 전문직으로 확립한 이유인 가치들(치과계의 **핵심직무수행가치들**)을 지지하기로 서약했다. 다른 한편, 환자는 자신의 가치, 목표, 우선순위를 가지고 있는바, 이것 없이는 전문직업인의 치료를 수용하는 결정이 일관성 있게 정당화될 수 없다. 기여하는 바가 다르고 중요도에서 비대칭적이기는 하지만, **상호소통 모델**에서 환자와 치과의사는 의사결정의 동등한 기여자로 존중받는다. 또한, 각각의 기여는 양측의 주의 깊은 소통과 효과적인 대화 없이는 합쳐질 수 없다. 그래서 이 네 번째 모델은 **상호소통 모델**이라 불린다. 이 모델은 치과의사가 의사결정 능력이 있는 모든 환자와 달성하려고 노력해야 할 **이상적인 관계**를 묘사한다.

길드모델과는 달리, **상호소통 모델**은 환자가 최대로 **자율성**을 행사할 수 있도록 **자율성**의 가치를 강조한다. 이 모델은 환자의 **자율성** 보존과 극대화를 치과의사들의 주요 목표 중 하나로 본다. **상업모델**과는 달리, **상호소통 모델**은 단순히 환자가 구강 의료에 관한 효과적인 시장의 의사결정자라고 가정하지 않는다. 대부분의 환자는 치과의사의 전문성이 없지만, 그들은 현재 통증이 있든 예방하지 않으면 장래 예견되는 것이든 **구강건강**의 필요를 잘 알고 있다. 그것은 환자들이 치과의사의 도움이 없이는 자기 삶의 상황을 완전히 통제할 수 없는 것으로 본다는 것을 의미한다. **상호소통 모델**은 (**상업모델**을 치과의사–환자 관계에 대한 이상적인 모델로 진지하게 취할 경우에서와같이) 이 점에서 치과의사에게 경쟁상의 우위를 주기보다는, 협력, 즉 프로페셔널리즘의 특수한 협력을 위해 경쟁을 제쳐놓는다. 그러므로 치과의사는 가능하면 환자의 **구강건강** 측면에서, 그리고 환자의 자율적인 의사결정 능력 지원과 강화 측면 모두에서 환자가 자신의 삶을 더 잘 통제하도록 전력을 기울인다.

상호소통 모델은 치과의사와 환자가 그들의 관계에서 동등한 도덕적 지위를 갖는 것으로 요약될 수 있다. 그들의 동등성(그들의 관계 안에서 동등한 발언권과 결정권)은 양측의 다른 토대에서 (즉, 비대칭적으로) 도출된다. 환자에게 있어서 동등성은 환자 자신의 가치의 중요성, 환자의 **자율성**, 그리고 환자의 신체와 생명이 영향을 받고 있다는 사실에서 비롯되며, 치과의사에게 있어서는 환자의 건강상 필요에 대한 전문성, 환자의 신체와 삶에 대한 통제를 회복하거나 극대화해줄 수 있는 능력 그리고 치과의사의 삶에서 윤리적인 전문직업인으로서 **핵심직무수행가치**가 차지하는 중요성에서 비롯된다. 따라서 **상호소통 모델**에서는 양 당사자는 판단과 선택을 하는 데 있어서 독특하고 대체할 수 없는 기여를 하며, 환자와 치과의사의 가치 모두 그들이 함께 내리는 선택에 대한 결정요인 역할을 한다.

사람들은 흔히 모든 결정은 개인적 산물이라고 생각한다. 그러나 조금만 생각해 보면 사실은 배우자, 가족, 친구, 그리고 여러 집단이 하나의 단위로서 함께 선택한다는 점을 알 수 있다. 환자–치과의사 관계의 **상호소통 모델**은 이상적인 상황에서는 환자와 치과의사 사이의 거래에서 발생하는 선택은 양 당사자 모두에 의해 이뤄진다고 제안한다. 그러나 실제로는 이러한 이상적인 상황은 종종 그들의 협력이나 다른 상황에 기여할 수 있는 환자의 능력에 대한 제한 때문에, 또는 한 쪽 또는 두 당사자가 **상호소통하는 관계**를 목표로 삼지 않기 때문에 실현되지 않는다. 그러나 환자–치과의사 관계의 근본 요소들을 이해하는 첫 단계로서, 그런 관계가 가능하며, 그런 관계가 발생하면 그 관계는 환자–치과의사 관계에 대한 **길드모델**, **대리인 모델**, **상업모델**의 명백한 한계들을 극복한다는 점을 깨달을 필요가 있다. 저자들은 **상호소통 모델**이 모든 치과의사가 의사결정 능력이 있는 모든 환자와의 관계에서 달성하기 위해 노력해야 할 **이상적인 관계**를 가장 잘 묘사한다고 제안한다.

자율성과 정당한 가부장주의 문제

현대 서양 문화에서나 서양에서 발달한 도덕 성찰 이론들에서는 어떤 사람이 자율적인 의사결정 능력이 있을 때 그 사람의 **자율성**을 존중하는 것은 매우 중요한 도덕 원칙이다. 한 사람을 완전히 자율적인 선택과 행동을 할 수 있는 존재가 되게 하는 몇 가지 능력들은 7장에서 살펴볼 것이다. 지금으로는 **자율성**에 대한 짧은 설명으로 충분하다. 이 책에서 **자율성**은 한 사람이 자신의 가치, 원칙, 목표, 또는 행동의 이상에 따라 선택하고 행동하는 것을 지칭한다. 한 사람이 그로부터 선택할 수 있는 다양한 행동 기준을 포함할 수 있도록 의도적으로 개방적으로 표현하였다. 핵심 요지는 그 사람은 자신의 행동 기준에 따라 선택하고 행동한다는 것이다. 사실, 이 점은 정확히 **자율성**(autonomy)이라는 단어가 전달하는 배후의 근본 개념이다. 고대 그리스어에서 오토(εuto)는 "스스로"를 뜻하며 **노모스**(nomos)는 규칙, 원칙, 또는 법률을 뜻한다. 따라서 **자율성**은 "자신의 규칙, 원칙, 또는 법률에 따라 사는" 데에 존재한다.

많은 철학 논거들이 왜 **자율성 존중 원칙**이 도덕적 성찰과 행동에 그토록 중요한지 보여주려 한다. 이들 중 하나는 결과주의자 또는 결과 중심적 도덕 추론 방법을 채택한다. 즉, 이러한 주장은 **자율성**을 존중하는 조치가 일반적으로 다른 행동보다 관련 당사자들에게 더 유리하다는 것을 보여줌으로 이 원칙의 중요성을 옹호한다.

사람들의 **자율성**을 존중하는 원칙을 지지하는 세 가지 결과주의자 논거가 있다. 이들 중 첫째는 **자율성** 존중에 대한 "단기 효율성 논거"라 부를 수 있다. 이는 대부분의 의사결정 능력이 있는 성인은 무엇이 자신의 복지를 극대화할지에 대한 최선의 결정자임을 지적한다. 물론 때로는 무엇이 자신에게 가장 좋은지에 대해 잘못 판단하지만, 그런 일이 일어나는 이유는 대부분 그 결정을 내릴 때 정확한 정보 결여나 기타 이유로 자율적인 선택을 할 능력이 부분적으로 손상되었기 때문이다. 그러나 사람들이 자율적인 의사결정을 할 능력이 있을 때는, 그들에게 영향을 주는 사안에 대한 그들 자신의 선택이 거의 언제나 누군가가 대신 선택해 주는 경우보다 자신의 복지에 더 효율적이라는 것이다.

결과주의자 논거는 행해지는 일에 의해 영향을 받는 모든 사람의 가치나 복지를 극대화하는 행동을 확인하는 데 초점을 맞춘다. 이 경우, 우리는 사람들이 자신이 수행하는 모든 행동에서 일반적으로 채택될 수 있는 두 가지 행동 원칙을 비교하고 있다. 그 견해는 만약 사람이 의사결정 능력이 있을 때 다른 사람들이 간섭하지 않고, 그들에게 영향을 미치는 일에 대해 스스로 선택을 할 수 있다면, 다른 사람들이 대신 선택해 줄 때보다 훨씬 더 많은 복지가 실현될 것이라고 주장한다. 요컨대, 복지를 극대화하기 위해서는 의사결정 능력이 있는 사람의 선택을 방해하지 말라는 것이다.

자율성 존중에 대한 두 번째 결과주의자 논거는 누군가 우리가 선택한 행동에 간섭할 때 얼마나 고통을 느끼는지, 또한 우리의 행동이 우리의 가치, 목표, 원칙, 이상을 기반으로 한다고 여길수록 다른 사람들이 간섭하는 것이 얼마나 더 고통스러운지에 대해 주의를 환기시킨다. 이와 대조적으로, 방해 없이 행동을 선택하고 이를 수행할 때, 우리는 종종 **자신의** 가치, 목표, 원칙과 이상에 따라 그 행동을 선택하고 이를 수행한 존재라는 사실에서 특별한 종류의 만족을 경험한다. 자율적인 선택과 행동에 관련된 긍정적 가치와 간섭과 관련된 부정적 가치는 인간 생활에서 가장 강력한 긍정적 가치 경험과 부정적 가치 경험 중 하나라고 간주하는 사람도 있다. 그리고 이런 요소들은 자율적으로 선택할 수 있는 거의 모든 사람에게 중요한 사안이다.

따라서 누군가의 **자율성** 존중은 그 사람에게 직접 만족감을 가져다주지만, **자율성** 침해는 일종의 아픔이나 고통을 준다. 따라서 이 결과론자 논거의 결론은, 가치와 복지를 극대화하기 위해 따라야 할 가장 좋은 원칙은 **의사결정 능력이 있는 사람의 선택을 침해하지 말라**는 것이다.

세 번째 결과주의자 논거는 "장기 효율성"이다. 누군가가 모든 선택을 다 해주기 때문에 자신의 가치, 목표, 원칙, 이상의 토대에서 스스로 선택할 기회가 거의 없는 상황에서 양육된 사람을 가정해보자. 스스로 선택해야 할 때 그들은 거의 언제나 이 상황을 곤혹스러워한다. 또한, 그들은 처음에는 선택을 잘하지 못하고 사실상 자신이나 다른 사람의 복지를 극대화하지 않는 판단의 오류를 저지르기 쉽다. 그러므로 자율적으로 행동하고 간섭받지 않았던 사람들은 점점 더 효율적으로 선택을 내리게 되고, 그런 기회가 적었고 간섭을 많이 받은 사람들은 효율적으로 선택하지 못하게 될 것이다. 공동체 전체도 마찬가지다. 예를 들어, 선택권을 행사할 기회를 새롭게 획득한 곳에서 집단적인 선택 과정이 효율적으로 바뀌려면 시간과 경험이 필요하다. 따라서 개인과 집단 심지어 국가 전체에 대해 사람들의 **자율성**을 존중하는 것이 **자율성**을 침해할 때 비해 장기적으로 사람들의 복지에 더 큰 이익을 낳을 가능성이 훨씬 크다. 다시 말하거니와, 가치를 극대화하려는 사람에게 주는 교훈은 사람들의 **자율성**을 존중하라는 것이다.

이 세 가지 논거는 의사결정 능력이 있는 사람의 **자율성**을 침해하는 것이 언제나 잘못임을 의미하는가? **사람들의 자율성을 존중하라**와 같은 매우 일반적인 원칙들도 도전받을 수 있는 상황이 있을 수 있는데, 결과주의자들은 좀처럼 자신들이 그런 모든 상황을 상상할 수 있다고 주장하지 않는다. 따라서 그들은 그런 원칙들이 논의될 때 "언제나"라고 말하지 않는 습관이 있다. 그러나 **자율성** 존중 원칙을 근본적인 원칙으로 간주하는 도덕 철학의 다른 전통에서는 이 원칙은 결코 위반되어서는 안 된다고 말할 윤리 이론가들이 있다.

그러나 구체적으로 살펴보면, 대부분의 결과주의자들이 판단하기에, 최소한 한 가지 상황에서는 자율적으로 선택된 행동에 간섭하는 경우가 간섭하지 않는 경우보다 영향 받는 사람들에게 더 나은 결과로 이어지게 된다. 이 경우는 A라는 한 당사자가 (B라는 당사자가 피해를 보기로 선택하지 않았음에도) B에게 피해를 가하거나 피해를 주겠다고 위협하는 행동을 하는 상황이다. 그런 경우 A의 **자율성**을 침해해야 B의 **자율성**이 보존되고, B가 피해를 보지 않도록 보호된다. 즉 A가 간섭받는 경우 간섭받지 않을 경우보다 부정적인 결과가 줄어들 수 있다. 실제 삶에서는, 항상 A의 심사숙고한 행동에 간섭하기 위해서는 무엇이 필요한지 세심하게 고려하고, B의 **자율성**에 대한 침해의 정확한 성격과 그것이 B에게 끼치는 피해도 고려할 필요가 있다. 왜냐하면, 결과주의자의 도덕 추론은 언제나 "취할 수 있는 행동 중 그 행동이 영향받는 사람들에게 그 상황에서 가능한 최대의 이익 및/또는 최소의 피해를 가져온다면 이러저러한 행동은 정당화될 수 있다"는 형태를 띠기 때문이다. 위에서 간단히 살펴본 바와 같이, 결과주의자 관점을 취할 때, 의사결정 능력이 있는 사람의 **자율성** 존중이라는 일반 원칙은 종종 **피해 원칙**이라 불리는 다른 원칙에 의해 보완되어야 한다. 이 원칙은 누군가에게 간섭해서 그 사람에게 피해를 주거나 피해를 주려고 위협하는 사람의 행동에 간섭하는 것이 정당화될 수 있다는 견해를 유지한다.

일부 도덕 이론가들은 **자율성** 존중 원칙을 절대적이고 예외가 없는 것으로 여긴다. 예를 들어, 18세기 말의 독일 철학자 임마누엘 칸트는 다른 사람의 **자율성** 침해는 사실상 모순이라고 주장했다. 그는 다른 사람의 **자율성**은 자신의 **자율성**과 종류나 가치 면에서 다르지 않다고 주장했다. 따라서 어떻게 일관성 있게 우리의 간섭을 통해 누군가가 자신의 행동을 선택하지 못하게 하면서, 동시에 누군가가 우리의 행동을 선택하도록 허용하기를 거절할 수 있겠는가? 칸트는 여기에서 모순은 **자율성** 침해는 언제나 비합리적일 뿐만 아니라 심오하게 비도덕적임을 보여준다고 주장한다. 다른 도덕 이론가들은 의사결정 능력이 있는 모든 인간은 자신의 자율적인 의사결정을 존중할 근본적인 권리가 있다고 주장함으로써 같은 결론을 옹호한다. 그들은 이 권리에 대한 어떤 침해도 정당화될 수 없으므로, 의사결정 능력이 있는 사람의 자율적인 결정은 언제나 존중되어야 한다는 원칙에 어떤 예외도 없다고 주장한다. 그러나 **자율성** 존중 원칙에 예외가 없다는 개념을 옹호하는 두 진영 모두 다른 사람의 **자율성**을 침해하거나 침해하려고 위협하는 사람을 직면해야만 하는 상황이 발생할 수 있음을 인정한다. 그들은 그런 사람에 의한 피해자의 **자율성**을 보호하기 위해 그 사람에게 개입하는 것을 비도덕적인 행동으로 보는 것은 확실히 이상하다는 점을 인정한다. 그런 사상가들은 예컨대 **자율성** 존중 원칙을 위반하는 행동이 이미 (그 원칙을 위반하기 때문에) 비합리적이며, 따라서 (합리적으로 생각하는 것이 자율적인 의사결정의 구성 요소 중 하나이기 때문에) 그런 행동은 진정으로 자율적인 것이 아니고 따라서 피해를 주는 사람에게 간섭하는 것은 그 사람의 **자율성** 침해가 아니라고 제안한다. 그렇게 함으로써 그런 추론은 사실상 **자율성** 존중 원칙에 대한 예외로 간주되는지에 관한 질문을 다룬다. 결과주의자 사상가들과 예외 없는 **자율성** 존중 원칙 옹호자들 모두에게 더 어려운 문제는 어떤 사람이 자율적으로 선택한 행동이 그 행동을 **선택한 사람**에게만 피해를 주거나 피해를 줄 가능성이 매우 클 때 그 행동에 간섭하는 것이 정당화될 수 있는지다. 그런 간섭은 도덕 철학 문헌에서 흔히 가부장주의적이라 불리며, 간섭당하는 사람에게 이익을 주기 위해 또는 그 사람에 대한 피해를 예방하기 위해 간섭하는 것이 때로는 도덕적으로 정당화될 수 있다고 보는 견해는 흔히 **가부장주의(paternalism)**라 불린다.

"가부장주의"라는 용어는 문자적으로는 여기에서의 문제에 적절하지 않다. 문자적으로, 이 용어는 어린아이들의 행동에 대한 간섭을 가리키며, 어린아이들은 자율적인 선택을 할 능력이 없다. 또한, "가부장적"이라는 단어는 때로는 자신의 행동이 해로우리라는 것을 알지 못하거나 알지 못하는 것으로 추정되는 사람과, 의사결정 능력이 없는 사람에 대한 간섭에 적용된다. 이런 용법은 가부장주의에 대한 상당한 혼란을 야기한다. 이 책에서는 피해 가능성을 모르는 것으로 알려졌거나, 추정되는 사람에 대한 간섭은 가부장적이라고 부르지 않을 것이다. 대신, 자신에게 해롭거나 자신에 대한 이익을 방해한다는 것을 알면서 자율적으로 그렇게 행동한다고 추정되는 사람의 선택이나 행동에 간섭할 때에만 그 행동을 가부장적이라고 부를 것이다.

용어를 제쳐놓으면, 어떤 사람이 자신을 해치는 것을 막기 위해, 또는 그 사람에게 이익을 제공하기 위해 그 사람이 자율적으로 선택한 행동에 간섭하는 것이 정당화될 수 있느냐는 문제가 남는다. 이 문제의 중심에는 **자율성**의 가치 또는 **자율성** 존중의 도덕 원칙 또는 **자율성**이 존중되어야 할 도덕적 권리에 대한 상대적 중요성에 관한 질문이 놓여 있다. **자율성**이 가장 중요한 도덕규범이라서, 어떤 행동에서 **자율성**과 다른 도덕 가치가 충돌할 경우 **자율성** 대신 다른 가치를 선택하면 언제나 잘못인가? 아니면 **자율성**과 동등하거나 **자율성**보다 더 중요해서 동시에 두 가치가 극대화되거나 존중될 수 없을 때 **자율성** 대신 선택할 수 있는 다른 가치들이 있는가? 그러면 어떤 가부장적인 행동들은 도덕적으로 정당화될 수 있을 것이다. 또한, 설사 **자율성**이 다른 도덕적 고려사항들보다 상위에 있다 할지라도, **자율성**이 다른 모든 하위 가치들의 가능한 조합보다 중요해서 어떤 사람의 피해를 막기 위해 그 사람의 **자율성**을 존중하지 않는 것이 여전히 정당화될 수 없는가? 그렇다면 어떤 가부장적 행동도 도덕적으로 정당화될 수 없을 것이다.

철학자들과 기타 도덕 이론가들은 이 어려운 문제들을 두고 수백 년 동안 씨름해 왔지만, 인간의 도덕에서 **자율성**과 다른 도덕 기준들의 상대적 중요성에 대한 최종적인 해답은 아직 존재하지 않는다. 그럼에도 불구하고, 치과의사들이 치과계의 구성원이 될 때 하는 서약은 그들에게 각 환자와의 **상호소통하는 관계**라는 이상을 실현하기 위해 노력함으로써 자기 환자들의 **자율성**을 존중하고 지지하도록 요구한다고 주장되어 왔다. 그러나 치과의사의 전문직업인 책무는 더 명확하지만 이조차도 치과의사에게 있어서 환자의 **자율성**의 **상대적** 중요성 문제, 즉 모든 **핵심직무수행가치**들이 동시에 극대화되거나 존중될 수 없는 상황이 발생할 때 다른 가치들에 대비한 환자의 **자율성**의 상대적 중요성 문제를 해결하지 못한다. 동시에 치과계의 **핵심직무수행가치**들이 모두 존중되지는 못할 때 그 가치들의 적절한 순위는 다음 장에서 논의될 것이다.

진실 말하기와 고지된 동의(informed consent)

쉴로엔도르프 대 **뉴욕 소사이어티**(1914), **살고** 대 **르랜드 스탠포드 대학병원**(1957), 그리고 **캔터베리** 대 **스펜스** (1972))등의 일련의 주요 판례와 많은 법률이 환자와 의료인 사이 관계를 판단하는 데 있어서 **고지된 동의**(informed consent)를 중요 법적 기준으로 간주한다. 간단히 말하자면, 법률은 환자가 법적으로 선택을 할 능력이 있으면 (법률상 **행위능력자**일 경우) 이 관계는 환자에 의한 선택을 포함하고, 이 선택은 의료 공급자에 의해 정보가 **고지된** 상태에서의 선택이어야 한다. 또한, 의료 공급자는 해당 전문직업인의 전문가적 판단에 비추어 볼 때 환자에게 이용 가능한 각각의 행동(아무런 행동을 취하지 않는 경우 포함)과 그 각각의 행동에 따른 가능한 결과를 설명해야 한다.

"**고지된 동의**(informed consent)/**거절**"이라는 문구는 또한 환자와 의료 공급자 사이의 관계를 판단하기 위한 윤리 규범을 지칭하는 데에도 사용된다. 확실히, 치과계에서는 **고지된 동의**(informed consent)는 전문직업인과 환자와의 올바른 관계에 대한 매우 흔한 묘사다. 그러나 이 개념이 치과계에 참으로 적정한지 및 치과의사와 환자의 **이상적인 관계**는 이보다 더 많은 내용과 관련이 있는지를 질문할 가치가 있다.

이번 장에서 아직 강조하지 않은 치과의사-환자 관계의 한 가지 구성요소는 환자에게 진실 말하기다. 진실성은 윤리적인 삶의 중요한 구성 요소이며, 의료 전문직업인과 환자는 그 관계에서 각자의 역할을 수행하는 데 필요한 정보를 서로에게 의존하기 때문에 그 관계에서는 진실성이 특히 중요하다. 치과의사는 환자의 **전신건강**, 의학적 상태, 복용 중인 약, 구강위생과 자기 관리 양상에 관한 중요한 정보를 환자에게 의존한다. 환자는 자신의 구강 상태, 치과의사에 의한 치료 필요, 치료 대안들의 가능한 결과들에 대한 이해를 치과의사에게 의존한다. 환자와 치과의사가 그들의 관계에서 진실성을 믿을 수 없으면 어느 쪽도 효과적으로 기능할 수 없을 것이고, 치과 치료는 훨씬 질이 낮아질 것이다.

많은 치과의사에게 있어서 "**고지된 동의**(informed consent)"라는 문구의 "고지된"이라는 말은 자기편에서의 진실성에 대한 이 의무를 상기시켜 주는 말이다. 그러나 "**고지된 동의**(informed consent)"라는 문구는 실제로는 직접 **환자**에게만 고지받으라고 말하며, 치과의사 편에서는 진실하게 그리고 효과적으로 소통할 의무만을 암시한다. 치과의사-환자 관계의 이 두 구성요소는 판례에서도 강조된 요소여서 이 문구를 사용하게 되었다. 그러나 실제로는 **양 당사자** 모두 고지받아야 하며, **양 당사자** 모두 진실하고 효과적으로 소통해야 한다. **상호소통하는 관계**는 **쌍방향** 소통과 공동의 이해가 필요하며, 사실 무엇을 해야 하는지에 관한 공동의 과정과 공동의 판단이며, 그 다음에는 그것을 실행하기 위한 공동의 선택이다. 그러나 문서로 작성되고 서명된 계약으로서의 **고지된 동의**(informed consent)에 대한 우리의 일반적인 이해는 이 방향을 충분히 명확하게 가리키지 않는다. 이 점에서, 쌍방향의 협력적인 노력을 포함하는 **상호소통하는 관계**는 **고지된 동의**(informed consent)보다 치과의사와 환자 사이의 **이상적인 관계**를 훨씬 더 잘 묘사한다.

또한, "동의"라는 말은 사실은 치과의사-환자 관계가 최상일 때 환자가 하는 일에 대한 좋은 묘사가 아니다. 왜냐하면, "동의"는 누군가가 행하기로 한 것에 대해 합의하는 것을

1) Paternalism은 가부장주의, 온정주의, 간섭주의 등으로 번역된다.

의미하기 때문이다. 그러나 **이상적인 관계**에서는 양 당사자 모두 무엇을 해야 할지에 관한 결정에 기여한다. 더구나 "**고지된 동의**(informed consent)"라는 문구는 환자의 선택만을 직접 언급하며, 의사 편에서는 그 상황에서 환자의 선택을 존중할 의무만을 암시한다. 그러나 최상의 관계에서는 양 당사자 모두 선택하며, 선택자로서의 상대방을 존중할 의무가 있다. **이상적인 관계**는 그 이상의 요소가 관련된다. **상호소통하는 관계**는 양측의 선택과 **자율성**의 상호 존중으로 구성되기 때문에 **상호소통하는 관계**가 추구해야 할 이상이다.

이상적인 관계는 치과의사에게 (그리고 이상적으로는 환자에게도) **고지된 동의**(informed consent)에서보다 훨씬 많은 것을 요구한다. 그들이 현재 구강의 통증이나 기능 장애를 경험하고 있든, 아니면 그 가능성을 인식하고 예방적 치료로 이를 막으려 하든 환자는 치과의사의 도움이 없이는 자신의 신체의 중요한 부분을 완전히 통제할 수 없어서 치과의사의 도움을 구한다. 환자는 자기가 자신의 신체를 완전히 통제할 수 없음을 알고 또한 치과의사의 전문성이 자신의 통제를 유의미하게 회복하거나 상실을 예방할 수 있음을 알고서 치과의사를 찾아온다. 또한, 더 다양한 실제 통증, 두려움, 교육 및 사회적 지위의 불균등 등의 요인들은 환자가 이 관계에 자신이 할 수 있는 한 최대로 기여하고자 노력할지라도 상황을 통제하고 그 관계를 가능한 **상호소통하는 관계**에 가깝게 만들기 위한 주도권은 대부분 치과의사에게 놓여있음을 의미한다.

즉, 치과의사가 아무리 진실하다 해도 단지 정보를 제공하고 환자에게 추천한 행동에 동의하는지를 묻기만 하는 것으로는 충분하지 않다. (그것은 이상(ideal)에 훨씬 미치지 못한다) 효과적인 상호소통과 무엇을 해야 하는지에 대한 공등의 판단, 그리고 그것을 실행하기로 하는 공동의 선택 달성은 치과의사가 주도권을 쥐고 이 상호 작용에서 자신의 역할을 수행할 뿐만 아니라, 환자도 자기의 역할을 하도록 자극하고 지원하는 데 달려있다. **길드 모델**에서는 환자의 수동적 성향은 적절하다고 여겨진다. 그러나 **상호소통** 모델에서 치과의사는 단지 정보만 받고 추천에 동의하거나 심지어 이보다 훨씬 역할이 적은 환자의 수동적 성향을 극복해야 한다. 이는 압력이나 부정적 판단이 아닌 자극과 지원과 도움으로 극복되어야 한다. 치과 의사는 이런 방식을 통해서만 환자의 실제 선택(관계와 치료)을 진정으로 존중하기 때문이다. 그러나 소통과 상호 의사결정 과정을 공유하려는 환자의 모든 반응은 치과의사의 전문적 이상을 향한 진전으로 여겨야지, 치과의사의 통제영역에 대한 그릇된 침범으로 여기지 말아야 한다.

고지된 동의(informed consent)는 치과의사와 법률상 행위능력이 있는 환자와의 관계에서 법적으로 용인될 수 있는 최소 기준을 정의하기 때문에, 치과의사는 확실히 **고지된 동의**(informed consent) 기준에 주의를 기울여야 한다. 또한 "**그지된 동의**(informed consent)"라는 문구가 많은 치과의사에게 진실성과 환자의 **자율성** 존중이라는 윤리 규범에 대한 치과의사들의 전문직업인 책무를 표현하는 한, 이는 가치 있는 윤리 기준도 표현한다. 그러나 치과의사는 **고지된 동의**(informed consent)가 치과의사와 환자 사이의 **이상적인 관계**를 완전히 진술하는지도 자문해야 한다. 제안하기로는, 특정 환자와의 관계를 이 이상에 가깝게 만들기 위한 주도권은 종종 치과의사에게 있지만, **이상적인 관계**는 **상호**소통과 이해의 **공유** 및 선택의 공유 관계이기 때문에 **고지된 동의**(informed consent)는 이상에 훨씬 미치지 못한다는 것이다.

이상적인 관계와 환자 신뢰

2장에서 논의했던 신뢰는 예측 가능성을 의미하는 "**~것이라는 신뢰**(Trusting That)"와 진실성을 의미하는 "**~에 대한 신뢰**(Trusting What)", 그리고 "**그 사람에 대한 신뢰**(Trusting the Person)"를 구분했다. 치과의사의 **~에 대한 신뢰**는 환자와의 관계에서 반드시 존재해야 하지만, 그것은 환자와 치과의사와의 바람직한 관계를 위해서이다. 즉, 환자와 치과의사가 서로에게 진실하지 않으면 무엇을 해야 하는지에 관한 판단의 공유와 그것을 실행하기로 하는 선택의 공유를 추구하는 일, 즉 **상호소통하는 관계**에 진정으로 관여할 수 없다.

그러나 치과의사는 전문직업인으로서 치과의사-환자 관계에서 환자 복지를 자신의 주요 목표로 한다는 책무를 명확하고 정직하게 소통하지 않으면, 환자와의 **상호소통하는 관계** 달성에서 진전을 이룰 수 없다. 2장에서는 치과의사의 다른 이해관계나 관심사보다 환자 복지를 우선해야 할 이 책무를 치과의사에 대한 환자의 신뢰 토대로 적시했다.

환자를 지도하고 **이상적인 관계**를 이루는 데 필요한 인지, 가치 판단, 우선순위 결정, 사고 및 행동 습관과 인간관계 형성의 기술은 치과의사에게 바람직한 인간과 전문직업인이 되게끔 하는 프로페셔널리즘의 본질적 요소로서, 환자에게 가장 효과적으로 치과의사 **그 사람을 신뢰**하도록 자극한다. 즉, 모든 환자와 가능하면 **상호소통하는 관계**를 이루기 위해 노력하는 것은 세 번째이자 가장 중요한 신뢰인 치과의사 **그 사람을 신뢰**하는 것과 밀접한 관련이 있다.

상호소통에 대한 도전

이 책의 사례들을 검토한 어느 치과의사는 이 대화들이 "매우 정중하다"고 논평했다. "그 사례들에 나오는 환자들은 점잖고 사려 깊습니다…실상은, 치과의사들이 돌보는 사람 중 일부는 전혀 그렇지 않습니다." 환자 복지에 우선순위를 둑에서, 모든 의료 전문직업인들은 매너, 복장과 일반 위생은 말할 것도 없고 말, 어조, 태도 면에서 그다지 정중하지 않은 사람들을 돌봐야 할 것이라는 점을 인정한다. 그럴 수 없으면 잊어버리려 노력하는 것도 환자와 상호소통하려는 노력의 일부다. 또한, 치과의사의 직무수행은 의사결정에 참여할 완전한 능력이 없는 아동, 발달 장애가 있는 환자, 또는 의사결정을 내릴 능력이 손상된 노인들의 치료를 포함한다. 7장은 **상호소통하는 관계**에 완전히 참여할 능력이 손상된 환자들에 관해 제기되는 특별한 윤리 문제들을 검토할 것이다. 그러나 그런 환자들에게 **구강건강**에 관해 교육하고 가능하면 협력적으로 관여시킨다는 목표는 똑같다.

그러나 **상호소통하는 관계**를 발전시키는 것과 정면으로 충돌하는 견해를 가진 몇 가지 부류의 환자들도 있다. 이런 환자들과 가능하면 상호소통하면서 치료에 관한 의사결정에 도달한다는 치과의사의 목표는 동일하게 유지될 필요가 였다. 그러나 그들이 해당 상황에서 다른 목표가 있는 것으로 보이기 때문에 그들과 어떻게 **상호소통하는 관계**를 향해 협력할지 알기 위해서는 특별한 노력이 요구되며, 대부분의 치과의사가 이렇게 하는 데에는 시간과 경험이 필요하다. 그러나 윤리적인 치과의사에게 그것은 언제나 노력할 가치가 있다.

이들 중에는 의사결정을 내릴 능력이 있지만, 치과의사가 자신을 위해 치료에 관한 모든 결정을 내려주기를 원하는 환자들이 있다. 그들이 **선택한 입장**과 **부여한 가치**가 있음에도, 마치 **길드모델**을 따르는 것과 다름없다. 그러나 **길드모델**이 요구하는 것처럼 완전히 수동적이지는 않다. 그런 환자들은 흔히 치과의사의 전문성을 신뢰(**~할 것이라는 신뢰**)하기 때문에, 또는 아마도 그들이 그 치과의사가 자신의 복지에 전력을 기울일 것으로 신뢰(**그 사람에 대한 신뢰**)하기 때문에 이 입장을 취한다고 설명할 것이다.

그러나 그들은 삶에서의 다른 가치들에 비해 자신의 **구강건강**과 **전신건강**에 대해 치과의사만큼 전력을 기울이느냐는 질문에 대답할 필요가 있다(치과의 **핵심직무수행가치**에 관한 5장의 설명을 보라). 치과의사가 이 질문에 답해줄 수 없으므로 그들이 이 질문에 답해야 한다. 만약 그들의 답이 "예"라면, 치과의사가 이런 것을 아는 것으로 충분하다 여기지 말고, 자신의 **구강건강**에 우선순위를 둔다는 것이 실질적으로 무엇을 의미하는지에 대해 더 알아야 한다.

환자가 수동적인 소통을 선호하면 치료 결정에서 환자의 가치관이 무엇인지 깊은 대화를 할 수가 없다. 그 대화에 무엇이 빠졌는지 이해하는 것이 이를 바로잡는 첫걸음이다. 가능하면 **상호소통하는 관계**를 목표로 하는 치과의사는 환자가 이 질문들에 답변하도록 허용할 뿐만 아니라, 그러한 답변을 끌어내는 대화를 위해 노력할 것이다. 이상적으로는, 이러한 대화가 환자에게 진단, 가능한 치료 수단, 비용편익(cost-benefit), 비용 지불인과 지불 방법, 그리고 가치 질문들에 답변하는 데 필요한 기타 사항들에 관한 더 많은 질문을 하도록 자극할 것이다. 이상적으로는 이런 질문으로 환자는 실제 의사결정에서 적극적인 역할을 하게 될 것이다. 그러나 이런 노력이 실패해도 윤리적으로 적절한 기본 반응이 있다. 이에 대해서는 뒤에서 설명할 것이다.

또 다른 집단은 **구강건강** 관련 사항을 잘 알고 있고 자신의 지식이 치과의사에 견줄 만하다고 생각하는, 인터넷에 정통한 환자들이다. **상호소통하는 관계**에서 환자와 치과의사의 동등성은 도덕적 동등성이다. 그것은 가치를 판단하고 다음 단계를 선택함에 있어서 동등하다는 뜻이지 전문성에서의 동등성을 의미하는 것이 아니다. 따라서 자신의 구강 상태, 치료 필요, 치료 대안들의 예상 비용과 결과들, 그리고 비용 지불 방법에 관한 사안들에 관해 필요한 사항을 이미 알고 있다고 생각하는 환자들에게 이런 사안들을 제대로 교육하기는 어려운 일이다. 그들이 잘못된 정보를 가지고 있을 경우에는 특히 그렇다.

그런 환자들이 자신의 지식을 순진하게 확신할 때 치과의사는 모욕감을 느낄 수 있다. 우선, 치과의사의 전문성은 오랜 기간의 힘든 노력과 임상 경험을 통해 습득되었다. 그러나 **구강건강**에 관련된 **사실에 관한 지식**은 치과대학에서 배웠든 인터넷에서 배웠든 그 자체로는 별 가치가 없다는 점이 더 중요하다. 환자에게 믿음을 주는 치과 전문성의 중심 요소는 사람들의 실제 **구강건강** 필요에 **효과적으로 반응하는 기술**이다. 그러나 전문성에 대한 암묵적 모욕에 대응하는 것은 **상호소통하는 관계** 달성에 별 도움이 되지 않을 것이다.

그러나 그런 환자들의 입장에는 적절한 관계 맺기에 유리한 두 가지 긍정적 측면이 있다. 무엇보다도, 그들은 자신의 구강을 관리하기 원한다. 치과의사는 환자를 칭찬함으로써, 그리고 목표를 판단하고 실행할 일을 선택함에 있어서 서로 협력 관계를 원한다는 점을 명확히 함으로써 관계를 형성해갈 수 있다. 그런 환자들은 치료에 관한 의사결정에서 아무런 적극적인 역할도 하지 않는 데 대한 방어로서 자신을 이런 식으로 교육시킨다.

둘째, 이런 환자들은 구강 지식과 치료지식이 있어야 제대로 결정한다고 생각한다. **상호소통하는 관계**에 집중하는 치과의사라면 이 점도 지지할 것이다. 물론 치과의사는 환자의 지식을 보완할 필요가 있을 것이다. 그러나 환자가 알고 있는 내용에 도전할 필요는 없고 거기에 덧붙이기만 하면 된다. 부족한 점을 조심스레 제공한다면 이러한 환자의 노력을 지지하게 될 수 있을 것이다. 종종 환자의 구강 상태에는 환자가 알고 있는 내용에 덧붙여 줄

여지가 분명히 있다. 또한 환자가 치료 방법들에 대해 정확하게 배웠다 할지라도, 가능한 치료 방법들의 모든 범위, 즉 현재 상태에 대한 그 치료들의 효용과 위험, 각각의 치료비용과 지불 방법에 대해 완전히 알기는 어렵다. (인터넷에 정통한 환자들이 치과에 더 많이 내원하기 때문에, 치과의사들이 **구강건강** 교육을 위해 믿을 수 있고 정확한 인터넷 자료를 추천해 준다면 매우 도움이 될 것이다. 인터넷에 정통한 치과의사는 확실히 이런 환자 집단을 **상호소통하는 관계**로 인도할 때 유리하다.

핵심은 이러한 문제를 소통하여 환자가 알고자 하는 노력의 가치를 인정해 주는 것이다. 환자가 알 필요가 있는 사항을 보충해주면서, 좋은 결정을 위한 협력에서 환자의 가치관이 필수적임을 강조해야 한다. 이러한 협력이야말로 상호소통관계가 요구하는 바이다. (우리는 치과의사가 이 목표를 향해 노력할 때 "**상호소통하는 관계**"라는 문구를 사용하지 않을 수도 있음을 당연하게 여긴다. 여기서 실제로 어떤 말을 사용하는지는 중요하지 않다. 목표는 협력이다)

환자가 구강, 진단, 가능한 치료, 예상 비용과 위험도, 비용 지불 방법에 대하여 부정확하게 알고 있는 경우는 더 어렵다. 사실, 이러한 내용은 복잡하여 인터넷에서 설명되지 않는 측면이 있음을 깨닫게 도와준다면, 부정확한 정보의 책임을 환자 자신에게 돌리기보다 인터넷이나 해당 주제의 복잡성에 돌릴 수도 있다. 가장 효과적인 출발점은 알고자 하는 노력과 자신의 **구강건강**을 관리하려는 노력의 가치를 인정해주는 것이다. 왜냐하면, 정보에 근거한 자기 관리와 의사결정에 적극적으로 참여하는 것은 모든 환자에게 칭찬할 만한 특징이기 때문이다. 그러나 이런 노력이 실패할 경우, 윤리적으로 적절한 기본적인 대응이 있으며, 이에 대해서는 뒤에서 설명할 것이다.

상호소통하는 관계에 특별한 도전을 제기하는 세 번째 그룹은 이 관계는 협력적인 관계가 아니라 시장 경쟁적인 관계라고 생각하는 환자들이다. 그런 환자들은 전문직과 전문직업인들이 어떤 책무가 있는지 전혀 이해하지 못할 수도 있다. 그럴 경우, 특히 해당 치과의사가 개인적으로 자신을 전문직업인으로 밝힘으로써, 이 문제에 대해 약간의 교육을 하면 유용할 수 있다. 그러나 그럴 시간이 없거나 다른 이유로 그럴 수 없을 경우(또는 그것이 효과적이지 않을 경우), 윤리적으로 적절한 기본적인 대응이 있다. 이에 대해서도 뒤에서 설명할 것이다.

환자가 전문직업인들이 그들이 봉사하는 사람들을 어떻게 대해야 하는지 잘 알더라도, 이제 치과의사들은 더이상 이런 식으로 헌신된 전문직업인들이 아니라고 보는 경우도 있다. 치과의사는 서로의 관계에 대한 입장 차이를 다루기 전에는 환자가 치과의사를 이런 식으로 본다는 것을 알기 어렵다. 치과의사의 전문직업인의 서약을 솔직하게 진술하면 그런 환자들은 놀랄 수도 있다. 그러나 그런 진술이 그들의 관계의 방향을 재설정할 대화를 자극할지는 치과계와 치과의사에 대한 환자의 견해가 얼마나 "굳어졌는지"에 달려있다. (여기서 관련이 있는 중요한 윤리 문제는 치과의사들이 사회 공동체에 치과계에 관한 (전문직업인의 메시지가 아닌) 상업적인 메시지를 보내는 방법이 있는지 여부다. 이 문제는 다음 장들과 특히 13장의 여러 곳에서 논의될 것이다. 또한 11장은 미국의 의료 정책과 사회의 대부분 견해에서 **구강건강**과 구강 의료에 대해 건강 및 의료의 다른 측면들에 비해 상당히 낮은 우선순위를 부여하는 양상을 논의할 것이다) 이 대화가 그 관계를 비경쟁적이고 상호소통적인 방향으로 돌려놓지 않으면, 다시 말해, 환자가 자신은 헌신된 전문직업인이라는 치과의사의 설명을 들어도 사실상 그 말을 믿지 않으면 윤리적으로 적절한 기본적인 대응이 있고, 이에 대해서는 뒤에서 설명할 것이다.

치과의사들은 그들이 어떻게 소통하고 환자들을 어떻게 돌볼지를 형성할 윤리적 서약을 한 전문직업인들이라는 점을 환자가 이해할 수도 있다. 그러나 그 환자가 시장 기준에 따라 생각하고, 가치를 평가하고, 사람들을 다루는 데 너무도 익숙한 나머지, 말하자면 이제 자신이 전문직업인을 대하고 있으므로 사고방식을 바꿔야 한다는 점을 "잊어버릴" 수도 있다. 여기서, 최소한 이상적으로는, 관계 부조화에 주의를 환기시키면 환자에게 이 관계는 시장 관계와는 다르고 또 그래야 함을 "상기"시켜 줄 것이다. 이상적으로는, 그러면 환자는 그들의 관계를 상호소통적으로 만들기 위해 협력하기 시작할 것이다. 여기서, 치과의사는 환자가 취하고 있는 자세에 모욕감을 느낄 수도 있다. 그러나 여기서도 암묵적 모욕에 대응하면 상호소통하는 방향으로 움직이지 않을 것이다. 그러나 환자를 **상호소통하는 관계**를 향해 협력하도록 이끄는 치과의사의 노력들이 실패하면, 윤리적으로 적절한 기본적인 대응이 있는바, 이에 대해서는 뒤에서 설명할 것이다.

마지막으로, 자신을 특정 수준의 치과 서비스를 받을 "권리가 있는" 존재로 여기고, 이 권리를 존중받지 못하면 그 관계를 경쟁적인 시장 관계로 다루기 시작하는 환자들이 있다. 그러나 그들의 보험 보장 범위에 대한 제약, 치과의사가 자선치료를 제공할 수 있는 능력에 대한 정당한 한계, 그들의 온당한 필요를 충족시킬 수 있는 믿을 수 있는 수단 제공에 대한 우리 사회의 실패 등으로 실제로 가지고 있는 권리는 한계가 있다. 그런 상황에서 치과의사는 그 환자에게 실제로 어떤 권리가 있으며, 그것이 왜 그들이 기대하고 있던 바와 다른지 설명하고, 가능하면 그들이 가지고 있는 권리를 제공하기 위해 노력해야 한다.

그런 설명들에 대해, 12장에서 치과 보험의 복잡성과 치과 보험에 대한 환자들의 보편적인 오해를 다룰 때 발생할 수 있는 윤리 문제를 검토할 것이다. 6장은 전문직업인이 그들이 봉사하는 사람들의 복지를 우선하고, 그들의 복지를 위해 희생할 의무의 한계를 검토할 것이다. 11장은 사회 공동체 입장에서 충족되지 않은 구강건강 수요를 포함한 기본적인 의료 수요에 반응할 의무를 지지하는 윤리적인 논거와 이에 대한 우리 사회의 현재 반응의 한계를 검토할 것이다.

그러나 그런 설명들은 종종 복잡한 사안들에 관한 설명일 것이다. 이런 사안들은 일부 환자들의 이해 능력이나 들으려는 의향의 범위를 벗어날 것이다. 더욱이 이런 설명들은 부당하다고 느끼는 환자의 강력한 감정에 좀처럼 대응하지 못할 것이다. 그러나 환자 측에서 치과의사가 관심이 없는 것이 아니라는 점을 이해할 수 있다면, 치과의사의 진지한 동정과 관심 표명이 유익할 수도 있다.

아무튼, 관계를 개선하기 위해 제안된 방법들과 치과의사가 배울 수도 있는 다른 방법이 실패할 경우 치과의사가 사용할 수 있는 윤리적으로 적절한 기본적인 대응이 있다. 그것은 협력의 중요성 및 치과의사와 환자의 윤리적 동등성을 긍정하는 방식으로 계속 환자를 대하고, 환자에게 이 노력에 참여하도록 압력을 가하거나, 환자를 조종하지는 않으면서 가능하면 상호소통하는 관계를 향해 계속 노력하는 것이다. 왜냐하면 현실적 관계가 이상적인 치과의사–환자 관계와 아무리 동떨어져 있을지라도, 환자의 구강건강과 전신건강과 더불어 환자의 존엄성과 환자와의 이상적인 관계의 우선순위는 치과의사의 노력의 필수적인 윤리적 초점으로 남아있기 때문이다.

사례 해설

두려운 근관 치료 사례에서 어떻게 해야 할지 결정하려면 먼저 비아니 씨가 관련 의사결정에 관해 자율적인 의사결정을 할 수 있는 능력이 있는지 판단할 필요가 있을 것이다. 자율적인 의사결정에서 무엇이 관련되는지에 대한 완전한 설명은 7장에서 논의될 예정이지만, 그중 두 가지가 이 사례에 묘사되어 있다. 첫째, 자율적인 의사결정자는 치과의사가 설명하는 치료 대안과 그 대안의 예상 결과, 그리고 전혀 치료하지 않을 때의 예상 결과를 이해할 수 있다. 둘째, 자율적인 의사결정자는 자신의 가치, 목표, 목적, 행동 원칙에 근거해서 행동할 수 있다.

이 사례는 비아니 씨가 치아 구조 및 근관 치료 절차와 관련된 다양한 단계들과 같은 간단한 개념을 이해할 수 없다고 의심할 이유도 없고 또, 그는 지능의 결함도 보이지 않는다. 따라서 비아니 씨가 치과 치료에 대해 자율적인 의사결정을 할 능력에 관한 질문은 그에게 근관 치료 대안을 미리 제시하고 이를 선택하겠느냐고 물을 경우 그가 근관 치료를 거부할 가능성이 있는데, 그 거절이 비아니 씨 자신의 가치, 목표, 또는 목적에 일치하는지의 질문에 달려있다. 비아니 씨는 근관 치료와 드릴 사용을 매우 무서워하며 통증과 불편에 대한 민감성이 매우 높다. 그것이 그가 근관 치료를 거부할 것이라고 닥터 클라크가 예상하는 이유이다.

닥터 클라크는 비아니 씨가 근관 치료를 거부하는 것은 환자의 심각한 실수라고 판단할 수도 있지만, 이는 근관 치료나 드릴링이 필요한 치료들을 피하고자 하는 그의 진짜 욕구와 일치한다고 생각할 수도 있다. 그렇다면 비아니 씨는 이 사안에서 의사결정 능력이 있는 의사결정자이며, 치료가 완료될 때까지 치료에 관한 정보 제공을 유보한 닥터 클라크의 행동은 **자율성** 존중 원칙 위반이라고 생각할 수 있다.

다른 한편, **자율성**이 자신의 가치를 토대로 선택하고 행동하는 것이라면, 비아니 씨의 **구강건강**에 대한 평가에 가장 부합하는 치료는 근관 치료와 크라운이라고 닥터 클라크는 확신한다. 사실, 닥터 클라크는 이러한 치료를 하지 않는다면 환자의 가치 존중 원칙을 위반할 것이라고 주장할 수도 있다. 그녀가 살펴본 바로는 관찰자 관점에서도 비합리적일 뿐만 아니라 환자의 가치에도 부합하지 않은 두려움과 불안에 근거해서가 아니라, 환자에게 특정 사실을 일시적으로 숨김으로써 환자 자신의 가치에 근거한 치료 대안을 평가할 수 있다고 주장할 수도 있다.

그러나 만일 닥터 클라크가 환자는 심리적으로 자신의 **자율성**에 따라 선택할 수 없다고 진정으로 믿는다면, **자율성** 존중이 아닌 다른 원칙의 토대에서 행동해야 한다. **이러한** 해석에서는 환자는 근관치료에 관해 의사결정 능력이 있는 의사결정자가 아니며 존중할 자율적인 결정이 없다. 환자가 자율적인 의사결정을 내릴 능력이 있는지 판단하려면 궁극적으로 **자율성**에 대해 더 깊은 이해가 필요하다. 자율적인 결정을 할 수 없는 환자를 위한 치료 결정과 기타 개입에서 치과의사가 따라야 할 지침은 세심한 연구가 필요하다. 이에 대해서는 7장에서 다룰 것이다. 지금은 비아니 씨가 그가 이용할 수 있는 이상적인 치료(근관 치료)에 관해 커다란 두려움과 불안에 의해 움직이기는 하지만, 그의 제1대구치 문제에서 실제로 자율적인 **의사결정 능력이 있다**고 가정해 보자. 이렇게 가정하고 그것이 이 사안에 관한 닥터 클라크의 견해라고 가정할 때, 닥터 클라크가 비아니 씨에게 그의 상황에서 가능한 최선의 치료를 제공하기 위해 **자율성** 존중 원칙을 위반해도 윤리적으로 정당화될 수 있는지 살펴보자. 그 사례에서 그런 위반을 정당화할 다른 특성, 즉 비아니 씨의 **자율성** 존중보다 도덕적으로 더 중요한 어떤 것이 있는가?

더 진행하기 전에, 비아니 씨는 확실히 법률상 행위능력이 있고 따라서 근관 치료를 동의하거나 거절할 법적 권리가 있어서 만약 닥터 클라크가 이렇게 한다면 법적으로 위험한 행동에 관여하게 되리라는 점을 알아야 한다. 그러나 지금 할 일은 그런 행동이 법적으로 옳은지 또는 위험한지 묻는 것이 아니라, 그것이 전문직업인 입장에서 비윤리적인지를 묻는 것이다. 환자의 **자율성**에 대한 치과의사의 책무는 자율적인 의사결정을 내릴 수 있는 능력이 있는 환자에 대해서는 결코 환자의 다른 어떤 가치도 그 환자의 **자율성**보다 앞에 둬서는 안 될 정도로 강력한 의무인가?

단지 환자가 선택할 치료에 관해 치과의사에게 동의하지 않는다는 이유만으로 그 환자가 자동으로 그리고 확실히 자율적인 의사결정을 할 수 없다고 보는 것은 피해야 할 잘못된 입장이다. 환자가 의사결정 능력이 없다는 결정은 단지 그 환자가 치과의사에게 동의하는지가 아니라 환자의 의사결정 능력에 관한 증거에 의존해야 한다. 이 사례에서 환자는 두려워하고 불안해하지만, 두려움과 불안은 의사결정 능력이 없다는 표지가 아니라 어떤 상황에 대한 합리적인 반응인 경우가 흔하다. 당분간은 이 사례에서 비아니 씨가 의사결정 능력이 있다고 가정하고, 이 사례에서 치과의사가 환자의 **자율성**을 존중하기보다 환자를 위해 그의 **자율성**보다 우선시하기로 해도 윤리적으로 정당화될 수 있는 다른 가치들이 걸려 있는지 알아보자. 여기에서 문제는 이 상황이 가부장주의(의사결정 능력이 있는 사람의 **자율성** 행사에 개입하는 것이 바로 그 사람에게 더 나을 것이기 때문에 그렇게 하는 것)가 정당화될 수 있는 상황인지 여부다.

이 점에 초점을 맞추더라도, 이 논평에서 아직 강조하지 않은 이 사례의 또 다른 특성 하나에 주의를 기울일 필요가 있다. 비아니 씨의 두려움과 불안은 닥터 클라크에게는 새로운 뉴스거리가 아니다. 제1 대구치에 건강한 법랑질이 거의 남아 있지 않다는 사실과 노후된 커다란 수복물이 있다는 사실도 새로운 뉴스가 아니다. 닥터 클라크가 비아니 씨를 더 알아가면서 이 치아는 영구히 유지되지 못할 것이고, 조심스럽게 치료한다면 근관 치료가 더 나은 치료일 것이라고 부드럽게, 그러나 규칙적으로 경고하는 것이 신중한 처사였을 것이다. 닥터 클라크는 비아니 씨의 두려움과 불안에 대해 어떻게 해야 할지에 대해 지금까지 기다리지 않았어야 했다. 그녀는 이러한 염려를 다루기 전에 미리 계획을 세웠어야 했다. 그랬더라면 나이가 들어감에 따라 필요할 수 있는 큰 수복 치료, 근관 치료, 또는 치주 치료에 그가 더 잘 대비했을 것이다. 닥터 클라크는 이렇게 노력하는 대신 **길드모델**에서 수동적인 환자처럼 일방적인 관계로 방치해왔으며, **상호소통하는 관계**를 만들어내기 위해 열심히 노력하지 않았던 것으로 보인다.

물론 닥터 클라크는 그들의 관계를 더욱 **상호소통하는 관계**로 만들기 위해 노력했지만 비아니 씨가 원하지 않았거나 그럴 수 없었다고 말할 수도 있을 것이다. 또한 이 환자에 기울일 수 있는 시간과 노력은 일정한 한도가 있다고 말할 수도 있을 것이다. 그녀는 이미 일반적인 치과의사-환자 관계 안에서 자신이 환자에게 부담하고 있는 시간과 노력에 대한 기본적인 책무를 훨씬 넘어서고 있어서, 추가로 시간과 노력을 기울이면 다른 환자들의 시간을 빼앗거나 일상에서 다른 활동에 쏟아야 할 시간을 빼앗길 수도 있다.

치과의사는 도움이 필요한 다른 환자들에 비해 각각의 환자에게 어느 정도 시간과 노력을 기울여야 하는가?, 그리고 치과의사는 자신의 환자를 위해 개인적인 책무와 관심사를 얼마나 희생해야 하는가? 라는 이 두 질문은 쉽게 답할 수 없는 아주 중요한 질문이다. 이 질문들은 또한 단순히 엄격한 업무 시간과 자원 관리 원칙과 관행 범위 안에서만 다뤄질 수도 없다. 이 질문들은 확실히 이 사례의 윤리에서 중요한 역할을 하기에, 이 질문들을 6장에서 자세히 논의할 것이다.

그러나 이런 문제들이 중요하다 해서 이번 장의 중심 주제인 무엇이 치과의사와 환자 사이의 **이상적인 관계**인가라는 질문이 소멸되거나 그에 대한 답이 제공되는 것은 아니다. 여기서 제안된 바와 같이 **상호소통 모델**이 이상적이라면, 치과의사는 자신이 활용할 수 있는 전문성, 시간, 노력, 근면, 상식 등 모든 자원을 동원해서 그 관계를 달성하기 위해 노력해야 한다. 환자의 상황과 치과의사에게 합리적으로 활용 가능한 자원에 비춰볼 때, 종종 이 이상을 완전히 달성하기는 불가능할 것이다. 그러나 그렇다고 해서 **상호소통하는 관계**가 치과의사들이 달성하려고 노력해야 할 관계라는 주장이 약화되지는 않는다. 치과의사가 활용할 수 있는 자원으로, 그리고 환자의 실제 상황에서 가능한 한 치과의사는 **상호소통하는 관계**를 만들기 위해 노력해야 한다.

그렇다면 비아니 씨가 근관 치료에 관해 자율적인 의사결정을 내릴 능력이 있다는 현재의 가정에 비춰볼 때, 위에서 묘사된 사례에서 닥터 클라크는 어떻게 해야 하는가? 추가로 시간을 내서 비아니 씨에게 최선의 치료를 선택하도록 노력하는 것이 한 가지 대안이 될 수 있을 것이다. 예를 들어 근관 치료에 대한 비아니 씨의 비합리적인 두려움을 적극적으로 다루기 위한 시간을 벌기 위해 일시적으로 진통제와 추가 감염 예방을 위한 항생제를 처방할 수도 있다. 이 선택에는 통증 완화의 지연, 효과적인 항생제를 처방하지 못함에 따른 합병증, 치아 건강에 대한 환자의 열의(그리고 현재 상황에서 근관 치료 이익에 대한 설명)로 주의를 되돌려야 하는 위험이 포함되어 임시변통의 노력이 벌어주는 것보다 훨씬 더 많은 시간이 필요할 수도 있다. 그녀는 또한 지금 당장 근관 치료를 시작할 기회를 상실할 수도 있고, 근관치료를 받도록 설득하지 못할 수도 있다.

그러나 닥터 클라크가 이 길을 택할 경우, 이 길이 **상호소통하는 관계**에 더 효과적인 방법일지 물어볼 가치가 있다. 그것은 그 시간을 어떻게 사용하는지에 달려 있다. 만일 그 시간에 환자가 근관치료를 받도록 공격적으로 밀어붙인다면, **상호소통하는 관계**의 동등성과 서로의 가치 존중이 실제로 지켜질지 의문이다. 다른 한편, (어느 쪽도 그럴 시간을 낼 수 없을 수도 있지만) 사려 깊은 대화를 나눌 시간을 낼 수 있다면 양측 모두 존중하려는 환자의 **구강건강** 가치로 인해, 치료에 대한 공동 결정을 내릴 수 있을지도 모른다.

상호 심사숙고 끝에 비아니 씨가 근관치료를 받지 않기로 한다면 닥터 클라크는 어떻게 해야 하느냐는 질문이 제기된다. 비아니 씨의 근관 치료 거절이 자율적인 결정이라고 가정하면, 닥터 클라크는 비아니 씨의 **자율성** 존중의 도덕적 중요성과 전문직업인 의무의 중요성 때문에 그 선택을 존중하는 입장을 취할 수도 있다. 그 뒤에 그녀가 어떻게 해야 하는지는 대안 치료(예컨대 단순 발치 또는 발치 후 교합 유지 및 온전한 치열 유지를 위한 대체물 삽입)의 적정성에 대한 그녀의 판단에 달려있다.

비아니 씨가 주의 깊게 상호소통하면서 심사숙고한 뒤에 근관치료를 받지 않기로 할 경우, 닥터 클라크는 이 선택을 자신과 비아니 씨가 함께 내린 선택으로 볼 이유가 있을 것이다. 그러나 그들 사이에 앞 단락에서 언급한 바와 같은 종류의 대화가 없으면, 그녀가 자신은 비아니 씨의 그릇된 선택을 마지못해 지지하는 것으로 볼 가능성이 높다는 점을 주목하라. 즉, 치과의사가 환자의 자율적인 선택을 수행한다는 사실만으로 자동으로 **상호소통하는 관계**라는 이상이 실현되었음을 의미하지는 않는다. 치과의사와 환자 사이의 **이상적인 관계**는 **상호소통하는 관계**라는 제안은 종종 **고지된 동의**(informed consent)라는 보다 낮은 윤리 규범과 법률의 최소 기준에 도달하는 데 필요한 것보다 훨씬 많은 소통과 협력을 요구한다.

그러나 마지막으로, 비아니 씨의 근관치료 거절이 자율적인 선택이었다는 가정 하에서도 닥터 클라크는 조금 전에 언급한 것과 같은 상호 대화 없이, 그리고 비아니 씨에게 무슨 일이 벌어지고 있는지 완전히 알려주지 않은 채 지금 당장 근관 치료를 시작해야 한다는 입장을 취할 수도 있다. 즉, 그녀는 이 상황에서는 **가부장주의가 정당화될 수 있다고** (비아니 씨 자신의 더 큰 이익을 위해 그의 **자율성**을 침해하는 것이 윤리적으로 정당화될 것이라고) 판단할 수도 있다. 닥터 클라크가 자신에게는 치과의사-환자 관계(비아니 씨는 이 관계 안으로 들어오기로 선택했다)의 인정된 부분인 치과의사로서 서약한 가치들(이 가치들은 이 책에서 치과계의 **핵심직무수행가치**로 불린다)이 있기 때문에, 이 가치들 중 일부가 환자의 자율적 선택 존중보다 중요할 경우 자기는 이 특별한 사안에서 비아니 씨의 **자율성**을 존중하기보다, 그를 위해 더 중요한 그 가치를 창출하기로 선택했다고 가정해보자.

이런 식의 추론을 정당화하기 위해서는, 닥터 클라크는 두 가지 사항에 대해 주의 깊게 생각해야 할 것이다. 하나는 치과의 윤리적 책무의 다른 요소들이 치과의사가 **상호소통하는 관계**를 위해 노력해야 할 의무를 능가할 수 있는지 자문해 보는 것이다. 전문직업인 의무들이 서로 충돌하는 상황에 관한 이 주제는 6장에서 검토한다. 두 번째는 치과계의 **핵심직무수행가치**들을 적시하고 이 가치들이 중요성 측면에서 순위가 부여될 수 있는지 결정하고, 이 가치 중 환자의 **자율성**보다 순위가 앞서는 가치들이 있는지 물어보는 것이다. 이 문제는 다음 장의 주제다.

5

치과계의 핵심직무수행가치

사례 : 가장 싸면 된다

건강 상태는 좋으나 홀로 사는, 이나 커클란드(68세)는 극심한 통증을 앓고 있다. 그녀의 진료는 다른 환자의 오전 10시 예약 전인 오전 9시 40분으로 약속이 잡혔다. 그녀의 치아 상태는 전반적으로 좋은 편이지만, 상악 좌측 제 1소구치는 오랫동안 문제가 있었다. 닥터 루반과 커클란드 부인은 조만간 그 치아가 근관치료나 발치와 보철치료가 필요하다는 것을 알고 있었다. 진찰을 마치자마자 닥터 루반은 그때가 왔다고 말한다. 설측 교두가 갈라졌고 치수가 노출되었다.

커클란드 부인은 돈이 많지 않고 민영 치과보험에도 들지 않았다. 그녀는 작고한 남편의 유족 연금으로 생활하며, 일주일에 몇 번 자기 집에서 아이들을 돌봐주는 것으로 생활비를 보태고 있다. 그녀는 다른 곳에 쓸 돈도 없지만, 치과 치토를 위한 여력이 거의 없었다. 치과에 내원할 때마다 그녀는 항상 가계부를 걱정했다.

닥터 루반은 이를 빼면 보철치료를 해야 해서 그것보다는 근관치료 후 포스트를 세우고 크라운을 씌웠으면 한다. 그러나 근관 치료는 단순 발치보다 비용이 더 든다. 이를 빼고 고정성 보철이나 임플란트를 생각할 수도 있지만, 이는 그보다 치료비가 더 들어서 이 또한 유용한 선택이 아니라고 판단한다.

또 발치 후에 가철성 부분 틀니를 하면 비용은 덜 들겠지만, 나중에 파손되거나 지대치가 썩어서 다시 하게 될 수도 있다. 닥터 루반은 발치만 하고 공간을 그냥 놔두는 것도 생각한다. 분명히 고령 환자의 경우는 이렇게 할 수도 있지만 커클란드 부인은 절대로 그렇게 하지 않을 것이라고 잘라 말했었다.

이제 닥터 루반이 커클란드 부인에게 이 세 가지 대안 즉, 근관 치료 및 포스트와 크라운, 발치 후 보철 치료, 보철 치료 없는 단순 발치를 설명한다면 그녀가 가장 저렴한 치료를 선택할 것이라고 확신한다. 치아를 상실하면 보철 치료가 필요하고 그렇지 않으면 치아가 이동하여 교합이 변하는 위험에 대해 그녀가 잘 알고 있다 할지라도 말이다. 그녀는 자기는 늙어가고 있어서 싸고 간단한 치료로 견딜 것이라고 자주 말했었다.

그리고 근관 치료는 힘들다. 근관구조가 복잡하거나 치근이 파절된다면 나중에 다시 발치해야 할 수도 있다. 닥터 루반은 이런 가능성에 대해 어떤 식으로든 말해야 하지만 너무 많이 설명하면 환자는 단순 발치가 더 나은 치료라고 생각할 수도 있다.

한편 닥터 루반은 환자에게 설명할 때 이런 점을 얼마나 부각할지 조절할 수 있다. 사실은 어떤 쪽을 선택하든 그것이 더 설득력 있어 보이게 설명할 수도 있다. 근관 치료와 크라운의 효용성을 강조하면서 발치 후의 보철물의 불편감, 발치 후 방치할 경우의 문제점들을 언급함으로써 근관 치료를 선택하도록 유도할 수도 있다. 그러나 그렇게 하면 환자의 **자율성**이 침해되기 때문에 이렇게 하는 것을 삼가고 있다.

단순 발치를 대안에서 제외시킬 수도 있지만 그렇게 하면 환자의 자유로운 선택을 방해하는 것이 된다. 그가 선호하는 치료는 아니지만 여전히 임상적으로 수용할 수 있는 치료 방안을 알려주지 않게 되는 것이다.

그러나 근관 치료와 크라운이 가장 지불할 가치가 있는 치료라고 닥터 루반은 확신한다. 그는 환자의 형편과 불안해하는 것을 아는 입장에서 저렴한 치료가 그녀의 자유로운 선택인가 아니면 필수인가를 생각한다.

닥터 루반은 어떻게 해야 하고 그 근거는 무엇인가?

전문직의 핵심직무수행가치

각 전문직의 직무수행, 즉 고객의 이익을 위한 해당 직종의 전문성 적용은 필연적으로 고객 복지의 특정 측면에만 초점을 맞춘다. 사회는 어떤 전문직업인 집단에 대해서도 그들의 고객 복지 **전체**에 대해 전문직업인이 되리라고 기대하지 않는다. 따라서 어떤 전문직도 그들 고객의 모든 가치를 확보해 줘야 할 책임은 없다. 물론 특정 직종의 고객 가치 실현은 이 가치와 고객 각자의 전인과의 관계에 의존한다. 많은 전문직이 표방하는 고객의 "모든 사안"에 주의를 기울인다는 주장은 일부 진실인 측면이 있지만 각 전문직이 초점을 맞추는 가치는 한정되어 있다. 따라서 고객을 위해 그 가치를 확보하는 것이 그 직종의 주된 의무이다. 이 책에서는 이 가치를 해당 직종의 핵심직무수행가치라고 부른다.

이번 장은 치과 직무수행과 치과계의 핵심직무수행가치는 무엇이냐는 질문에 답하는 것을 목표로 한다. 치과계의 구성원 각자에게는 환자 각각을 위해 인간 복지의 어떤 측면을 (해당 환경에서 가능한 최대로) 확보할 임무가 맡겨졌는가? 또한 핵심직무수행가치가 다수 존재한다면 이 가치들이 똑같이 중요한지, 아니면 이 가치들이 동시에 달성될 수 없을 경우 일부 가치가 다른 것들보다 우선하는지 질문할 필요가 있다. 즉, 이 가치들의 우선순위에는 어떤 서열이 있는가?

그러나 이 질문들을 고려하기 전에, 다른 두 질문을 먼저 다뤄야 한다. 첫째, 누가 특정 전문직의 핵심직무수행가치들을 정하는가? 둘째, 우리는 현재 특정 사회에서 특정 직종의 핵심직무수행가치로 받아들여진 가치들을 어떻게 파악할 수 있는가? 특정 사회에서 치과 직무수행과 치과계의 핵심직무수행가치를 결정하는 사람은 개별 현업 종사자가 아니다. 개별 치과의사는 치과의사로서 치과계의 직무수행 의무들을 받아들이기로 선택하기에, 이 점에서 치과계의 핵심직무수행가치에 대한 치과의사 각자의 책무는 해당 치과의사 자신의 결정이다. 그러나 이 책무의 내용은 치과계와 사회 공동체 사이의 지속적인 대화의 산물이다. 따라서 어떤 사람이 치과의사가 되기로 선택할 때, 그 지속적인 대화에서 적시된 가치들, 즉 개별 현업 종사자들이 스스로 고안해 낸 일련의 가치들이 아니라 이 사회가 인정한 전문직인 치과계의 핵심직무수행가치를 받아들이고 이를 준수하기로 서약한다.

치과의사가 되는 사람은 특정 사회에서 현재 치과계의 핵심직무수행가치들이 변경 또는 상당한 조정이 필요하다고 생각할 수도 있다. 따라서 그런 사람은 치과계 구성원으로서 치과계와 사회 공동체 모두에서 치과 직무수행에 핵심적이라고 받아들여진 가치들을 변경하거나 조정하기 위해 노력할 수 있다. 그런 치과의사에게는 자신이 해당 직종의 직무수행에 올바르지 않다고 판단하는 가치들을 양심적으로 얼마만큼, 때로는 완전히 거부하기까지

해야 하느냐는 미묘한 윤리 문제가 제기될 수 있다. 그러나 그런 모든 성찰과 선택의 출발점은 특정 사회에서 특정 전문직의 규범은 무엇보다 해당 전문직업인 집단과 사회 공동체 사이의 지속적인 대화의 산물이다. 그것은 개별 현업 종사자나 해당 전문직업인 집단의 일방적인 선택의 산물이 아니다.

환자의 이익을 최우선으로 하는 가치

"치과계의 **핵심직무수행가치**"라는 표현은 얼핏 보면 **치과의사**의 가치를 가리키는 것으로 보일 수도 있다. 그러나 이 표현의 의도는 무엇보다도 **환자들을 위한 가치**를 가리킨다. 이 책에서 제공되고 있는 치과계의 **핵심직무수행가치** 개념은 무엇보다도 치과의사들이 그들의 직종에 종사함으로써 **환자들이 받는** (그리고 아직 특정 치과의원의 환자가 아니거나 결코 환자가 되지 않을 수도 있는 일반인들에게 직간접으로 영향을 줄 수 있는) 이익을 가리킨다. 앞에서 강조하였듯이 치과 직무수행의 모든 측면은 가치가 관련되어 있기에, 치과의사가 환자와 관련해서 하는 모든 행동은 무엇보다도 환자를 위한 일련의 가치들을 달성하는 방향으로 수행해야 한다. 그것은 주로 전문직업인의 직무수행의 모든 측면을 형성해야 하기 때문에 치과 직무수행에 "핵심적"이라 불리고 치과의사가 환자 치료와 관련해서 수행하는 모든 일을 형성해야 하기 때문에 "직무수행 가치"라 불린다. 그 가치들은 치과의사가 환자를 위해, 치과계가 사회 공동체를 위해 달성하려고 애쓰는 가치들이다.

치과의사가 환자에게 줄 수 있는 이익을 스스로 가치 있게 여기지 않는 사람이 치과의사가 된다는 것은 매우 이상할 뿐만 아니라, 심리적으로도 불가능할 것이다. 따라서 우리는 치과의 **핵심직무수행가치**는 치과의사도 개인적으로 가치 있게 여기는 삶의 측면들이라고 기대할 수 있다. 치과의 **핵심직무수행가치**를 추구해야 하는 첫째 이유는 이것이 바로 치과계가 사회 공동체에 **자신들이 봉사하는 사람들을 위해**, 즉 무엇보다도 치과 환자들을 위해 달성하기로 노력하겠다고 서약한 가치이기 때문임을 기억해야 한다.

전문직의 핵심직무수행가치 파악하기

그렇다면 우리 사회에서 현재 치과계와 치과 직무수행에 핵심적이라고 받아들여진 가치들을 어떻게 식별할 수 있는가? 간략히 답하면 사회 구성원들과 해당 직종 구성원들의 상호소통뿐만 아니라 그들의 **행동**과 **대화**를 주의 깊게 조사해야 한다는 것이다. 즉, 치과계 구성원들과 환자들이 대화하고 치과 치료에 관한 의사결정을 할 때 행동과 대화를 주의 깊게 조사함으로써 **핵심직무수행가치**를 식별할 수 있다. 즉, 치료에 대해 왜 추천하고 선택하며 실행하는지를 설명하는 이유와 그것을 받아들이는 이유, 사회 공동체가 치과의사와 환자 사이의 관계에서 그런 결정과 설명이 타당하다고 인정되는 이유를 살펴보면 이 가치들을 식별할 수 있다.

이것이 길지만 "짧은" 답변이다. 왜냐하면, 긴 답변은 해당 사회에서 치과 직무수행과 관련된 행동과 대화에 관한 모든 데이터를 실제로 거르고 분류하는 작업과 관련이 있기 때문이다. 사실 치과계를 대하는 우리 모두와 치과계 구성원 그리고 구성원이 되려는 사람들은, 의식하지는 않더라도 끊임없이 이 데이터를 생각하면서 치과계 **핵심직무수행가치**에 대한 이해를 형성한다.

이상적으로는, 치과 전문직과 치과 직무수행에 관심 있는 사람들이 데이터를 분류하는 일을 훨씬 더 명확히 수행한다. 그들은 발견한 내용을 행동과 대화로 표현해서 관심 있는 당사자들이 이를 평가하도록 제공한다. 그렇게 해서 전문직 규범의 내용에 관한 합의가 형성된다. 전문직 윤리강령과 이에 대한 자문 의견에 나타난 직무 수행 규범에 관한 설명은 또 다른 노력이다. 이 책에 제공된 치과 직무수행 규범에 대한 설명은 이 과정의 또 다른 부분이다.

치과 단체가 제안한 윤리강령은 권위있는 치과의사 그룹에 위임되고 지지되기 때문에, 치과계 **핵심직무수행가치** 형성에서 중요한 위치를 차지한다. 따라서 그런 강령의 저자들은 이 책의 공저자들이나 다른 학술 논문과 책의 저자들보다 치과계를 훨씬 더 잘 대표한다고 할 수 있다. 그러나 그런 강령을 결정할 때 그 세부 사항들은 사회 공동체에 좀처럼 알려지지 않으며, 그런 강령을 제정할 때 치과의사가 아닌 사회 공동체 구성원이 대표로 참여하는 일은 극히 드물다. 따라서 윤리강령은 종종 그 대화의 한쪽만을 대표한다. 다른 한편, 이런 책과 치과 윤리의 특정 주제에 관한 학술 논문들은 윤리강령이나 자문 의견보다 훨씬 자세하게 치과 직무수행 규범을 조사하고, 의문을 제기하고, 대안과 다른 고려사항을 제안할 수 있다. 따라서 지속적인 대화가 더 명확해지기 위해서는 양측의 노력이 필요하다.

따라서 이 책에서 제시하는 전문직업인 규범과 의무에 관한 많은 진술은 치과계와 사회 공동체 사이의 현재 대화 내용에 관한 가설로 읽혀야 한다. 이 진술들은 두 집단이 우리 사회의 치과계와 치과 직무수행 형성에서 인정하는 규범들과 가치들을 명확히 하는 것을 목표로 한다. 그러나 이 진술이 "단지" 가설일 뿐이지만, 여기서 제공된 치과의 전문직업인 규범과 의무에 대한 설명은 저자들의 상상력의 구성물에 불과한 것은 아니다. 이 진술들은 입수할 수 있는 전문직의 의무의 성격, 토대, 함의에 관한 가장 정교한 개념들을 사용해서 우리 사회와 치과계에 대해 광범위하고 주의 깊게 분석한 내용에 기반을 둔 것이다. 독자들도 이를 사려 깊게 평가할 수 있도록 그 내용의 많은 부분을 요약해서 수록했다.

저자들은 이 책에 표명된 치과 전문직의 규범에 관한 주장들은 사실 데이터가 잘 뒷받침한다고 믿는다. 즉 이 주장들은 치과 전문직업인, 그들의 환자, 그리고 사회 공동체의 다른 구성원들의 행동과 대화로 (취해진 행동과 주어진 이유로) 뒷받침된다.

치과계의 핵심직무수행가치

치과의사는 환자를 돌볼 때 본질적으로 가치와 관련된 많은 결정을 내린다. 이런 결정들을 내릴 때 경합하는 가치들에 대해 의식적으로 검토하지는 않는다. 왜냐하면 치과의사가 인도받는 가치는 전문직업인 직무수행의 잘 확립된 습관의 결실이기 때문이다. 그러나 가치의 내용이 명시적이든 묵시적이든, 치과의사는 가치가 중요한 역할을 하는 많은 결정을 내리지 않고서는 직무를 수행할 수 없다. 즉 치과 진료는 기술적인 판단과 기량 문제일 뿐만 아니라, 그 치과의사가 환자를 위해 직접 또는 그 환자와의 관계의 일부로서 특정 가치를 실현하고자 하는 활동이기도 하다.

달리 표현하자면, 환자의 구강건강에 필요한 조치를 취하지 못하더라도 환자를 기분 좋게 하면서 칭찬을 받는 데에만 관심을 두는 치과의사가 있다고 가정해보자. 아니면 위험에서 느끼는 흥분과 짜릿함을 환자에게 가하면서 환자에 가해지는 위험을 최소화하려는 노력은 하지 않는 치과의사를 상상해보자. 물론 그런 치과의 고객층은 제한적일 것이고, 치과를 잘 아는 환자라면 이런 부류의 치과의사들을 모두 피할 것이다. 그러나 비위 맞춰주기를 좋아하는 사람도 있고 위험을 즐기는 사람도 있어서 이들에게 고정 고객이 될 수 있다. 그렇지만 이런 치과의사들은 전문직업인으로서 인정받을만한 방식으로 일하는 것인가? 우리 사회에서 인정되는 진료 기준으로 보면 분명 부적절한 행동 방식이다. 방향 설정과 가치 지향이 잘못되어서 생기는 옳지 않은 행동이기 때문이다.

모든 직종에서와 마찬가지로, 치과 직무수행의 적절한 가치가 있으며, 모든 치과의사는 전문직업인으로서 자신의 환자를 위해 이러한 가치를 달성할 책무가 있다. 치과의 **핵심직무수행가치**는 무엇인가? 우리 사회에서는 여섯 개의 가치가 치과의 **핵심직무수행가치**로 받아들여진다.

1. 환자의 생명과 전신건강
2. 환자의 구강건강
3. 환자의 자율성
4. 치과의사가 선호하는 진료 패턴
5. 심미적 가치
6. 치과 자원 사용의 효율성

이 여섯 가지 가치에 어떤 순위를 부여할지에 관한 질문은 이번 장의 뒷부분에서 논의할 것이다. 그러나 그 전에 각각의 가치에 대해 설명해야 한다

환자의 생명과 전신건강

환자의 **생명과 전신건강**은 실제로 치과의사의 판단에서 중요한 역할을 하는 가치임이 확실하다. 이 가치는 환자의 **구강건강**만큼 많이 논의되지는 않지만, 치과의사가 검진하는 모든 환자와 치과의사가 추천하거나 수행하는 모든 치료는 이 가치의 토대에서 평가해야 한다. 이 사실을 고려하지 않고 특정 치료를 추천하거나, 환자의 생명을 위험에 빠뜨리는 상태를 무시하거나 부인하는 치과의사는 전문직업인답지 않게 행동하는 것이다. 또한 환자의 구강 상태와 그 환자의 건강의 다른 측면들 사이의 연결 관계에 주의를 기울이지 않는 치과의사는 그에 대해 전문직업인으로서 중대한 책임을 진다.

치과 직무수행에서의 다른 가치들에 비해 환자의 **생명과 전신건강**이라는 이 가치의 상대적 중요성을 성찰할 필요가 있다. 환자의 **생명과 전신건강**은 치과의사가 달성하려고 노력하는 다른 모든 가치에 우선한다고 말하는 것이 옳은가, 아니면 치과 직무수행에서 다른 가치들이 이 가치보다 더 중요한가? 이 문제는 다음 섹션에서 자세히 검토할 것이다. 그러나 우선 치과계의 **핵심직무수행가치** 중 다른 다섯 가지 가치들에 대해 설명할 필요가 있다.

환자의 구강건강

환자의 **구강건강**은 치과의사가 자신의 환자를 위해 달성하고자 하는 가장 명백한 가치다. **구강건강**은 아주 간단한 개념으로 보일 수도 있지만, 실제로는 상당히 복잡한 개념이다. 물론 적절한 구강 기능에 대한 일반 기준이 있지만, 환자의 적절한 기능 발휘는 환자의 나이, 치아 발달 양상, 다른 건강 상태, 심리적 및 기능적 필요, 그리고 해부학적 구조 등의 구체적인 변수들에 달려 있다. **구강건강**은 또한, 구강 기능에 통증이 없다는 개념도 포함한다. 그러나 통증과 불편은 상대적인 용어이며, 치과의사가 특정 환자에게 적용해야 하는 구체적인 기준은, 이미 언급한 변수들에 의존한다. 그러나 그 내용의 복잡성에도 불구하고, **구강건강**은 치과의사들이 실제로 매일 내리는 판단에서 매우 중요한 역할을 한다. 이 책에서는, **"구강건강"**이라는 **핵심직무수행가치**는 적절하고 통증이 없는 구강 기능 발휘로 정의할 것이다.

구강건강이라는 개념의 복잡성은 건강 자체의 개념이 가지는 복잡성의 연장에 지나지 않는다. 건강은 단지 사실에 기반을 둔 개념만은 아니다. 건강이란 인간이 선호하는 어떤 특징과 상태들을 식별하는 데 사용되기 때문에 평가 개념이기도 하다. 건강에 관한 더 넓은 개념을 자세하게 연구하는 것은 이 책의 범위를 넘어서지만, 치과계의 구성원들을 포함한 모든 의료 공급자들은 이 개념의 의미와 전문직업적인 직무수행에 대한 이 개념의 뜻을 주의 깊게 생각해 보면 좋을 것이다.

환자의 자율성

앞 장에서 **"자율성"**에 관해 길게 논의했다. **자율성**을 치과계의 **핵심직무수행가치**의 하나로 보는 5장의 이 논의에서도 4장에서 채택된 "자신의 가치, 목표, 목적 및 행동 원칙의 토대에서 선택하고 행동하는 것"이라는 짧은 정의를 계속 사용할 것이다.

고지된 동의(informed consent)라는 전문직 원칙 및 법률적 원칙의 중요성, 그리고 4장에서 설명된 치과의사-환자 관계에서 **상호소통 모델**을 이상적 모델로 간주하는 이유, 이 사항들은 왜 치과계의 **핵심직무수행가치** 목록에 환자의 **자율성**이 포함되어야 하는지에 대한 충분한 이유가 될 것이다. 그러나 이 장의 뒤에서 치과 **핵심직무수행가치**의 상대적 중요성이 논의의 초점이 되고, 그 가치 순위가 부여될 때 환자의 **자율성**의 상대적 중요성 문제는 더 복잡하다는 점을 설명할 것이다.

치과의사가 선호하는 진료 패턴

기술적인 역량을 갖추고 직무를 수행하는 치과의사도 여전히 많은 선택을 해야 한다. 이 선택 중 몇 가지는 일반인도 쉽게 인식할 수도 있다. 예를 들어, 치과의사는 치료 의자와 진료실 배치 방식도 선택해야 한다. 그러나 치과의사는 일반인이 거의 인식하지 못하는 더 많은 선택을 하며, 중요한 선택도 많다. 예를 들어, 다양한 스타일과 브랜드의 기구들, 다양한 약재와 치과 재료 등이 있다. 기술이 급속히 발전하기 때문에 주요 치과 장비의 가치 및 유지관리 비용에 관해 광범위한 선택을 해야 한다. 치과 임상에서 대부분의 진단, 수술, 기타 절차들에 대해 수용할 수 있는 다양한 접근법 중에서 치과의사가 결정하는 선택은 훨씬 더 복잡하다. 치과의사는 이 모든 영역에서 환자의 편의와 치료 결과, 치과의사 자신의 시간 · 노력 · 돈에 대한 산출, (실무에서 반복적으로 사용함으로써 의식적으로 집중하지 않아도 습관적으로 사용할 수 있게 된) 치과의사의 능력, 그리고 각 대안에 대해 치과의사 자신이 느끼는 편안함과 신뢰 정도 등을 고려해서 대안을 선택해야 한다.

이러한 선택에는 치과의 다른 **핵심직무수행가치** 아래에서 언급된 가치들 외에는 다른 가치들이 관련이 없어 보일 수 있다. 즉, 이들 다른 가치들이 실현되고 나면 치과의사의 개인적 선호 외에는 다른 어떤 것도 관련이 없어 보일 수 있다. 그러나 사실은, 이런 선택에는 너무 쉽게 간과되기 때문에 주의 깊게 명시해야 할 미묘한 전문직업인의 가치가 걸려 있다.

특정 환자의 임상적 필요 상황이 발생할 때마다 전문성 적용의 모든 세부사항을 의식적으로 판단하고 선택해야 한다면 누구도 이 일을 효과적으로 수행할 수 없다. 따라서 유능하고 효과적인 전문직업인이 된다는 것은 상당 부분 전문성의 여러 측면을 의식적인 주의를 기울이지 않고 **습관적**으로 적용할 수 있게 되는 과정이다. 그런 습관들, 즉 치과 관련 인식, 가치평가, 판단, 행동 습관을 최초로 계발하는 것이 치과대학 교육의 주요 목표다. 젊은 치과 의사가 현업 초창기에 그런 습관을 더 계발하려면 진료의 세부 사항들에 의도적으로 주의를 기울이고 필요한 분야의 보수교육을 받아야 한다. 치과의사는 진단과 수술을 불문하고 특정 술식을 의식적인 판단 없이 다룰 수 있을 때만, 특정 환자의 독특하고 이례적인 문제가 있을 때 이에 효과적으로 주의를 기울일 수 있다. 또한 통상적으로 보였던 상황이 어떤 이유로 잘못될 경우 이에 효과적으로 대응할 수도 있다.

따라서 기술적으로 수용할 수 있는 치료 방법 범위 내에서 치과의사가 편안해 하고, 자신 있어 하며, 선호하는 특정 진료 방식은 주관적이거나 가치 중립적인 것이 아니다. 오히려, 치과의사는 특정 진료 방식이 자신이 효과적으로 습관화할 수 있으므로 이것을 자신의 습관적인 진료 방식으로 만들기 원하는 것인지를 경험을 통해 배워야 한다. 그런 판단들은 전문직업인의 적절한 치과 진료를 위해 객관적으로 치과의사에게만 중요한 것이 아니라 분명히 환자들에게 진정한 가치가 있으며 실제로 환자 자신이 깨닫는 것보다 훨씬 더 큰 가치가 있다. 그러므로 이 진료 패턴이 환자들에게 미묘하지만 상당한 이익을 주기 때문에 치과계의 **핵심직무수행가치**에 대한 우리의 설명은 이 패턴을 포함해야 한다. 한 가지 예로, 많은 치과의사는 발치 후 빈 공간에 인접 치아가 건강하고 골조직이 적절한 경우라면, 브리지 대신 임플란트를 추천한다. 다른 이익 외에도 지대치로 사용될 인접 치아의 건강한 법랑질을 제거할 필요가 없어서 임플란트가 그 상황에서 더 보존적 접근법이라고 믿는다. 그러나 임플란트 시술은 총비용 증가, 수술의 필요성, 그리고 때로는 6개월이 넘게 걸리는 기간 등의 단점들이 있다. 이런 치료법 외에도 여타의 치료법들이 표준적인 치료로 간주된다. 그러나 치과의사는 통상적으로 장단점을 비교한 상대적 가중치에 대한 자신의 판단과 임플란트 시술 경험, 즉 자신이 이를 어느 정도로 습득했고 습관화했는지에 따라 추천할 것이다. 이처럼 경험에 기초한 선호는 **선호하는 진료 패턴**(Preferred Pattern of Practice)의 한 예다.

때로는 치과의사의 진료 철학이라 불리는 것도 일반성의 정도 차이는 있지만 마찬가지다. 기술적으로 능숙한 치과의사라면 기구나 소독제 선택, 치료방식의 접근 등과 같이 진료의 특정 요소를 달리 선택할 수 있을 뿐 아니라, 기술적으로 타당한 진료 범위 내에서 치료에 관한 다른 "철학"을 선택할 수 있다.

예를 들어, 어떤 치과의사는 자연치아를 살리기 위해 모든 노력을 다한다. 다른 대안이 없는 한 자연치아를 빼지 않으려 하고 만족스럽지 않으면 다른 치과의사에게 의뢰한다. 다른 치과의사는 이보다는 유연하여 환자에게 자연치아 보존을 권유하지만, 환자가 원한다면 기꺼이 다른 치료도 제안한다. 그리고 또 다른 치과의사는 주어진 상황에 추천할 만한 치료법을 어느 한쪽으로 유도하지 않고 동등하게 제시한다. 세 명의 치과의사는 기술적으로 수용 가능한 진료 범위 내에서 일하는 한, 그들 중 누구도 환자의 **생명과 전신건강** 및 **구강건강**이라는 **핵심직무수행가치**를 위반하는 것이 아니다. 그러나 치과의사마다 무엇이 "기술적으로 수용 가능한 진료"인지에 관해서는 의견이 다를 수 있지만, 일반적으로 치과계 전체의 판단이 적절한 기준이 될 것이다.

치과의사의 진료 철학이란 기술적으로 타당한 범위라고 간주되는 선택들을 한데 모은 것으로서, 진료 철학은 실제로 여러 방식으로 그런 선택들에 초점을 맞추고 그런 선택들을 결정한다. 진료 철학이란 치과의 목표가 무엇인지 묻는 근원적 질문에 관한 환자와의 논쟁이 필요 없도록 습관이 되어 진료에 영향을 준다. 이러한 이유로 치과의사의 진료 철학은 **핵심직무수행가치**의 한 부분을 차지한다.

유사한 방식으로, 치과의사 각자는 자신이 가장 효과적으로 진료를 수행할 수 있는 환경을 결정하고, 그 환경 요소와 상호소통을 습관화해야 한다. 많은 치과의사가 선호하는 환경은 전형적인 치과이지만 치과에는 다음과 같은 여러 유형이 있다. 치과 의사가 모든 **구강건강** 작업을 혼자서 하는 단독 치과, 치과 보조 인력의 도움을 받는 단독 치과, 치과위생사들의 서비스를 포함하는 치과, 공중보건의나 군의관처럼 다양한 조직 구조의 여러 명의 치과의사가 일하는 병원 등이 있다. 이런 선택에서 치과의사는 효과적으로 치료하는 방식을 습관화하기 적합한, 가장 "편안한" 진료 환경을 선택하는 것이 좋다.

습관적인 진료 방식에 관한 모든 선택이 기술적으로도 정당하다고 판단되는 범위 안에 있다면, 이 책에서는 이를 **선호하는 진료 패턴**이라고 부를 것이다. 다른 다섯 가지 가치들에 대한 이 **핵심직무수행가치**의 상대적 중요성은 아래에서 논의할 것이다.

심미적 가치

구강과 안면의 외모는 일반적으로 **전신건강**의 심리적 요소와 중요한 연관성이 있어서, 치과의사가 주의를 기울이지 않는다면 분명히 전문직업인으로서 실패한 것이다. 그러나 이런 고려사항들 외에도 **전신건강** 및 **구강건강**과 직접 연관된 기준 즉, 치아의 크기, 형태, 색상, 위치 등, 치과계가 인정하는 기준이 있다. 이는 치과계가 동의하는 것으로 치과대학에서 처음 배우고 임상을 통해 그리고 동료 치과의사들과 교류하면서 다져가는 기준이다. 그러므로 환자를 진료하면서 이 기준에 주의를 기울이지 않는 치과의사는 전문직업인으로서도 실패하는 셈이다. 따라서 치과계의 **핵심직무수행가치**는 **심미적 가치**를 포함한다.

그렇지만 이러한 **심미적 가치**와 구강 및 안면 외모에 대한 환자들의 개인적인 의견 차이를 구별할 필요가 있다. 환자들이 취할만한 외모에 대한 적절하고 통일된 기준이 없으므로 최근에는 자연 색상보다 흰 치아를 선호하는 추세가 강하다. 그러므로 환자의 심미적 판단과 관련해서, 치과의사는 주로 각 환자가 자신의 미적 기준에 따라 판단하도록 함으로써 이 **핵심직무수행가치**를 존중한다.

그러나 이러한 사회 통념에 대한 치과의사의 해석은, 의료 서비스 제공을 결정할 때 중요한 역할을 한다. 왜냐하면 사회의 기준을 심각하게 벗어나면 환자의 심리적 복지에 영향을 줄 수도 있으니, 치과의사는 환자의 **전신건강**을 위하여 이 점을 고려해야 하기 때문이다. 전문직의 입장에서 볼 때 **구강건강**이 **심미적 가치**보다 훨씬 중요하기 때문에, 외모에 대한 환자의 판단에 따른다 해서 건강한 치아에 심각한 피해를 주는 것이 절대 정당화되지 않는다. 예를 들어 환자가 치아를 희게 해달라거나 보석을 입혀 달라고 할 때 단지 환자가 원한다는 이유로 건강한 치아를 삭제하는 것이 타당하냐는 어려운 판단을 내리지 않으면 안된다. 환자에게 해롭지 않다면 환자의 선택을 존중하는 것 외에는 환자 자신의 심미적 판단에 적용할 치과계의 기준이 아직 정해져 있지 않다.

그러나 치과의 전문성에는 수복의 적절하고 자연스러운 형성 및 수복 치료, 심미 치료, 치과의 다른 많은 측면에서 형태, 색상, 기능에 관한 인정된 기준 또는 일련의 기준이 있다. 이 기준 중 일부는 **구강건강**과 관련이 있을 수도 있지만, 심미 기준의 많은 내용은 **구강건강**과 **전신건강**의 맥락과는 무관하고 형태나 색상 또는 기능에 관련이 있다. 그럼에도 불구하고 이 기준들은 진료를 판단하기 위한 **객관적인** 기준을 구성하는데, 이는 우리 사회의 치과계에서 실제로 인정된 진료 기준이기 때문에 객관적이다.

심미적 가치의 상대적 우선순위, 특히 이 가치가 치과의 다른 **핵심직무수행가치**와 경합할 때의 우선순위 및 치과의 전문직 윤리의 다른 측면들과 관련된 윤리 문제들은 13장에서 검토할 것이다.

치과 자원 사용의 효율성

효율성은 보편적인 가치라서 치과 진료에서는 다른 직업보다 중요한 것으로 보이지 않을 수도 있다. 그러나 효율성은 치과 임상에서 실제로 중요한 위치를 차지한다. 사회는 치과의 전문성 개발과 환자들을 돌보기 위해 사용되는 특화된 자원을 지원하기 위해 오랜 기간 많은 자원을 지출했다. 사회는 또한 구강건강에 관한 문제에서 치과계의 특별한 사회적 권위와 권위에 수반하는 힘을 주기 위해 또 다른 미묘한 투자도 해왔다. 특정 필요에 대응하기 위해 사회의 교육, 연구, 정치, 시민 집단 안에서 이런 투자들이 이뤄져 왔다. 이러한 필요 및 사회가 지출하는 자원의 중요성, 그리고 전문성, 시간, 에너지, 물리적인 자원은 무제한으로 공급되지 않으며, 이런 자원 사용을 위해서는 특별한 노력이 필요하다는 것을 생각해보면, 자원을 낭비하는 치과의사는 환자의 이익을 추구하더라도 전문직업인답지 않다.

물론, 치과의사의 생계는 (다른 전문직 구성원들의 생계와 마찬가지로) 자신의 전문직 업무를 효율적으로 수행하는 데 의존하기 때문에 치과 자원을 이런 식으로 낭비하려는 치과의사는 거의 없다. **치과 자원 사용의 효율성**을 전문직의 **핵심직무수행가치** 중 하나로 포함하는 이유는 그런 효율성은 치과의사의 이익 문제일 뿐만 아니라 사회 공동체에 대한 의무이기도 하기 때문이다. 이 가치는 환자들이 그 치과의사에게 어떻게 진료를 받느냐는 관점에서와 치료를 받기 위해 치과계의 효과적인 활용에 의존하는 전체 사회 구성원의 관점에서 치과의사가 자신의 환자에게 지는 의무이기도 하다. 그러나 **치과 자원 사용의 효율성**이 치과의 다섯 가지 다른 **핵심직무수행가치**에 비해 얼마나 중요한가, 이 가치들은 서로에 비해 얼마나 중요한가라는 문제가 남는다. 그것이 다음 섹션의 주제다.

치과계의 핵심직무수행가치의 순위

이 여섯 가지 **핵심직무수행가치**의 적절한 순위는 무엇인가? 이 가치 중 언제나 다른 모든 가치에 우선하는 가치가 있는가?

일부 치과 진료에서는 모든 **핵심직무수행가치**들이 다른 가치들과 동시에 달성될 수 있기 때문에, 이 가치들의 순위가 별로 중요하지 않을 것이다. 그러나 이 중 두 가지 이상이 동시에 걸려 있고, 치과의사가 이용할 수 있는 치료 대안으로 이들을 동시에 극대화할 수 없을 때, 즉 상호 배타적이어서 치과계의 **핵심직무수행가치**들이 충돌할 때 치과의사의 전문직업인 책무를 따르는 우선순위를 정할 수 있는가, 따라서 순위의 서열이 있느냐는 문제로 귀착된다.

이 문제에 대해 논의하기 위해, 여섯 가지 **핵심직무수행가치**의 순위를 중요성 순으로 다음과 같이 제안한다.

1. 환자의 생명과 전신건강
2. 환자의 구강건강
3. 환자의 자율성
4. 치과의사가 선호하는 진료 패턴
5. 심미적 가치
6. 치과 자원 사용의 효율성

아래의 논의는 저자들이 이 가치의 순위를 치과 직무수행의 표준으로 제안하는 이유를 밝힌다.

첫 번째 가치부터 시작해보자. 환자의 생명에 상당히 위험하거나 **전신건강**을 심각하게 손상하는 치료를 추천하는 (또는 치과계의 **핵심직무수행가치** 중 다른 가치를 위해 그런 위험을 무시하거나 부인하는) 치과의사는 전문직업인답지 않게 행동하는 것이다. 사실 치과의사가 환자의 생명이나 건강에 심각한 위험을 부과하는 치료를 추천해도 윤리적일 수도 있는 유일한 상황은 치료해야 할 구강 상태가 생명이나 건강에 심각한 위험을 주며, 제안된 치료가 그런 위험을 줄일 수 있는 경우다. 즉 치과 개입을 통한 **생명**이나 **전신건강**에 대한 위험은 **생명**이나 **전신건강** 자체를 위해서만 정당화될 수 있다. 따라서 환자의 **생명**과 **전신건강**이 치과계의 **핵심직무수행가치** 중 가장 순위가 높다는 점이 명백하다.

환자의 **구강건강**, 즉 적절하고 통증이 없는 구강 기능은 치과 진료에서 가장 흔하게 언급되는 치과계의 가치다. **구강건강**은 치과의사가 환자를 위해 달성해야 할 두 번째로 중요한 가치다. 환자의 **자율성**이나 **심미적 가치** 그리고 아마도 **자원 사용의 효율성**을 위해 비교적 가벼운 구강 기능 희생은 수용할 수도 있을 것이다. 그러나 이 목록에서 순위가 낮은 가치들을 위한 경우라 할지라도 환자의 구강 기능을 심각하게 손상하거나 통증을 남길 희생을 받아들이는 치과의사는 비윤리적으로 직무를 수행하는 것이다. 그러므로 환자의 **구강건강**은 **핵심직무수행가치**의 서열상 두 번째 순위를 차지한다.

치과 **핵심직무수행가치**에서 환자의 **자율성**의 상대적 중요성은 진술하기 쉬운 측면이 있지만, 복잡한 다른 여러 측면도 있다. 치과의사가 전문직업인으로서 판단하기에 환자가 자신의 **구강건강**이나 **생명** 또는 **전신건강**에 중대한 피해를 줄 수 있는 행위를 요청했는데, 환자의 **자율성**을 존중해서 환자의 요청대로 진료해 준다면, 그 치과의사는 전문직업인답지 않게 행동하는 것이다. 치과의사는 환자의 자율적인 선택이 그 환자의 **구강건강**이나 **전신건강**을 해롭게 할 때는 그 진료를 거절해야 한다. 그렇다면 환자의 **자율성**은 **핵심직무수행가치** 서열에서 환자의 **구강건강**과 환자의 **생명**과 **전신건강**보다 순위가 낮음이 명백해 보인다.

또 어느 환자에게 **구강건강**과 **전신건강**을 지원하는 치료 대안이 있고 환자가 이 중 하나를 선택했지만, 치과의사가 **심미적 가치**나 **자원 사용의 효율성**을 중시해서 환자의 **자율성**을 무시한다면, 그 치과의사는 전문직업인답지 않게 행동하는 것이다. **심미적 가치**와 **효율적인 자원 사용**은 **핵심직무수행가치**에서 환자의 **자율성**보다 순위가 낮다.

그러나 환자의 **자율성**이라는 가치가 **치과의사가 선호하는 진료 패턴**과 비교될 때에는 문제가 더 복잡해진다. 사실 환자의 **자율성** 존중이 도덕적으로 매우 중요하다는 모든 논증에도 불구하고, 어떤 치과의사들은 **핵심직무수행가치** 서열에서 치과의사가 **선호하는 진료 패턴**이 환자의 **자율성**보다 순위가 높다는 입장을 취한다.

그러나 이 문제를 검토할 때, 치과계의 **핵심직무수행가치**는 무엇보다 치과라는 직종이 치과의사 자신이 아닌 환자를 위한 가치라는 점을 기억할 필요가 있다. 즉 치과의사가 **선호하는 진료 패턴**이라는 가치는 치과의사가 자신의 진료 방식을 얼마나 중요시하느냐에 의해서가 아니라, 그 방식이 환자에게 얼마나 이익을 주느냐로 평가해야 한다. 앞 섹션에서는 치과의사가 "선호하는 진료 패턴"이라는 말로 표현되는 습관화된 진료 방식을 개발하는 것이 효과적인 치과 치료에 왜 중요한지를 설명했다. 그렇다면 논점은 치과의사가 **선호하는 진료 패턴**이 환자의 건강을 위험에 빠뜨리지 않는다는 전제하에, 치과의사가 **선호하는 진료 패턴**을 가지고 있다는 사실이 환자의 자율적 선택을 거절할 충분한 이유가 되는가이다.

환자의 **구강건강**이나 **전신건강**이 치과의사가 **선호하는 진료 패턴**을 따르는데 딸려 있는 상황도 있다. 즉 치과의사가 **선호하는 진료 패턴**이 환자에게 주는 가치가, 치과의사에게 습관화되었고 따라서 그 치과의사가 **선호하는 진료 패턴**을 따르는 데 있는 것이 아니라, 그 상황에서 환자의 **구강건강**과 **전신건강**을 위해 필요하다는 사실에 있는 상황이 있을 수 있다. 그러나 만약 치과의사가 **선호하는 진료 패턴**을 따름이 환자에게 주는 가치에 비해 환자의 **자율성**의 상대적 중요성에만 근거해서 판단될 경우, 환자의 **자율성**이 치과의사의 **선호하는 진료 패턴**보다 **핵심직무수행가치**의 순위에서 앞선다고 말할 수 있는 합리적인 사례를 생각할 수 있을까?

예를 들어, 아말감 수복이 최소 치료 기준 범위에 들어가는 경우에도 아말감 수복을 선호하지 않는 것이 닥터 존스의 진료 철학이라고 가정하자. 그는 크라운이나 도재 전장관을 선호하여 아말감 수복을 언급할 필요가 있는 상황에도 이를 추천하지도 않고 환자가 원해도 다른 치과의사에게 의뢰한다고 말한다.

그러나 자신의 오랜 주치의가 최근에 사망한 스미스씨를 생각해보자. 환자는 비싼 크라운 대신 이전 주치의가 기꺼이 해주었던 아말감 수복을 요청하고 있다. 그러나 닥터 존스는 이 경우의 아말감 수복은 머지않아 깨질 것이라 확신하여 거절하는데, 그 이유는 다른 치료를 선호해서가 아니라 이 상황에서 그것이 그릇된 치료이기 때문이다. 닥터 존스는 스미스 씨가 원하는지와 무관하게 이 상황에서 아말감 치료를 한다면 **구강건강**이라는 **핵심직무수행가치**를 위반하는 것이라고 믿는다. 그 경우 **진료 패턴**이 환자의 **자율성**보다 중요해 보일 수 있지만, 거절의 주된 이유는 닥터 존스가 **선호하는 진료 패턴** 때문이 아니라 환자의 **구강건강**을 위험에 빠뜨리지 않기 위함이다. 따라서 이 상황에서 환자의 **자율성**이 치과 **핵심직무수행가치**에서 치과의사가 **선호하는 진료 패턴**에 우선하느냐는 문제는 해결되지 않는다.

그러나 이런 상황에서 닥터 존스의 크라운 선호가 아말감 수복을 거부한 유일한 이유라고 가정하자. 예를 들어, 그녀는 자신이 크라운을 씌우는 데 아주 능숙하다고 생각하고 있고, 아말감 수복이 이 상황에서 수용할 수 있는 치료이기는 하지만 장기적인 내구성이 없어서 좋지 않은 치과 치료 형태라고 간주한다고 가정하자. 만약 이 문제를 치과의사의 선호하는 진료 패턴이 환자에게 끼치는 유익에 비해 오로지 환자의 자율성 존중만을 근거로 판단한다면 어떻게 될까? 이 사례는 환자의 **구강건강**과 **전신건강**이 심각하게 위험에 처하지 않을 때 치과계의 **핵심직무수행가치**에서 환자의 **자율성**이 치과의사가 **선호하는 진료 패턴**보다 순위가 높다고 주장할 수 있는 합리적인 사례가 될 수 있는가?

4장과 앞 섹션에서 이미 논의한 내용에 이 질문의 답이 있는 것으로 보인다. 치과의사는 윤리적으로 의사결정 능력이 있는 환자를 선택에 참여시키지 않으면 안 된다. 왜냐하면, 타인의 **자율성** 존중이 높은 가치를 가지며, 가능하면 환자와 **상호소통하는 관계**를 맺는 것이 매우 중요하기 때문이다. 이런 이유로 인해 환자의 **자율성**은 치과계의 **핵심직무수행가치**에서 치과의사가 **선호하는 진료 패턴**보다 높은 순위를 차지한다.

그렇다고 해도 치과의사가 자신이 어떤 치료 방식을 선호하는 이유를 설명하는 것을 금하지 않으며, 환자는 자신이 선택한 치료를 다른 치과의사에게서 받아야 한다는 얘기를 들을 수도 있다. 환자가 이런 설명을 듣는다면 다른 선택을 할 수도 있지만, 치과의사는 자신이 선호하는 진료 방식이 환자의 건강을 위해 필요하다는 식으로 말하거나 암시해서는 안 된다. 그것은 사실이 아니기 때문이다.

심미적 가치에 관해서는, 양쪽의 가치 순위에 큰 차이가 없을 수 있지만, 치아의 크기, 색상, 배치 등에 관한 치과계의 **심미적 가치**가 치과의사가 **선호하는 진료 패턴**이 **환자에게 주는 가치**에 비해 환자에게 더 큰 이익을 주는지는 명확하지 않다. 예를 들어 수복의 적절한 형태 성형이 매우 중요해서 치과의사가 자신이 **선호하는 진료 패턴**에 예외를 두도록 요구하는 상황이 있을 수도 있다. 그러나 그 예외에 대한 이유는 치과의 구체적인 **심미적 가치** 기준이 환자에게 주는 가치보다는 환자의 **구강건강**의 가치에 근거하는 경우가 대부분일 것이다.

또한 구강 및 외모에 대하여 환자가 판단하는 가치는 치과의사가 **선호하는 진료 패턴**으로 치료하는 것보다 중요하지 않다고 보는 것이 합리적이다. 외모에 대한 객관적인 기준이 없기 때문이다. 후자의 가치가 객관적이어서 주관적인 심미적 가치보다 중요해 보인다. 따라서 치과계와 환자의 **심미적 가치**는 치과의사가 **선호하는 진료 패턴**보다 순위가 낮다.

그러나 환자가 자신의 심미적 목표를 위해 치과의사의 도움을 구하지만, 치과의사가 자신의 심미적 가치를 근거로 이러한 치료 요구를 거절한다면, 환자의 심미적 판단뿐만 아니라 환자의 **자율성**과도 충돌하게 된다. 이 상황에서는 환자의 **자율성**의 가치가 **심미적 가치**와 비교되고 있는데, 위에서 말한 이유로 인해 환자의 **자율성**이 **핵심직무수행가치**에서 **심미적 가치**보다 더 중요하다. 그러나 환자가 선택한 심미치료가 환자의 **구강건강**이나 생명과 **전신건강**이라는 가치를 훼손하는 것으로 판단된다면 이를 거절하는 것은 정당하고도 필요하다. 왜냐하면, 이 가치들이 환자의 **자율성**이나 **심미적 가치**보다 우선하기 때문이다.

핵심직무수행가치의 우선순위에서 남아 있는 문제는 **심미적 가치**와 **치과 자원 사용의 효율성**의 가치이다. 순위의 가장 밑에 있는 두 가치의 순위 차이는 크지 않다. 그러나 치과계가 인정하는 **심미적 가치**에 주의를 기울이지 않거나 자원 사용을 피하고자 치과의사가 환자가 평가하는 외모의 특정 측면에 무심하다면 그것은 부적절한 것이다. 주어진 상황에서 순위가 더 높은 **핵심직무수행가치**가 문제 되지 않는다면, **심미적 가치**가 치과 자원을 낭비하지 않을 일반적인 책무에 우선한다고 보는 것이 이 책의 견해다. **심미적 가치**는 치과계가 환자를 위해 노력해야 하는 **핵심직무수행가치**에 포함되기 때문이다. 따라서 **심미적 가치**를 위해 자원을 사용하는 것은 낭비가 아니라고 할 수 있다.

상위의 **핵심직무수행가치**를 위반하지 않지만, 치과의 심미적 기준과 환자의 심미적 목표를 달성하기 위해 이례적으로 많은 양의 치과 자원이 필요한 상황을 생각해보자. 치과의사가 역량이 있고 그 심미적 개선이 정당하다고 가정할 대, 이 경우 적절한 질문은 이 심미적 개선을 위해 아무리 많은 치과 자원이 필요해도 진료하는 것이 치과의사의 **심미적 가치**에 대한 전문직업인 책무인가 하는 것이다. 다른 상위 **핵심직무수행가치**를 지키면서 그렇게 되는 상황을 가정하기는 어렵다. 그러나 만약 그런 상황이 있다면, 치과의사가 자원이 너무 많이 필요하다는 이유로 환자의 심미적 개선 치료를 거절하는 것이 수용될 수 있겠는가?

이를 협소하게 치과계의 **핵심직무수행가치**의 순위에 초점을 맞추는 것으로 이해할 경우, 이 질문에 대한 최선의 답은 '아니다'로 보인다. 즉 환자를 위한 진정한 심미적 개선을 달성하기 위해 치과 자원을 사용하는 것은 치과 자원 낭비가 아니며, 따라서 **심미적 가치**는 **핵심직무수행가치** 서열에서 **치과 자원 사용의 효율성**보다 순위가 높다. 그러나 **핵심직무수행가치** 중 다른 네 가지 가치들이 걸려 있지 않더라도 치과 직무수행의 다른 규범들, 특히 환자 복지의 상대적 우선순위가 관련이 없는 상황을 상상하기란 극히 어렵다. 6장은 그런 문제들을 자세하게 논의할 것이다. 이 논의에는 치과의사는 환자 복지를 위해 개인적인 노력과 자원을 어느 정도로 희생해야 하는지가 포함될 것이다 이는 **핵심직무수행가치** 중 순위가 낮은 가치들만 영향을 받을 때 환자 복지의 중요성이 얼마나 희생을 요구하는지에 영향을 줄 것이다. 그러나 이 질문에 정확히 답한다 해도 **치과 자원 사용의 효율성**은 치과의 **핵심직무수행가치** 서열에서 여섯 번째로 간주해야 함에는 변함이 없다.

치과 직무수행에서의 전문직 윤리에 관심이 있는 사람은 누구나 치과계의 **핵심직무수행가치**라는 주제를 주의 깊게 고려해야 한다. 치과계의 **핵심직무수행가치**의 내용뿐만 아니라, 그 순위에 대해서도 제안된 설명을 검토해야 한다. 먼저 치과계의 **핵심직무수행가치** 중

목록에서 빠진 것이 있는지, 제안된 순위가 부정확한지, 또는 중요한 예외를 인정하는지에 대해 질문해야 한다.

사례 해설

이제 치과계의 **핵심직무수행가치**의 서열에 관한 이 제안을 이번 장의 사례에 적용할 수 있다.

먼저, 돈에 대한 커클란드 부인의 염려에 비춰볼 때 그녀의 문제는 의사결정 능력이 부족한 환자의 경우와는 다르다. 이는 두려움으로 인해 자율적 선택 능력이 감소하였기 때문이다. 따라서 커클란드 부인의 현재 의사결정 능력에 관한 닥터 루반의 질문은 윤리적으로 적절하다. 이 질문은 치과계의 **핵심직무수행가치**의 서열을 참조함으로써 직접 해결될 수 있는 질문이 아니다. 그럼에도 불구하고 이 질문은 최소한 이 가치들의 하나와 관련이 있다.

닥터 루반이 커클란드 부인을 오랫동안 알고 있음을 주목할 필요가 있다. 그는 커클란드 부인이 여러 번 재정에 관해 염려하면서 "가장 싸고 가장 간단한" 것에 만족하겠다는 말을 들었다. 커클란드 부인의 두려움을 그녀의 자율적인 의사결정 능력 관점에서 검토해야 한다면, 닥터 루반은 환자의 두려움의 문제는 **자율성**의 관점에서 다뤘어야 했다. 닥터 루반이 보기에 그사이 커클란드 부인이 어떤 심각한 변화도 없었고 두려움이 의사결정 능력 감소와 관련 없다면, 이 두려움은 현재 상황에서 환자의 의사결정 능력이 감소했다는 판단의 근거가 될 수 없다. 또한 환자가 단지 최적의 치료나 의사가 추천한 치료를 선택하지 않았다고 의사결정 능력이 없다고 판단해서도 안 된다. 그러므로 추가 증거가 없다면 닥터 루반은 커클란드 부인이 예전과 같이 지금도 자율적인 의사결정 능력이 있는 것으로 판단해야 한다.

치과계의 **핵심직무수행가치**가 닥터 루반의 윤리적 사고에 기여하는 바에 초점을 맞추기 위해, 커클란드 부인이 현재 "극심한 통증"을 앓고 있는데, 통증이 하도 심해서 그녀가 응급 치료를 요청했다고 (그리고 그녀의 제한된 재정 자원에도 불구하고 그렇게 했다고) 가정하자. 사실, 커클란드 부인은 이 시점에서는 이 치아의 장기적인 치료를 포함해 닥터 루반이 제공할 수 있는 다른 어떤 이익보다 그녀의 통증 완화에 훨씬 더 관심이 있을 것이다.

따라서 환자의 **생명**과 **전신건강**(이는 통증 없는 기능 발휘도 포함한다)이라는 가치, 환자의 **구강건강**이라는 가치, 그리고 환자의 **자율성**이라는 세 가지 가치 모두, 닥터 루반이 커클란드 부인의 긴급한 통증을 무엇보다 먼저 다루도록 요구한다. 또한 그녀는 심한 통증에서 벗어난 뒤에야 그녀가 이용할 수 있는 장기 치료 중에서 사려 깊은 선택을 할 수 있을 가능성이 높다.

닥터 루반은 환자가 치료를 위해 따로 진료 약속을 잡지 말고 당일에 문제를 해결하는 편이 좋겠다고 생각한다. 하지만 환자의 통증을 빨리 해결해 준다 해도, 그녀의 상태가 치료비에 대한 대화를 나눌 상황이 아닐 수도 있다. 따라서 환자의 **자율성**을 존중하기 위해, 즉 그녀가 가능한 날에 자율적인 선택을 할 수 있도록, 닥터 루반은 자신이 **선호하는 진료 패턴**이라는 가치를 양보해야 하고 그러려면 다른 날로 다시 예약을 잡아줘야 한다.

다른 한편, 커클란드 부인은 종일 환자들이 예약되어 있는 중간에 끼워 넣어졌기 때문에, 닥터 루반은 이 치아의 장기 치료를 결정하기 전에 그녀와의 면담 일정을 다시 잡는 것을 선호할 수도 있다. 그런데 만약 그녀가 치료에 대한 설명을 듣자마자 치료를 선택하고 치료받기 원하면 어떻게 할 것인가? 그런 시나리오에서는 커클란드 부인의 **자율성**만 관계가 있는 것이 아니라, 그녀의 **구강건강**과 **전신건강**, 그리고 다른 환자들의 **자율성**도 관련이 있다. 닥터 루반은 자기 앞에 앉아 있는 환자에게만 의무가 있는 것이 아니라, 다른 진료실들과 대기실에 있는 환자들에게도 의무가 있다. 치과의사가 환자들 사이에서 치료의 우선순위를 정하는 데 명확한 기준은 없지만, **전신건강**과 **구강건강**의 관점에서 응급 상황이 우선되어야 한다. 그러나 통증을 해결한 뒤에는 "예약 환자 우선" 또는 "선착순" 등의 관행을 따르지만, 이 또한 치과의사의 시간과 에너지 배분 문제를 해결하기에는 미흡하다. 환자의 **전신건강**과 **구강건강** 그리고 **자율성**의 문제가 해결된 뒤에는 치과의사의 뜻대로 시간과 에너지를 배분할 수 있다고 주장할 수도 있지만, 이것이 이 문제를 이해하는 적절한 방식인지 질문할 가치가 있다.

이 시나리오를 조금 바꾸어서, 닥터 루반이 치수절제술과 약물치료로 부인의 통증을 신속하게 해결하였고, 같은 날 다른 환자의 예약이 취소된 시간에 부인이 다시 왔다고 가정하자. 이제 통증의 부담을 던 그녀는 장기 치료 계획을 논의할 준비가 되었다. 그러나 그녀의 재정 상황은 개선되지 않았다(그녀는 응급 예약과 통증 완화 비용을 지불해야 하므로 실상은 재정 상황이 악화되었다). 닥터 루반은 **핵심직무수행가치**의 서열을 고려하여 어떻게 대화할 수 있을까?

첫째, 치과계의 **핵심직무수행가치**의 서열에 비춰볼 때, 닥터 루반은 커클란드 부인의 **전신건강**이나 **구강건강**을 침해하는 행위를 할 수 없다. 역량 규범에 따라 충분한 정보에 근거해서 판단해야 하고 진료 역량을 넘어서는 치료를 하지 않아야 함은 물론이다. 둘째, 환자의 **자율성**이라는 가치는 닥터 루반이 커클란드 부인에게 모든 치료에 관해 설명하도록 요구한다. 치료하지 않는 대안이 커클란드 부인의 필요에 대한 최소한으로 수용할 수 있는 방안일 경우까지 포함해서 말이다. 그는 그녀가 이해할 수 있는 언어로 각각의 대안에 대해 치료 방법, 예상 결과와 합병증, 수반되는 통증이나 불편 가능성, 비용 등을 설명해야 한다. 위의 첫째와 둘째 지침은 잘 알려져 있다.

그러나 환자의 **자율성**이라는 가치는 환자에게 이 문제들에 관해 알려 주는 것 그 이상을 요구한다. 그것은 닥터 루반이 이용할 수 있는 시간, 인적 자원 및 기타 자원에 비추어 가능한 한 커클란드 부인의 **자율성**을 침해하지 않을 뿐만 아니라 그녀의 **자율성**을 **향상하기** 위해 노력하기를 요구한다. 이 사례에서 커클란드 부인의 **자율성** 극대화에 대한 주요 장애물은 재정 상황이다. 닥터 루반이 이 문제를 전에 다뤘든 다루지 않았든, 그는 그녀가 더 자율적으로 치료 방법을 선택할 수 있도록 재정문제를 도울 일이 있는지 알아봐야 한다.

재정 상황이 커클란드 부인의 선택에 미치는 영향을 줄이기 위해 할부를 제안하거나 비용을 조정해 줄 수도 있다. 어쩌면 원가이하로 치료를 제공할 수도 있고 치료비용 일부나 전부를 위해 아이 돌봄 서비스를 맡는 등의 더 큰 희생을 감당할 수도 있다. **핵심직무수행가치** 순위는 닥터 루반에게 이 대안 중 어느 것을 취해야 하는지에 대한 명확한 지침을 제공하지 않는다. 그것은 환자가 최선의 치료를 받을 수 있기 위해 전문직업인이 얼마나 많이 희생할 책무가 있느냐는 질문을 포함하기 때문이다. 환자 복지의 상대적 우선순위라는 이 질문은 다음 장에서 다룰 것이다. 그녀에게 필요한 정보를 제공하고 그녀가 동의하기를 기다리는 것만으로는 충분하지 않다. 치과계의 **핵심직무수행가치** 중 커클란드 부인의 **자율성**의 가치는 확실히 닥터 루반에게 최소한 그녀의 **자율성**을 침해하지 않을 뿐만 아니라, 그녀의 **자율성**을 **향상하기** 위해 자기가 이용할 수 있는 대안이 무엇인지 **자문해** 보기를 요구한다.

셋째, 환자의 **구강건강**은 관련 사실에 대한 정확한 이해에 의존한다. 커클란드 부인은 스스로 나이가 많다고 생각하면서 가장 싸고 가장 간단한 것이면 된다고 말하는 것을 보면, 현재 66세이니, 앞으로 15년에서 20년은 사용해야 한다는 점을 인식하지 못하는 것 같다. **핵심 직무 수행가치**에 따르면 닥터 루반은 환자가 어떤 치료 결정을 하더라도 환자에게 이런 사실을 가급적 부드럽게 교육해야 한다. 또한 그녀가 너무 늙었다는 생각과 치과 치료나 다른 건강이 이제는 중요하지 않다는 견해가 옳지 않음도 이해시켜야 한다.

마지막으로, 이 사례의 가장 어려운 측면을 살펴보자. 만약 닥터 루반과 커클란드 부인이 오랫동안 대화했지만, 그녀가 닥터 루반의 진료 철학과 다른 치료를 선택한다고 가정해보자. 예를 들어 치과의사는 자연치아 보존을 강하게 선호하지만, 환자가 근관 치료 대신 발치와 부분 틀니를 선택하고, 이것이 비록 표준적 치료이지만 자신의 진료 철학과 달라서 다른 치과의사에게 의뢰한다고 가정해보자. 이 상황에서 **핵심직무수행가치**의 순위는 닥터 루빈에게 어떤 지침을 줄 수 있을까?)

이 장에서 제안된 설명대로 치과의사의 진료 철학과 **선호하는 진료 패턴**에 비해 환자의 **자율성**이 우선한다면 의사는 원치 않는 치료를 제공해야 한다고 볼 수 있다. 그러나 북미 도시 상황에서 환자는 누구나 치과의사에 쉽게 접근할 수 있어서 닥터 루반의 진료 철학과 다른 치과의사를 찾아갈 수도 있다. 그렇다면 의사의 진료철학과 **선호하는 진료 패턴**과 환자의 **자율성**을 모두 지킬 수도 있다.

그러나 이용 가능한 다른 치과가 없고, 응급치료여서 진료 철학이 다른 치과의사에게 의뢰할 시간도 없다고 가정하자. 이렇게 치과의사가 **선호하는 진료 패턴**과 환자의 **자율성**이 충돌한다면 어떻게 해야 하는가?

앞 섹션에서 제공된 **핵심직무수행가치**의 서열에 대한 설명이 현재 우리 사회의 치과계의 규범의 내용을 올바르게 대표한다면, 이런 상황에서는 닥터 루반은 전문직업인으로서 이에 따라야 할 것이다. 첫째, 이 상황이 응급 상황이거나 다른 치과의사를 이용할 수 없다면 환자의 **생명**과 **전신건강** 및 **구강건강**이라는 **핵심직무수행가치**에 따라 닥터 루반은 환자를 다른 치과의사에게 의뢰하기보다 자신이 직접 치료해야 한다. 둘째, 커클란드 부인에게 할 수 있는 몇 가지 치료법이 모두 기술적으로 용인되는 범위 안에 있다면 환자의 **자율성**이라는 가치에 따라 환자는 어떤 치료든 요구할 수 있다. 닥터 루반은 이들 중 자신이 제시하는 치료법과 선호하는 이유를 강력히 설명할 수 있지만 다른 모든 치료법에 대해서도 환자가 명확히 이해할 수 있도록 설명해야 한다.

그러나 커클란드 부인을 도와줄 다른 치과의사를 찾을 수 없는 제약된 상황에서 그녀가 닥터 루반의 진료 철학과 일치하지 않는 치료를 선택할 경우, 환자의 **자율성**이 치과의사가 **선호하는 진료 패턴**보다 우선하기 때문에 그녀가 선택한 치료가 자신의 역량 범위 내라면 그는 그 치료를 제공해야 한다. (물론, 그 치료가 자신의 역량 범위 밖이면, 자신의 역량과 긴급하지 않은 상황에서 다른 치과의사를 이용할 수 있다는 사실을 언급해야 하지만, 애초에 그것이 자신의 진료 범위라고 암시하지 않아야 한다) 이렇게 가정한다면, 커클란드 부인에게는 늦추거나 다른 곳으로 보낼 수 없는 치료가 필요하기 때문에 (환자의 **생명**과 **전신건강** 및 환자의 **구강건강**이라는 **핵심직무수행가치**의 순위가 가장 높기 때문에) 닥터 루반은 윤리적으로 이 치료를 거절할 수 없다. 또한 (여기서 제안하는 바와 같이 환자의 **자율성**이라는 가치가 치과의사가 **선호하는 진료 패턴**보다 순위가 높기 때문에) 적절한 표준적인 치료 방법 중에서 커클란드 부인이 선택하는 치료가 자신이 수행할 수 있는 역량이 있는 치료라면, 닥터 루반은 윤리적으로 그녀에게 자신이 선호하는 치료를 받아들이라고 요구할 수 없다.

우리 사회의 지역마다 이런 제약이 느껴질 수 있는 상황은 다르겠지만, **핵심직무수행가치** 서열은 이런 식으로 치과의사가 전문직업인으로서 할 수 있는 선택에 제약을 가한다. 이 논의에는 어떤 경우에 진료 철학이 다른 치과의사를 편리하게 이용할 수 있다고 보느냐는 문제가 남아있다. 예를 들어, 이 사례가 치과의사가 드문 시골에서 발생했다면, 닥터 루반의 윤리적인 고려에는 전문직 윤리가 자신의 진료 철학에 반하는 치료를 요구하는지 결정하기 전에 다른 치과의사 이용 가능성이라는 문제에 대한 공정한 해결이 포함되어야 할 것이다.

이 **핵심직무수행가치**들 각각의 범위 **안에서도** 충돌이 발생할 수 있음을 지적할 필요가 있다. 환자의 **전신건강**의 다양한 측면이 서로 충돌할 때 이 모두를 동시에 같은 정도로 만족시킬 수 없듯이 환자의 **구강건강**에 관해서도 이런 종류의 충돌이 흔하게 발생한다. 자연치에 비해 부분 틀니나 완전 틀니는 불편감과 기능 감소를 피할 수 없지만 자연치가 제공할 수 없는 기능 유지를 위해, 또 손상된 치아로 인한 감염 위험을 피하려고 이런 불편을 감수해야 할 수도 있다.

따라서 여러 **핵심직무수행가치**가 충돌한다 해도 놀랄 일이 아니다. 예를 들어, 어떤 환자에게는 적절한 구강위생을 실천하도록 심리적으로 강한 압박을 가해야 하는 경우가 있다. 위생에 관해 심리적 압박을 받지 않는다는 **자율성**의 한 측면이 그 환자의 **자율성**의 다른 측면, 즉 치아의 기능을 유지하기 위해 선택할 수 있는 기회와 충돌한다.

치과의사의 진료 철학도 마찬가지일 수 있다. 커클란드 부인은 닥터 루반의 오래된 환자가 아니라, 응급 상황 때문에 내원한 신환이라고 가정하자. 닥터 루반이 그녀의 통증을 진정시킨 뒤에, 그의 진료 철학으로 인해 그녀가 자연 치아를 보존하지 않는 대안을 선택할 경우 다른 치과의사에게 의뢰할 것이라고 말할 수도 있다. 그러나 그의 진료 철학이 치료의 지속성과 장기적인 구강관리 교육의 가치로 인해 환자가 효과적으로 자기 관리를 실천하고 치과의사와 오랫동안 지속적인 관계를 유지하도록 교육하는 것을 선호할 수도 있다. 닥터 루반이 커클란드 부인에게 설명하자, 환자는 즉시 자신의 주치의가 되어주기를 원하다고 말하면서 동시에 근관 치료를 거절한다고 가정해보자.

이 상황에서는 닥터 루반의 진료 철학의 두 요소가 충돌한다. 이는 환자가 처한 상황과 환자가 **자율성**을 행사하면서 취하는 입장 때문이다. 닥터 루반은 자신의 신념을 고수하고 환자를 다른 치과의사에게 의뢰하면서 자신과 안정적인 관계를 맺고 싶어 하는 환자의 요구를 거절할 수 있다. 아니면 이 환자와 지속적인 관계를 맺으며 자신이 선호하지 않는 치료를 수행할 수도 있다. 이런 선택은 어느 것도 이상적이지 않지만, 두 선택 모두 전문직업인으로서 정당화될 수 있다. 그런 선택에서 더 상위의 **핵심직무수행가치**가 위반되지 않는

한, 진료 철학 중 어느 요소든 다른 요소에 우선하여 선택될 수 있다.

그런 문제를 간단히 판단할 방법은 없다. 치과계가 인정받는다면 그것은 규범과 핵심직무수행가치를 따르기로 서약하기 때문이다. 여기서 제공된 설명이 전부는 아니지만, 이 설명이 치과계와 사회 안에서 주의 깊은 성찰과 논의를 자극하여 치과계의 핵심직무수행가치에 대해 점점 더 명확한 이해로 이어지기를 희망한다. 그러나 핵심직무수행가치와 규범을 잘 설명한다 해도, 일상의 진료 절차에서 만나는 상황마다 주의 깊게 생각하고 양심적으로 판단해야 할 필요는 여전히 남는다.

6

윤리적 의사결정과 의무 상충

사례 : 얼마나 희생해야 하는가?

닥터 샤론 설리반은 오후 1시경에 점심에서 돌아왔을 때 2번 진료실에 신환이 있는 것을 알아차린다. 그녀는 치과위생사 엘리자벳 미노우스키에게 이렇게 묻는다. "2번 진료실에 계신 분이 누구인가요? 진료자 명단을 보니 그녀는 에디쓰 블레이크라는데, 누군지 모르겠네요."

엘리자벳은 이렇게 설명한다. "그녀는 응급환자예요. 그녀는 3, 4일 동안 통증이 심했다던데 오랫동안 치과에 가보지 않은 게 분명해요. 전악에 걸쳐 충치와 치주 질환이 있더군요. 그녀는 임시 보호소에 살아요. 그곳의 누군가가 그녀를 보냈어요."

닥터 설리반은 "통증 부위는 어디인가요?"라고 묻는다.

"상악 좌측이에요. 25번 치아[2]에 심한 손상이 있는데, 잇몸도 빨갛게 부었어요. 그녀를

2) 치식은 미국은 universal 번호체계를, 한국과 다른 대부분 국가는 FDI 번호체계를 따름. 따라서 원서에 universal 번호체계인 13번으로 표기된 치아 번호를 이 번역서에서 FDI 번호체계인 25번으로 바꿔서 표기했음. 역자 주.

1시 15분의 리빙스턴 부인 예약 시간 전에 끼워 넣었어요. 조금 전에 그녀의 병력을 훑어보고, 그녀를 치료 의자에 앉혔어요. 그녀가 아픈 데를 가리킬 때 잠깐 보고 있었는데 선생님이 들어오셨어요. 선생님이 그녀를 보시기 전에 방사선 사진을 찍고 차트를 만들까요?" 치과위생사는 이렇게 묻는다.

닥터 설리반은 이렇게 말한다. "아녜요. 리즈(엘리자벳의 애칭)." 리빙스턴 부인은 아직 오지 않았으니 내가 직접 보는 게 낫겠어요. 그런데 임시 보호소에서 보냈다는 건 무슨 뜻인가요? 그게 뭐예요?"

"구세군은 3번가에 성매매에서 빠져나오려 하는 여성들을 위한 집을 운영하고 있어요. 저는 선생님이 그것에 대해 안다고 생각했죠. 캐럴린 엘워드는 닥터 빙글리가 은퇴하기 전에 우리 환자였는데, 그곳의 감독 중 한 명이었어요. 아무튼 블레이크 부인은 그 임시 보호소 거주자예요. 아스피린으로 통증이 가라앉지 않으니까 숙소 리더가 그녀에게 치과의사를 찾아가 보라고 했다네요. 보호소는 이곳과 가까워서 여기로 보내졌어요."

닥터 설리반은 이렇게 말한다. "알았어요. 리빙스턴 부인이 내원하면 응급환자 때문에 조금 기다려야 할지도 모른다고 설명하라고 하세요. 그녀는 진료실에 들어가 있으면 불안해 하니 대기실에 있는 게 나을 거예요."

닥터 설리반은 블레이크 부인에게 이렇게 말한다. "안녕하세요. 나는 닥터 샤론 설리반예요. 우리 치과위생사인 미노우스키 양이 부인의 상악 좌측에 상당한 통증을 느끼고 있다고 하더군요. 우리가 무엇을 해 주길 원하시나요?"

"예. 그게 3, 4일 정도 아팠었는데 오늘 아침에는 아스피린도 도움이 되지 않았어요."

"구강 검진을 하는 동안 대화를 나눠도 될까요?"

"네. 그러시죠. 저는 이미 이곳에 계신 분들이 마음에 들게 되었고, 저는 말하기를 좋아해요."

"치과에 가 본지 얼마나 되었나요?"

블레이크 부인은 이렇게 말한다. "오래되었어요. 고등학교 때 가 본 게 마지막이에요."

닥터 설리반이 이렇게 묻는다. "지금 몇 살인가요?"

"스물여섯 살이에요. 그러니 거의 10년 되었겠네요."

"유감이지만 부인의 치아는 몇 가지 문제가 있어요."

블레이크 부인은 이렇게 말한다. "놀랍지 않군요. 정말 오랫동안 자기 관리를 잘하지 못했어요. 제 말이 무슨 뜻인지 아세요? 저는 길거리에서 지냈고, 그런 것에 대해 별로 신경을 쓰지 않았어요. 사실 정직하게 말하자면, 당시에는 제게 무슨 일이 일어나든 별로 신경을 쓰지 않았어요."

닥터 설리반은 이렇게 대답한다. "이해할 수 있을 것 같아요. 미노우스키 양이 부인은 지금 임시 보호소에서 지내고 있다고 말했어요. 그곳이 당신 상황에 더 도움이 되나요?"

블레이크 부인은 이렇게 대답한다. "그럼요. 저는 그곳에서 안전하다고 느껴요. 저는 비로소 저 자신을 돌볼 가치가 있다고 생각하기 시작했어요. 상담, 함께 살고 있는 여성들, 그리고 그 프로그램을 마치고 보호소를 다시 방문해서 우리와 대화를 나눠준 여성들 모두 큰 도움이 돼요. 그들은 길거리에서 지내는 것이 어떤 것인지, 그리고 그것이 그런 여성들에게 어떤 영향을 줬는지, 그런 여성들이 자신을 어떻게 생각하는지 정말 잘 알고 있어요. 보호소에서 준 소책자는 모든 여성의 첫 번째 목표는 자신의 자존감을 회복하는 것이라고 말하는데, 저는 확실히 그게 필요해요."

"그곳에서 얼마나 오래 지내고 있나요?"

"약 3개월 전에 보호소에 대해 알게 돼서 그들에게 전화로 얘기했어요. 하지만 길거리를 벗어나기는 쉽지 않아요. 그저 단순히 걸어나갈 수는 없어요. 그러나 불현듯 제가 노력해야 한다는 생각이 들었고, 저는 5주 전에 그곳에 갔는데 그들이 저를 그들의 프로그램에 참여할 수 있게 받아주었어요."

그 사이에 닥터 설리반은 검사를 마친다. 만지기만 해도 심하게 아프고, 블레이크 부인의 통증의 원인일 가능성이 있는 심하게 썩은 상악 좌측 제2 소구치 외에도, 다른 치아들도 6개나 충치가 있으며, 몇 곳에 치주낭이 깊은 전반적인 치주 문제가 있고, 일단 모든 엑스레이 촬영 후 보다 더 자세하게 살펴봐야 할 곳이 몇 군데 더 있었다. 그래도 얼핏 보기로는 모든 치아를 구할 수 있을 것 같지만, 블레이크 부인은 엄청난 치과 치료가 필요했다. 닥터 설리반은 블레이크 부인의 양해를 구하고 리빙스턴 부인이 도착했는지 확인한 뒤, 미노우스키 양에게 필요한 엑스레이를 찍으라고 부탁한다.

미노우스키 양은 이렇게 말한다. "실례지만, 설리반 선생님. 그녀에게 비용 지불에 대해 얘기하셨나요?"

닥터 설리반은 이렇게 말한다. "사실, 말하지 못했어요. 리즈. 리빙스턴 부인이 오기 전에 검사를 마치는 데 집중하느라 아직 비용에 대해서는 고려해보지도 않았어요. 그녀가 이미 치료 의자에 앉아 있으니 어떻게 하면 그녀의 통증을 없앨 수 있는지 보기로 하죠. 비용에 관한 부분은 그 다음에 생각할 수 있을 거예요."

치과위생사는 이렇게 말한다. "그래서 제가 그녀는 임시 보호소에서 왔다고 말한 거예요. 그녀는 거액의 치과 치료비를 지불할 돈이 있다고 생각하지 않아요. 그녀는 의료 보험이나 기타 민간 보험을 가지고 있지 않아요."

"그래서 보호소를 언급해서 내게 암시를 주려 했던 거군요?"

"네"

닥터 설리반은 이렇게 말한다. "그 노력은 고마워요. 그런데 나는 알아차리지 못했군요. 먼저 엑스레이를 보고 어떻게 될지 알아봅시다. 나는 리빙스턴 부인을 보기 시작할게요."

리빙스턴 부인의 점검은 빨리 끝나서 닥터 설리반은 블레이크 부인이 기다리고 있는 진료실에 돌아와 그녀가 검사 도중에 발견한 사항을 블레이크 부인에게 얘기한다. "다른 문제가 없는지 알아보기 위해 부인의 엑스레이를 볼 시간은 없었지만, 다른 문제가 없다 해도 모든 치아들을 스케일링하고 그 뒤에 육안만으로도 볼 수 있는 큰 충치들을 위해 최소 서너 번의 내원이 필요해요. 그 뒤에 잇몸 문제들에 어느 정도의 추가 치료가 필요할지 결정해야 할 거에요."

블레이크 부인은 이렇게 말한다. "저는 그런 돈이 없어요. 접수대에 있는 여자 분에게 제가 비용을 지불할 수 있을지 모르겠다고 했더니, 그 분이 선생님은 저를 아픈 채로 내보내지 않을 거라고 하더군요. 그런데 선생님이 너무 친절하게 말씀해 주시니 그 말을 해야 한다는 걸 잊어버렸어요. 죄송해요."

닥터 설리반은 이렇게 말한다. "저도 부인과 얘기하는 게 즐거웠어요. 아마도 그래서 저도 비용 문제를 말하는 걸 잊어버렸나 봐요. 하지만 부인은 정말 치아를 치료할 필요가 있어요. 그렇지 않으면 치통이 더 심해질 거고 더 나쁜 일도 생길 수 있어요. 우리는 부인이 당장 많은 돈을 내지 않도록 장기 할부 지불을 주선할 수 있어요. 우리는 많은 환자에게 그렇게 하고 있어요."

"제가 보호소에서 하는 일은 겨우 제 주거비와 식사비를 지불할 수 있는 수준이에요. 제가 지출할 수 있는 돈은 겨우 1주에 30달러밖에 못 받아요. 그게 제가 오늘 가져온 돈이에요. 저는 오늘 아침에 그 돈을 받았어요. 오늘은 그걸로 충분하면 좋겠어요. 제가 그 프로그램을 잘 마치면 보호소는 3개월 뒤에 제가 진짜 일자리를 찾도록 도와 줄 거예요. 그 보호소를 떠난 여성들은 모두 진짜 일을 구해서 떠났고, 보호소는 그들에게 아파트를 구하도록 도와줘요. 그러면 그들은 돌아와서 상담하고 아직 보호소에 있는 여성들을 도와줘요. 저는 최소한 2개월 또는 그 이상 동안은 그렇게 할 수 없어요."

닥터 설리반은 이렇게 말한다. "블레이크 부인, 나는 부인의 30달러를 받고 싶지 않아요. 부인이 오늘 오후에 좀 더 머물 수 있다면 오늘 예약된 다른 환자들을 보고 나서, 부인의 상악 제2소구치의 충치를 봐 줄게요. 아마도 그게 부인의 통증의 원인일 거에요. 부인이 여기서 기다릴 수 있으면 그 비용을 청구하지 않고 다른 환자들을 보는 중간에 그 소구치를 볼 수 있어요."

블레이크 부인은 이렇게 말한다. "선생님, 정말 고맙습니다. 제가 가진 돈으로는 턱없이 부족하겠지만, 치료비를 조금이라도 받으셔야 하는데요. 정말 고맙습니다."

닥터 설리반은 이렇게 말한다. "내 진짜 걱정은 부인의 다른 치아들이에요. 그 치아들을 돌보지 않으면 부인은 곧바로 여기에 다시 올 거예요. 그리고 그 치아들을 적절히 돌보기 시작하려면 스케일링할 필요가 있어요. 치아들을 잘 돌볼 가치가 있고, 부인도 그럴 가치가 있어요."

"앞으로 칫솔질을 잘하고 싶어요. 하지만 칫솔질을 하면 아프고 피가 나요. 아무튼 저는 많은 돈을 지불할 수 없는데, 선생님이 공짜로 치료해주시는 것은 너무 큰 폐를 끼친다고 생각해요. 제가 자립할 때까지 기다려야 할 것 같아요."

닥터 설리반은 이렇게 말한다. "나는 그것이 부인에게 최선이라고 생각하지 않아요. 내가 생각해 볼게요. 다음 환자가 와 있네요. 될 수 있으면 빨리 와서 그 충치를 볼게요. 좀 기다리고 있을래요? 그동안 부인의 치료를 시작할 수 있드록 미노우스키 양에게 기본적인 스케일링을 하도록 부탁할게요."

블레이크 부인은 이렇게 말한다. "30달러라도 받아주지 않으실래요? 그 금액으로는 턱도 없다는 걸 알지만 선생님께 너무 큰 폐를 끼치고 싶지 않아요. 선생님은 이미 저를 너무 친절하게 대해주고 계세요."

닥터 설리반은 이렇게 말한다. "생각해 볼게요. 곧 돌아올게요. 미노우스키 양이 곧 이리 올 거에요."

닥터 설리반은 실제로 생각할 것이 많다. 첫째, 30달러뿐 아니라 앞으로 진행할 치료에 대한 치료비도 문제가 된다. 지금은 의료 보장 카드(Mecicade. Medicaid 저소득층의 의료 비용을 지원하기 위한 연방과 주의 합동 프로그램. 역자 주) 적용 가능성은 논의 대상에서 제쳐 두기로 하자. 한 가지 명백한 가능성은 닥터 설리반이 큰 재정 손실을 감수하고 무료로 또는 내원할 때마다 상징적인 금액만 받고 가능한 최선의 방법으로 이 환자를 치료하는 것이다. 아니면 그녀를 도울 방법을 찾지만, 가능한 최선의 치료는 제공하지 않을 수도 있다. 예를 들어 손해를 덜 보도록 크라운 대신 컴포지트 수복을 할 수도 있다. 또는 블레이크 부인이 일자리를 구할 때까지 나머지 치료를 하고 일부 손해를 감수하고 최소한의 할부 지불 계획을 마련할 수도 있을 것이다. 아니면 그녀는 블레이크 부인에게 필요한 것을 말해주고 지불할 형편이 되든 그렇지 않든, 그녀에게 결정을 맡길 수도 있을 것이다.

닥터 설리반은 블레이크 부인의 팔에 정맥 주사 흔적들이 있는 것을 보았는데, 이 자국은 아마도 그녀가 길거리 생활을 할 때 약물을 사용하고 있었음을 시사한다. 그리고 블레이크 부인의 몸에 상처들도 있는데, 상처들은 아마도 그녀가 전에 자신을 학대했음을 암시할 수 있다. 닥터 설리반은 블레이크 부인의 첫 번째 내원에서 이러한 문제들을 제기하기가 불편했다. 그러나 환자와 지속적인 관계가 맺어지고 난 뒤에는, 관찰한 내용에 대해 문제를 제기하는 것이 적절할 수도 있고 그렇지 않을 수도 있다. 블레이크 부인이 HIV 양성이 되었을 가능성도 블레이크 부인을 치료할 경우 위험이 초래될 수 있는지에 관한 질문을 제기한다.

전반적으로, 닥터 설리반은 생각할 것이 많다. 전문직업인은 블레이크 부인에게 어느 정도의 자선 치료를 제공할 의무가 있는가? 이런 사례에서 그녀의 전문직업인 의무에 한계가 있는가? 그녀가 전문직업인 의무를 넘어 그 이상으로 할 수 있는 일들이 있는가? 그리고 그것이 그녀에게 요구되는 수준을 넘어선다 할지라도 그녀는 그 일들을 해야 하는가? 그리고 윤리적인 전문직업인이 된다는 점 외에 그녀가 이 대안들 각각의 장단점에 대해 비교하는 데 영향을 주는 다른 요인들이 있는가?

어려운 전문직 윤리 판단

많은 경우 전문직업인의 윤리 판단은 쉽고 명확하며 다른 행동과 마찬가지로 좋은 습관의 결과물이지, 사안마다 심사숙고해서 의식적으로 결정하는 것은 아니다. 물론 사려 깊은 사람은 자주 자신의 습관을 검토하지만 말이다. 이러한 성찰 때문에 비록 습관적인 행동이 확실한 숙고의 산물은 아니어도 여전히 합리적인 선택이라고 주장할 수 있다. 이 책의 사례들은 모두 전문직업인이 해당 사례에 관해 주의 깊게 생각해서 어떻게 행동할지에 관해 초점을 맞춘다. 동시에 독자들이 전문직업인의 행동과 **습관**에서 윤리적인 성찰을 자극받기를 희망한다. 특정 사례에 대해 생각해본 뒤에 전문직업인의 삶에 영향을 주는 행동에 관해 귀중한 내용을 말해주는 것이 있는지 물어보는 것은 언제나 바람직하다.

그러나 우리의 삶에서 습관이 가장 중요하지만, 다음과 같은 세 가지 상황에서는 **전문직업인으로서 어떻게 해야 할지** 결정할 때 택할 수 있는 대안들에 대해 명시적으로 주의 깊게 숙고할 필요가 있다. (1) 전문직업인으로서 자신의 한계와 환자를 위해 어느 정도 희생할 의무가 있는지 생각해야 하는 상황이 생겼을 때 (2) 전문직업인 의무들이 서로 충돌할 때 (3) 전문직업인 의무가 다른 책임, 또는 다른 사람에 대한 의무들과 충돌할 때.

전문직업인들이 직면하는 가장 어려운 윤리 딜레마들은 대개 하나 이상의 이런 상황들과 관련된다. 그러나 이런 상황 중 어느 것도 치과 윤리 문헌이나 일반적인 전문직 윤리 문헌에서 그다지 주의 깊게 논의되지 않았다. 여기에서 이런 상황들을 논의한다 해도 독자들이 어려운 윤리 문제들을 풀 수 있는 깔끔한 해법을 제시하지는 못할 것이다. 대신, 이번 장은 먼저 윤리적 사고의 일반 구조를 성찰하고 다음에 이 세 가지 상황들 각각의 특징들을 성찰함으로써 치과의사들의 가장 어려운 윤리 결정들에 유용한 빛을 비추고자 한다.

전문직 윤리 의사결정 모델

치과의사가 윤리적으로 복잡하고 이례적인 상황에서 윤리 의사결정에 직면하게 될 때, 그가 미리 윤리적인 의사결정을 성찰해두었다면 큰 도움이 될 것이다. 여기서는 전문직업인의 윤리 의사결정 단계의 **모델**을 제안할 것이다. 모든 의사결정 모델은 윤리적 사고의 특정 측면들에 초점을 맞추고 그 측면들을 의사결정 과정의 분리된 "단계들"로 취급하기 때문에 필연적으로 지나치게 단순화하게 된다. 실제 윤리 성찰에서, 이 "단계들"은 고도로 상호의존적이며 예컨대 3단계를 시작하기 전에 2단계를 완전히 끝내지 못할 수도 있다. 대신, 한 단계로부터 다른 단계에 적절히 답하지 못한 것을 배우고, 또 어느 한 단계로부터 다른 단계에 도움이 되는 데이터를 수집하는 식으로 여러 단계를 왔다 갔다 한다. 그럼에도 불구하고, 윤리 의사결정과 관련된 몇 가지 뚜렷한 유형의 사고를 주의 깊게 분리해서 묘사할 가치가 있다. 윤리 의사결정이 특히 복잡할 때에는, 종종 관련된 단계들에 대한 일종의 "지도"가 있으면 매우 유용하기 때문이다.

0 단계 : 사실 수집

이 모델은 이 모델 사용자가 관련 사실들(해당 상황, 관련 인물, 선택할 수 있는 행동들, 이 행동들의 확률과 가능한 결과 등)을 이미 주의 깊게 파악했다고 가정한다. 이 모델의 단계들을 배우고 나서 "나는 필요로 하는 모든 사실을 가지고 있으며, 그 사실들을 올바로 이해하고 있는가?"라는 질문을 하지 않고서 이 모델을 사용하면 그것은 명백한 실수일 것이다. 그러나 이 모델의 다른 단계들에서와 마찬가지로, 0단계를 완전히 끝내야 이 과정의 나머지를 시작할 수 있다는 가정은 없다. 종종 이 과정의 나중 단계에서 이 문제들을 다뤄야 할 필요가 있기 때문에 "뒤로 돌아가서" 사실들을 더 모으거나 사실들을 다시 점검해야 할 수도 있다. 우리가 처음에 알아차리지 못했던 요인들 때문에 그렇다. 그러나 이 모델은 사려 깊은 사색가들이 필요로 하는 "사실을 얻기" 위해 사용하는 방법들을 설명하려고 시도하지 않는다. 그러므로 "사실 수집"은 이 전문직 윤리 의사결정 모델의 "0단계"로 간주할 것이다.

1단계 : 대안 파악

1단계는 선택할 수 있는 가능한 행동과 그 대안의 가장 중요한 측면들을 파악하는 것이다. 때로는 해당 상황의 사실들로부터 대안이 명백해서 주의 깊게 생각할 필요가 없을 때도 있다. 그러나 어떤 때에는 대안이 무엇인지 알기 어려울 수도 있다. 상황의 특수한 사정과 우리의 습관적인 인식과 행동 방식으로 인해, 우리가 어떤 행동이 가능한지에 대한 시야가 가려질 수 있다. 따라서 어떤 행동들이 이용 가능한지 그리고 이 대안들 각각에 대해 어떤 결과들이 가능한지 명시적으로 질문하면 언제나 유용하다. 또한 종종 각각의 대안이 우리 자신과 다른 사람들에게 어떤 선택으로 이어지게 할 수 있는지 물어볼 필요가 있다. 또한, 대부분 상황에서, 우리가 생각할 수 있는 가능한 결과와 미래의 선택이 실제로 발생할 가능성이 얼마나 되는지 물어보는 것도 중요하다.

치과의사들은 대개 특정 환자의 상태에 대한 임상적 대안을 파악하도록 잘 훈련되어 있다. 전문직 윤리 의사결정은 또한 치과의사가 환자나 기타 관련인에 대한 비임상적인 측면에 대응해서 행동할 수 있는 대안도 주의 깊게 파악하도록 요구한다.

2단계 : 전문직업인으로서 무엇이 중요한지 결정하기

주어진 특정 상황에 대응할 수 있는 대안을 주의 깊게 파악하고 나면, 치과의사는 **전문직업인으로서** 무엇을 해야 하며 무엇을 하지 않아야 하느냐는 관점에서 그 대안들을 검토할 필요가 있다. 대안들 각각에 대해 이 관점에서 검토해야 한다. 의사결정 과정의 이 단계에서 사용될 기준은 치과계의 윤리 기준(즉 3장에서 적시된 아홉 가지 범주 각각의 전문직업인 의무와 관련된 내용)이다. 이 책의 주된 목적은 독자들이 치과 윤리 기준을 보다 상세하고 정교하게 이해해서, 각각의 대안에 대해 전문직업인으로서 무엇이 중요하고 그 대안의 가능한 결과들은 무엇인지에 대해 더욱 정확하고 자신 있게 결정할 수 있도록 도와주는 것이다.

3단계 : 윤리적으로 다른 무엇이 중요한지 결정하기

각각의 대안은 특별히 윤리적으로 무엇을 해야 하고 무엇을 하지 않아야 하는지에 관한 보다 넓은 기준의 관점에서 검토되어야 한다. 한 사람의 전문직업의 의무는 결코 그 사람의 삶의 모든 도덕의 내용을 구성하지 않기 때문에, 이 단계는 전문직업인의 삶의 구체적인 윤리 기준을 넘어선다. 더구나 전문직업인 기준 자체는 **특정한 이유**가 있어서 전문직업인 기준이 되었다. 그것은 치과계와 사회 공동체간의 대화를 통해 치과계가 사회 공동체를 잘 봉사하도록 치과 윤리 기준으로 받아들여진 것이다. 그러므로 전문직 윤리 기준이 서로 충돌할 때, 그리고 어떤 행동이 전문직업인으로서와 윤리적으로 최선일지 윤리 기준이 적절히 안내하지 못할 때는 윤리 기준 배후의 이유에 대해 고려해야 한다. 달리 말하면 어떤 행동이 환자와 사회 공동체를 잘 섬기는 것일지에 대해 생각해보는 것이다. 치과의사의 다른 책임이 전문직업인의 책임과 부딪히는 상황이 발생한다면 그때는 더욱 근원적인 도덕적 범주들을 고려해야 할 것이다.

그런 상황에서 사고 과정은 그 사람이 취하는 "가장 넓은" 혹은 "가장 깊은" 의미에서 윤리적 성찰을 취하는 접근법에 따라 결정된다. 일반적인 수준에서 사람들은 주로 특정인이나 영향받는 사람들의 특정 가치를 극대화하고, 근본적인 특정 도덕 가치를 준수하며, 특정 기본권을 존중하고, 인간의 특정 미덕을 실현하는 면에서 도덕적 성찰을 한다. 따라서 이 과정의 세부사항은 보통 이런 구조 중 하나를 따르거나 이들 중 몇 가지를 결합할 수 있다.

많은 전문직 윤리 의사결정들은 **3단계**에서 묘사한 종류의 윤리적 사고를 필요로 하지 않을 것이다. 왜냐하면 그 결정이 오로지 치과계의 윤리 기준의 토대에서 적절히 내려질 수 있기 때문이다. 그러나 사려 깊은 전문직 윤리 사색가는 최소한 그 상황에서 다른 방식으로 또는 다른 이유로 윤리적으로 중요한 사항이 있는지 질문할 필요가 있을 것이다.

4단계 : 어떻게 해야 하는지 결정하기 (대안들의 우선 순위 결정)

전문직업인으로서 무엇이 필요한지 결정하고, 필요할 경우 다른 이유로 인해 무엇이 윤리적으로 중요한지 결정하는 과정이 끝나면 때로는 자연스레 대안 중에서 해야 할 일을 찾아내게 된다. 때로는 문제가 복잡해지는 경우가 있는데 그 이유는, 한편으로는 전문직업인 기준과 다른 한편으로는 윤리적으로 중요한 가치, 규칙, 권리, 미덕 또는 자신이 중요하다고 생각하는 다른 윤리적 이유가 서로 다른 행동으로 이끌기 때문이다. 그럴 경우 어떻게 해야 하는가에 대한 결정은 경합하는 일련의 윤리 규범 중 어느 것이 그 상황에 관한 결정에 결정적인 요인으로 더 적합할지에 관한 주의 깊은 판단 문제가 된다.

어떻게 해야 하는지 결정하려 할 때 종종 몇 가지 동등한 대안들 사이에서 선택해야 할 때가 있다. 예를 들어, 그 대안들 사이에서 더 주의 깊게 판단하기 위해 필요한 정보를 모을 수 없거나 그럴 시간이 없어서 어떤 사람의 최우선적인 대안들이 기능적으로 동등할 수 있다. 또는 전문직업인 기준 또는 윤리 기준이 경합하는데 어느 기준도 다른 기준보다 의사결정에 더 결정적인 요인이 아니어서, 최우선적인 대안들이 동등할 수도 있다. 이 경우 어느 대안을 선택해도 무방하다. 왜냐하면 그 대안들은 전문직업인 입장이나 윤리 입장에서 장점이 동일하며 고려된 다른 모든 대안보다 낫기 때문이다.

다른 모든 대안보다 윤리적으로 우수한 몇 가지 대안이 상황에 동등하게 적합하거나 정보나 시간 부족으로 기능적으로 동등할 경우, 그 대안들 사이에서 선택함으로써 그 상황을 해결해야 한다. 그러면 그 상황에서 할 수 있는 최선을 다한 셈이다. 특정 방식으로 행동하기로 **선택**하는 것은 가능한 행동 방식에 관해 전문직업인답게 또는 윤리적으로 **판단**하는 것과는 구분되는 특수한 유형의 활동이라는 것이 이 전문직 윤리 의사결정 모델의 전제다.

환자 복지와 전문직업인 희생의 한계 중 무엇이 우선하는가?

전문직을 연구한 대부분의 사회학자는 "서비스 책무"를 전문직의 본질적인 특징 중 하나라고 언급한다. 마찬가지로, 대부분의 의료계는 자신의 윤리강령 등에서 자신이 환자의 이익을 우선하거나 주로 환자에게 봉사한다고 묘사한다. 하나의 예를 인용하자면 미국치과의사협회(American Dental Association; ADA)의 **윤리 원칙과 전문직 윤리강령**(이후 'ADA 강령'이라 함)은 이렇게 시작한다. "미국치과의사협회는 치과의사들에게 환자의 이익을 최고의 목표로 하는 높은 윤리 기준을 따르도록 요구한다."

그러나 "대중에 대한 봉사"와 "환자의 이익"을 "최고의 목표"로 삼는다는 표현은 다양한 해석을 인정해서 실제 직무수행에는 상당히 다른 뜻을 가지고 있다. 이 섹션에서는 치과의사들의 전문직 윤리 의무의 정도와 치과 전문직업인이 떠안아야 하는 희생의 양을 논의하기 위한 틀을 제공하기 위해 그런 표현들에 대한 네 가지 다른 해석을 검토할 것이다.

최소주의자 해석

치과의사가 봉사할 책무는 치과 전문직업인들이 특정 상황에서 어떻게 행동할지 결정할 때 및 환자들과의 일상 작업 습관을 형성할 때 그들이 환자 복지를 고려할 의무가 있다는 점만을 의미할 수 있다. 치과의사가 환자를 이보다 적게 고려한다면 치과의사 전문직업인의 삶에서 환자 복지는 특별한 중요성이 없을 것이기 때문에, 이 진술은 전문직업인 책무의 최소주의 해석이라고 간주해야 한다. 그러나 이 해석에서는 치과의사의 다른 관심사들에 비해 치과 환자 복지를 우선하지 않는다. 사실, 이 최소주의자 해석에서는 두 가지 상황만 환자 복지를 우선할 책무에 대한 명백한 위반이 될 것이다. 첫째, 치과의사의 선택으로 환자 복지가 명백히 영향을 받을 때 치과의사가 **환자 복지를 고려하지 않는 경우**. 둘째, 치과의사가 **알면서 환자 복지에 해로운 행동을 선택**하고 그 치과의사가 그다지 중요하지 않다고 생각하는 것을 위해 그렇게 하는 경우. 그러나 의료 전문직업인과 특히 치과의사가 자신을 어떻게 보는가에 비춰볼 때, 그리고 사회 공동체가 의료 전문직업인들의 의무에 대해 일반적으로 어떻게 믿고 어떻게 기대하는가에 비춰볼 때 우리 사회에서 치과의사들은 일반적으로 그들이 내리는 의사결정에서 환자 복지에 어떤 **우선순위**를 둘 책무가 있는 것으로 이해되고 있음이 확실하다. 그러므로 **최소주의자 해석**은 치과의사의 전문직업인 의무를 정확히 이해하지 못하고 있다. 사회학자들의 의료 전문직 연구에서도 같은 결론을 지지한다. 그러므로 우리는 **최소주의자 해석**을 제쳐놓고 다른 해석들을 보다 주의 깊게 고려해야 한다.

최대주의자 해석

최소주의의 반대편 극단에는 **최대주의자 해석**이 있다. 이 해석은 (어떤 제한도 붙지 않은) "환자를 우선한다"는 흔한 표현을 치과의사 전문직업인 의무에 대해 말하는 내용으로 본다. 이 해석에서는, 치과 전문직업인은 환자 복지를 **다른 모든 고려사항 앞에** 둬야 할 의무, 즉 환자 복지를 자신의 다른 이익 및 관심사들 앞에 둘 뿐 아니라 치과 전문직업인들이 다른 사람이나 집단과 관련해서 가지고 있을 수도 있는 다른 **모든** 관심사와 의무보다 앞에 둬야 함을 의미한다. 이 해석은 다른 사람들에게 봉사할 전문직업인 의무에 대한 매우 극단적인 견해다. 전문직에 대한 수사학, 특히 "환자들을 우선한다"는 문구가 너무도 자주 대중과 치과의사들에게 이 메시지를 전하는 것으로 보이기 때문에 여기서 이 해석을 조사해 볼 가치가 있다.

그러나 이 **최대주의자 해석**은 환자들에 대한 치과의사 전문직업인 의무에 대한 올바른 견해일 수 없다. **최대주의자 해석**을 올바른 것으로 받아들인다면 의료 전문직업인이 사라질 것이고, 사람들은 큰 고통을 겪을 것이다. 더구나 의료 전문직업인들과 사회 공동체 구성원 중 실제로 치과의사나 다른 의료 전문직업인이 환자 복지를 말 그대로 그들의 삶의 다른 모든 것보다 앞에 둬야 할 의무가 있다고 믿는 사람은 극히 드물다. 우리는 치과의사가 모든 것을 환자 복지보다 뒷순위에 둬야 할 의무가 있는 것이 아님을 알기에, 치과의사들이 환자 복지에 어느 정도의 우선순위를 둬야 하는지에 대한 질문을 주의 깊게 조사할 필요가 있다. 이제 **최대주의자 해석**도 버리고 환자 복지의 우선순위에 관해 이 두 극단들 사이에 있는 해석들을 검토할 차례다.

등가 (Parity) 해석

한 가지 해석은 **등가 해석**이라 불릴 수 있는데, 여기서 "등가"라는 말은 환자 복지와 치과의사의 다른 가치 있는 관심사들이 "**똑같이**" 중요함을 일컫는다. 이 해석에서는, 치과의사는 환자 복지를 **최소한 자신의 복지 및 자신이 가지고 있을 수도 있는 다른 중요한 관심사나 책임과 똑같이 중요**하게 취급할 전문직업인 의무가 있다. 따라서 치과의사는 자신의 행동이 환자 복지에 미칠 영향을 고려해 볼 때 **덜** 중요하다고 생각하는 자신의 복지나 관심사의 다른 측면들보다 환자 복지를 우선으로 선택할 의무가 있다.

이 해석에서는, 치과 전문직업인은 환자 복지와 자신의 복지 측면이 똑같이 중요한 상황에서 환자 복지보다 자신의 복지나 가치 있는 다른 관심사를 선택해도 된다는 점을 주목할 필요가 있다. 즉 치과의사 행동의 효과가 환자에게 미치는 영향 및 치과의사가 매우 가치 있게 여기는 것에 미치는 영향이 같을 경우, **등가 해석**에서는 치과의사는 자신의 중요한 관심사보다 환자 복지에 더 큰 중요성을 부여할 전문직업인 의무가 없다. 그런 경우 치과의사는 동등한 대안들 사이에서 선택하고 있는 셈이고 따라서 어느 대안이든 선택할 수 있다.

다른 모든 것이 같고(즉 환자와 적절한 관계가 확립되었고, 환자가 의사결정 능력이 있는 경우) 환자에게 똑같이 유익한 두 가지 치료 방안이 있는 상황에서 (즉 두 치료가 똑같이 효과적이고 위험이 똑같거나, 효과의 차이가 위험의 차이로 상쇄되는 등의 경우) **등가 해석**을 사용한다고 가정하면, 치과의사 자신의 재정적 복지와 환자의 재정적 복지가 똑같이 중요하다고 판단할 경우 그 치과의사는 자신에게 더 큰 이익이 되는 치료 방안을 추천할 수 있다. 유사한 추론으로, 치과의사는 자신을 심각한 감염으로부터 보호하기 위해 심각한 전염병이 있는 환자 치료를 거절하거나, 응급환자를 진료하거나 그 환자에게 어디서 응급 진료를 받을 수 있는지 조언하면 친한 친구와의 중요한 약속에 늦을 때 그러기를 거절할 수도 있다.

이 해석이 현재 미국 사회에서 이해되고 있는 치과의 봉사 책무에 대한 정확한 해석이 아니라고 생각하는 이유는 두 극단적인 해석들을 거절하는 이유보다는 확실히 미묘하다. 그러나 사회 공동체 구성원들은 방금 주어진 노선을 따라 행동하고 있다고 생각되거나 실제로 그렇게 행동하는 치과의사들에게 반대할 것이고, 많은 치과의사도 마찬가지로 이에 반대할 것이다. 즉 이런 식으로 행동하는 치과의사들은 환자와 사회 공동체 그리고 많은 치과의사에게 그들의 전문직업인 책무를 위반하고 있다고 판단될 것이다. 예를 들어 아래에서 설명되는 바와 같이, 치과의사들과 의료 공급자들은 일반적으로 우리 사회에서 환자 복지가 그렇게 하도록 요구하고 그 사안에 환자 복지의 중요한 측면이 걸려 있을 때 보통보다 높은 수준의 감염 위험을 받아들일 것으로 널리 이해되고 있다. 마찬가지로, 치과의사는 단지 이익을 늘리기 위해 전문직업인 입장에서 받아들일 수 있는 어떤 치료를 다른 치료보다 우선적으로 추천할 경우 대개 전문직업인답지 않게 행동하고 있는 것으로 간주될 것이다. 마찬가지로, 치과의사들은 널리 응급치료를 제공하거나 최소한 어디에서 그 치료를 받을 수 있는지 안내할 의무가 있다고 이해된다. 여기에서 요점은 이 사례나 다른 사례를 통해서, **등가 해석**은 우리 사회와 치과계 대화가 제시하는 환자 복지에 우선순위를 부여할 치과의사의 전문직업인 책무에 대한 이해에 부합하지 못함을 알 수 있다.

자신의 복지보다는 우선하지만 한계가 있다는 해석

환자 복지를 우선해야 할 치과의사 전문직업인 의무에 대한 이 네 번째 해석의 세련되지 않은 이름은 이 의무에 대한 올바른 해석은 치과의사 편에서의 의무의 정도를 **등가 해석**과 **최대주의자 해석** 사이의 어디쯤 두려고 한다. **등가 해석**은 치과의사에게 너무 적게 요구하며, **최대주의자 해석**은 너무 많이 요구한다. **자신의 복지보다는 우선하지만, 한계가 있다는 해석**은 치과의사에게 환자를 위해 자신의 이익 및 다른 책무들의 **모든** 측면을 희생할 의무를 지우지는 않는다. 그러나 치과의사는 환자 복지의 **특정 측면**들에 대해 자신의 복지의 측면보다 **큰** 중요성을 부여할 **의무가 있으며**, 치과의사는 또한 자신의 다른 관심사와 다른 사람에 관한 자신의 책무의 **일부** 측면보다 환자 복지에 큰 중요성을 부여할 의무가 있다.

모호한 이 개념을 정확하게 할 수 있는가? 간단하게 그렇게 할 방법은 없다. 치과의사가 전문직업인으로서 자신의 환자를 위해 얼마나 많은 희생을 부담해야 하는지 결정하기 위한 간단한 공식은 없다. 그러나 전문직 윤리에 관계된 모든 사안에서와 같이, 일반적인 윤리 기준을 유용하게 할 수 있는 두 가지 방법이 있다. 하나는 어떤 전문직의 가장 존경할 만한 구성원의 행동 방식과 그들이 자신의 선택을 어떻게 설명하는지 관찰하는 (그리고 가능하면 토의하는) 것이다. 일반적인 전문직 윤리 기준을 정확하고 유용하게 하는 두 번째 방법은 관련 예들, 특히 치과의사들 사이에서 및 사회 공동체 안에서 일반적인 합의가 된 예들에서 공통점을 조사 비교하고 이를 추구하는 것이다.

미국에서는 치과 치료에 대한 환자의 접근은 자신의 지불 능력이나 제3자 지불 제도에 의존한다. 따라서 일부 환자들은 치과 치료에 접근하기가 지극히 어렵다. 그런 사회에서는, 자선 치료를 제공하지 않고 할부 지불과 기타 유연한 지불 제도를 제공하려 하지 않는 치과의사는 전문직업인답지 않게 행동하는 것으로 판단될 가능성이 있다. 도움이 없이는 치과 필요를 충족할 수 없는 환자들이 너무 많아서, 매우 특별한 의무들(예를 들어 가족에 대한 의무들)만이 전문직업인으로서 아무 희생도 하지 않는 것을 정당화할 것이다.

그러나 사회 공동체는 치과의사가 극단적인 재정적 희생을 해야 한다고 생각하지 않는다. 사회에서 치과의사는, 예컨대, 많은 환자들의 치과 필요를 위해 자신의 가족에게 가난하게 살도록 요구할 의무가 없다. 물론 치과의사나 다른 의료 전문직업인의 가족은 더 많은 가난한 사람들에게 치료를 제공하기 위해 추가로 희생하기로 선택할 수도 있다. 그러나 그런 행동은 치과의사 전문직업인 의무를 넘어서며, 의료 전문직업인은 자신의 전문직업인 책무에 의해 그런 희생이 요구된다고 주장하는 것은 정당화될 수 없다.

두 번째 예로, 치과의사는 고정 고객에게 합리적으로 통상 치료를 해줄 의무가 있다. 그러나 치과의사가 신환을 받지 않는 것이 윤리적인 상황일 수도 있으며, 고정 환자들에게 언제든지 통상 치료를 해줘야 할 의무가 있는 것은 아니다. 그들이 개인이나 가족의 일로도 예외 없이 일정을 지켜야 할 의무가 있는 것도 아니고, 모든 일정이 환자의 편의에 종속되는 것도 아니다. 그러나 다른 치과의사들이 거의 없는 지역이거나 자연재해가 발생한 경우 또는 다른 사정으로 적절한 치과 치료가 희소 자원으로 바뀌면 일부 예외가 있을 수 있다. 그런 상황에서는, 희소 의료자원의 공정한 배분에 적용되는 특수한 윤리적 고려가 의료 전문직업인에게 일반적으로 허용되는 내용을 대체할 수도 있다.

모든 전문직의 윤리적 책무에는 그 직종과 구성원들이 봉사하는 사람들의 복지에 어떤 우선순위를 부여하는 것이 포함된다. 그러나 거의 어떤 직종도 이 전문직업인 책무가 그 직종 구성원들에게 어떤 종류의 희생을 요구하는지, 즉 그 직종이 봉사하는 사람들을 위해 그 전문직업인의 다른 이익들과 다른 사람들에 대한 의무에 대해 어떤 희생을 요구하는지에 대해 포괄적으로라도 명시하지 않는다. 이러한 침묵에 대한 한 가지 정당한 이유는 이런 규범들은 좀처럼 정확한 행동 규칙으로 표현될 수 없다는 것이다. 기껏해야 최소한의 일반적 지침이라도 파악하기를 바라면서 지금 여기에서 제공된 것과 같은 식으로 이 윤리기준의 해석에 대해 주의 깊은 검토를 제공할 수 있을 뿐이다. 그러나 이 짧은 논의를 통해서도 치과계와 치과의사는 사회 공동체를 향해 자신의 복지나 책무가 환자 복지보다 우선하지 않아야 할 책임이 있음이 명확해졌다. 이는 실제로는 치과의사들이 환자를 위해 전문직업인으로서 상당한 희생을 받아들임을 의미한다. 그러나 동시에 치과의사의 이 의무는 무한정이거나 무제한적이지 않다.

전문직업인의 의무 사이의 충돌

우선순위를 정하며, 규범을 명확히 하고, 윤리 판단을 위한 명시적 지침을 마련하는 노력으로 진료 중에 발생하는 모든 충돌을 충분히 해결할 수는 없다. 치과의사의 전문직업인 책무 자체의 다양한 요소들 사이의 충돌은 이 규범들로는 좀처럼 해결될 수 없다. 치과의 전문직업인 의무들은 아홉 가지의 상당히 뚜렷한 범주들로 나뉠 수 있는데, 다른 범주에 속하는 치과의사의 의무들 **사이**에 충돌이 발생하지 않으리라는 아무런 보장이 없기 때문이다.

예를 들어, 어린이 환자가 치료의 필요와 협조의 가치를 이해하기에는 아직 어리고 비협조적이며, 부모의 반응 또한 상황을 오히려 악화시키는 경우를 가정해보자. 치과의사가 환자 및 부모와 **상호소통하는 관계**를 맺으려는 노력과 **역량** 규범 내에서 진료하려는 노력은 서로 충돌할 수 있다. 또는 치과의사가 다른 치과의사나 의료진들과 적절한 관계를 유지하려는 노력과 환자와의 **상호소통하는 관계**를 맺으려는 노력이 서로 충돌할 수도 있다. 마찬가지로 다른 곤란한 고려사항들에 직면해서 환자의 **구강건강**에 우선순위를 두려면 어떻게 해야 하는지에 관한 복잡한 문제도 생각해볼 수 있다.

마찬가지로, 전문직업인 규범의 같은 범주 안에서 충돌이 없으리라는 보장도 없다. 이 책에서 제안한 치과계의 **핵심직무수행가치** 범주는 여섯 가지 핵심 가치들의 순위 서열을 포함한다. 이 서열 안의 다른 가치들 사이의 충돌은 종종 단지 이 순위를 참조하는 것만으로 해결할 수도 있다. 그럴지라도, 그 서열에서 동일한 가치의 다양한 측면들 사이에 충돌이 있을 수 있다. 더구나 다른 여덟 가지의 전문직업인 규범들의 다양한 요소들 사이의 내적 충돌에는 해결에 도움을 줄 명확한 서열이 없다.

예를 들어 4장의 사례 "두려운 근관 치료"를 읽는 한 가지 방법은 **핵심직무수행가치** 중 환자의 **자율성**의 두 가지 다른 요소들 사이의 충돌로 보는 것이다. **자율성**은 실제로 인간 경험의 매우 복잡한 특성이며, **자율성**의 요소들이 충돌해서 그 요소들을 모두 달성할 수 없는 경우가 흔하다. 그 경우 닥터 클라크의 선택은 비아니 씨의 **자율성**의 한 요소인 치과건강에 최고의 가치를 두고 있다는 그의 일관적인 의사표시에 대한 존중과 그의 **자율성**의 또 다른 측면인 근관 치료를 받지 않기로 할 가능성 존중 사이의 선택으로 해석될 수 있다. 때로는 전문직 규범들이 그 경우에 지침을 제공할 것이다. 예를 들어 오류 제어 규칙은 오류가 심각한 위험이면 전문가에게 [어떤 것]의 측면에서 오류를 범하도록 지시한다(어떤 사항에 대해 자신이 없을 때 판단이 잘못되었더라도 피해가 작은 쪽으로 행동하라는 규칙. 예를 들어 맛있어 보이는 야생 버섯 군락을 발견했다고 가정하자. 그 버섯이 식용 버섯인지 독버섯인지 확신하지 못하면 독버섯이라고 가정하고 먹지 않는 것이 좋다. 독버섯이라는 판단이 잘못되었을 때의 잠재적인 피해는 맛있는 버섯을 먹을 기회를 놓친 아쉬움에 지나지 않지만, 식용이라고 생각하고 먹었는데 그 판단이 잘못되었을 때에는 치명적인 피해를 입을 수 있다. 역자 주). 그러나 전문직업인 규범의 한 가지 범주나 **자율성**이라는 **핵심 직무수행가치** 같은 하나의 규범이 내적 충돌을 일으킬 때는 다른 규범에 의해 해결되지 않는다. 이 섹션의 초점은 신중하게 윤리 문제를 생각하는 사람이라면 그 상황에서 어떻게 할지에 대한 약간의 통찰력을 제공하는 것이다.

규범 요소들 사이에 충돌이 있는데 규범 자체로는 해결할 길이 없다면, 그 전문직의 규범에 관한 다른 질문, 즉 공동체가 **왜** 이 전문직을 만들었으며, 공동체와 이 전문직은 직무수행을 규율하는 이 특수한 규범들을 **왜** 대화를 통해 받아들였는지에 관한 질문을 해야 한다. 모든 전문직에는, 그리고 모든 직종의 모든 규범에는 얻을 이익과 피해야 할 피해가 있는데, 그것들이 바로 전문직과 그 직종을 위한 특정 규범들이 확립된 **이유**다. 해당 직종의 인정된 규범들 사이의 내적 충돌이 파악되면 사려 깊은 윤리 사색가는 이러한 얻을 이익과 피해야 할 피해를 고려해야 한다.

진료에 차질을 일으키는 어린이 환자의 예에서 치과의사가 고려할 사항이 많다. 치과의사가 주의를 기울여 이상적인 진료를 할 수 없기 때문에 예를 들면 환자에게 필요한 진단과 치료를 제대로 할 수가 없어서 환자에게 피해가 될 가능성; 지금 행해진 치료로 인해 나중에 다른 치과의사나 의료인이 협조적으로 치료할 수 있는 능력에 영향을 줄 경우의 이익과 피해; 그 환자에게 다른 행동 방식을 주입할 가능성과 그 가치, 그로 인해 장래의 건강관리에 미칠 영향; 자기 자녀의 치과 치료에 부모가 더 효과적인 역할을 하게 될 때의 가치; 이러한 노력이 그날의 다른 환자를 치료하는 데 미치는 영향 등이 고려해야 할 사항이다.

확실히, 심각하고 그렇지 않으면 피할 수 없는 피해를 예방하는 것이 환자를 위한 가장 우선적인 고려사항이다. 그러나 피할 수 있고 그다지 심각하지 않은 피해라면, 서로 충돌하는 윤리적 의무들을 즉시 고려해야 한다. 충돌하는 의무의 상대적 우선순위에 관해 전문직 규범이 명확한 지침을 주지 않는다면, 자신이 치과의사가 되기로 서약한 가장 근본적인 가치와 원칙, 사회가 치과계라는 전문직을 확립한 가치와 원칙으로 돌아가야 한다.

전문직업인의 의무와 기타 의무 사이의 충돌

어떤 사람은 오로지 하나의 역할과 한 종류의 관계에만 초점을 맞추면서 심리적으로 건강하고 행복한 삶을 살아간다. 그러나 대다수의 사람은 보다 넓은 범위의 가치와 규범을 따르며 산다. 심리적 건강과 행복을 위해서는 더 넓은 공동체와 인간관계에 참여하는 것과 더 넓은 역할이 필요하기 때문이다. 대다수의 사람은 배우자나 평생의 동반자로 헌신하고, 다른 이들과 오랜 친구 관계를 유지하며, 자녀와 부모를 돌보는 의무를 받아들이며, 돌볼 책임이 있는 다른 가족과 다른 사람들에게도 헌신한다. 이 모든 관계 및 다른 많은 역할과 그에 수반하는 가치와 원칙들은 대다수 치과의사의 일상생활이다.

치과의사를 비롯하여 모든 분야의 전문직업인들은 자신의 전문직업인 의무와 다른 책무에 기초한 의무 사이의 충돌을 경험해왔다. 환자 복지에 우선한다는 치과계 규범의 한 범주는 환자 치료가 다른 윤리적 고려사항과 충돌할 때 치과의사를 안내하도록 의도되었다. 그러나 이 범주도 모든 질문에 답을 줄 수 없고 전문직업인 의무와 다른 의무들 사이의 충돌을 모두 해결할 수는 없다. 어떤 경우에는, 환자 복지가 자신의 복지보다는 우선하지만, 한계가 있다는 해석이 제시하는 지침은 생각 깊은 치과의사가 제기하는 질문에 충분히 답하지 못한다. 하나의 전문직업인 규범의 여러 측면들 사이에 **내부**의 충돌이 있는 경우와 마찬가지로, 전문직업인 의무들은 **다른** 의무들과도 충돌할 수 있다. 이럴 때는 두 종류의 의무 배후의 **이유**, 그 의무들이 지지하려 하는 이익과 피하려 하는 피해, 그리고 사회 공동체가 이 규범들을 가진 직종을 만들도록 동기를 부여했던 근본적인 가치, 원칙, 이상들을 바라봐야 한다. 이러한 이유가, 최소한 이상적으로는, 이러한 규범들에 대해 전문직업인의 서약을 하도록 동기 부여했기 때문이다.

예를 들어 오랜 고객인 나이 든 환자가 금요일 오후 점심시간 무렵에 전화해서 이틀 전에 치료한 아말감 부위가 아직도 조금 아프다고 말한다. 그는 실제로 극심한 통증을 느끼지는 않는다. 그것은 단지 조금 아프고 불편할 뿐이다. 그러나 그 치과의사는 그 환자를 잘 알고 있으며, 그 환자가 뭔가 치료가 잘못되었다고 아주 우려하고 있음을 깨닫는다. 일반적인 상황에서는 그 치과의사는 그 환자에게 그날 오후에 들러서 그 부분을 검사하라고 말하곤 했다. 그러나 그날 오후에는 그 치과의사의 열세 살 딸이 출연하는 음악 연주회가 있다. 그 치과의사는 딸의 연주회에 참석하는 것은 자신에게 즐거움일 뿐만 아니라 부녀 관계에서 중요한 순간임을 알고 있다. 불행하게도 지금은 금요일 오후인데, 걱정하고 있는 이 환자를 월요일까지 미루지 않고 토요일에 진료하려면 다른 책무와 충돌할 것이다.

전문직 규범이 그런 모든 상황에 대한 명확한 답변을 제공할 수는 없지만, 그렇다고 그 규범들이 아무런 지침도 제공하지 않는다는 뜻은 아니다. 최소한 이 규범들은 걸려 있는 가치, 원칙, 이상들에 관한 중요한 질문들을 인지한다. 이 규범들은 또한 명확한 경우에 규범의 상대적 우선순위를 평가하는 하나의 방법을 제공하고 따라서 사려 깊은 의사결정자들에게 도움을 준다.

위험을 수용할 의무와 그 한계

수 세기 동안, 실제로는 7, 80년 전까지, 의료 전문직업인이 된다는 것은 생명을 위협하는 전염병에 감염될 위험을 받아들임을 의미했으나, 20세기 중반에는 의학이 치명적인 전염병을 성공적으로 통제한 것으로 보였다. 그러나 인체 면역 결핍증 바이러스(HIV)와 후천성 면역 결핍증(AIDS) 출현으로 상황이 바뀌었다. 의료계와 공동체 전반 모두 치명적인 전염병을 완전히 퇴치했다는 것은 신화였고, 그것도 너무 위험한 신화였음을 깨닫기 시작했다. HIV와 AIDS에 관해, 의료 종사자들에게 HIV 감염에 대한 높은 수준의 보호를 제공하기 위해 미국 질병 통제 및 예방 센터(Centers for Disease Control and Prevention; CDC)의 "**보편적 예방조치**(Universal Precautions)"가 제정되었다. 그러나 그 이후 추가적인 전염병 창궐(두 가지 사례만 들면 중증급성호흡기증후군(SARS)과 에볼라가 있다)로 의료 종사자들이 직면할 수 있는 위험에 대한 우리의 인식이 한층 높아졌다. 간단한 구강 진단만으로도 치과의사가 혈액 매개 병원체 및 기타 병원체에 노출될 수 있어서, 치과의사들은 이런 위험들에 더 자주 노출된다.

치명적인 전염병들이 통제된 것으로 보였던 시대에도 의료 전문직업인이 된 사람들은 환자 치료를 위해 필요할 경우 보통보다 큰 위험을 받아들일 책무가 있다는 확신은 변하지 않았다. 이번 장에서는 치과의사들은 치료와 관련해서 환자들에 대한 의무가 있을 뿐만 아니라 다른 사람들에게도 의무가 있으며, 이런 다른 의무들의 비교는 복잡해질 수 있음을 강조했다. 이 의무 중에는 치과의사들이 자신의 도움이 필요한 장래의 환자들에게 치료를 제공할 수 있도록 생명과 건강을 위협하는 위험으로부터 자신을 보호할 의무가 있다. 이 의무를 치과의사의 현재 환자들의 필요와 어떻게 비교할 수 있는가?

미국치과의사협회 윤리강령에 이 질문에 대한 하나의 중요하지만, 부분적인 답변이 제공되어있다.

혈액 매개 병원체가 있는 환자

치과의사는 필요로 하는 사람에게 치료를 제공할 일반적인 의무가 있다. 오로지 어떤 사람이 인체 면역 결핍 바이러스(HIV), B형 간염 바이러스, C형 간염 바이러스 또는 기타 혈액 매개 병원체에 감염되었다는 사실에만 근거해서 치료를 제공하지 않기로 하는 결정은 비윤리적이다. 제공된 치과 치료의 종류 또는 행해졌거나 제안된 의뢰는 다른 환자들에 대해서와 동일한 토대에서 이뤄져야 한다....치과의사는 그렇게 하는 것이 적절한 경우 환자의 내과 의사와 상의해서 치과 치료로 인해 환자의 건강 상태가 상당히 손상되지 않을지에 대해서도 결정해야 한다. (권고 의견 4.A.1)

즉 환자에 대한 적절한 구강 의료 제공이 치과의사의 생명이나 건강에 대한 위험을 초래할 수 있다는 사실은 일반적으로 치과의사가 환자에게 적절한 구강 의료를 제공할 의무보다 중요시되지 않는다. 일반적인 상황(치과의사가 HIV나 에이즈에 대한 질병 통제 및 예방센터의 "보편적 예방조치"와 같이 의학계에서 적절하다고 적시한 질병 확산 예방 조치를 취하는 경우를 포함한다)에서는, 유일한 예외는 적절한 구강 의료 제공이 그 **환자**의 **전신 건강**을 상당히 손상할 경우다. 그러나 만약 임상의가 처할 위험성이 너무 크고 그것이 임상의가 적절한 주의를 기울이지 않아 발생한 것이 아니라면, 사회 공동체와의 대화를 통해 치과 전문직업인의 진료 의무를 제한해도 되는지는 미국치과의사협회 윤리강령에서 말하지 않고 있다.

마찬가지로, 특정 형태의 의료 제공이 임상의(따라서 사회 공동체)에 대한 위험 정도에 비해 환자에게 충분한 이익을 낳지 않을 경우, 사회 공동체가 치과계와의 대화를 통해 치과의사가 현재의 환자를 치료할 의무보다 미래의 환자들에 대한 치료 제공자로서의 위험이 더 중요하다고 판단하는 것이 합리적일 수 있다.

치료 제공에 대한 이런 한계를 이해하기 위해서는 사회 전반, 치과계, 그리고 특히 치과 전문직업인 규범이 형성될 때 그들의 대화에서 진행되는 추론 과정을 명료하게 밝히도록 노력할 필요가 있다. 잠시 그리스 역사가 투키디데스의 설명을 가정해보자. 『펠로폰네소스 전쟁사』 2권에서 그는 약 BC 430년에 아테네를 강타한 전염병에 대해 기록한다. "그렇게 많은 인명을 앗아간 전염병은 전례가 없었다." 그는 "인간의 기술"이나 "사원에서의 간구"도 소용이 없었다고 말한다. 의사들도 "그 병을 다루는 적절한 방법에 대해 도움이 되지 않았고 이에 대해 무지했다." 그러나 의사들은 감염된 사람들을 계속 돌봤다. 사실, 의사들은 "환자들을 가장 자주 방문했기 때문에 의사들이 가장 많이 죽었다."

현재에는, 신중한 사회라면 그 어느 곳도 임상의들이 이런 식으로 "가장 많이" 죽기를 바라지 않을 것이다. 신중한 공동체, 일반인, 또는 전문직업인들은 의료 전문직업인들의 생명을 그렇게 큰 위험에 노출해서 공동체가 조만간 의료 전문직업인이 없이 지내게 할 전문직업인 규범을 받아들이지 않을 것이다. 또한 신중한 공동체라면 환자들에게 거의 도움이 되지 않을 때도 의료 전문직업인들에게 그런 위험에 직면하라고 하지는 않을 것이다. 대신에, 공동체와 의료계는 의료 전문직업인 집단을 보존해서 위기에서 살아남은 사람들에게 필요한 서비스를 제공할 수 있게 하는 전문직업인 직무수행 규범을 확립할 것이고, 의료 전문직업인들이 직면해야 하는 위험과 그들이 환자들에게 줄 수 있는 이익을 비교할 것이다. 따라서 그들은 위험에 직면한 상황에서 의료 전문직업인들의 의무를 이해하는 대안들을 검토할 때, 위험과 이익을 장기적이고 사회 전체적인 관점에서 비교하는 접근법을 취할 것이다.

따라서 의료 전문직업인 자신의 생명과 건강에 대한 위험에 직면하는 문제와 관련해서, 사회가 의료 전문직업인 의무가 무제한적이라고 볼 가능성은 아주 낮다. 같은 요점을 달리 표현하자면, 에이즈 바이러스가 임상의에게 훨씬 더 급속하게 전이될 수 있다면, 공동체와 의료계는 의료를 필요로 하는 다른 사람들이 도움을 받지 못하는 일이 없도록 신속하게 임상의와 환자 사이의 접촉을 규제하기 시작할 것이다.

이러한 사고 과정은 의료직은 이미 환자들을 치료하기 위해 보통보다 큰 위험을 받아들일 책무가 있음을 전제한다. 그러나 공동체 전체의 장기적인 복지와 관련된 고려 사항들은 이 의무에 한계가 있음을 지적하고, 심지어 의료 전문직업인들이 이 의무에 구속되지 않아야 할 상황을 적시할 수도 있다. 의료 전문직업인과 환자의 관계는 그 환자의 필요를 돌보기 위한 관계이지만, 의료 전문직업인은 공동체 전체의 장기적인 필요에 주의를 기울일 책무도 있다.

이것이 바로 질병예방통제센터(CDC)가 권고한 "보편적 예방조치"가 준수될 때 임상의에 대한 HIV 전이 위험 정도에 관한 CDC 및 CDC에 동의한 다른 기관들의 판단이 매우 중요한 이유다. 이 권고는 의료 전문직업인이 위험을 받아들여야 할 일반적인 의무가 뒤집혀야 할 상황을 결정하기 위해, 임상의에 대한 위험과 HIV 양성 환자 치료의 장단기 이익을 비교할 때 치과계와 사회 공동체에 필수적인 데이터다. 일반적으로, CDC는 "보편적 예방조치"는 통상적인 치료 상황에서 임상의들에 대한 위험을 최소화하기에 충분하다고 판단한다. 이 판단이 명확히 암시하는 바는 "보편적 예방조치"가 채택되는 경우, 의료 전문직업인들은 치료를 제공함으로 그 환자를 수용할 수 없는 위험에 빠뜨리지 않는 한 환자가 필요로 하는 일반적인 모든 치료를 제공할 의무가 있다는 것이다.

이 논증이 치과 치료에 어떻게 적용되는가? 치과 전문직업인들이 직접 환자의 생명을 구하는 치료를 제공하는 경우는 극히 드물다. 이는 환자에 대한 이익이 그런 위험을 무릅쓸 가치가 없다는 근거에서, 치과 임상의들에게는 환자를 우해 자신의 생명에 대해 보통 수준보다 큰 위험을 받아들일 의무에서 면제해 주는 것이 공동체에 이익이 되는 것으로 보일 수도 있다. 그러나 치과계는 빈번하게 환자들의 극심한 구강 통증을 완화해주고, 환자들이 대부분 인간에게 영양상의 중요성은 말할 것도 없고 심리적으로도 매우 중요한 여러 형태의 구강 기능을 유지할 수 있게 해준다. 즉, 치과 치료에서 환자의 생명이 직접 걸려 있지는 않지만, 치과 전문직업인들은 여전히 사람들이 매우 가치 있게 생각하는 방식으로 환자들에게 봉사한다.

그렇다면 환자의 심각한 구강 통증을 다루면 적절한 예방 기술을 사용한다 해도 자신이 환자로부터 치명적인 질병에 감염될 위험이 약간 높아지는 것을 우려해서 치과의사가 환자의 통증을 치료하지 않는다면, 사회 공동체와 오늘날 더부분의 의료 전문직업인들은 그 치과의사가 비윤리적이고 전문직업인답지 않은 행동을 한 잘못이 있다고 생각할 것이다. 그러나 위험이 훨씬 크거나 환자에 대한 이익이 훨씬 덜 중요할 경우, 그런 상황에서는 위험을 수용할 치과의사의 의무가 뒤집히면 공동체의 장기 이익에 더 도움이 될 가능성이 있다.

예를 들어 활동성 HIV를 보유하고 있는 환자는 면역 반응이 억제되어 있다. 그러므로 이 환자에게는 **환자 자신을 보호하기 위해** 특수한 치료나 특수한 장소에서의 치료가 필요할 수도 있다. 그 환자에 대한 이익이 **그 환자에게 가하는** 위험보다 크지 않기 때문에 치과 치료를 하지 않을 수도 있다. 환자를 치료하지 않거나 환자를 다른 곳에 의뢰하는 이런 환자 중심적인 이유는 여기서 고려하는 주된 문제들이 아니다.

1980년대와 1990년대 초에 다른 의료 분야 전문직업인들과 사회 공동체의 일부 구성원들뿐 아니라 일부 치과의사들은 임상의가 환자들로부터 HIV에 감염될 위험에 관한 CDC 및 기타 기관들의 판단에 대해 심각한 의문을 표명했다. CDC 및 그들을 지지한 다른 연구자들의 판단이 부적정하다면, 일반적인 치과 진단과 치료에 위험이 충분히 커서 치과의사가 그 위험에 직면해야 할 의무가 더 제한되어야 하느냐는 질문을 다시 다뤄야 한다. 그러나 과학적인 증거는 이 문제에서 CDC 및 그 판단을 지지한 다른 과학 단체들과 연구소들 편이다. 그렇다면 치과의사들이 일반적인 치과 치료를 제공할 의무를 제한하는 것에 관한 문제를 다시 다루기에 충분한 과학적 증거를 제시할 부담은 CDC의 판단에 도전하는 사람에게 있을 것이다.

치과의사가 생명과 건강에 대한 개인적인 위험을 직면할 의무의 정도와 한계를 정리하기 위해 특별히 사회적인 윤리 사고가 채택되었다는 점을 다시 강조한다. 공동체는 향후에 치과의사들에게 치과 치료를 의존할 것이기 때문에, **공동체 전체**에 대한 장기적인 부정적 영향과 공동체 전체에 대한 장기적 이익 비교에 초점이 맞춰져 왔다. 영향받는 모든 당사자에 대한 손실과 이익을 평가하고, 그런 손실과 이익의 관점에서 대안을 비교하는 것은 모든 종류의 사회적 역할과 사회 정책의 세부 사항들을 판단하는 합리적인 방법이다. 여기에는 전문직업인 직무수행 패턴의 대안 및 치과의사들과 같은 특정 집단 전문직업인 의무에 대한 인식 방식의 대안의 장점을 비교하는 것이 포함된다.

애초에 사회적 역할과 사회 제도를 두는 주된 이유는 우리 모두 함께 살고, 함께 삶의 도전들에 장기적으로 보다 효과적으로 대응하기 위함이다. 그러나 우리의 필요를 충족하기 위해 이러한 역할과 제도를 만들기 위해서는, 우리가 방금 묘사한 의미에서 **사회적으로 생각**할 수 있어야 한다.

의료 전문직업인들은 대부분(즉 공공 의료에 특화된 사람들을 제외하고) 대부분의 환자를 한 번에 한 명씩, 그리고 직접 대면해서 서비스를 제공한다. 치과의사들이 그들의 전문직업인 의무에 대해 생각할 때, 그들은 무엇보다 먼저 각각의 환자, 아마도 가장 흔하게는 자기 앞에 앉아 있는 환자에 대한 의무로 생각하는 경향이 있다. 윤리 문제를 사회적으로 생각하려면 다른 식으로 질문해야 한다.

여기서의 요점은 치과의사는 치료 의자에 앉아 있는 각각의 환자에 관해 사회적으로 생각해야 한다는 것이 아니다. 치과의사가 환자를 대할 때, 사회 공동체와의 대화를 통해 사회적 사고에 기초한 치과 윤리 기준을 따라 전문직업인답게 그리고 윤리적으로 행동한다면, 그 환자는 적절한 봉사를 받는 것이다. 그러나 문제가 되는 질문이 이 윤리 기준이 **어떤 내용이어야 하는가**, 또는 그 내용이 더 정확하고 상황에 잘 들어맞는지에 관한 것이라면, 분명 **그때는 사회적** 사고를 해야 한다. 그 사고는 공동체 전체의 장기적 복지 관점에서 수행되어야 한다.

전문직업인의 의무에 대한 양심적 불복종

전문직업인의 의무들이 다른 책무들에 기초한 의무들과 충돌할 수 있다는 사실은 중요한 질문을 제기하는데, 이 질문에 대한 답이 명확하게 진술되어야 한다. 왜냐하면 전문직의 수사학은 그런 충돌이 발생할 때 다른 책무에 반응하면 전문직업인 의무 위반이기 때문에 전문직업인 의무가 항상 "승리"해야 한다고 암시하는 것으로 보일 수 있기 때문이다. 즉, 전문직 구성원이 **다른** 의무를 이행해도 도덕적일 수 있는 유일한 경우는 전문가 의무에 대한 명백한 위반이 없는 경우라는 것이다.

그러나 이 주장은 확실히 잘못되었다. 거의 모든 전문직업인의 삶에서 때로는 그 전문직업인이 심사숙고 끝에 다른 도덕적 책무에 따라 행동하면 그것이 비록 전문직업인 의무를 위반한다 해도 다른 의무가 더 중요하다고 확신하는 상황도 있다. 그런 상황에서는 어떤 식으로 행동해도 뭔가 중요한 것이 상실되겠지만, 인생은 때로는 그런 식이다. 세심한 성찰에 근거해서 다른 의무가 더 중요하다면, 그 의무와 충돌하는 전문직업인 의무가 아닌 이 다른 의무를 따르는 것이 도덕적인 행동이다.

전문직업인 의무에 관한 이 사실은 우리에게 전문직업인 의무를 의무로 "만드는" 것이 무엇인지 상기시켜 준다. 첫째, 이 의무들은 해당 전문가 집단과 그 직종과 그 규범을 만들고 정의한 사회 공동체와의 계속된 대화를 통해 만들어진다. 둘째, 이 의무들은 치과의사 각자가 치과계의 구성원이 되고 그 윤리 기준을 준수하기로 서약함으로써 그들의 삶에서 중요해진다. 앞에서 언급해 온 바와 같이 "만들어진" 의무들은 **이유**가 있어서 만들어진다. 이 이유는 이런 특정 직무수행 규범을 지닌 특정 전문직을 만듦으로써 확보할 이익과 피할 피해의 관점에서 요약될 수 있다. 이 **이유**가 이런 규범들의 중요성의 토대이기 때문에, 이 이유가 그 직종의 규범들보다 중요하다는 점을 기억할 필요가 있다. 어떤 직종의 인정된 규범들이 이 이유와 충돌하게 되면, 확실히 그런 상황에서는 그 규범들을 제쳐놓아야 하며, 그런 상황이 보편적이라면 규범이 수정되어야 할 것이다. 그러나 다른 가능성이 더 자주 발생한다. 그것은 전문직업인 의무들이 **다른** 이익 및 **다른** 피해의 회피와 충돌하는 상황이다. 그런 상황에서는, 의사결정자는 도덕적으로 관련된 **다른 이유**, 다른 이익과 피해, 다른 원칙과 이상이 해당 직종의 규범들 배후의 **이유**보다 더 중요한지 여부에 대해 질문해야 한다. 그런 것들이 더 중요하다면, 해당 직종의 요건들은 뒤로 밀려나고 치과의사는 전문직업인으로서 요구되는 내용에 **양심적으로 불복종**해야 한다.

치과 직무수행에서의 전문직 윤리에 관한 책에서 때로는 전문직업인 의무에 양심적으로 불복종해야 한다고 말하는 것이 이상해 보일 것이다. 확실히 그런 상황은 자주 일어나서는 안 된다. 대개, 어떤 사람이 양심적인 불복종을 요구하는 상황이 규칙적으로 발생한다면, 그 때는 이곳이 내가 있어야 할 곳 인지를 질문해야 할 것이다. 그러나 어떤 사람이 신중하고 꼼꼼한 성찰 뒤에 자신이 해당 상황에서 윤리적으로 요구되는 것을 해야 한다고 하더라도 이는 뉴스거리가 아니다. 비록 그것이 전문직업인 의무 위반을 의미할지라도 말이다. 이렇게 말한다 해서 전문직업인의 책무를 폄하하는 것이 아니고 그 책무를 손상해서도 안 된다. 대신에, 이는 전문직업인 의무의 본질적인 요소, 즉 그 의무는 만들어진 의무라는 점을 확인하며, 가장 깊은 차원에서 무엇이 윤리적으로 행동하게 하는지에 대해 상기시켜 준다.

사례 해설

도덕과 관련된 의사결정을 내리는 사람들이 이번 장에서 제안한 모델의 단계들을 순서대로 따르는 경우는 거의 없다. 대신 그들은 3단계의 성찰에서 2단계를 마치는 데 중요한 뭔가를 발견하는 식으로 단계들 사이를 오간다. 그러나 이번 장의 사례 "얼마나 희생해야 하는가?"에 대한 이 해설에서는 의사결정/선택의 구성요소들이 어떻게 연결되고 협력하는지 보여주기 위해 그 모델의 단계들을 따를 것이다.

닥터 설리반은 실제로는 두 가지 판이한 사실을 다뤄야 하며, 따라서 두 가지 판이한 결정을 내려야 한다. 이 우려 중 하나는 에디쓰 블레이크 부인이 HIV 양성일 때의 잠재적 위험이다. 닥터 설리반은 그 가능성이 블레이크 부인에 대한 자신의 결정에 영향을 주는지를 결정해야 한다. 이번 장에서 이 측면에 관해 다음과 같은 세 가지를 언급했다. 첫째, 치과의사와 기타 의료 전문직업인들은 그들이 의료 전문직업인이 될 때, 설사 치명적인 감염이라 할지라도 보통보다 높은 감염 위험을 받아들일 의무를 진다. 둘째, 보편적 예방조치를 따를 때 HIV에 감염될 위험이 충분히 낮기 때문에 공동체 관점에서 의료전문가들이 받아들여야 할 위험 범위에 속한다는 것이다. 이 점에서, 환자가 HIV 양성일 가능성이 있다고 해서 닥터 설리반이 그녀를 치료할 의무가 사라지는 것은 아니다. 세 번째 요점은 그 환자에게 필요한 치과 치료를 제공하면 그 환자의 전신건강을 심각하게 손상할지를 묻지만, 이 질문이 적절하려면 블레이크 부인과 그녀의 치과 필요에 대한 추가적인 사실들이 필요할 것이다. 따라서 아래의 해설들은 닥터 설리반이 내려야 하는 다른 결정들, 즉 에디쓰 블레이크 부인의 광범위한 치과 치료 필요에 비춰볼 때 그녀의 재정 상황을 어떻게 다룰지에 집중할 것이다.

1단계 : 대안 파악

이론적으로는, 닥터 설리반은 블레이크 부인에게 그녀가 필요로 하는 것들만 말해주고 그 환자가 지불능력이 있든 없든 그녀가 상악 좌측 제2소구치를 포함한 그 필요를 어떻게 다룰지에 대한 결정을 그녀에게 맡겨둘 수도 있다. 그럴 경우, 아마도 닥터 설리반은 블레이크 부인에게 진통제만 주고, 그 지역에 그런 곳이 있다면 응급 수복을 무료로 받거나 30달러로 충당할 수 있는 곳에 의뢰할 것이다. 그러나 닥터 설리반은 블레이크 부인에게 30달러도 받지 않고 수복 치료를 해주겠다고 말함으로써 이 대안을 이미 배제했다.

그러나 닥터 설리반에게는 아직 몇 가지 다른 대안이 있다. 커다란 재정 손실을 감수하고, 에디쓰 블레이크 부인이 필요로 하는 모든 것을 가능한 가장 좋은 방법으로 해 줄 수도 있다. 또는 블레이크 부인의 모든 치과 필요를 충족시키기 위해 노력하지만 수용할 수 있는 최소 수준의 치료만 제공할 수도 있다. 이는 위에서 언급한 바와 같이, 예를 들어 크라운 대신 컴포지트(혼합물) 수복을 하고 다른 문제에 대해 최소의 치료만 하는 것을 의미할 것이다. 이는 환자의 필요가 표준적인 치료 안에서 충족될 테지만, 닥터 설리반의 재정 손실이 줄어들 것이다. 또는 닥터 설리반은 오늘은 손해를 보고 블레이크 부인이 필요로 하는 응급 치료(즉 스케일링과 상악 좌측 제2소구치의 수복)를 해주고 추가 치료는 블레이크 부인이 소요 비용 전액 또는 어떤 할부 지불 제도에 따른 금액을 지불할 수 있을 때까지 기다릴 수도 있다. 또는 닥터 설리반은 응급 치료와 스케열링을 제공하고 블레이크 부인이 잔여 치료 비용의 일부를 지불할 수 있을 때까지 기다려 치료를 제공하고, 자기가 잔여 비용 손해를 부담할 수도 있다. 다른 대안들도 있겠지만, 이런 것이 가장 중요한 대안들로 보인다.

2단계 : 전문직업인으로서 무엇이 걸려 있는지 결정하기

닥터 설리반은 전문직업인으로서 다소 희생을 감수하더라도 환자의 응급 상황을 다루어야 한다. 더구나 닥터 설리반은 다음 사항을 말했기 때문에 전문직업인으로도 도덕적으로도 말한 것을 지켜야 할 의무가 있다. (1) 진단 절차 및 엑스레이 촬영이 필요하다고 말했고 환자는 이를 받아들였다. (2) 스케일링과 상악 좌측 제2소구치에 수복 치료를 제안했고 환자는 이를 받아들였다. (3) 이 서비스에 대해 그녀의 일반적인 비용을 청구하지 않겠다고 제안했다. 그러나 블레이크 부인이 그 치료에 대해 최소한 일부라도 지불하기 위해 다시 30달러를 제안했기 때문에, 두 당사자가 서로에게 한 약속 관점에서는 닥터 설리반은 마음을 바꿔 그 30달러를 받는다 해도 잘못이 없을 것이다. 그러나 이런 것들은 닥터 설리반이 가장 절실하게 다뤄야 할 필요가 있는 사항들이 아니다. 보다 중요한 질문은 블레이크 부인이 추가 치료에 대해 지불할 돈이 거의 없는데, 이 필요를 어떻게 다룰 것인가라는 문제다.

닥터 설리반은 이미 다른 필요한 환자들에게 할부 지불을 제공하는 것을 보면, 그녀는 환자의 치료를 도와줄 의무에 대해 잘 알고 있는 것 같다. 이는 필요한 치과 치료에 보편적으로 접근할 수 없는 사회에서 일하는 치과의사들에게는 피할 수 없는 의무로 보인다. 그러나 이 의무에는 한계도 있다. 닥터 설리반이 이 의무를 인정하고 가난한 환자들에게 할부 지불을 허용함으로써 이 의무에 반응해왔다는 사실은 그녀가 블레이크 부인을 위해 추가적이고 더 큰 희생을 할 의무가 있는지는 말해주지 않는다. 일관성 원칙은 닥터 설리반이 최소한 블레이크 부인에게 할부 지불을 제공해야 한다고 제안할 것이다. 그리고 닥터 설리반은 이미 그렇게 했다. 그러나 만일 이미 그녀에게 환자 미수금이 많고 그 결과 상당한 재정 손실을 받아들이고 있다면, 그것마저도 전문직업인 의무를 넘어설 수도 있다.

치과 치료를 받을 수 없는 환자들을 위해 치과의사들이 어느 정도의 재정 손실을 받아들일 의무가 있는지에 대한 우리 사회의 이해는 전혀 명확하지 않다. 확실히 치과의사에게 치과 재정을 위험에 빠트릴 의무는 없다. 가난한 사람에게 치료를 제공하다가 파산해서 다른 환자의 진료 기록조차 사라진다면 그것은 잘못 행동하고 있다. 비록 다른 환자가 다른 곳에서 치료 받을 수 있다 해도 그것은 치과의사-환자 관계에서 치과의사가 고려해야 할 책무가 있어서 그러하다. 치과의사는 또한 자신과 가족의 적절한 생활 수준을 박탈해서도 안 된다. 이 점에서 우리 사회의 기준은 별로 정확하지 않지만, 현재 치과의사들이 중산층 또는 중상위 생활 수준을 확보하는 것은 확실히 사회 공동체에 수용될 수 있는 것으로 보인다. 따라서 치과의사가 전문직업인으로서 이 수준의 수입을 심각한 위험에 빠뜨릴 정도로 희생할 의무가 있다고 보이지는 않을 것이다. 또한 치과의사들은 우리 사회 시스템에서 은퇴 자금을 스스로 마련해야 하기 때문에 이 목적을 위해 수입의 일부를 따로 떼어 놓아도 된다.

그럼에도 불구하고, 우리 사회에서는 치과의사들은 그들이 지불할 수 없는 치료가 필요한 환자들을 위해 어느 정도 희생할 전문직업인 의무가 있다. 대부분 치과의사는 이 의무를 인정하며, 가난한 환자들에게 무료 치료든 손해를 보는 치료든 어느 정도의 자선 치료를 제공한다. 대부분 치과의사는 치료가 완료된 후 치료비용이 지불되지 않는 형태로 어느 정도 그런 자선 치료를 제공한다. 그러나 때로는 그러한 미지불 사유가 환자의 재정 상태가 아닌 이유라면, 이러한 "손실 처리"는 아마도 가난한 환자들에게 치료해 줌으로써 그들을 도와줄 전문직업인 의무 이행이 아니라 사업상의 손실로 보아야 할 것이다. 그러나 닥터 설리반의 전문직업인 의무에 관한 이 모든 사실을 안다 해도, 그녀가 블레이크 부인의 추가 치료 필요를 어떻게 다뤄야 하는가라는 질문이 해결되지는 않는다. (구강 의료에 접근하지 못하는 사람들을 위한 치과에서 일하거나 그런 기관들을 다른 방법으로 지원함으로써 자선 치료를 제공하는 치과의사들도 있고, 대개 충족되지 않은 구강건강 필요가 훨씬 큰 제3 세계에서의 프로그램들을 통해 자선 치료를 제공하는 치과의사들도 있다.)

닥터 설리반이 알아야 할 일이 있는데 그것은 블레이크 부인이 자선 치료가 필요한 유일한 환자가 아니며 어려운 처지의 다른 환자들보다 더 많은 치료가 필요하다는 점이다. 그녀가 더 많은 환자들에게 자선을 베풀기 위해 블레이크 부인의 치료를 거절하는 것이 전문직업인 의무를 더 잘 이행하는 것일까? 이런 방식으로 사람과 돈을 계산하는 것은 전문직업인으로서 적절한 태도일까?

닥터 설리반이 치료 대상 환자들 사이의 교환(trade-off) 방식으로 자선 치료를 생각한다고 가정해보자. 그녀의 재정적 재량에는 한계가 있어서 그런 교환은 불가피한 것은 아니지만 실제로 있을 법한 일이다. 그러나 해마다 또는 분기마다 자선치료 금액을 미리 정해두는 것이 합리적 접근법이다. 닥터 설리반은 이미 고정 비용 및 장비 교체와 개선을 위한 예비비를 계산해 두었을 것이다. 또한 퇴직금을 위한 저축과 자신의 정당한 보수에 관해서도 결정해야 할 것이고 가족과 부양할 가족에 대한 고려도 필요하다. 이런 모든 비용을 제하고 남은 것이 이익인바, 자선치료 의무 이행은 이익의 적절한 사용처 중 하나일 것이다. 것이다. 이런 점을 감안해서 닥터 설리반은 자신이 제공할 수 있는 자선 치료 상한액을 분기별로 정할 수 있을 것이다. 이런 계획을 세울 때의 이익은, 환자가 자선 치료가 필요할 때 자신이 전문가로서 환자에게 부담할 희생 범위 내인지 아니면 정해둔 범위를 벗어나는 것인지 신속하게 알아볼 수 있다. 그 금액을 초과한 경우 환자에게 지금 당장은 도와줄 여유가 없다고 솔직하게 말할 수 있을 것이며 이것이 사려 깊은 생각의 결과임을 확신할 수 있을 것이다. 또한 닥터 설리반이 이후의 분기들을 위해 책정해 둔 자선 치료 금액에서 너무 많이 당겨다 쓰지 않았다면 언제나 환자들이 나중에 이용할 수 있는 다소의 자원이 있을 것이기 때문에, 최소한 기다릴 수 있는 치료에 대해서는 환자들에게 다음 분기에 다시 오라고 말할 수도 있을 것이다. 물론 닥터 설리반은 그날 일정이 잡힌 환자들을 돌보면서 블레이크 부인을 치료하느라 진료실 사이를 뛰어다닐 것이 분명하므로 이런 세부사항들을 생각할 여유가 없을 것이다. 그러나 시간 여유가 있어서 재정 문제를 생각할 때, 어떤 환자가 다른 환자보다 자선 치료를 받을 자격이 더 있는지에 대한 결정을 포함한 여러 사항을 고려해볼 수 있을 것이다.

물론, 치과 전문가로서 닥터 설리반의 의무에는 이 사례에 영향을 줄 수 있는 다른 많은 측면이 있다. 그러나 지금은 한 가지 질문만 긴급한 것으로 보인다. 닥터 설리반은 블레이크 부인의 **자율성**을 존중하고 이를 강화하며, 그들의 관계를 가능하면 **상호소통하는 관계**라는 이상에 가까워지도록 만들기 위해 어떻게 행동해야 하는가?

닥터 설리반과 블레이크 부인 사이의 대화는 개방적이고 솔직했다. 블레이크 부인이 치료 의사결정에 완전히 참여하고 있지 않다고 생각할 이유가 없다. 그러나 그녀는 아주 최근까지 자신의 인생을 자신이 통제할 수 없고 통제할 가치가 없는 것으로 생각하며 오랜 시간을 보낸 사람이다. 그러므로 닥터 설리반은 자신의 삶을 긍정적으로 통제해야겠다는 블레이크 부인의 생각이 자라나고 있는 것을 자기가 도와주고 있는지 아니면 방해하고 있는지 알기 위해, 특히 치료에 초점을 맞춘 측면들뿐 아니라 그들의 관계의 이러한 측면에도 특별한 주의를 기울여야 한다.

이러한 성찰 중 하나는 이번에는 블레이크 부인의 입장에서 내려져야 할 재정에 관한 결정에 관한 것이다. 그녀는 이미 닥터 설리반의 호의를 부당하게 이용하고 싶지 않다는 상당히 강한 확신을 표명했다. 닥터 설리반이 재정 문제가 어떻게 다뤄져야 할지 일방적으로 결정한다면 자신의 삶의 경로를 선택하려는 블레이크 부인의 현재 노력을 그다지 존중하지 않는 처사일 것이다. 치과의사는 할부 지불 방식을 받아들일지에 대한 선택뿐 아니라 이 계획의 수립에 필요한 생각 과정에도 환자를 참여시켜야 할 의무가 있다. 왜냐하면 이렇게 하는 것이 환자의 **자율성**과 치료계획이나 치료비 지불에 관한 문제에서도 상호소통의 가능성을 지원하며 강화하는 것이기 때문이다.

다른 한편, 독자들은 이 마지막 문제가 치과의사의 전문직업인 의무의 일부가 되는 것이 적절한지 의문을 품을 수도 있을 것이다. 이는 어떤 사람이 치과의사와 환자 사이의 의사결정이 분리될 수 있다고 얼마나 굳게 믿고 있는지, 그리고 치과 전문직업인이 치과계의 **핵심직무수행가치** 중 하나인 **자율성**을 강화하고 **상호소통하는 관계**라는 이상을 향해 노력해야 할 의무의 범위를 얼마나 넓게 이해하는지에 의존할 것이다. 저자들은 다양한 의사결정들은 분리할 수 없어서 치과의사와 환자가 함께 결정을 내려야 하며, 이와 같은 특수한 상황에서는 치과의사 전문직업인 의무는 그런 사안에도 확장된다고 믿는다.

3단계 : 윤리적으로 다른 무엇이 걸려 있는지 결정하기

앞 섹션의 마지막 두 단락에서 논의된 고려사항들이 치과의사 전문직업인 의무로 적절하지 않다 할지라도, 그 고려사항에 관련된 가치들과 도덕 원칙들은 여전히 도덕적으로 중요하다는 데 의문의 여지가 없다. 왜냐하면 사람들의 **자율성** 존중과 향상은 거의 모든 현대 문화와 거의 모든 도덕에 관한 이론적 묘사에서 도덕적 행동의 중요한 기준이기 때문이다. 어쩌면 사람이 스스로를 귀중하고 돌볼 가치가 있는 존재르 여기는 능력이 더 중요할 것이다. 왜냐하면 이는 삶을 가치 있게 만드는 관계와 성취의 필요조건이기 때문이다. 따라서 닥터 설리반은 그렇게 하는 것이 전문직업인 의무의 일부든 아니든, 블레이크 부인의 **자율성**과 자아 존중감을 어떻게 도울 수 있는지를 먼저 자문해볼 필요가 있었다. 그러기 전에는 도덕적으로 중요한 모든 사항들에 주의를 기울였다고 볼 수 없기 때문이다.

또한, 닥터 설리반의 전문직업인 책무로부터 협소하게 드출된 도덕 기준들 외에도, 블레이크 부인에게 큰 어려움이 있을 때 닥터 설리반이 동료 시민이자 동료 인간으로서 그녀를 위해 희생할 의무가 있는지를 가늠할 수 있는 다른 넓은 드덕 기준들도 있다. 이 기준들은 한 사회의 자원 배분 시스템의 공정성, 특히 사람들의 기본적 필요에 대한 대응에서의 공정성 및 닥터 설리반(과 그녀의 가족들)의 자원들이 그 시스템 안에서 그녀(와 그녀의 가족들)의 공정한 몫에 비해 어느 정도로 많은지, 적은지, 아니면 같은지와 관련이 있다. 닥터 설리반이 전문직업인으로서 의무 수준보다 자선 치료를 더 많이 하더라도, 그녀가 행운, 부모의 선물 또는 상속, 성공적인 투자 또는 열심히 일한 결과 큰 부자가 되었을 경우 우리가 사는 세상의 곤궁한 사람들을 위해 그녀가 하고 있어야 할 의무에는 미치지 못할 수도 있다. 그 경우 이 점이 고려되어야 한다.

이런 사항들은 이런 종류의 사례에 영향을 주는 추가적인, 그리고 실상은 더 근본적이고 윤리적인 고려사항들의 예다. 다른 사항들도 있을 수 있지만, 이런 사항들이 가장 명백한 고려사항들이다. 또한 앞에서 언급한 바와 같이, 때로는 특별히 전문직업인의 고려사항은 아니지만 도덕에 관한 추가적인 고려사항들이 명확한 전문직업인 요건들보다 더 중요할 수도 있다는 점을 다시 강조할 필요가 있다(추가적인 고려사항들은 전문직업인 요건들과 충돌할 수도 있고, 이 요건들을 강화할 수도 있다). 그런 경우에는, 도덕은 치과의사들에게 가장 중요한 의무에 따라 행동하도록 요구한다. 그것이 양심적으로 전문직업인 규범에 불복종하도록 요구할지라도 말이다. 그러나 이번 사례에서의 추가적인 고려사항들은 닥터 설리반에게 전문직업인으로서 요구되는 바와 직접 충돌하는 것으로 보이지 않는다. 추가적인 고려사항들은 이 사례에서 그녀의 전문직업인 의무를 강화하거나 그녀에게 전문직업인으로서 요구되는 바를 넘어선다.

4단계 : 어떻게 해야 하는지 결정하기

이 사례와 닥터 설리반이 고려해야 할 전문직업인의 고려사항 및 도덕과 관련이 있는 추가적인 고려사항들에 대한 이처럼 상세한 설명에도 불구하고, 우리는 그녀가 블레이크 부인의 향후 치료에 관한 재정 문제를 이러저러한 방법으로 해결해야 한다고 무조건 말할 위치에 있지 않다. 이 사례는 그녀가 전에 얼마나 많은 자선 치료를 제공했는지, 그녀와 그녀 가족의 재정 자원이 어느 정도인지에 관한 정보를 알려주지 않는다. 또한 장편 소설을 쓰지 않고서는 여기서 이 정보를 제공할 방법도 없다.

그러나 환자의 **자율성**을 존중 · 강화하고 **상호소통하는 관계**를 위해 노력해야 하는전문직업인 의무와 자아 존중과 자기 결정의 삶으로 돌아가기 위해 노력하고 있는 블레이크 부인에 대한 동료 인간의 의무 모두 그녀가 필요한 치료를 받을 수 있도록 돕기를 요구한다고 말할 수 있다. 저자들은 그녀를 돕는 것이 닥터 설리반에게는 극도로 힘든 일이거나 다른 의무나 관계를 깨뜨리는 것이 아니라면 환자에게 "부인에게 필요한 것은 이거에요. 이 비용을 지불할 수 있다면 치료해 드릴게요."라고 말하기만 하면 된다고 믿지 않는다. 우리는 만약 이 환자를 치료하는 것이 치과의사에게 극단적인 "비용"을 초래한다면, 도와줄 수 없다고 하더라도 그것이 **그녀**를 거부하는 것이 아니라는 점을 이해하도록 충분히 설명할 의무가 있다고 믿는다. 그것은 환자의 자아 존중과 자기 결정 능력이 이제 막 성장하고 있다는 점과 전문직업인의 이유로 인해서다.

마지막으로, 닥터 설리반과 블레이크 부인이 다양한 재정 계획을 포함해서 블레이크 부인의 장기 치료 계획에 관해 세심한 대화를 한다고 가정하자. 닥터 설리반이 블레이크 부인이 필요로 하는 모든 치료를 무료로 제공할 수는 없지만, 할인된 가격으로 그 치료를 해주고 블레이크 부인이 치료비를 할부로 지불하거나, 치료비를 지불하는 대신 직접 닥터 설리반을 위해 또는 다른 자선 기관을 위해 일하도록 제안한다고 가정하자. 그러나 블레이크 부인은 자기가 이 제안을 받아들이기에는 이 제안이 너무 관대하다고 여긴다고 가정하자. 그녀의 자아의 가치에 대한 인식과 스스로 길을 선택할 능력이 자라고 있어서 그녀는 특별한 도움이 없이 자신의 노력으로 자신의 필요를 돌보기 위해서는 그런 관대함을 거절할 필요가 있다고 생각한다고 가정하자. 블레이크 부인은 자신을 스스로 돌봐야 하다는 의식이 너무 강해서 현시점에서 그녀의 자기 결정을 우선순위로 보기 때문에, 그렇게 하면 자기 치아가 상당히 나빠질 수도 있다는 것을 알지만 닥터 설리반에게 깊이 감사를 표하고 진짜 일자리를 구한 뒤에 다시 오겠다고 약속한다고 가정하자. 이 거절에 대해 닥터 설리반은 어떻게 대응해야 하는가?

이 질문은 확실히 이 사례를 다른 대안과 추가적인 사실이 있는 다른 지점으로 데려간다. 그러나 이 문제를 제기할 필요가 있다. 왜냐하면 이 질문은 우선 독자들에게 환자가 필요한 치료를 늦추기로 선택했기 때문에 **상호소통하는 관계**를 유지하려는 닥터 설리반의 노력은 이제 실패로 생각되어야 하느냐고 질문하기 때문이다. 아니면 이 노력과 블레이크 부인의 반응은 치과계에 관한 다음과 같은 두 가지 중요한 진실을 보여주는 것으로 생각되어야 하는가? 첫째, 치과계가 환자를 위해 가져다줄 책무가 있는 **핵심직무수행가치**는 인생에서 유일한 가치가 아니며, 따라서 그것은 때로 다른 가치 보다 중요성이 떨어진다. 둘째, 이 가치가 치과계를 위해 존재하는 것이 아니라, 치과계가 이 가치를 위해 존재한다. 더 넓게는, 사람들이나 사람들의 복지가 치과계나 그 규범을 보존하기 위해 존재하는 것이 아니라, 치과라는 전문직과 치과 직무수행이 사람들의 복지를 향상시키기 위해 존재한다. 때때로 멈춰 서서 치과계와 그 직무수행이 참으로 명예롭고 가치 있지만, 그것은 인간이 개인적으로 및 협력해서 그들의 삶을 가능한 가장 잘 살기 위해 노력할 때 더 넓고 더 중요한 전체의 일부일 뿐임을 기억할 필요가 있다.

판단 이후 : 행동 선택하기

도덕 성찰은 어떤 행동을 할지 말지에 관한 판단이 이뤄질 때 끝난다. 그러나 그런 판단을 내리고 난 뒤에, 어떤 행동을 수행하기 전에 필요한 다른 활동이 있는데, 그것은 선택하기다. 누군가의 도덕 성찰과 판단에 다른 사람들이 청함을 받거나 받지 않고서, 그리고 직간접으로 여러모로 기여할 수 있다. 또한 다른 사람들이 그 사람이 궁극적으로 선택하는 행동에 대해 사전 또는 사후에 자신의 판단을 형성할 수도 있다. 닥터 설리반은 가공의 인물이지만, 설사 그녀가 실존 인물이라 하더라도 닥터 설리반 자신 외에는 그녀의 행동을 선택할 수 있는 사람이 없을 것이다.

더구나 매우 신중한 판단이라 하더라도, 어떻게 해야 하는가에 대한 판단들이 자동으로 선택을 결정하지는 않는다. 사람은 언제나 자신이 취해야 한다고 판단한 것과는 다른 행동을 선택할 수도 있다. 또한 어떻게 해야 하는지에 관한 자신의 판단이 완전히 내려지지 않았을 때 또는 자신이 내릴 수 있는 최상의 판단들이 다른 모든 대안보다는 우수하지만 그들 자체는 도덕적 중요성이 같을 때 행동을 선택할 수도 있다. 닥터 설리반이 실존 인물이라면, 저자들은 그녀가 다른 가능성들보다 도덕적으로 우수하다고 판단한 행동을 선택하기를 희망한다.

그러나 그녀는 달리 선택할 수도 있다.

마지막으로, 닥터 설리반이 실존 인물이라면, 그녀는 흔히 사람이 어떤 행동을 선택할 때 일단 그 행동이 실행되고 나면 선택이 완전히 끝나는 것이 아니라는 점을 기억할 필요가 있을 것이다. 모든 선택 행위는 선택 자체의 영향 이외에도, 선택하는 사람에게 어떤 영향을 미친다. 그 결과 다음에 같은 상황을 같은 방식으로 인식하기가 더 쉽고, 같은 식으로 가치 판단을 하며, 같은 식으로 우선순위를 정하고 행동하게 된다. 즉 선택은 습관화된다. 각각의 선택이 다음에도 비슷한 인식과 생각과 가치 부여와 우선순위와 행동을 낳는 경향이 있다. 선택할 때 이 점을 고려하여 장기적으로 좋은 경향과 습관이 형성되도록 관리해야 한다.

7

의사결정 능력이 손상된 환자

사례 : 모리스 부인의 훌륭한 치아

닥터 존 베네딕트는 자체 치과의사가 없는 리버사이드 은퇴 센터 및 요양소에서 치과 서비스를 제공하기로 했다. 최근 개정된 법률에 따르면 모든 요양소 환자들은 최소 연 1회 치과 검진을 받아야 한다. 리버사이드 요양소에 8년째 사는 78세의 미망인 마사 모리스는 닥터 베네딕트에게 의뢰된 첫 번째 환자다. 5년 전 사망한 닥터 엘빈저가 오랫동안 그녀의 치과의사였지만 그녀는 닥터 엘빈저가 사망하기 전부터 치과 검진을 받지 않고 있다.

모리스 부인의 아들이 정기적으로 어머니를 방문하는데 그가 어머니를 닥터 베네딕트의 치과로 모시고 왔다. 그는 이전 치과의사를 잘 알고 있었고 어머니가 그의 치료를 매우 좋아했다는 것도 잘 알고 있었다. 모리스 부인은 자연 치아를 가지고 있다는 데 큰 자부심이 있다. 요양소에 온 이후로도 스케일링을 여러 차례 받았으며 치과 치료를 마치기 위해 최소 두 번 닥터 엘빈저를 찾아갔다고 말한다. 그녀는 닥터 엘빈저가 사망한 뒤로는 치과 치료를 받고 싶다는 말을 한 번도 한 적이 없었고 아들도 이에 대해 생각해 보지 않았다. 그녀는 최근 4년 반 동안 일과성 허혈 발작(transient ischemic attack; TIA)으로 인해 기억 상실증과 정신적 결함이 심해지고 있었다.

닥터 베네딕트가 얘기하자, 모리스 부인은 자기가 치과의원에 와 있고 닥터 베네딕트는 자기의 이전 치과의사가 아님을 깨닫는다. 그녀는 닥터 베네딕트의 이름을 기억하지 못하고 몇 분마다 이름을 묻는다. 말할 때마다 내원 시기 등 그녀가 마지막으로 치과에 내원했을 때에 관한 그녀의 설명이 다르다. 그러나 그녀는 아직 틀니가 필요 없다는 사실에 큰 만족감을 표시하며, 이전 치과의사와 자기의 평생의 구강위생 덕으로 돌린다.

불행히도, 모리스 부인의 구강위생은 정신 기능이 쇠퇴하기 시작한 이후로 유지되지 않고 있는 것으로 보인다. 많은 요양소는 다른 면에서는 잘 운영되고 있지만, 환자들의 구강위생을 적절히 강조하지 않는다. 닥터 베네딕트는 리버사이드 요양소가 이런 곳 중 하나일 수도 있다고 의심하며 다음번에 이 요양소의 의사와 만나면 이 문제를 강하게 추궁해야겠다고 다짐한다.

그러나 그것은 모리스 부인의 현재 상태에 도움이 되지 않을 것이다. 양측 상하악 대구치의 치주 조직이 심하게 손상되어서, 닥터 베네딕트가 보기에 상악과 하악 국소 의치 외에는 다른 대안이 없다. 수술, 골 이식, 그리고 선택적 임플란트를 포함한 광범위한 치주 치료를 한다 해도 치아를 구하지 못할 것이다. 모든 치아가 3급 동요도를 보이기 때문에 상하악 총의치에 대한 검토를 늦추기 위해 임시로 고정할 필요가 있을 것이다. 닥터 베네딕트는 왜 모리스 부인이 상당한 통증을 느끼지 않는지도 궁금해 한다.

닥터 베네딕트는 자신이 발견한 사항을 모리스 부인과 그녀의 아들에게 설명한 뒤에 그녀에게 "씹을 때 아플 때가 있나요?"라고 묻는다.

그녀는 이렇게 대답한다. "아니오. 내 치아는 아주 좋아요. 닥터 엘빈저와 내가 그렇게 관리했어요."

닥터 베네딕트는 아들에게 이렇게 묻는다. "모친이 일반적인 식사를 하시나요, 부드러운 식사를 하시나요? 부드러운 식사는 치아에 부담을 덜 줍니다."

그녀의 아들은 이렇게 말한다. "어머니는 얼마 전부터 식당이 예전보다 질긴 고기를 주기 시작했다고 불평하기 시작했어요. 아마도 어머니는 씹는 데 문제가 있었던 것 같아요. 그러나 요양소의 음식은 전혀 훌륭하지 않아요. 그래서 저는 어머니의 치아가 문제라고 생각하지 않았어요."

모리스 부인은 이렇게 말한다. "내 치아는 문제를 일으킨 적이 없어요. 그리고 나는 치아를 잘 돌보고 있어요. 나는 치아 모두를 무덤까지 가져 갈 거예요."

닥터 베네딕트는 다시 이렇게 말한다. "유감이지만 모리스 부인, 잇몸질환으로 부인의 어금니는 모두 흔들리고 있습니다. 이 치아 중 몇 개를 뽑고 위아래 부분 틀니를 해 드리는 외에는 이 문제를 해결할 방법이 없습니다."

모리스 부인은 겁에 질려 이렇게 말한다. "의치 말인가요?"

닥터 베네딕트는 그녀에게 상하악 부분 틀니 표본을 보여 주고, 그림으로 발치할 치아를 표시한다.

그녀는 완강하게 이렇게 말한다. "나는 이런 것들을 원하지 않아요. 나는 절대로 의치를 끼지 않을 거예요! 내가 평생 치아를 잘 관리해 왔고 닥터 엘빈저가 치료를 잘 해 줬는데, 선생이 내 좋은 치아를 빼고 틀니를 끼우게 할 수는 없어요!"

닥터 베네딕트는 어떻게 해야 하는가? 그 이유는 무엇인가?

의사결정 능력이 손상된 환자 치료 결정

의료 공동체와 사회 전체에서 치료 의사결정에 참여할 수 없는 환자에게 올바른 치료 결정을 위한 지침으로 널리 받아들여지는 두 가지 주장이 있다. 또한, 치료 의사결정에 참여할 ("능력이 전혀 없는 것이 아니라") "부분적인 능력이 있는" 환자들에게도 이 두 지침은 논의를 시작할 좋은 출발점이다. 이 지침 중 첫 번째는 **환자가 선택할 수 있다면 그 상황에서 환자가 선택하리라고 판단되는 것**을 하라는 것이다. 이 지침은 때로는 "대체된 판단" 원칙으로 불린다. 즉, 다른 사람의 결정이 환자의 결정을 대체하지만, **환자가 선택할 수 있다면 선택하리라고 판단되는 것**을 해야 한다. 그러나 환자가 할 수 있다면 어떤 행동을 선택할 것이라는 판단은 확실히 가상의 판단이다. 그것은 그 상황이 어떠한지에 대한 가상의 판단이며, 실상은 해당 상황의 사실에 반하는 가정에 근거한다. 왜냐하면, 사실은 그 환자는 자신의 치료를 선택할 수 **없기** 때문이다. 이는 환자가 **선택할 수 있다면 특정 치료를 선택하리라는** 판단에는 항상 다른 판단, 즉 첫 번째 판단이 얼마나 **믿을 수 있느냐**는 판단이 수반되어야 함을 의미한다. 즉, 환자가 선택할 수 있다면 그렇게 선택할 것이라는 판단을 환자를 위한 치료 의사결정을 내리기 위한 지침으로 이용할 수 있으려면, 그 판단을 지지하는 증거를 계속 검증해서 증거가 그 판단을 충분히 지지하는지를 확실히 해야 한다.

어떤 저자들은 이 지침을 사용하는 도덕적 토대는 **자율성** 존중이라고 주장한다. 그러나 그것은 액면 그대로 받아들일 수는 없다. 왜냐하면, 이런 경우의 치료는 자율적으로 선택할 **능력이 없는** 환자를 위한 것이기 때문이다. 이 경우에는 엄밀한 의미에서 존중할 **자율성**이 없다. 대신, 이 지침에서 존중되고 있는 것은 인간의 다른 특성, 즉 대부분 사람들이 오랫동안 **일관성 있게 행동**하고 일생동안 상당히 일관성 있는 가치에 따라 살아온 것과 관련된 가치다. 대부분 인간에게 가장 중요한 가치 중 하나는 자기다운 자신이 된다는 느낌을 실현하는 것이다. 이를 1960년대에는 "한 데 모으기(getting it together)"라고 불렀는데, 이를 **인테그러티**(integrity)[3)]라고 말하면 상당히 정확할 것이다. 이것이 바로 **환자가 선택할 수 있다면 선택하리라고 판단되는 것**을 하라는 지침이 환자를 위해 보존하고자 하는 가치, 즉 평생 자신의 일련의 가치에 따라 **일관성 있게 사는 것**의 가치다.

환자들이 자신의 치료에 관해 미리 충분히 자세하게 지시해 두어서 실제로 의사결정을 해야 할 때 그들이 의사결정 능력이 없을지라도, 그들을 위해 결정하는 사람들이 그 환자가 의사결정을 할 수 있다면 자신과 같은 선택을 할 것이라고 확신할 수 있게 하는 경우도 있다. 그러나 **사전의료의향서(Medical Advance Directives)**는 종종 의사결정자와 임상의를 안내하기에 충분히 자세하거나 구체적이지 않으며, 특히 치과 치료에 관한 상세한 **사전의료의향서**는 거의 들어본 적이 없다. 따라서 의사결정자들과 임상의들은 흔히 그 환자의 과거의 다른 상황들에서의 다른 데이터를 토대로 그 환자가 현재 상황에서 어떤 치료를 선택할지 추측해야 한다. 예를 들어, 가족이나 친구, 또는 아마도 임상의 자신이 그 환자와 그 환자가 피하고 싶어 하는 상태나 어떤 상황에서도 절대 선택하지 않을 치료에 관해 대화를 나눴을 수도 있다. 또는 이런 사람들이 과거에 그 환자를 인도했던 가치, 목표, 또는 행동의 이상에 대해 아주 명확히 이해하고 있어서, 이 정보를 이용해 만일 그 환자가 선택할 수 있다면 이 상황에서 어떤 선택을 할지 판단할 수 있을 수도 있다.

그러나 많은 환자는 이처럼 유용한 신호를 남겨두지 않을 것이다. 그럴 경우에도, 환자의 이전 선택이나 가치에 대한 충분한 데이터를 구할 수 있다면 (비록 이 항목 하나만으로는 명확하게 가리키지 않을지라도) 만약 환자가 선택이 가능했다면 특정 행동을 선택했을 것이라는 판단을 지지할 수 있는 전체적인 그림이 나올 수도 있다. 그러나 종종 충분한 데이터가 없거나, 이용할 수 있는 데이터가 충분히 명확하지 않거나, 서로 다른 원천으로부터의 데이터가 모순되어서 **그 환자라면 어떤 선택을 할지**에 관한 믿을만한 판단을 내릴 수 없는 때도 있다. 그런 경우, **그 환자라면 어떤 선택을 할지**에 관한 판단이 서지 않거나 다른 이유로 의심스러우면, 이 첫 번째 지침으로는 치료 의사결정을 내릴 수 없으며 두 번째 지침을 사용해야 한다.

두 번째 지침은 **환자에게 최선의 이익이 되는 것을 하라**는 것이다. 즉 환자 복지를 극대

3) 이 단어는 우리말로 번역하기 매우 어려운 단어로 정직성, 진실성, 온전성, 온전함 등으로 번역되지만 어떤 번역도 이 단어가 지닌 포괄적인 의미를 다 표현하지 못하여 이 단어를 번역하지 않기로 한다.(역자 주)

화하는 것을 하라는 것이다. 이는 환자가 어떤 선택을 할지를 결정할 충분한 근거가 없어서 첫 번째 지침(**그 환자가 선택할 수 있다면 선택하리라고 판단되는 것**)을 따를 수 없을 때 따를 지침이다. 이 두 번째 지침은 예컨대 어린이나 태어날 때부터 심각한 정신장애가 있는 사람들과 같이 한 번도 자신의 선택을 할 수 없었던 환자들과 관련해 따를 지침이기도 하다. 왜냐하면 이런 환자들은 그들이 할 수 있다면 어떤 선택을 할지 판단하기 위한 증거로 삼을 특정 가치, 이상, 삶의 방식에 대한 열의를 보여줄 기회가 없었던 사람들이기 때문이다.

최선의 이익은 필연적으로 환자 최선의 **순** 복지(net well-being)를 지칭함을 주목하라. 따라서 환자 최선의 순 복지가 이 두 번째 지침에 따라 추구되어야 하는 대상이다. 왜냐하면, 모든 환자를 위한 모든 행동에는 효용과 (손실, 비용, 통증 등과 같은) 부담이 모두 관련되기 때문이다. 또한 환자가 선택할 수 있다 해도 반드시 **환자에게 최선의 이익**인 것을 선택하지는 않는다는 사실도 주목하라. 즉, 첫 번째 지침은 환자가 자신의 최선의 이익이 되지 않는 방향으로 행동할 수 있는 대안을 남겨둔다. 예를 들어, 환자는 다른 사람이나 다른 집단 또는 다른 이유를 위한 선택을 할 수도 있다. 따라서 첫 번째 지침이 사용될 수 있다는 충분한 증거가 있는 한, 두 번째 지침은 첫 번째 지침에 따라 환자에게 수행하는 조치를 반드시 선택하는 것은 아니다. 그러나 두 번째 지침이 사용될 때에는 환자의 최선의 이익이 되는 행동들만 고려될 수 있어서 행동 대안의 범위가 좁아진다.

사람들은 때로 다른 사람들의 최선의 이익이 되는 방향으로 뭔가를 하라고 말하는 지침을 불편해한다. 그들은 자신은 다른 사람들이 무엇이 그들에게 최선의 이익이라고 여길지에 대해 반드시 알고 있는 것은 아니기 때문이라고 말한다. 그러나 두 번째 지침은 우리에게 **환자가 자신에게 최선의 이익이라고 여길 행동**을 하라고 지시하지 않는다. 환자가 무엇이 자신에게 최선의 이익이라고 판단할지에 관한 충분한 데이터가 있으면, 아마도 현재 상황에서 **그 환자가 어떤 선택을 할지**에 대해 합리적인 판단을 할 수 있을 것이다. 그런 경우, 첫 번째 지침이 적용될 수 있으면 그 지침이 먼저 적용되어야 하기 때문에, 첫 번째 지침에 따라 행동해야 한다. (즉, 두 번째 지침은 환자의 이익과 가치들에 관한 충분한 데이터를 구할 수 없을 때만 역할을 수행하기 때문에, 기술적인 용어로는, 이 지침들에는 "사전적"인 순서가 있다) 그러므로, **무엇이 환자에게 최선의 이익일지** 결정하는 사람은 그 환자나 인간에 대해 일반적으로 구할 수 있는 모든 정보를 고려해서 **자신의** 최상 판단을 사용해야 한다. 그런 분석에서는, 그들은 단지 환자의 최선의 이익에 대해 그들이 할 수 있는 최선의 판단을 해야 한다.

부모와 법정 후견인의 역할

미국의 치과의사들은 미성년 자녀의 부모들은 자녀를 위한 치과 치료를 선택할 법적 권리가 있으며, 법원이 지정한 후견인들도 그들의 피후견인들을 위한 치료를 선택할 동일한 권리가 있음을 알고 있다. 그러한 법률 구조가 도덕적으로 정당하다는 논거는 일반적으로 부모는 자기 자녀의 최선의 이익에 가장 관심이 있는 당사자이며, 따라서 부모는 무엇이 자기 자녀의 최선의 복지를 극대화할지에 대한 최선의 판단자일 가능성이 가장 크기 때문이라는 것이다. 마찬가지로 후견인의 치료 의사결정이 피후견인들의 이익을 가장 잘 도모할 가능성이 크다. 왜냐하면 법원이 지정한 후견인의 역할에는 의무감이 수반되며, 법원은 각각의 사안에서 이 역할을 가장 잘할 수 있는 사람을 선택하기 위해 노력하기 때문이다. 그럼에도 불구하고 부모나 후견인이 자녀나 피후견인의 건강에 크고 작은 피해를 주는 선택을 하는 경우도 많다.

많은 임상의는 의료 문제에서 치과의사, 내과 의사, 간호사, 기타 전문직업인이 전문직업인의 역할에 의해 의사결정 능력이 없는 환자 복지에 최소한 부모나 후견인만큼 전력을 기울이며, 의료 문제에서는 자녀나 피후견인의 최선의 이익에 대해 더 잘 안다고 주장한다. 그래서 많은 의료 전문직업인들은 부모나 후견인이 자녀나 피후견인을 잘 돌보지 않는 사례들을 보고 현행 법률 구조가 적절한지 의문을 표한다. 그러나 임상의들이 특정 자녀나 피후견인이 부모나 후견인의 치료 결정에 따라 피해를 입는다고 믿을 경우, 응급상황을 제외하고는, 현행 법률 아래서 유일한 구제 수단은 법률 시스템을 이용하는 것이다.

물론, 치과의사들과 기타 의료 전문직업인들은 부모나 후견인이 선택하는 대로 행동하기를 거절할 수도 있다. 의료 전문직업인으로서 치과의사는 치과의사의 의무 때문에, 치료에 관한 최종 결정을 부모나 후견인이 내려야 한다는 법률에 반하는 행동을 주장하는 것이 치과 임상의 현실이다. 그러나 치과의사가 단순히 부모나 후견인이 선택한 행동을 거절하기만 하면, 때로는 그 자녀나 피후견인이 중요한 치과 치료를 받지 못하게 될 수도 있다. 그렇다면 치과의사가 치료를 거절하는 경우는 치과의사는 법적으로나 윤리적으로 부모나 후견인이 다른 치과의사를 만나도록 도와야 할 것이다. (10장의 "극도로 비협조적인 환자 거부하기" 섹션은 치과의사의 진료 거부에 대한 더 자세한 설명을 제공한다)

극단적인 경우에는, 치과의사의 전문직업인 의무로 인해 치과의사는 법원의 판결을 통해, 부모나 후견인이 환자의 최선의 이익이 되는 방향으로 판단할 것이라고 보는 법률의 성향을 뒤엎도록 노력해야 할 수도 있다. 또한, 아동 학대나 노인 학대에 관한 법과 관련될 수도 있다. 그런 법률들은 최근에 강화되어 왔는데, 그러한 법률의 변화로 부모와 후견인에게 우호적인 성향이 사회에서 점점 제한되고 있다고 주장할 수도 있을 것이다. 그러나 법률이 그렇게 변경되었다 해도, 무엇이 환자에게 최선인지에 대한 치과의사들의 판단이 그 환자에 대해 어떻게 해야 하는지에 대한 부모나 후견인의 판단과 다를 때 치과의사들이 어떻게 할지 결정하기가 쉬워지지는 않았다. (법원이 요구하는 신고는 10장에서 논의된다)

환자 복지를 위해 치과의사는 얼마나 많은 법적 위험에 직면할 책무가 있는가라는 질문은 치과의사의 전문직업인 책무는 얼마나 많은 시간, 노력 또는 다른 이익의 희생을 요구하느냐는 질문과 관련이 있다. 이 문제에 대해서는 어느 윤리 문헌도 명확하게 진술하지 않는다. 그러나 부모들과 후견인들 편에서의 나쁜 판단들이 발생한다는 점이 알려졌음에도 불구하고, 사회 공동체는 계속 그들에게 우호적인 성향을 지지한다. 그렇다면 부모와 후견인에 관해 법률이 계속 지지한다는 사실은 치과의사들 및 다른 의료 전문직업인들이 의사결정 능력이 없는 환자들에 대한 위험이 극단적이지 않을 경우, 부모와 후견인의 판단과 다른 행동을 함으로써 극단적인 법률 위험에 직면할 의무가 없다는 증거로 간주될 수 있다. 치과의사들은 그런 상황에서는 환자의 **구강건강**과 **전신건강**에 대한 책무 때문에 흔히 상당한 죄책감을 느낄 것이다. 그들은 환자에게 최선의 치료를 제공하지 못한 것은 자기가 환자 입장에서 볼 때 잘못된 선택을 한 부모나 후견인을 성공적으로 교육하지 못했기 때문이라는 데 대해 우려하게 된다. 그러나 환자에 대한 피해 위험이 극단적이지 않은 한, 인간으로서 및 전문직업인으로서 치과의사가 부모나 후견인의 선택을 변화시키려는 노력의 정도에는 한계가 있다. 그러나 피해 위험이 극단적일 대는 위에서 언급한 바와 같이 그렇게 하면 수반될 수도 있는 희생(및 법률 위험)을 무릅쓰고 법률 시스템을 이용해 피해를 예방하도록 노력할 의무가 있을 수도 있다.

이와는 반대로, 많은 부모와 후견인들은 그들의 자녀나 피후견인의 치과 치료에 관해 치과의사와 기꺼이 협력한다. 확실히, 치과의사는 의사결정 능력이 없는 환자와 **상호소통하는 관계**를 맺을 수 없다. 그럼에도 불구하고, 치과의사는 위에서 설명한 두 가지 지침들 외에도, 의사결정 과정에 참여할 수 없는 환자의 치료에 관한 결정을 내릴 때 환자의 부모나 후견인과 **상호소통하는 관계**라는 전문직업인의 이상을 달성하기 위해 노력해야 한다. (일부 환자들, 그것도 많은 환자는 치료 결정에 부분적으로 참여할 수 있다. 그들의 상황은 이번 장의 뒷부분에서 설명될 것이다) 그럼에도 불구하고 법률에 의해 부모들과 후견인들에게 부여된 최종 의사결정 역할(그리고 치과의사들이 위의 두 지침에 따라 행동하는 데 필요한 환자 관련 정보를 부모들과 후견인들에게 의존한다는 사실)은 치과의사들이 의사결정 능력이 없는 환자들의 부모들과 후견인들을 대할 때 가능하면 상호소통하는 의사결정 과정을 개발해야 할 합당한 이유가 된다.

자율적인 의사결정 능력

이번 장에서 지금까지는 치료 의사결정에 전혀 참여할 수 없는 환자들에게 초점을 맞췄다. 그런 환자들에 대한 가장 명확한 예는 유아들과 의식이 없는 환자들이다. 그러나 대부분의 치과의사는 좀처럼 이런 유형의 환자들을 다루지 않으며, 더 넓은 의료 체계 안에는 의사결정에 **전혀 참여할 수** 없는 범주나 의사결정에 **완전히 참여할 수 있는** 범주 어느 쪽에도 해당하지 않는 사람들이 많이 있다.

즉, 환자들을 단순히 완전한 의사결정 능력이 있는 사람과 의사결정 능력이 전혀 없는 사람으로 나누는 것은 부적절하다. 환자들에 대한 우리의 생각은 더 세밀하게 조율된 개념들로 대체되어야 하며, 의사결정 능력이 전혀 없는 것도 아니고, 의사결정 능력을 완전히 갖춘 것도 아닌 환자들을 위한 치료 의사결정에 관한 추가적인 윤리 지침도 정해야 한다. 이 규범들은 다음 섹션에서 검토할 것이다. 이 책에서는 그런 환자들을 부분적 의사결정 능력이 있는 환자들로 부를 것이다.

그러나 환자가 의사결정에 참여할 능력이 있는지 결정하기 위해서는, 자율적으로 의사결정을 할 수 있는 사람이 가지고 있는 특성들을 적시할 필요가 있다. 이번 섹션은 그런 특성 다섯 가지를 적시하고, 이런 특성들과 더불어 자율적인 의사결정 능력이 감소할 수 있는 몇 가지 방식을 묘사할 것이다.

그러나 더 진행하기 전에, 치과의사가 환자의 자율적 의사결정 능력을 판단할 때 지금 당장 문제가 되는 결정에 초점을 맞춰야 한다는 점을 강조할 필요가 있다. 즉, 문제가 되는 것은 **그** 결정을 내릴 환자의 능력이다. 자기 삶의 다른 영역에서 자율적인 의사결정을 내릴 능력이 상당히 손상된 환자라 해도, 치과의사가 추천하고 있는 치료에 관한 의사결정을 하거나 그 환자의 상태에 대해 적절한 표준적인 치료 범위 내에 드는 치료 대안들 사이에서 결정할 수도 있다. 마찬가지로, 자기 삶의 다른 많은 영역에서는 의사결정을 할 수 있는 환자라도 필요한 치과 치료에 관한 결정을 할 때는 능력이 손상되어 있을 수도 있다. 인간의 자율적 의사결정 능력의 핵심 구성 요소들은 다음과 같이 아주 뚜렷한 다섯 가지 범주로 나눠진다.

1. 인과관계 이해능력
2. 선택할 수 있는 행동의 대안들을 인식하고 그 대안 사이에서 선택할 수 있는 능력(우리는 대안 중에서 선택하는 활동과, 선택하기 전이든 선택한 후든 대안에 관해 추론하고 판단하는 활동은 서로 다른 것 임을 당연하게 받아들인다.)

3. 자신을 주어진 상황에서 선택할 수 있는 사람으로 인식하는 능력
4. 행동의 대안들에 대한 도덕적 판단에 도달하기 위해 그 대안들을 비교해서 추론할 수 있는 능력
5. 자신의 도덕 판단을 안내하고 그에 따라 특정 행동에 대한 드덕적 성찰을 형성할 가치, 행동 원칙, 개인의 이상을 형성하고 선택할 능력

각각의 범주에 대해 두 가지 관점에서 자세하게 분석하는 것은 아주 큰 과업이고 이 책의 범위를 넘어서기는 하지만, 이들 각각의 범주에 대해 논의할 때 두 가지 관점이 유용하다. 하나는 성인이 보기에 자라고 있는 아동을 의사결정 능력이 있는 사람으로 생각하기 위해서는 그 아동이 어떤 능력을 계발해야 하는가에 초점을 맞추는 것이다. 다른 하나는 완전한 자율적 의사결정 능력을 발달시켰지만, 그 능력에 대한 다소의 상실 또는 감소를 경험한 사람들에게서 관찰되는 결함에 초점을 맞추는 것이다.

인과관계 이해하기

첫 번째 범주에 대해, 아동이 일반적인 측면과 아동의 신체와 건강, 치아우식, 구강건강의 측면에서 인과관계를 이해할 능력을 발달시키는 것을 가정해보자. 예를 들어 아동은 어느 시점에 칫솔질과 건강한 치아 사이의 인과관계 또는 치과의사가 충치를 제거하고 수복을 시행한 것과 씹을 때 통증을 그치게 한 것 사이의 인과관계를 이해하기 시작한다.

그러나 대부분의 아동은 대여섯 살 때까지는 기초적으로라도 관련 인과관계를 이해하기보다는, 그들의 건강과 그들의 환경에서의 다양한 다른 요인들 사이의 관계에 대해 "마술적"인 관점을 유지한다는 발달상의 증거가 있다. 어떤 상황에서는 인과관계를 이해하는 어린아이들도 다른 상황에서는 그 관계(예컨대, 치과 치료와 구강건강과 기능, 통증 완화의 관계)를 이해하지 못할 수도 있다. (Perrin and Gerrity, 『배 속에 악마가 있다: 아동의 질병 이해(There's a Demon in Your Belly: Children's Understanding of Illness)』를 보라). 마찬가지로, 일부 발달 장애가 있는 사람들과 신경성 질환이 있는 사람들(예컨대 노인성 치매나 알츠하이머병을 앓고 있는 사람들)은 자신 또는 치과의사의 행동과 그들의 충치, 구강의 편안함과 기능발휘 및 그들의 구강건강의 다른 측면들 사이의 관계를 이해하지 못할 수도 있다.

가능한 행동 대안들을 인식하고 그 대안 사이에서 선택하기

두 번째 요소는 행동의 대안들을 상상하고, 선택 시 그 대안들을 이용할 수 있음을 인식하고, 그 대안들 사이에서 선택하는 일반적인 능력이다. 아동은 주어진 상황에서 자신의 선택에 따라 몇 가지 다른 방식으로 자신의 행동 방향을 정할 수도 있음을 배운다. 저자들이 관찰하기로는, 선택할 수 있는 일반적인 능력은 4세에서 6세 사이에 발달하는 것으로 보이지만, 이 문제에 대해 이를 지지하거나 다르게 설명하는 신뢰할 만한 심리학 연구는 아직 찾지 못했다.

발달이 지체되는 사람들은 이 능력이 더 늦은 나이에 달성되고, 발달 장애가 있는 사람들은 아예 이 능력을 전혀 달성하지 못한다. 또한, 어떤 신경학적 상태는 선택 활동을 할 수 있게 해주는 신경 구조를 파괴할 수 있고, 일부 심각한 감정 또는 정신 질환은 그 질환에 걸린 사람이 행동의 대안을 인식하지 못하게 하거나 그 대안들 사이에서 선택하지 못하게 하는 것으로 보인다.

자신을 그 상황에서 선택하는 주체로 보기

세 번째 범주는 선택할 수 있는 행동의 대안들이 있음을 인식하고 그 대안들 사이에서 선택하는 일반적인 능력과 대조적으로, 주어진 상황에서 자신을 선택자(chooser)로 보는 능력에 관한 것이다. 어떤 심리학자들은 이 세 번째 능력을 "통제 위치(locus of control)"라고 부른다. 아동이 자신이 행동의 대안들 사이에서 선택할 수 있음을 배웠다고 해서 그 아동이 특정 상황 또는 상황들의 범주에서 이 능력이 자신에게 관련 있음을 알게 되리라고 보장하지는 않는다. 그 아동은 자신의 선택을 넘어서는 다른 사람 또는 다른 상황에 통제력을 돌릴 수도 있다. 즉 어떤 상황 자체나 상황의 유형, 또는 상황에 대한 그리고 자신의 능력에 대한 아동의 이해에 따라, 그 상황과 관련해 자신을 "통제 위치"로 볼 수도 있고, 보지 않을 수도 있다. 문제는 그 아동이 그 사안을 최소한 부분적으로라도 순전히 다른 사람들의 선택이나 자신의 선택과 행동에 영향을 받지 않는 다른 요인들에 달려 있는 것이 아니라, 자신의 선택에 달려 있다고 인식하는지 여부다.

이 능력 발달에 관한 증거에 의하면, 권위 있는 성인이 통제할 가능성이 있는 사안들에서 아동이 자신을 효과적인 선택자로 보는 의식은 아동기 말기의 다양한 단계에 커졌다가 작아지기를 반복하는 것으로 보인다. 예를 들어 9세에서 11세 사이의 많은 아동은 자신이 자기에게 영향을 주는 사안들을 통제할 능력이 있음을 더 많이 인식하는 반면, 12세에서 14세의 많은 아동은 자신보다 성인들이 자기에게 영향을 주는 사건들을 더 많이 통제한다는 것을 고려하는 경향이 있다. 또한 발달이 지연되거나 발달 장애가 있는 사람들 및 신경 상태와 심한 정서 또는 정신 질환을 앓고 있는 사람들도 자신을 그들이 직면하는 특정 상황에서 선택할 수 있는 사람으로 보는 인식이 결여되었을 수도 있다.

사람이 일단 성장하여 자신을 자기를 넘어서는 사건들에 영향을 줄 수 있는 존재로 보는 일반적인 의식을 계발하고 나면, 자신을 효과적인 선택자로 보는 의식이 결여되는 주된 이유는 다른 사람의 행동 영향 때문이다. 다른 사람들의 행동이 주어진 상황에서 한 사람의 대안의 범위를 심하게 제한할 수도 있기에, 그 사람이 선택할 수 있기를 바라는 모든 대안을 제거해버릴 수도 있다. 이런 일이 벌어지는 상황에서는 매우 독립적인 개인들이라 할지라도 자신이 자기 삶을 통제하고 있다는 강한 의식을 유지하기 어려울 수 있다. 자연 상태도 한 사람이 이용할 수 있는 대안들의 범위에 영향을 줄 수도 있지만, 자신이 효과적인 선택자임을 배우는 학습은 일반적으로 다음 사항들을 알려준다. 즉, 효과적인 선택에는 자연적인 한계도 많고, 바람직한 대안을 전혀 이용할 수 없는 때도 있다는 것이다. 이러한 제한에 대한 깨달음은 능력의 감소가 아니라, 한 사람이 선택할 수 있는 대안에 대한 한계를 깨닫는 자체가 성숙했다는 표시다.

다른 사람에 의한 해로운 영향의 가장 극적인 형태는 강압으로서, 강압이 있으면 다른 당사자의 가해 위협때문에 선택자의 유의미한 대안의 범위가 극적으로 좁혀진다. 그러나 서로에 대한 사람들의 감정적 연결은 매우 강력하고 다양해서, 공식적인 피해 위협을 가하는 정도의 강압에 의존하지 않고서도 사람의 감정을 조종해서 그 사람이 자신을 선택자로 보는 의식을 감소시킬 수 있는 많은 방법이 있다. 자신을 선택자로 보는 일반적인 인식이 완전히 개발되지 않았거나 다른 이유로 불안정한 아동 등은 다른 사람의 강압, 감정적 조종, 또는 (그것이 어떻게 적용되느냐에 따라) 사회적 권위 행사의 결과로 자신을 선택자로 보는 인식이 훨씬 쉽게 파괴될 수 있다.

자신을 선택하는 주체로 본다는 주제에 관해서, 과도한 두려움은 불행하게도 치과의사 모두에게 익숙한 결함 중 하나다. 가장 극단적인 형태의 두려움은 사람들이 자신을 선택할 수 있는 존재로 보지 못하게 함으로써, 해당 사안에서 전혀 선택할 수 없는 존재로 만드는 것이다. 그러나 환자들이 삶의 다른 영역에서 선택할 수 있고, 동일하거나 유사한 상황에서 자신을 선택자로 인식할 수 있다면, 두려움 때문에 환자가 선택할 수 없다고 가정하는 것은 심각한 실수이다. 왜냐하면 인생의 많은 상황에서 잠재적 피해에 대한 어느 정도의 두려움과 인식은 합리적일 뿐만 아니라, 판단과 행동의 필수요소이기도 하기 때문이다. 즉, 특정 환자가 너무 두려워해서 자율적인 선택을 할 수 없게 되었다는 치과의사의 판단은 매우 극단적인 상황에서만 내려져야 한다.

어떻게 해야 하는지에 대해 비교해서 논증하고 판단하기

네 번째 범주는 어떤 사람이 대안을 비교 판단하기 위해 행동의 대안에 대해 비교해서 논증할 수 있는 능력이다. 처음 세 가지 능력이나 이 능력의 조합만으로는 반드시 그 아동이 특정 인과관계를 이해할 능력이나 현 상황에서 취할 행동의 실제 대안을 검토할 능력이 있음을 암시하지 않으며, 그 아동이 행동의 대안을 관련 가치, 규칙, 이상 등의 관점에서 합리적으로 비교해서 그 대안에 대해 도덕적 판단을 형성할 능력이 있음을 암시하지도 않는다. 저자들은 이러한 인지 활동이 행동의 대안에 대한 도덕적 판단을 형성하는 데 필요하고, 앞의 세 가지 범주에서 논의된 활동 및 능력과는 구별되는 인간 활동의 범주를 구성한다고 생각한다.

대안을 비교해서 논증할 능력을 행사하려면, 그 전제로서 그 아동이 다른 대안을 검토하고 비교하기 위해 현재 고려 중인 행동에 관한 판단을 보류할 능력을 개발해야 한다. 비교해서 논증할 능력을 완전히 개발하려면 또한 대안을 일련의 가치, 행동 규칙, 이상, 미덕 등과 같은 더 일반적인 기준의 관점에서 비교할 능력이 성장해야 한다. 나아가 이 능력의 완전한 행사는 그 아동이 연역적으로 및 귀납적으로 논증하고(또한 일부 철학자들이 주장하는 바와 같이 해당 분야에 이 두 가지 형태의 논증만 존재하는 것이 아닐 경우 다른 형태의 논증을 채택하고), 사안의 장래 상태를 인식하고, 그 가능성을 예측하고 (또는 그에 대한 예측을 이해하고), 가설을 세울 수 있는 능력에 의존한다. 이 능력 중 일부는 피아제(Piaget)가 인지 발달의 "형식적 조작 단계(formal operational stage)"라고 부르는 것의 출현과 관련이 있는데, 그는 이 단계가 대개 약 12세에 나타나는 것으로 보았다. 그러나 이 논의에서 더 중요한 점은 도덕적 판단을 완전히 행사하는 데 필요한 능력의 많은 구성 요소들이 동일한 비율로 발달하지는 않는다는 것이다.

이 범주에서 부분적인 무능력의 가장 명백한 형태는 환자가 선택 가능한 대안들에 대해 불완전한 정보만 가지고 있거나 완전히 이해하지 못해서 자율적인 선택을 할 수 없는 경우다. 어떤 사람이 많든 적든 이용할 수 있는 일부 대안에 대해서는 모든 관련 정보를 가지고 있지만, 중요한 모든 대안에 대한 정보를 가지고 있지는 않을 수도 있기 때문에 이런 형태의 의사결정 무능력 정도는 다를 수 있다. 또는 어떤 사람이 가장 중요한 대안 각각의 가능성에 대해 알 수도 있지만, 많든 적든 그 일부의 결과, 함의, 또는 가능성에 관한 핵심 정보를 가지고 있지 않을 수도 있다. 예를 들어, 대부분의 환자는 처음에는 자신의 구강 상태와 그 중에서 선택할 수 있는 대안에 관해 가지고 있는 정보가 불완전하여서 치과 치료에 관한 자율적인 선택을 할 수 없다. 다행히도, 대부분의 치과 환자들에게는 이런 결함은 적절한 교육과 자율적 선택 능력 회복으로 시정될 수 있다. 그러나 환자를 교육하려는 치과의사의 주의 깊은 노력에도 불구하고, 치료에 관해 주의 깊게 추론해서 선택하는 데 필수적인 정보를 계속 이해할 수 없는 사람들이 있을 것이다.

자신이 직면한 대안에 관한 논증에서 논리적 오류를 범하고 있는 사람의 상태는 이 범주에 속하는 또 다른 형태의 의사결정 무능력이다. 때로는 논리 추론의 오류로 보이는 것이 정확하게는 단순히 개념상의 실수 또는 개념상의 오해인 경우가 있다. 즉, 관련 당사자들이 같은 종류의 개념을 가지고 논증하는 것이 아니고, 이 결함은 핵심 용어의 의미와 주요 아이디어의 함의에 관한 합의를 이룸으로써 시정될 수 있다. 필요한 정보 결핍, 논리적 및 개념상의 오류와 같은 결함은 종종 세심한 지도로 시정할 수 있다.

생리적 이유로 어떤 사람의 정보 파악 능력이나 논리적 추론 능력이 손상된 경우는 근본적인 의사결정 무능력 형태다. 여기에는 다른 측면에서는 적절한 의약품의 영향이나 감정 또는 정신 질환의 영향이 포함될 수 있다. 그런 경우에, 논리 능력의 결함이 특정 논증의 범위를 넘어선다면 그 결함이 어느 정도인지 결정하기는 특히 어려운 과제일 수 있다.

치료 의사결정과 관련된 논증은 도덕과 관련된 논증이다. 즉, 그 논증은 한 사람의 가치, 행동 원칙, 이상 등에 관한 판단으로 이루어진다. 치과의사 전문직업인의 역할에서 발생하는 의무들뿐만 아니라 의사결정자로서의 다른 역할들과 책무들로부터 도출되는 의무들에 관한 논증도 도덕 판단과 관련된다. 그러나 도덕 판단을 내릴 때는 인간 성찰의 다른 영역에서보다 논증과 개념의 명확성이 중요하지 않다고 가정할 이유가 없다. 이 책에서는 개념의 명확성과 논증은 사려 깊은 도덕 추론가가 좋은 도덕 판단에 이르도록 큰 도움을 줄 수 있다고 전제한다. 그렇다면 환자의 자율적 선택 능력을 판단하려 하거나 의사결정에서 환자의 자율성을 향상하기 위한 자신의 노력 효과성을 판단하기 원하는 치과의사는 다른 모든 사안에서와 같이 가치, 규칙, 원칙 및 이상의 문제들에서도 논리적 추론과 개념의 명확성에 가능하면 많은 주의를 기울여야 한다.

도덕적 사고를 인도할 가치 · 규칙 · 이상 형성

자율적인 의사결정 능력의 다섯 번째 구성요소는 자신의 도덕 성찰과 도덕 판단을 안내하고 그에 따라 자신의 행동을 형성할 가치, 행동규칙, 개인적 이상을 수립하고 선택할 능력이다.

아동이 행동의 대안들을 판단, 비교하고 자신의 판단에 따라 선택할 수 있게 되면, 그 아동은 자율적 선택 능력을 완전하게 행사할 수 있는 것으로 보일 수 있다. 그러나 **자율성**은 현재의 대안들에 관한 판단과 통제 이상을 함축한다. 자율적 선택 능력은 또한 현재의 판단과 선택이 특정 상황을 넘어서는 양상의 일부임을 함축하며, 성인에게서는 어떤 종류의 사람이 되고자 하는가에 관한 판단을 포함한다. 즉, 현재의 판단과 선택은 각각의 경우에 결정을 내릴 뿐만 아니라, 특히 습관이 형성됨에 따라 그 판단들과 선택들을 연결하고 (최소한 부분적으로라도) 평생에 걸쳐 반복적이고 일관성 있게 해나가는 자아의 작품이다.

따라서 한 사람이 **자율성**을 완전히 행사하려면 그 사람이 자신을 특정 내력(history)을 가진 사람이며, 그 내력과 자신의 이전 판단과 선택 때문에 형성된 정체성을 가지고 있는 자아라는 점을 인식해야 한다. 그러나 그러한 자아 인식에 대해 고려한다는 것은 자신이 이런 점들과 일치하는 행동들의 동기를 부여하는 일련의 특정 가치, 원칙 및 이상을 발달시켰고(또는 최소한 발달시키고 있고), 외부 사실에서 및 자신이 어떤 자아가 될 것인가의 내용 모두에서 현재의 가치와 선택에 의해 유의미하게 형성될 미래를 향해 움직이고 있다는 점에 대해 이해하는 것이다. 이러한 인식 요소가 없으면, 강력한 의미에서 가치, 행동원칙 등을 형성하고 있다고 말할 수 없으며, 그에 따라 도덕 성찰, 도덕 판단 및 도덕적 행동을 형성하고 있다고 말할 수도 없다.

처음 네 가지 제목 아래 묘사된 능력을 행사할 수 있는 나이 많은 아동들도 아직 일련의 가치, 행동원칙, 또는 이상을 형성했다고 주장할 수 있을 만큼 판단을 행사한 경험이 있는 경우는 극히 드물다. 기껏해야 이례적으로 조숙한 아동이나 십 대 초반(13~15세)의 아동에게서 그 과정이 막 시작되고 있을 것이다. 그러나 우리는 대개 십 대 후반에 들어서면 그 사람이 선택한 일련의 가치, 행동 원칙 및 개인의 이상의 조짐들을 보리라고 기대한다. 이 시점에서는 종종 그런 선택에 순진한 점이 많겠지만, 십대 후반에게서 최소한 이 과정이 진행되고 있지 않다면, 그 사람은 도덕적으로 미성숙하고 자신이 누구인가, 그리고 무엇이 자신의 행동 지침이 되어야 하는가라는 참으로 중요한 의식이 결여되었다고 여길 것이다. 즉 우리는 그런 사람을 발달상으로 적절한 자율적 선택 능력이 있다고 인정하지 않을 것이다.

이 능력이 성인들에서 더욱 완전히 개발될 때, 우리는 흔히 그것을 인테그러티(integrity) 또는 진정성(authenticity)이라는 관점에서 말한다. 왜냐하면, 여기서 개발되고 있는 것은 평생에 걸친 자신이 누구인가라는 의식이기 때문이다. 미덕과 품성의 관점에서 볼 때, 핵심 가치 · 원칙 · 이상과 인식 · 성찰 · 판단 및 행동 양상들이 습관화되어 대부분 상황에서 무의식적으로 작동되지 않으면, 이 능력을 효과적으로 행사할 수 없다. 이 요소에 대해 말하는 또 다른 방법은, 의사결정 과정에 전혀 참여할 수 없는 환자를 위한 치료 의사결정의 첫 번째 지침에 대해 논의할 때 언급했던 가치와 책무의 일관성 관점에서 말하는 것이다.

자율적 의사결정의 이 요소가 발달한 성인들은 심한 신경 결함이나 극단적인 심리적 인격 분열로 두뇌 부분이 손상되지 않는 한, 이를 완전히 상실하지 않는다. 그러나 심한 공포, 중독, 강박을 겪고 있는 사람들은 그들이 삶의 영향을 받는 영역에서 그들이 형성했고 선택한 가치와는 이질적인 행동을 하거나 필요 또는 욕구를 경험하게 된다. 그래서 그런 질병을 앓고 있는 사람은 그들이 선택했고, 선택하고 있고, 스스로 형성하고 있는 자아가 기질의 이 요소들과 완전히 동일시될 수 없으므로 공포, 중독, 강박에 의해 야기된 행동에 대해 (상황에 따라서는 자신의 행동에 책임을 질 수도 있지만) 완전히 책임을 지지는 않는다.

그 사람 자신이 선택한 가치, 행동 원칙 등과 일치하지 않는 행동 욕구는 극적 효과가 적다. 인간의 경험에서 그런 욕구는 보편적이며, 이런 욕구의 존재 자체는 자율적 의사결정 능력 감소의 징후가 아니다. 그러나 어떤 사람이 알면서도 그런 욕구에 기초해서 행동할 경우(즉, 위의 네 번째 범주 아래에서 묘사했던 것과 같은 이해의 결함이 없는 경우), 우리는 그 행동이 "그 사람의 평소 품성에 어긋나기" 때문에 자율적인 행동인지 질문할 수 있다. 즉, 그것은 그 사람이 가치, 원칙 등에 따라 살기로 한 양상을 위반한 것이다. 그러나 그 사람이 일부러 반대되는 방식으로 행동했거나 변화된 가치, 원칙 등에 따라 살기로 했을 수 있고, 그 이례적인 선택은 이에 대한 표지일 수도 있다. 따라서 어떤 사람의 일반적인 행동 양식에 모순되는 한 번의 판단, 선택 또는 행동을 근거로 그 사람의 자율적 의사결정 능력이 심각하게 손상되었다고 할 수 없으며, 그 능력이 파괴되었다고는 더더욱 말할 수 없다.

마지막으로, 방금 설명한 다섯 가지 특성 중 하나 이상이 손상되었다는 의미에서뿐만 아니라 특정 사안 특히 지금 문제가 되는 사안에 관한 결정만 영향을 받았다는 의미에서도 어떤 사람의 자율적 선택 능력에 결함이 있을 수 있다. 예를 들어, 어떤 사람이 완전히 이해한 상태에서 (네 번째 범주) 복잡한 사업을 수행할 수 있지만(처음 세 가지 범주), 자신의 구강 구조 및 구강 기능과 자신의 현재 치료 대안들 사이에서 선택하도록 동기를 부여할 수 있는 가치, 원칙 등 사이의 관계를 자율적 의사결정을 내리기에 충분할 정도로 이해하지 못할 수도 있다(이 또한 네 번째 범주다). 또는 어떤 사람이 자기 삶의 다른 모든 영역에서는 자신만만하고 자기를 적절한 "통제 위치"로 보면서도 (세 번째 범주), 드릴링이나 다른 두려운 작업이 관여할 때에는 치과 치료 사안에서 자신을 선택자로 보기가 심리적으로 어려울 수 있다.

그러므로 환자의 결함의 성격을 파악하려는 노력은 한 가지가 아니라 세 가지 판단과 관련된다. 치과의사는 그 결함에 의해 영향을 받은 자율적 의사결정 능력의 특정 요소들뿐만 아니라, 각 요소가 완전한 기능 발휘에 미치지 못하는 정도도 파악하기 위해 노력해야 한다. 셋째, 치과의사는 결함에 의해 영향받은 환자의 경험에 환자가 참여를 희망하는 결정의 중요한 사안들이 포함되어 있는지를 결정해야 한다. 왜냐하면, 위에서 언급한 바와 같이, 환자의 삶의 다른 영역에서의 결함은 그 환자가 현재 문제가 되는 사안에 관한 치료 의사결정에 참여할 능력에 중요한 차이를 가져오지 않을 수도 있기 때문이다. 그 결함이 환자의 치과 치료에 관한 결정에 아주 중요한 사안들에 영향을 미치지 않으면, 치과의사는 이런 의사결정들에 관해 그 환자를 대할 때 자신이 같은 상황에서 완전히 의사결정능력이 있는 환자를 대할 때와 같은 방식으로 대해야 한다.

불행하게도, 많은 사람이 자율적 의사결정의 한 가지 요소에서의 결함(또는 불완전 발달)이 있으면 그 환자를 전혀 의사결정 능력이 없는 것처럼 대해도 된다고 가정하는 경향이 있다. 그러나 그렇지 않다. 이런 식으로 행동하는 치과의사는 **자율성**을 치과의 중요한 **핵심직무수행가치**로 삼고 **상호소통하는 관계**를 치과의사가 언제나 추구해야 할 이상으로 적시하는 치과계의 규범을 위반하고 있다. 그러므로 부분적으로든 완전하게든 자율적 의사결정 능력에 결함이 있다고 의심되는 경우, 치과의사는 그 결함이 현재의 치과 치료 결정에 중요한 사안들이나 이 치과의사-환자 관계의 다른 중요한 측면들에 영향을 주는지 결정해야 한다.

치과의사는 또한 환자가 완전한 의사결정 능력이 없다는 한두 가지 증거로부터 너무 성급하게 확실히 그렇다는 결론으로 옮겨가지 않도록 주의해야 하며, 더욱이 이 결론에 기초해서 행동하는 것은 삼가야 한다. 어떤 경우에는 환자가 의사결정 능력이 없다는 증거가 명백하고 압도적일 수도 있지만, 치과계의 **핵심직무수행가치**의 하나로서의 **자율성**과 치과 임상에서의 **상호소통하는 관계**의 이상이 중요하기 때문에, 환자가 부분적으로나 완전히 의사결정 능력이 없다는 판단에 대한 입증 책임은 그렇게 판단하는 사람에게 있다.

의사결정 능력이 부분적으로 손상된 환자

어떤 사람이 인과관계를 전혀 이해하지 못하거나 특히 자신의 건강과 관련해서 인과관계를 이해하지 못하면, 그 사람이 치과 치료든 다른 치료든 자신의 치료 의사결정에 참여할 수 없는 것으로 여겨야 한다는 점이 명백해 보인다. 그 사람이 전혀 대안들 사이에서 선택할 수 없거나, 행동의 대안들이 있음을 인식하지 못하거나, 그 사람이 대안들을 비교해서 추론하고 그 대안들에 대한 도덕 판단에 도달할 수 없는 경우에도 마찬가지다. 그처럼 완전한 결함이 있으면 그 사람은 자율적 의사결정 능력이 없다. 이번 장의 앞에서 설명한 두 가지 지침은 윤리적인 치과의사들이 어떻게 의사결정에 참여할 능력이 전혀 없는 환자들에 대한 치료 의사결정을 내릴 것인지에 대해 설명했다.

그러나 부분적으로 자율적인 의사결정을 할 수 있는 능력의 종류와 정도는 다양하다. 치과의사들은 부분적으로 의사결정 능력이 손상되고 부분적으로 의사결정 능력이 있는 환자를 전혀 의사결정 능력이 없는 것처럼 대해서도 안 되고, 완전한 의사결정 능력이 있는 것처럼 대해서도 안 된다. 그렇다면 의사결정 능력이 부분적으로 손상되고 부분적으로 의사결정을 할 수 있는 환자들의 **구강건강**에 영향을 주는 치료에 대한 치과의사들의 의무에 대해 뭐라고 말할 수 있는가?

이 질문에 대한 짧은 대답은 **핵심직무수행가치**의 우선순위 및 치과의사와 환자 사이의 **상호소통하는 관계**라는 이상을 주제로 이미 논의하였다. 치과 전문직업인 직무수행의 두 규범 모두 환자가 자신의 **구강건강**이나 **전신건강**에 해로운 개입을 선택하고 있지 않은 한, 치과의사가 그 환자의 **자율성** 행사를 극대화하기 위해 노력하도록 요구한다. 그러므로 어떤 환자의 자율적 의사결정 능력이 손상되기는 했지만 완전히 손상되지는 않았다면, 치과의사는 환자가 치과의사와 함께 완전히 자율적으로 치료에 관한 선택을 할 수 있도록 결여된 요소를 바로잡기 위해, 즉 가능하면 그 결함을 제거하기 위해 노력할 의무가 있다.

환자의 자율적 의사결정 능력에서의 결함을 바로잡기 위해 치과의사에게 정확히 무엇이 요구되는지는 그 결함의 성격에 의존할 것이다. 그래서 치과의사는 먼저 자율적 의사결정 능력을 구성하는 다섯 가지 요소 중 어떤 능력(들)이 영향을 받고 있는지 결정해야 한다. 바로잡기가 가장 쉬운 몇 가지 결함의 예부터 검토해 보자.

환자가 어떤 대안들이 가능한지에 대해 이해하지 못하고 있거나 그 대안 중 어느 것에 관한 중요한 정보가 부족한 경우, 치과의사는 환자가 어떤 부분을 이해하지 못하는지 결정하고 적절한 정보나 교육으로 이를 다뤄야 한다. 예를 들어, 환자가 이용할 수 있는 대안 중 일부에 대한 판단을 내릴 모든 관련 정보를 가지고 있지만, 중요한 모든 대안에 대한 정보를 가지고 있지는 않을 수 있다. 또는 환자가 가장 중요한 대안 각각을 이용할 수 있다는 사실은 이해하지만, 그 대안 중 일부의 잠재적인 결과나 가능성에 대한 핵심 정보를 가지고 있지 않을 수도 있다. 마찬가지로, 환자가 인과관계를 이해할 수 있지만, 이용 가능한 치료들과 자신의 구강건강과 편안함, 기능 발휘에 관한 결과 사이의 인과적 연결 관계를 이해하지 못하면, 치과의사는 그 환자가 이미 이해하고 있는 인과관계에 비유해서 이러한 연결 관계를 주의 깊게 설명할 필요가 있다.

그러한 이해의 결함은, 치과의사가 무엇이 빠져 있는지 결정할 수 있고 그것이 결여되어 있는 환자에게 가르치거나 그 환자가 다른 방법으로 배우도록 지도할 수 있다면, 일반적으로 가장 고치기 쉬운 자율적 의사결정의 결함이다. 그러나 때로는 환자가 그 주제에 관해 새로 배울 마음이 없거나 어떤 다른 이유로 관련 사실을 파악할 능력이 없어서, 고치기가 쉽지 않은 것으로 판명되는 일도 있다. 결함을 보완할 수 없는 것으로 판명되는 경우, 치과의사는 어떻게 진행해야 하는가라는 문제는 이 섹션의 뒤에서 다룰 것이다.

치과의사는 두려워하는 환자들도 자주 접한다. 많은 치과의사는 단지 "사실관계는 이러이러하고 선택은 당신 몫입니다"라고 말하는 것 이상의 특별한 기법들을 개발하거나 배워왔다. 왜냐하면 두려워하는 환자들을 위로하고 도와주면 그들이 두려워도 자율적인 의사결정을 할 수 있게 되기 때문이다. 그러나 때로는 환자의 두려움이 자율적 의사결정 능력을 손상할 뿐만 아니라, 그 두려움이 치과의사가 다룰 수 있는 능력을 넘어서는 정도로까지 확대된다. 응급 치료가 필요하지 않은 한 다른 곳에 의뢰할 필요가 있을 수도 있다. 그래서 치과의사가 바로잡을 수 없는 결함을 어떻게 다뤄야 하느냐는 문제가 다시 제기된다. 예를 들어 4장의 사례에서 근관치료에 대한 환자의 두려움을 그 환자의 자율적 의사결정 능력에 대한 심각한 손상이라고 해석했다. 그렇다면 그 환자의 두려움이 유발한 결함이 바로잡을 수 없는 것으로 판명될 경우, 닥터 클라크가 이 문제를 다룰 아직 시도해보지 않은 기법을 가지고 있지 않은 한, 그녀는 그 환자의 응급 상황이 아닌 측면에 대해서 다른 치과에 의뢰할 가능성과 응급 상황인 측면에 대해 이를 어떻게 다룰 것이냐는 문제에 직면할 것이다.

환자들은 또한 다른 감정이나 다른 심리 상태에 의해 영향을 받아서 예를 들면 그들에게 특정한 대안이 있고 다른 대안이 없다는 사실이나, 또는 그들의 대안이 특정한 방법으로 제한되어 있다는 사실을 받아들이지 못할 수도 있다. 이는 환자들이 관련 치료 대안들을 고려하거나 치료 의사결정 상황에서 그들을 선택자로 (통제 위치로) 볼 능력을 심각하게 제한할 수도 있다. 환자들은 또한 강력한 감정이나 다른 심리 상태로 인해 그들의 대안들을 자신의 가치, 행동 원칙 등의 관점에서 충분히 평가하지 못할 수도 있다.

결함의 근본 원인의 심각성 정도에 따라서는, 치과의사는 우호적인 대화, 약간의 개인적 성찰, 또는 유사한 도전에 직면했던 환자들에 관한 이야기로 그 결함을 보완할 수도 있다. 그러나 치과 치료에 관한 결정을 내려야 할 경우라 하도, 결함이 더 심각하면 심리 치료 도구가 필요하고 따라서 치과의사가 보완할 수 있는 범위를 벗어날 수도 있다. 그 치과의사는 그 환자를 다른 치과의사에게 의뢰하고 치료의 긴급하지 않은 측면들을 미룰 수도 있지만, 그 치과의사는 여전히 의사결정 능력이 부분적으로 손상된 환자의 결함이 보완될 수 없는 것으로 판명될 경우 필요한 응급 치료를 어떻게 다뤄야 할 지라는 문제에 직면할 것이다. 그러나 그럼에도 불구하고 그 치과의사는 (그 결함이 정보와 이해의 결함인 경우일 때와 마찬가지로) 가능하면 그 환자를 자율적인 의사결정이 가능한 정서 상태로 만들기 위해 추가 노력을 기울일 의무가 있다. 치과의사는 "이 환자의 문제들은 내 관심사가 아니다. 나는 오직 구강의 기능발휘에만 관심이 있다"고 말하서는 안 된다.

초점이 아동 환자에 대한 치과의사의 의무인 경우에도 같은 결론을 내릴 필요가 있다. 환자의 **자율성**과 **상호소통하는 관계**라는 이상에 대한 치과의사의 책무 때문에, 치과의사는 아동들 각각의 자율적인 의사결정 능력 발달을 도와주기 위해 전향적으로 노력할 의무가 있다. 미성년 환자가 의사결정 능력의 다섯 가지 구성요소들의 발달 단계 중 어느 단계에 있든, 치과의사는 이와 관련해서 그 아동의 성장을 강화하도록 노력할 의무가 있다. 그 아동의 **구강건강**과 **생명** 및 **전신건강**이 우선하기 때문에, 이것이 치과의사의 첫 번째 의무는 아니다. 그러나 치과의사는 "나는 충치에만 관심이 있다. 자율적인 의사결정자로서 이 아동의 발달은 내 관심사가 아니다"라고 말해서는 안 된다.

사실, 특히 모든 아동의 **구강건강**과 **전신건강**을 지원하고 향상할 치과의사의 의무는 치과의사가 아동들과 그들의 의사결정 능력 발달을 어떻게 대하는가에 대한 함의도 있다. 치과의사와 아동 사이의 관계는 그 아동이 향후 치과 안어서 및 의료계 일반에서의 임상의들을 협조적이고 큰 두려움 없이 대할 수 있는 능력에 큰 영향을 줄 수 있다. 치과의사는 자신의 현재의 유일한 관심 대상인 구체적인 구강 상의 이익만 고려하지 말고, 자신이 아동 환자와 상호소통하는 방식이 이런 행동들이 그 아동이 향후 임상의들과 효과적으로 관련을 맺을 수 있는 능력에 미치는 영향에 의해 장기적으르 그 아동에게 더욱 부정적인 건강상의 영향을 주고 있지 않은지도 고려해야 한다. 나이에 비해서는 자율적 의사결정 능력이 잘 발달하였지만, **구강건강**에 관한 결정에 있어서는 부분적으로만 발달한 많은 아동이 내원할 것이다. 그러나 치료 의자에 앉아 있는 아동이 의사결정에 대한 발달상 또는 기타 심각한 결함이 있어서 그 아동의 **구강건강**에 관한 자율적 의사결정을 향상하려는 치과의사의 노력이 난관에 부딪히는 상황들도 발생할 것이다. 그런 상황이라면, 필요한 치과 치료에 관한 의사결정 능력이 부분적으로 손상되었지만, 그 결함을 시정할 수 없는 환자들을 어떻게 대해야 하느냐는 문제가 또 다시 제기된다.

그 문제를 다루기 전에, 치과의사가 부분적으로 의사결정 능력이 손상된 환자의 결함을 바로잡기 위해 노력할 때 어느 정도의 시간과 노력을 들일 의무가 있는지에 대해 언급할 필요가 있다. 치과의사들은 환자 복지를 위해 자신의 이익과 다른 책무들을 어느 정도 희생할 의무가 있기에, 이번 장은 부분적으로 손상된 환자의 자율적 의사결정 능력 향상은 환자 복지의 일부로 간주된다고 주장했다. 그러나 치과 전문직업인 규범에 관한 치과계와 사회 공동체 사이의 지속적인 대화의 가장 명백한 요소에 이에 관한 명확한 지침은 없다. **핵심직무수행가치**들의 서열에서 환자의 **구강건강**과 **전신건강**이 **자율성**보다 순위가 앞서기 때문에, 치과의사는 특정 환자들 각각에 대한 그런 노력과 그 환자의 **구강건강**과 **전신건강**을 위해 기울일 필요가 있는 적절한 노력 사이의 균형을 유지해야 한다. 치과의사는 또한 각 환자에 대한 이러한 종류의 노력과 진료실과 대기실에 있는 다른 환자의 필요 사이에서 균형을 맞춰야 한다. 그러나 이런 고려들은 치과의사가 이런 식으로 환자들을 도와주기 위해 전문직업인으로서 다른 고려사항을 얼마나 희생할 의무가 있느냐는 훨씬 더 어려운 문제를 다루지 않는다.

2장의 사례에 나오는 닥터 프렌티스의 태도는 심각한 도전을 받을 것이 확실해 보인다. 닥터 프렌티스는 잭 윌리엄슨에게 환자들이 제안된 치료에 관한 필수적인 정보를 넘어서는 교육을 원하면 환자들이 교육을 받을 수는 있지만, "시간을 측정할" 경우에만, 즉 환자에게 추가 비용을 내는 대가로 교육을 받을 수 있다고 말했다. 이번 장에서의 논의는 치과의사의 통상적인 환자 대하기에는 필요할 경우 환자의 부분적으로 손상된 의사결정 능력 향상을 지원하기 위한 **어느 정도**의 추가 노력이 포함되어야 한다는 견해를 지지한다.

다른 한편, 치과의사는 이와 관련해서 자신의 복지와 자신의 비전문직업인의 삶에서의 정당한 다른 책무들을 **심각하게** 위험에 빠뜨리지 않는 문제에 대해서는 노력을 제한할 수도 있다. 따라서 치과의사는 환자의 두려움이나 치료 의사결정에 도달함에서의 다른 어려움을 다루는 추가 도움을 줄 수 있지만, 그와 관련해서 치과의사 편에서의 추가적인 노력과 시간에 대해서는 추가 비용이 청구될 것이라고 말해도 정당화될 수도 있다. 마찬가지로 발달 장애가 있는 환자를 돕기 위한 치과 의사의 특별한 노력에는 추가 비용이 부과될 수도 있다. 더 명확히 형성된 지침이 없는 상황에서, 가장 중요하게 강조할 점은 부분적으로 의사결정 능력이 손상된 환자가 가능하면 치과의사와 **상호소통하는 관계** 안에서 완전히 자율적인 의사결정을 할 수 있도록 도와주는 것은 윤리적인 치과 직무수행의 통상적 의무라는 점이다.

마지막으로, 이제 치과의사의 도와줄 능력의 한계나 그런 노력에서의 치과의사의 시간과 노력 지출에 대한 적절한 한계 때문에, 부분적인 의사결정 능력 결함이 시정될 수 없는 것으로 판명된 환자들을 위한 치료 의사결정 문제를 고려해 보자. 이는 의료 윤리 문헌에서 별로 논의되지 않은 매우 미묘한 문제이며, 이 문제에 대해 주의 깊게 생각한 사람들이 다른 해법을 제시할 수도 있다. 저자들의 제안은 이번 장의 앞에서 의사결정에 전혀 참여할 수 없는 환자들에 관해 제안된 것과 같은 두 지침을 따르되 첫 번째 지침을 적절히 수정해서 사용하라는 것이다.

첫째, 그렇다면 적절한 노력을 한 뒤에 환자의 자율적 선택에 대한 부분적인 무능력이 보완할 수 없다는 결론을 내린 치과의사는 자신이 이 환자를 충분히 이해하고 있어서 (또는 적절한 시간과 노력의 한계 안에서 이해하게 될 수 있어서) 그 환자가 완전한 의사결정 능력이 있다면 그렇게 **선택하리라고** 믿을 수 있는 결정을 파악하고 그에 따라 행동할 수 있는지에 대해 질문해야 한다. 즉, 그 치과의사는 (그 환자가 여전히 효과적으로 수행할 수 있는 자율적 의사결정 능력의 이 구성 요소들을 고려하고, 그 환자가 이전에 가지고 있던 가치, 행동 원칙, 이상, 두려움, 희망 등을 알 수도 있는 다른 사람들의 도움을 받아) 그 환자의 부분적인 의사결정 무능력에서의 "부족한 부분을 보완"할 수 있는가?

거의 모든 경우에서 이 질문에 답하기 어려울 것이다. 이는 특히 고정 고객들이라 해도 치과의사들은 흔히 환자들의 더 넓은 가치 체계 등에 대해 자세히 알지 못하기 때문이다. 그러나 치과의사가 이 질문에 대해 양심적으로 그렇다고 대답할 수 있다면, 저자들은 그 치과의사가 그 환자가 의사결정 능력이 부분적으로 손상되지 않았다면 **선택하리라고** 판단하는 바에 따라 행동하라고 제안한다. 이렇게 할 때 임상의는 환자가 엄격한 의미에서 자율적으로는 아니라 해도 최소한 그 환자 자신의 가치, 행동 원칙, 또는 개인의 이상에 가능한 최대로 일치하게 기능할 수 있게 한다. 이렇게 할 때 환자의 **자율성**의 가치와 환자의 상황이 허용하는 **상호소통하는 관계**라는 규범에 가장 가깝게 일치한다.

그러나 치과의사가 이런 식으로 "부족한 부분을 보완"할 수 있을 만큼 환자를 충분히 이해하지 못한다고 (그리고 다른 사람들에게 적절한 도움을 받지 못한다고) 판단하면, 저자들은 그 환자는 비록 실제로 의사결정 능력이 전혀 없지는 않지만, **기능적으로 자율적 의사결정을 할 수 없는** 것으로 여겨져야 한다고 제안한다. 기능적으로 의사결정 능력이 없는 이유는 치과의사에 의해 그 부분적인 결함이 시정될 수 없고 그 환자가 의사결정 능력이 있다면 선택하리라고 판단되는 것을 가상으로 결정함으로써 그 결함이 "보완될" 수 없기 때문이다. 그런 경우에는 그 환자를 첫 번째 지침에 따라 돌볼 수 없기에, 그 환자의 치료에 관한 결정은 자율적 의사결정 능력이 전혀 없는 환자들의 치료에 적절한 두 번째 도덕 지침, 즉 그 환자의 최선의 이익에 따라 행동한다는 지침 아래서 이뤄져야 한다.

부분적으로 의사결정 능력이 손상된 환자에게 그 치과의사가 직접 도움을 줄 수 없는 경우, 그 환자를 치료할 수 있는 적절한 치과의사를 의뢰할 수도 있다. 이렇게 해야 할 경우에는, 방금 설명한 두 지침을 사용해서 어떤 치료가 필요한지 결정하고, 자신은 그 환자에게 응급 치과 치료만 제공해야 한다. 그러나 그 환자가 이 의뢰 노력을 거부할 수도 있다. 그 환자가 의뢰를 거부하고, 그 환자의 의사결정 능력이 손상되었다는 치과의사의 판단에도 불구하고 치료를 계속하기를 원한다면, 치과의사는 긴급하지 않은 치료를 연기하면서 환자가 의사결정 능력 손상을 극복하도록 도움을 줄 수 있는 다른 방법이 있는지 결정해야 한다. 그렇지 않다면, 치과의사는 방금 설명한 두 지침에 따라 결정된 긴급하지 않은 치료를 진행해도 정당하다.

마지막으로, 환자에게 완전한 의사결정 능력이 있는지, 그 능력이 부분적으로 손상되었는지 치과의사가 합리적으로 자신 있게 결정할 수 없는 상황이 있다. 치과의사가 질문, 시각 자료, 기타 수단으로 환자가 참으로 치료 대안들을 이해하는지, 그 문제에서 자기 자신을 참으로 선택자로 보고 있는지, 제안된 치료를 참으로 자신의 가치, 원칙, 이상 등에 따라 판단하고 있는지 결정하기 위해 노력하지만 그럼에도 불구하고 그 환자가 필요한 의사결정 과정에 참여할 충분한 능력이 있는지 확신하지 못한다고 가정하자. 동시에, 그 치과의사는 그 환자의 의사결정 능력이 심각하게 손상되었는지도 확신하지 못한다. 이런 경우 치과의사는 어떻게 해야 하는가?

여기에서도, 치과의사에게 시도해 볼 자원이 남아 있고 아직 이 환자 복지를 위해 다른 이해관계들을 희생할 적절한 한계에 도달하지 않았다면, 그 치과의사는 확실히 이 문제를 해결하기 위해 다시 시도해보거나 뭔가 다른 것을 시도해야 한다. 치과의사가 의사결정 능력이 있는 환자들을 적절히 대하는 방식과 치과의사가 의사결정 능력이 감소된 환자를 적절히 대하는 방식 사이의 차이는 도덕적으로 중요하며, 적절한 이유 없이 한 가지 접근법을 다른 접근법으로 대체해서는 안 되기 때문이다. 그러나 그 치과의사의 자원이 한계에 도달해서 이 점에 관한 환자의 상태에 관해 결정하기 위한 추가 노력을 기울이지 않아도 정당화된다면, 그 환자가 실제로 어느 정도로 의사결정 능력이 있는지 결정할 수 없으므로 치과의사는 그 환자를 기능적으로 의사결정 능력이 있거나 없는 것처럼 대해야 한다.

일부 독자들은 그런 상황에서는, 설사 환자가 일부 유용한 치료를 거절한다 해도 중요한 **구강건강** 필요가 충족되지 않는 것이 아니라면 **자율성**이라는 치과계의 **핵심직무수행가치**를 존중해서 그 환자를 자율적 의사결정 능력이 있는 것으로 대해야 한다는 견해를 취할 수도 있다. 그러나 저자들은 치과의사가 그런 환자들을 이미 위에서 설명한 두 지침을 적용해서 자율적 의사결정 능력이 없는 환자들을 대할 때와 마찬가지로 대해야 한다는 견해가 옳다고 판단한다. 저자들이 이렇게 판단하는 이유는 치과계의 **핵심직무수행가치**들의 서열에서 환자의 **구강건강**과 **전신건강**이 환자의 **자율성**보다 우선하기 때문이다.

사례 해설

모리스 부인이 닥터 베네딕트의 이름을 기억하지 못하고 닥터 엘빈저의 치과에 마지막 내원에 관한 설명이 바뀌는 것은 기억이 손상되었다는 확실한 증거다. 그러나 그런 증상들이 반드시 그녀가 자신에게 제안된 치료에 관한 의사결정을 할 수 없음을 나타내는 것은 아니다. 이 상황에서는 치과의사가 현재 존재하고 있는 능력의 결함들 각각에 대해 그 결함이 현재의 치과 치료 의사결정과 관련이 있는지에 대해 주의 깊게 질문해야 한다.

그러나 모리스 부인은 자신의 구치부 치아와 잇몸이 실제로 좋은 상태라고 믿는 것으로 보이기 때문에 이 치료 의사결정과 관련이 있는 결함이 있는 것으로 보인다. 그녀는 치과 치료에 관한 자율적 의사결정의 몇 가지 요소들에 대한 능력이 있다. 왜냐하면 그녀는 아직 치과 치료가 구강의 편안함과 기능 발휘에 유익한 효과가 있을 수 있다는 관련 인과관계를 인식할 수 있는 것으로 보이고, 위생과 적절한 구강 관리에 대해 오랫동안 가치를 부여해오고 있고, 선택할 수 있는 대안들이 있으며, 자신이 그 대안들에 대해 선택하는 사람이 될 수 있음을 이해하는 것으로 보이기 때문이다. 그러나 그녀는 자신의 상황에 관한 중요한 사실들, 즉 자신의 구치부 치아의 심각한 문제들을 이해할 수 없는 것으로 보이고, 중요한 사실들에 대한 그녀의 인식 결여는 그녀가 이 원칙들과 가치들을 자신의 실제 상황에 적용하고 있는 것이 아니라 자신의 가치와 양립할 수 없는 행동을 선택하려 하고 있음을 의미한다.

닥터 베네딕트는 언제나 자신이 보유하고 있는 정보가 의사결정 능력의 부분적인 결함이 존재함을 확인하는지 질문해야 한다. 그러나 이 사례에서 기록된 대화는 모리스 부인이 자신의 구치부 치아 상태를 이해하지 못한다는 많은 징후를 포함하고 있어서, 이 사례에서는 이 질문에 대한 답은 명확한 것으로 보인다. 이런 징후 중 한 가지 예를 들자면, 그녀가 씹기 어려운 이유를 요양소에서 질긴 고기를 주었기 때문이라고 한 것은, 그녀의 아들이 합리적으로 결론을 내렸듯이, 요양소라는 상황에서는 충분히 있을 수 있는 일이다. 그러나 닥터 베네딕트는 모든 치아가 흔들리고 치주 질환이 진행된 것을 발견했다. 그럴 가능성이 크지는 않지만, 모리스 부인이 그녀의 치주 질환으로부터 심한 통증이나 불편을 느끼지 않았을 수도 있기는 하지만 이 사례에서 그 질환의 존재는 입증할 수 있는 임상적 사실에 대한 문제다. 닥터 베네딕트가 관찰한 사실과 잘못된 것이 아무것도 없다는 모리스 부인의 거듭된 주장은 그녀가 의사결정 능력이 부분적으로 손상되었다는 결론을 내리는 것을 완벽하게 정당화할 것이다. 그렇다면 닥터 베네딕트는 이에 대해 어떻게 해야 하는가?

환자의 **자율성** 존중과 가능한 한 **상호소통하는 관계**를 달성하기 위한 노력이라는 규범과 관련해서, 닥터 베네딕트는 최우선으로 그 결함을 보완하기 위해 노력해야 한다. 그러므로 닥터 베네딕트는 모리스 부인에게 그녀의 구치부에 심각한 문제가 있다는 점을 다시 설명해야 한다. 아마도 그는 거울을 사용해서 그녀가 영향을 받은 치주 조직을 볼 수 있도록 도와줄 수 있을 것이다. 아마도 흔들리는 치아를 부드럽게 밀어보거나 모리스 부인에게 직접 밀어보게 함으로써 문제가 있음을 이해시킬 수 있을 것이다.

불행하게도 여기서 그는 가치의 충돌이라는 딜레마에 직면할 수도 있다. 자신의 상태가 좋다는 모리스 부인의 확신은 확실히 그녀에게 매우 중요하다. 그녀가 자신의 다른 능력들이 약해지고 있음을 지각할 수 있는 때에 그것은 그녀의 자존감의 중요한 요소일 수도 있다. 그러므로 닥터 베네딕트는 모리스 부인의 치주 질환에 대해 그녀를 교육할 때 조심스럽게 진행할 필요가 있다. 닥터 베네딕트는 어느 시점에서는 그녀의 전반적인 정신 건강을 위해 그녀의 이해와 상상을 재형성하도록 압박하지 말고 그녀가 계속 자신의 치아 상태가 아주 훌륭하다고 믿도록 놔둔 채, 그녀를 의사결정 상의 결함을 바로잡을 수 없는 사람으로 간주해서 위에서 설명한 두 지침을 적용하는 것이 더 좋겠다는 결론을 내릴 수도 있다. 이것이 치과의사가 이 상황에서 찾아낼 수 있는 그녀의 복지의 귀중한 요소 중 최선의 선택일 수도 있다.

약간의 대화를 더 한 뒤에 닥터 베네딕트는 그녀의 치아 상태가 좋다는 모리스 부인의 확신을 바로잡을 수 없다고 결론을 내린다고 가정하자. 즉, 그녀는 치료 의사결정 참여에 필수적인 자율적 의사결정 능력이 부분적으로 감소하였고 이를 바로잡을 수 없다. 닥터 베네딕트가 모리스 부인을 자신의 환자로 받아들였기 때문에, 그리고 그녀의 **구강건강**과 **전신건강**이라는 가치 때문에 닥터 베네딕트는 이 시점에 이 사안에서 손을 뗄 수 없다. 그는 이제 의사결정 능력이 바로잡을 수 없게 감소한 이 환자를 어떻게 대할지 결정해야 한다.

앞의 내용은 환자의 기능이 결핍된 것을 먼저 찾아내고 이를 치과의사가 "보완"해주려고 노력하라는 제안이다. 이 사례에서, 모리스 부인은 오랫동안 치아 건강과 좋은 치과 치료를 가치 있게 여겨왔음을 보여줬다. 그녀가 자신의 구강 구조가 심각하게 손상되었고 자신이 구강 기능이 악화될 심각한 위험에 빠져 있음을 이해할 수 있다면, 그녀는 자신의 상황을 다루기 위해 적절한 치과 치료를 선택하리라고 제안하는 것이 매우 합리적이다. 그런 선택은 그녀의 치아 상태가 훌륭하다는 그녀의 확신과 부딪히지만, 바로 그 확신이 잘못되었고 치과의사의 도움으로 "보완될" 필요가 있다. 그러므로 모리스 부인의 악화된 치아들을 뽑고 그 치아들을 대체할 국소 의치를 만드는 것이 합리적이다.

이 행동은 또한 어떤 점에서는 앞에서 논의한 두 번째 지침, 즉 환자의 최선의 이익에 따라 행동한다는 지침에 의해서도 지지되는 것으로 보인다. 다른 한편, 모리스 부인이 국소의치사용에 완강하게 저항하고, "완벽하게 건강한" 자신의 치아를 뽑았다는 데 대해 심란해져서 그녀의 구강 기능, 심리 상태, 또는 최소한 영양 상태가 부정적으로 영향을 받을 수도 있다. 이 행동이 그녀의 **구강건강**과 **전신건강**에 미칠 영향이 아주 크다면, 이런 가치들에 대한 고려가 그녀의 자율적 의사결정 능력 존중 노력보다 우선할 것이다. 따라서 닥터 베네딕트는 이 사례에서 판단하기 어려운 처지에 있다. 그는 발치와 국소 의치 제작의 부정적 효과 가능성에 대해 주의 깊게 판단하기 전에 요양소로부터 모리스 부인의 식사 양상, 현 상태에서 씹을 때의 편안함 등에 관한 추가 정보를 얻을 필요가 있을 것이다. 그 때에야 닥터 베네딕트는 이러한 부정적인 효과들과 구강 기능과 편안함, 적절한 영양이라는 긍정적 효과, 그리고 발치와 의치가 가져올 수도 있는 그녀의 **자율성** 존중 감소를 비교할 수 있다. 이런 문제들에 대해 상당한 확신이 없는 한, 닥터 베네딕트는 자신 있는 판단을 할 수 있을 때까지 구치부 치료를 미뤄야 할 수도 있다.

8

협업

사례 : 두 사람의 잇몸

닥터 제시 왓킨스는 말씨가 상냥하고 잘생긴 남자다. 그의 지성과 임상 능력을 신속하게 알아차리지 못하는 치과의사는 거의 없지만, 가장 인상적인 점은 그의 겸손함이다. 그의 환자들은 그의 임상 능력을 적극 추천했지만, 특히 그의 친절과 동정심 때문에 그렇게 했다. 그는 몇 년 전에 주립대학교 대학원의 치주과 프로그램을 졸업했다. 그 프로그램에 입학한 것은 그로서는 용감한 선택이었다. 그는 이웃사촌 같은 중산층 대상의 5년 된 치과를 포기했고, 치주과 전문의가 되면 일반의들의 의뢰 환자에 의존하게 된다는 점을 알고 있었기 때문이다. 그러나 전문분야 임상에 지적, 기술적으로 도전하고 싶은 욕구 외에도, 그에게 자신과 같은 배경의 젊은이에게 교육 기회를 준 사람들에게 진 빚을 조금이나마 갚는 것이기도 했다.

그는 그 주의 가장 큰 도시의 백인이 아닌 중산층 거주 지역 인근에 그의 전문 치과의원을 개원했다. 백인이 아닌 중산층을 대상으로 치과를 운영하는 백인이 아닌 일반의들로부터 환자를 의뢰받기 위해서였다. 그러나 그는 치과가 생존하려면 도시와 교외 양쪽의 백인 치과의사들로부터도 환자 의뢰를 받아야 한다는 것을 알고 있었다.

수입이 적은 처음 몇 년 동안은 지방 TV 방송국에서 고객 담당 임원으로 일하는 아내의 수입으로 꾸려나갔다. 닥터 왓킨스는 자신을 알리기 위해 그 지역의 일반의들을 방문하고 치과협회를 통해 일반의들에게 보수교육 프로그램에서 가르치느라 많은 시간을 보냈다. 이제 5년째인 닥터 왓킨스의 치과는 자리를 잡았고, 충성 환자들이 늘고 있고 인종 배경이 다른 많은 치과의사로부터 여러 건의 의뢰를 받고 있다.

지금 닥터 왓킨스의 진료실에 두 명의 환자가 앉아 있다. 알론소 넬슨은 닥터 잭 총으로부터 의뢰받았는데, 닥터 잭 총은 그 도시의 운송 노동조합의 치과 프로그램에 참여한 환자들을 치료한다. 많은 일반의는 넬슨 씨를 전문의에게 의뢰하려 하지 않을 것이다. 왜냐하면, 그들은 자신의 임상 능력을 자신하고 있고, 넬슨 씨가 비용, 교통상의 불편, 전문의를 찾아가는 시간 부담을 원하지 않기 때문이다. 닥터 총은 흔한 치주 질환에 그다지 신경 쓰지는 않지만, 닥터 왓킨스와의 협업은 매우 건설적이었고 생각한다. 닥터 총은 닥터 왓킨스가 치료도 잘 할 뿐 아니라, 치료를 위해서 주의할 일이 있으면 환자에게 말하기 전에 자기에게 먼저 연락하리라는 것과, 환자들에게 일반 치과진료를 잘 받으라고 권하리라고 확신한다. 닥터 왓킨스는 닥터 총에게 과거에 몇 환자에 관한 유용한 정보와 도움이 되는 조언을 주었고, 자신도 언제나 닥터 총의 논평과 통찰력을 진지하게 받아들였다. 그래서 닥터 총은 자기가 넬슨 씨에게 이런 시술을 직접 수행하기보다, 1주에 2, 30번씩 수행하는 전문의에게 넬슨 씨를 보내기를 선호한다. 닥터 총은 치과대학을 졸업한 이후 이 술식을 몇 번밖에 해보지 않았고, 자기가 이 시술을 직접 수행한다 해도 어차피 일정을 뒤로 미뤄야 했기 때문이었다.

넬슨 씨는 자신의 치주 상태와 앞으로 받을 치료에 대해 잘 설명을 듣고 닥터 왓킨스의 진료실에 왔다. 넬슨 씨는 진성 당뇨병을 앓고 있고 매일 스스로 인슐린 주사를 맞고 있다. 닥터 총과 그의 치과위생사가 세심하게 마련한 매일의 구강위생 관리 처방에도 불구하고, 넬슨 씨의 잇몸 상태는 당뇨병으로 인해 악화하기 시작했다. 넬슨 씨의 의과 병력과 치과 병력을 검토하고 구강 검사를 한 뒤에, 닥터 왓킨스는 전악 치주 수술이 필요할 수도 있다는 몇 가지 징후를 발견한다. 그러나 또한 모든 것을 고려할 때 넬슨 씨에게 수술이 이득보다는 피해가 클 수도 있음도 우려한다. 그는 아직 시간을 좀 더 벌 수 있다고 생각한다. 이 두 번째 경로를 따른다면, 넬슨 씨는 닥터 총과 그의 치과위생사와 더 긴밀하게 협력하면서, 사태가 손쓸 수 없는 상태로 진전되지 않도록 닥터 왓킨스의 치과에 정기적으로 내원해야 할 필요가 있을 것이다. 그러나 닥터 왓킨스의 판단으로는 수술을 1년 만이라도 늦추는 것은 그럴 가치가 있다.

이런 생각을 넬슨 씨와 논의하기 전에, 닥터 왓킨스는 닥터 총의 치과로 전화를 건다. 닥터 총은 환자의 진료를 끝내고 있어서 닥터 왓킨스는 넬슨 씨에게 닥터 총이 시간이 날 때까지 몇 분 더 기다릴 수 있는지 묻는다. 닥터 총이 전화를 받자 닥터 왓킨스는 자기의 생각을 설명하고 닥터 총에게 혹시 자신이 빠뜨린 것이 있는지 묻는다. 서로 치료 계획에 관해 의견이 일치하며 닥터 총의 치과위생사도 논의에 참여해야 한다는 점에 대해 동의한다고 결정하자, 닥터 왓킨스와 넬슨 씨는 스피커폰을 통해 닥터 총과 그의 치과위생사와 함께 얘기한다. 그리고 그 네 사람은 치료 계획을 자세하게 논의한다. 넬슨 씨는 모든 단계에 대해 동의하고 수술을 당분간 연기한 데 대해 고마움을 표시한다.

한편, 캐슬린 오가라는 닥터 왓킨스의 다른 진료실에 있다. 그녀는 최근에 그녀가 태어난 마을에서 이 지역으로 이사했고, 현재 닥터 왓킨스의 부인과 같은 TV 방송국에서 일하고 있다. 캐슬린은 씹을 때 약간의 통증을 느끼기 시작했는데, 거리 때문에 10대 때부터 치료해왔고 그녀가 매우 좋아했던 치과의사인 닥터 허버트 슈미트에게 가는 것이 합리적이지 않다고 생각한다. 그래서 동네 치과에 갔는데, 그곳에서 심한 치주 질환이 있어서 잇몸 수술이 필요하다는 말을 들었지만 닥터 슈미트는 한 번도 그런 말은 한 적이 없었기 때문에 잇몸 수술이 필요하다는 사실을 믿을 수 없었다. 그래서 누군가가 사라 왓킨스의 남편이 치주 전문의라고 하는 말을 듣고 전화번호부에서 그의 이름을 발견하고 예약했다.

닥터 왓킨스는 오가라 부인을 검사해보고 나서 그녀의 치주 질환이 많이 진행되었다고 확인한다. 오가라 부인은 이 말을 듣고 버럭 화를 내며 자기는 친구의 남편이 이보다 덜 무서운 얘기를 해줄 것으로 기대했다고 말한다. (닥터 왓킨스는 자기 부인이 오가라 부인에 대해 말하는 것을 들은 적이 없고, 그녀 또한 나중에 자기는 오가라 부인을 거의 모른다고 확인한다) 닥터 왓킨스는 부드럽게 오가라 부인의 감정적인 반응은 인정하되 자기 부인을 잘 안다는 언급은 무시하고서, 오가라 부인에게 닥터 슈미트가 그녀에게 치주 질환에 관해 말한 적이 있느냐고 묻는다.

그녀는 이렇게 대답한다. "그분은 내 치아를 살펴보고 나서 드릴에 달려 있는 작은 고무로 청소만 했어요. 마지막 두 번의 내원 때에는 약간의 침착물 같은 것을 발견했다고 말하고 그것을 문질러 닦아내곤 했어요. 하지만 그렇게 하면 잇몸에서 피가 났어요. 그게 정말 싫었어요. 가끔 충전 치료만 했어요. 하지만 그분은 내 치아가 아주 튼튼하다고 말했어요. 내가 열다섯 살부터 매년, 1년에 두 번씩 그렇게 말했어요. 치아가 튼튼하다는 말을 17년이나 들었는데, 이제 이사했더니 치아 상태가 형편없다는 말을 듣고 있네요. 어떻게 된 건지 알고 싶어요."

“오가라 부인, 저는 전문의입니다. 하지만 치주 전문의가 되기 전에 5년간 일반의로 활동했죠. 그래서 제 생각으로는 닥터 슈미트가 부인의 법랑질이 튼튼하고 잘 씹는다고 말한 것은 옳다고 생각합니다. 제가 보니 활동성 충치는 없고 작게 봉한 곳만 몇 개 있습니다. 이것들은 모두 치아가 훌륭하다는 표시들이에요. 그래서 제가 닥터 슈미트가 부인의 잇몸 건강에 대해 특별히 말한 적이 있느냐고 물어본 거랍니다. 튼튼한 치아가 제대로 기능을 발휘하려면 건강한 잇몸이 필요합니다. 마지막 두 번의 내원 때 닦아낸 것은 치주 치료를 위한 것이었을 수도 있습니다. 특히 닥터 슈미트가 잇몸 아래를 닦아냈을 때는 말이죠.”

“그분은 아주 좋은 사람이에요. 저는 그분이 내 치아에 대해 중요한 말을 잊어버렸다고는 상상할 수 없어요. 슈미트 선생님은 내가 치료받으러 다녔던 치과의사 중 유일하게 친절하고 배려심이 있는 분이었어요. 어렸을 때 부모님이 데려갔던 치과의사들은 독재자들 같았어요. 그들은 전혀 동정심이 없었어요. 나는 슈미트 선생님에게 가기 전에는 치과에 갈 때마다 울고 소리 지르곤 했어요. 내가 고등학생이었을 때 친구 엄마가 그분을 추천해 줬어요. 그분의 치과에 간 뒤로는 다른 곳에는 절대로 가지 않았어요. 내 잇몸에 뭔가 잘못된 것이 있었다면 그분은 틀림없이 말해줬을 거예요. 이 모든 것이 마지막으로 그분의 치과에 다녀 온 뒤로 일어날 수는 없지 않은가요?”

닥터 왓킨스는 “그 때가 언제였나요?”라고 묻는다.

“나는 이곳에 8개월 전에 이사 왔어요. 이사 오기 6개월 전에 검진 받고 스케일링을 했어요. 그곳을 떠날 때 치과 검진할 때가 되었지만, 이곳에서 새 치과의사를 찾을 때까지 기다려야겠다고 생각했어요. 그런데 그럴 시간을 내지 않았어요. 아마도 슈미트 선생님을 만나기 전에 나쁜 경험들을 너무 많이 해서 새 치과의사를 찾기가 불안했나 봐요.”

닥터 왓킨스는 부드럽게 이렇게 말한다. “예외는 있지만, 부인과 같은 치주 상태가 모르는 사이에 슬그머니 진행되는 경우는 드뭅니다. 닥터 슈미트가 부인의 치아를 정기 검진할 때, 특히 그분이 착색 제거를 위해 부인의 치아를 문지르기 시작했을 때 엑스레이 촬영을 했나요? 엑스레이는 치주 질환 상태를 보여주는 데 도움이 될 수 있습니다. 육안으로 입안을 살펴보는 것만으로는 명백하지 않아도 말이죠.”

오가라 부인은 이렇게 말한다. “선생님, 저는 엑스레이를 좋아하지 않아요. 닥터 슈미트와 저는 그 점에 대해 이해했어요. 제가 더 어렸을 때는 엑스레이를 촬영하곤 했지만, 그 위험에 관해 설명을 듣자 그분에게 엑스레이 촬영에 반대한다고 말했어요. 그분은 기분이 좋아보이지는 않았어요. 또 그분이 설명하려할 때마다 원치 않는 것을 강요받는다는 느낌이라고 말했어요. 그러자 엑스레이 촬영을 그만두셨죠.”

“부인은 잇몸 주위에 피가 나는 걸 알아차리셨나요?”

"네. 하지만 그것은 슈미트 선생님이 착색을 제거할 때였고, 나는 그것을 좋아하지 않았어요."

닥터 왓킨스는 이렇게 묻는다. "잇몸 출혈은 한동안 계속되었나요?"

"네."

"잇몸 출혈에 대해 닥터 슈미트와 상의해보셨나요?"

오가라 부인은 이렇게 말한다. "출혈은 최근, 아마 지난 봄까지는 자주 발생하지 않았어요. 그 전까지는 아주 가끔 피가 났어요. 그것을 걱정한 기억은 없지만, 슈미트 선생님께 말했던 것 같아요. 아까 말한 것처럼, 그분이 착색 제거를 하자 내 잇몸에서 피가 났고, 나는 그때 말했었을 수도 있어요. 선생님은 그분이 잇몸에 더 주의를 기울였어야 했다고 말하는 건가요?"

닥터 왓킨스는 이렇게 말한다. "부인이 마지막으로 닥터 슈미트의 치과에 다녀온 때가 14개월 전이라면, 부인의 치주 질환은 확실히 그 이후 진행되었습니다. 하지만 그 때 징후가 없었을 것 같지는 않습니다. 닥터 슈미트는 아마 착색 제거와 규칙적인 구강위생으로 충분할 것으로 생각했나 봅니다. 아마 불필요하게 놀라게 하고 싶지 않았을 겁니다. 부인은 아주 정기적으로 검진을 받고 있었기 때문에 부인의 상태에 대해 자세히 관찰하는 것으로 충분하다고 생각했나봅니다. 그분은 부인에게 매일 치아 관리의 일환으로 어떻게 칫솔질 하는지와 치실을 어떻게 사용하는지 보여주셨나요?"

"아니오. 그분은 치실 사용이나 내게 뭔가 질환이 있다고 언급하지 않았어요. 선생님은 그분이 14개월 전에 봤다면 뭔가를 발견했을 것이라고 말하는 건가요?" 오가라 부인은 이렇게 질문한다.

"저는 그곳에 있지 않았고, 그분과 얘기하거나 진료 기록을 보지 않았습니다. 부인의 구강 질환이 아주 많이 진행되었는데, 부인의 나이와 병력을 가진 분에게는 일반적인 치주질환으로 불과 14개월 만에 알아볼 수 없는 상태에서 지금의 상태로 되는 것은 이례적이라는 점은 제가 확실히 말씀드릴 수 있습니다."

오가라 부인은 확실히 당황해서 이렇게 묻는다. "그러면 내가 어떻게 해야 한다고 말하려는 건가요?"

닥터 왓킨스는 이렇게 말한다. "부인은 닥터 슈미트와 아주 좋은 관계를 유지해왔고, 지금 그 관계를 잘 활용해야겠군요. 닥터 슈미트는 부인에게 필요한 작은 충전 작업들을 잘 했습니다. 부인이 개의치 않는다면, 제가 그분에게 연락해서 그때 부인의 치주 상태에 대해 무엇을 발견했는지, 그리고 그에 대해 어떤 계획을 세우고 있었는지 알아볼까 합니다. 저는 환자의 일반의와 협력할 때 치료를 더 잘 해드릴 수 있습니다. 닥터 슈미트는 부인을 가장 오래 돌봐왔고 지금까지 가장 일관성 있게 부인을 진료해왔습니다. 그러나 그분이 상당히 먼 곳에 계시기 때문에, 저는 부인이 이 지역의 일반의를 접촉하도록 추천하고 싶습니다. 부인이 닥터 슈미트와 맺었던 관계와 같은 좋은 장기적 관계를 맺도록 도와드릴 수 있기를 희망합니다."

닥터 왓킨스는 계속해서 이렇게 말한다. "부인의 치주 질환 자체에 관해서는, 이 모든 것을 갑자기 알게 돼서 얼마나 실망하실지 이해합니다. 그렇지만 할 수 있는 일이 많습니다. 그리고 그 질환은 부인이 지금 조치를 하기 시작한다면 심각한 위협이 될 만큼 많이 진행되지는 않습니다. 부인이 원하신다면 저는 기꺼이 치료 계획을 세우겠습니다. 그것은 약과 수술을 포함한 잇몸 치료와 그리고 제 치과위생사와 긴밀히 협력하는 것이 될 것입니다. 상태가 지금 악화되거나 나중에 재발하는 것을 방지하기 위해 자기 관리 방식을 도와드릴 필요가 있을 겁니다. 그리고 부인이 이곳에서 일반의를 구하면 저는 그분과도 긴밀하게 협력할 겁니다.

오가라 부인은 잠시 닥터 왓킨스의 얼굴을 조용히 주시하더니 의자에서 일어나 카운터에서 지갑을 들고 문을 향해 걸어간다. "이제는 어떤 치과의사도 믿을 수 없을 것 같아요." 그녀는 이렇게 말하고 닥터 왓킨스가 다른 말을 꺼내기도 전에 치과를 나가버린다.

오가라 부인은 결코 닥터 왓킨스의 치과에 돌아오지 않고, 접수 직원이 오가라 부인에게 어떻게 지내고 있는지 다른 우려나 질문은 없는지 얘기하려고 전화를 해도 거부한다. 몇 주 뒤에, 거의 서로 알지 못하는 사이이지만 오가라 부인은 굳이 닥터 왓킨스의 부인에게 "나는 당신에게 할 말이 없어요."라고 말한다. 아내에게서 이 이상한 말을 들은 닥터 왓킨스는 오가라 부인이 자기 치과를 나가며 마지막으로 한 말에 더 우려하게 된다. 비록 오가라 부인이 그에게 자기의 이전 치과의사와 접촉하도록 명시적으로 허용하지는 않았지만, 그녀가 모든 치과의사를 불신한다고 말했고 그녀가 치과 치료를 무서워해 온 전력이 있어서 닥터 왓킨스는 다음 단계를 신중하게 고려한다. 오가라 부인은 그녀를 닥터 왓킨스에게 의뢰했던 클리닉이나 이 지역의 또 다른 치과 또는 치주 전문 치과의사로부터 적절한 사후 관리를 받거나 그녀의 치과 공포에 대해 특별 상담을 받을 필요가 있다.

닥터 왓킨스는 마땅히 취할 만한 조치가 거의 없어서 닥터 슈미트에게 전화를 건다. 닥터 왓킨스는 그에게 오가라 부인이 자기 치과에 내원했었다는 점과 그녀의 심각한 치주 질환에 대해 말한다. 닥터 왓킨스는 치료의 중요성을 설명했지만, 그녀가 치료를 받지 않고 갑자기 떠났다고 설명한다. 닥터 왓킨스는 닥터 슈미트가 그녀에게 이에 대해 듣게 될 때를 대비해 이를 알고 있거나 주도적으로 그녀에게 치료받도록 전화하기를 원한다.

닥터 슈미트는 닥터 왓킨스에게 자기는 오가라 부인을 잘 기억하며 그녀가 자기 환자였을 때 자기가 그녀의 치주 상태를 치료하고 있었다고 말한다. 그는 "그것은 당시에 완벽히 통제되고 있었다."고 설명한다. "여느 때처럼, 약간의 스케일링과 규칙적인 칫솔질이면 충분했습니다. 나는 때로는 당신 같은 치주과 전문의들이 어떻게 망하지 않는지 궁금합니다."

닥터 왓킨스는 다른 말을 하거나 그의 질문에 대답하려 하지 않고 닥터 슈미트에게 인사하고 정중하게 대화를 마친다.

협력 대 독불장군의 신화

미국 문화의 여러 요소와 치과 교육의 많은 측면이 합세해서 주로 독자적으로 뭔가를 달성해내는 치과 직무수행(그리고 인생 일반)에 대한 그림을 주입한다. 치과 직무수행에 대한 중요하고 부인할 수 없는 사실은 이 그림이 거짓임을 증명한다. 대부분 치과의사에게는 사무실 직원과 진료보조원 등의 도움이 필요한 것은 물론이고, 치과의사는 치과 및 생의학 연구자들에 의존하며 모든 연구자는 임상의들에게 의존하여 서로 경험과 데이터를 공유한다. 그들은 협력을 통해 환자들의 필요 및 그들의 연구 노력과 추천 치료가 환자들의 **구강건강** 필요에 어떻게 영향을 주는지에 대해 더 명확하게 표현할 수 있다. 일반의는 자신이 다룰 수 없거나 다루기를 원하지 않는 사안들을 불가피하게 전문의에게 의존하고, 전문의는 일반의에게 환자를 자신에게 의뢰하는 것과 환자 치료의 계속성 유지를 의존한다. 전문의의 업무도 일반의의 경우와 마찬가지로 환자의 삶, 가정에서의 기본적인 일상적 관리, 그리고 다른 복잡한 임상적 상태 및 구강 상태의 가능성이라는 맥락 안에서 수행된다. 나아가 모든 치과의사는 여러모로 공중 보건 치과의사들의 교육 및 치료 사업에 의존하고, 공중 보건 치과의사들은 개원의들의 교육 및 예방 활동에 의존한다.

즉, 모든 치과의사의 직무수행에서의 성공은 공식 치과 단체들 및 여러 종류의 비공식 집단들을 통한 협업뿐만 아니라, 많은 개인과 기관들과의 효과적인 협력에 의존한다. 그럼에도 불구하고, 치과의사가 혼자서 환자의 **구강건강**에 대한 도전에 맞선다는 우리의 문화적 인식(이것이 치과계와 대중의 상상 모두를 지배하는 치과의사에 대한 흔한 그림이다)의 영향 아래에서는 이런 사실들의 중요성이 무색해질 수 있다.

이 인식 때문에 3장에서 설명된 (치과의사들뿐 아니라 우리 사회의 모든 전문직에 대해) 전문직업인 규범의 아홉 가지 범주 중 가장 발달하지 못한 범주는 **동료 전문직업인 및 기타 진료보조원 사이의 이상적인 관계**라는 범주다. 많은 독자는 저자들이 이를 치과 직무수행

전문직업인 규범의 범주 중 하나로 여기는 데 대해 놀랄 수도 있을 것이다. 이 영역에서의 행동 지침은 윤리적인 전문직업인 행동 규범이라기보다는 치과의사들 사이의 예절로 보이기가 더 쉬울 것이다. 그러나 동료 전문직업인 사이의 관계에 관한 사항들은 치과의사의 전문직업인 의무에 관한 문제라고 명확히 진술하는 일부 지침들이 있는바, 효과적인 협력에 대한 일반적인 윤리적 책무를 치과 윤리의 일부로 보는 데에는 중요한 이유가 있다.

첫째, 이미 언급한 보다 익숙한 일부 전문직업인 규범 범주들은 치과의사들과 그들의 동료 전문직업인들 사이의 관계에 대한 명확한 의미를 제공한다. 예를 들어, **역량** 규범은 명백히 치과의사들이 자신의 전문성을 넘어서는 작업을 수행하지 말도록 요구한다. 그러므로 자신이 적절히 돌볼 수 없는 환자들을 돌볼 수 있는 다른 전문직업인들에게 의뢰하는 것은 일종의 전문직업인 역량이다. **자율성**이라는 **핵심직무수행가치** 및 치과의사와 환자의 **이상적인 관계** 모두 이 의뢰가 환자와 일반의 사이의 관계를 손상하지 않도록 요구한다. 또한, 치과의사들이 서로에 대해 어떻게 생각하고 어떻게 대하는지가 전문 직무수행에 아무런 차이를 가져오지 않는다고 믿는다면, **자율성** 및 환자와의 **이상적인 관계**라는 의무와 환자들에 대한 다른 많은 의무를 수행하기가 거의 불가능할 것이다.

일반의와 전문의 모두 그들이 협력자로서 서로 의존해야 한다는 사실을 인정하지 않고 자신을 환자들의 치과 필요에 대응하는 "독불장군"으로 본다고 가정해보자. 각자 환자와 자신의 관계를 강화하려 하고, 두 전문직업인의 지식과 경험이 협력해서 환자에게 더 큰 복지를 가져다주기 위해 노력하기보다는 자신의 전문성의 한계에 도달한 때에만 마지못해 다른 개원의에게 연결해 주려 할 것이다. 저자들은 이는 치과 임상의 여러 측면에서 동료 전문직업인들과의 관계가 전문직업인의 치과 임상에 아무런 차이가 없는 문제가 아니라는 점을 보여주는 하나의 예에 지나지 않는다고 생각한다. 치과의사를 "독불장군"으로 보는 그림은 잘못된 신화다. 환자에 대한 적절한 치료 제공은 치과의사들의 협력에 의존하며, 치과의사가 전문직업인으로서 성장할 능력도 그 치과의사가 다른 치과의사들과 긍정적이고 협력적인 관계를 개발하는 능력에 의존한다.

윤리적인 치과 직무수행의 이 요소가 거의 검토되지 않았기 때문에, 이번 장에서는 저자들이 효과적인 협력을 위한 의식적인 노력이 중요한 차이를 만들 수 있다고 판단하는 몇 가지 영역들을 살펴볼 것이다.

일반의와 전문의 사이의 협력

전문직업인으로서 요구되는 협력의 가장 명백한 예는 일반의와 전문의 사이의 협력이다. 다른 한편, 일반의들은 경험을 통해 자신이 자기 능력 범위를 넘어서는 진료를 해왔음을 깨달은 뒤에야 환자들을 전문의에게 보내고, 전문의들은 협력 정신없이 단순히 그 환자를 치료한 뒤에 일반의에게 돌려보낼 수도 있다. 그러나 협력이 큰 가치가 있는 것으로 여겨지고 다른 치과의사와의 협력이 환자를 잘 돌보는 긍정적인 구성요소라고 여겨질 때는 일반의가 현재의 자기 전문성의 한계까지 또는 심지어 그 한계를 넘어서까지 진료하려는 유혹이 줄어든다. 따라서 치과의사가 자신의 기술과 지식의 능력까지 또는 그 범위를 넘어서서 진료한 결과 발생하는 오류들이 적어지고, 환자들은 전반적으로 더 나은 치료를 받을 가능성이 있다. 일반의들은 전문의들이 일반의와 환자 사이의 관계 및 환자를 위한 그들의 작업을 지원하지 않거나 손상하지 않을까 두려워하지도 않는다. 왜냐하면, 환자 치료가 협력적인 것으로 여겨질 경우, 전문의들은 환자와 일반의 사이의 관계를 지원하고 강화할 명확한 의무가 있기 때문이다. 또한, 전문의들이 환자를 일반의에게 "돌려주기"를 싫어하지도 않을 것이다. 왜냐하면, 전문의가 보기에, 그 환자의 치료가 진정으로 협력적이라면 그 환자는 결코 일반의의 치료를 "떠난" 적이 없기 때문이다. 사실 최선의 형태에서는, 협력적인 환자 치료는 팀 치료다. 일반의와 전문의는 그들 각자의 지식과 기술을 결합해서 환자를 돌보는 것으로 생각하며, (환자에게 자신의 기여가 가장 중요하다고 여기게 하려 하지 않고) 각자 상대의 기여를 존중하고 자신의 기여를 상대의 긍정적 기여와 통합하기 위해 노력한다.

이 협력적인 직무수행 그림은 다소 이상적으로 여겨질 수 있음을 인정한다. 이는 오늘날의 사회에서 치과 임상의 경쟁적인 성격과 일상의 직무수행에서 치과의사의 시간과 에너지에 대한 요구, 그리고 전에는 거의 단독으로만 직무를 수행했던 미국 치과의 사회적 경제적 역사 때문이다. 치과의사는 사회 공동체에 "우리 사회는 우리를 경쟁과 갈등으로 이끄는 압력들을 만들어왔다. 따라서 나는 그렇게 살고 직무를 수행할 것이다."라고 말할 수 있다. 그러나 그럴 필요가 없으며, 그것은 확실히 치과계가 개인적으로 또는 집단적으로 환자들에게 봉사하는 최선의 방법이 아니다. 대신, 치과 치료는 본질적으로 협력적이라고 여겨질 수 있으며, 치과의사들은 그들의 행동에서, 그리고 치과 치료에 대한 사회 공동체에 대한 교육에서 치과 전문직의 실재를 확인할 수 있다.

물론, 모든 전문직업인이 홀로 직무를 수행하는 측면이 있다. 왜냐하면, 전문직업인이 된다는 것은 고객의 필요와 그 필요에 대해 조치하거나 그 필요를 충족할 방법들에 대해 독립적으로 전문가의 판단을 내릴 수 있게 된다는 것이고, 모든 전문직업인-고객 사이의 상호소통에서는 전문직업인이 고객의 필요를 판단하고, 가능한 치료방법들을 결정하며, 환자의 선택을 지원하기로 (또는 환자를 위해 지원하지 않기로) 선택하는 순간(들)이 있기 때문이다. 현업 종사자가 팀의 일원이고 고객과 가장 상호소통을 많이 하는 관계를 맺고 있는 경우에도, (모든 관련 전문직업인에게) 이러한 전문직업인의 판단과 선택의 순간이, 그 팀 또는 전문직업인(들)과 고객이 하나의 단위로 함께 판단하고 선택하는 것에 우선한다. 이는 자신의 전문성과 최선의 윤리 판단 행사에서 개별 전문직업인에게 속하는 순간이다. 설사 이 순간의 열매가 다른 현업 종사자의 유사한 전문성 행사 및 고객의 판단과 선택과 어우러질 때까지는 효과가 없을지라도, 그리고 그러한 의견 교환 결과 많은 것들이 재고되고 재평가될지라도 말이다. 전문직업인은 아무리 상호소통적이고 협력적인 환경 안에서 직무를 수행하고 있을지라도, 고객을 위해 판단하고 선택하는 그 순간에는 독자적으로 자신의 직무를 수행한다.

전문직업인 직무수행의 이 측면은 높은 수준의 개인 책임과 관련이 있다. 진료 현장에서의 치과의사는 특정인의 복지를 위해 주어진 상황의 사정들에 관한 모든 관련 정보들을 취합해서 그 사람의 삶에 영향을 줄 결정을 내려야 한다. 그러나 전문직업인이 독자적으로 의사결정을 내린다는 이 사실은 전문직업인이 필연적으로 그리고 절대적으로 협력적인 환경에서 직무를 수행해야 한다는 사실과 전혀 충돌하지 않는다. 또한 한때 치과의원에서 한 사람의 치과의사가 환자들에게 봉사했다는 사회적 경제적 배경으로 인해 한 사람의 치과의사가 독립적으로 치과의원을 운영하는 것이 가장 좋다고 여겨져서도 안 된다.

특히 주위 환경에서의 경제적 압력과 기타 압력들이 치과의사들을 갈라놓으려 할 수도 있어서, 이 전문직업인들은 치과 임상의 진정한 성격과 치과 임상의 윤리적 뿌리의 진정한 성격에 관해 주의 깊게 생각해야 하며, 치과 운영은 협력적인 사업임을 재확인하고 재강조해야 한다. 확실히, 치과를 협력적으로 보는 이 그림은 그런 협력이 치과의사에게 요구하는 시간과 에너지를 고려해야 한다. 협력에는 추가적인 시간과 대등한 전문직업인들(전문영역과 임상 경험이 다른 전문가들) 사이의 추가적인 전화 및 특별한 소통 노력이 소요된다. 협력에는 계획 수립에서의 타협과 포기하지 않고 불일치를 해결하기 위한 섬세한 소통이 필요하다. 또한 환자 치료에 관여하는 치과의사들이 어떻게 협력하고 있는지에 대해 환자와 적절히 소통하기 위한 노력이 더 많이 필요하다.

모든 치과의사는 누가 이 추가적인 시간과 노력에 대해 비용을 지불할지 질문할 수도 있다. 그러나 어떤 윤리적인 치과의사도 자신이 유능하게 직무를 수행하는 데 필요한 시간과 노력에 대해 누가 비용을 지불할지 묻지 않을 것이다. 유능하게 직무를 수행할 책무는 치과 직무를 수행할 책무와 병행한다. 우리 저자들은 협력할 책무는 유능하게 직무를 수행할 책무만큼 근본적이라고 제안한다. 치과의사를 독불장군으로 보는 것은 그저 신화일 뿐이며, 치과의사들은 올바른 이상에 따라 직무를 수행하고, 치과 진료를 협력해서 노력하는 이미지를 제시하고 사회 공동체를 그렇게 교육해야 한다. (이는 이 책무가 요구할 직무수행 방식 변화에 대한 비용을 누가 지불할 것이냐는 질문에 대답하지 않지만, 그 질문을 적절한 맥락 안에 둔다.)

다른 전문직업인 협력자와의 협력

여기까지의 예들은 치과의사들과 다른 치과의사들의 협력에 초점을 맞췄다. 그러나 치과의사가 협력하는 전문직업인은 치과의사만이 아니며, 따라서 다른 치과의사와 협력이 동료 전문직업인 사이의 이상적인 관계 규범의 유일한 함의는 아니다. 협력자들의 범위가 확대됨에 따라, 이 협력자들과의 관계를 단순한 사업 관계로 보는 경향이 있을 수 있다. 그러나 기술적 측면에서와 관계적 측면 모두에서 치과 모범 관행의 협력적인 성격은 이 관계들이 전문직업인의 관점에서 매우 중요함을 의미한다.

치과계가 치과 전문직업인 책무의 내용을 결정하기 위해 대화하는 사회 공동체는 치과의사들이 환자를 치료하기 위해 협력하는 다른 의료계 구성원들을 그 분야의 전문직업인으로 보는바, 이는 매우 합리적이다. 따라서 사회 공동체는 치과의사들이 이 관계 중 하나를 오로지 사업 관계로만 본다는 점을 알게 되면 놀랄 것이다. 그러나 치과의사와 환자의 내과 의사, 치과의사들이 환자를 의뢰하는 정신 건강 전문직업인, 그리고 치과의사가 환자에 대한 신의성실 책임(fiduciary responsibilities)을 공유하는 다른 사람들의 관계에 적절한 윤리 기준은 치과 문헌에 좀처럼 나타나지 않는다. 그러나 이들 각자에 대해, 환자의 이익을 위해 일할 전문직업인 의무는 확실히 그들이 그들의 노력을 조정할 의무를 포함하며, 이 의무는 전문직업인으로서 서로의 전문성과 지위, 효과적으로 협력하는 데 필요한 모든 실제적인 조치를 존중하는 태도를 요구한다. 치과의사는 편리하고, 상호 합의할 수 있고, 수익성이 있다는 이유만으로 다른 전문직업인과 관계를 맺으면 안 된다. 이들 협력자와 치과의사의 관계의 성격은 전문직업인 의무에 관한 사안이다.

내과 의사와의 관계에서는, 치과의사와 내과 의사가 서로 협력해야 한다는 이상을 달성하기 어렵게 하는 많은 압력이 있다. 치과 일반의와 전문의의 관계를 논의할 때 이미 언급한 시간과 에너지의 한계는 이 관계에도 해당된다. 또한 교육을 더 오래 받으면 더 가치 있는 형태의 전문성을 산출한다는 생각하는 문화도 문제이다. 죽음이 가장 나쁜 악이며 죽음을 예방하는 것이 전문직업인으로서 내과 의사들의 주된 목표라는 생각하는 잘못된 문화로 인해 일부 치과의사들이 내과 의사들과 협력할 때 자기들이 열등하다고 느낀다.

내과 의사들은 동료 전문직업인들과 협력적인 관계를 유지할 의무가 있으며, 따라서 그들은 치과의사들과 전문직업인 동료로서 직무 수행에 협력해서 이러한 도발적인 생각에 맞서야 한다. 그러나 장기간에 걸친 공동의 환자 진료 경험과 효과적인 협력(이 과제에 대해서는 종합병원에 기반을 둔 치과의사들이 가장 많은 기회를 얻을 수도 있다)을 통해 상호 의무에 관해 내과 의사들을 교육하지 않는 한, 치과의사들은 일반적으로 이 사안을 자신의 치과에서만 관리할 수 있을 것이다. 그렇다면 치과의사 편에서는, 환자 치료에서 내과 의사들의 역할이 중요할 경우 그들과 협진하고, 어느 한쪽을 열등한 전문직업인 지위로 격하시키는 경향이 있는 압력에 맞설 의무가 있다. 치과의사는 열등하다는 (그리고 특별히 실제로 열등하게 여겨지고 있는) 느낌이 불러일으키는 그 어떤 방어적 태도도 특별히 조심해야 한다. 왜냐하면 이런 반응은 협력하는 내과 의사와의 관계를 망치고 환자에게도 해롭기 때문이다.

정신 건강 전문직업인들과의 협력에 관해서도 유사한 고찰을 해 볼 필요가 있다. 각 직종은 그들의 전문성을 결합해서 환자에게 이익을 주기 위해 양측이 각각 전문직업인의 독특한 전문성을 상호존중하면서 효과적으로 협력할 의무가 있다. 흔히, 정신 건강 전문직업인들과의 협진에 대한 도전은 내과 의사들에 관한 도전과는 반대 방향으로 작용할 것이다. 왜냐하면 “단단한(hard)” 생물 과학에 기반을 둔 전문성이 있는 전문직업인은 심리학, 사회 과학 및 관련 분야의 전문직업인들을 “무른(soft)” 과학의 현업 종사자들이고, 따라서 중요성, 의사결정 능력, 환자를 도울 수 있는 역량 면에서 열등하다고 여길 수도 있기 때문이다. “단단한” 과학을 우월하게 보는 문화적 편견은 이론적 근거에서 도전받을 수 있는바, 환자의 구강건강 필요를 도와주는 것이 목표일 경우, 그리고 그렇게 하는 것이 어떤 이유로 어려울 때는 특히 더 그렇다. 아무튼, 치과의사는 환자의 필요에 잘 대응하기 위한 전문성 통합의 필요에 근거해서 정신건강 전문직업인과 협진할 의무가 있다.

치과위생사와의 협력

협업이라는 주제는 치과의사와 치과위생사의 관계에서 매우 중요하며, 환자에게 최선의 돌봄을 제공하기 위해 협력할 중요한 의무가 있다는 데 의문이 있을 수 없다. 그러나 이 관계의 구체적인 성격은 불가피하게 특정 사회에서 치과위생사의 사회적 지위에 의해, 즉 그 사회가 치과위생사를 별개의 전문직으로 간주하는지에 의해 영향을 받는다. 치과위생사를 별개의 전문직으로 간주하는지를 결정하려면 그 사회의 실제 사회 제도를 살펴봐야 한다.

전문직은 그들을 다른 직업과 구별시키는 다음 네 가지 특징들을 가지고 있다. (1) 전문직은 이론 지식과 이를 실무에 적용하기 위한 기술로 구성되는 뚜렷한 전문성을 보유하고 있다. (2) 이 전문성은 그 직종에 배타적이며, 사회를 위한 중요한 혜택의 신뢰할 수 있는 원천이다. (3) 그들의 전문성 때문에 사회 공동체가 전문직업인 개인과 전체 집단에 대해 그 전문성에 관련된 사안에서 광범위하고 독점적인 의사결정 권한을 부여한다. (4) 전문직은 일련의 전문직 윤리를 고수한다. 즉, 전문직과 전문직업인들에게는 사회의 다른 구성원들에게는 없을 수도 있는 특수한 의무가 있고, 이 의무에 따르면 그들이 봉사하는 사람들의 이익을 위해 이 전문성이 사용되어야 하고, 이는 전문직업인들이 그들이 봉사하는 사람들과 사회 공동체로부터 받는 신뢰의 토대가 된다.

치과위생은 이론 지식과 이를 실무에 적용하기 위한 기술로 구성되는 전문성이 있으며, 이 전문성은 치과위생사가 봉사하는 환자들과 사회 공동체를 위한 중요한 혜택의 신뢰할 수 있는 원천이다. 치과위생사는 일련의 윤리 기준에 따라, 그리고 주로 그들이 진료하는 사람들의 이익을 위해 직무를 수행할 책무가 있으며, 이는 나아가 그들이 봉사하는 사람들로 받는 신뢰의 토대다. 이 모든 면에서, 치과위생은 다른 전문직과 똑같으며, 대부분의 치과위생사들은 치과위생이 별개의 전문직으로 여겨져야 한다고 믿는다.

그러나 동시에, 치과위생사들의 전문성은 치과의사들도 보유하므로 치과위생 분야에 독특하거나 배타적이지 않고, 이 전문성 적용에서 치과의사들의 지식과 기술이 대부분의 치과위생사들의 지식과 기술보다 훨씬 더 광범위하다. 실제로는, 자기 치과에서 치과위생사의 서비스를 제공하는 치과의사들은 치과위생에 관한 모든 전문성 행사를 그 치과위생사에게 맡기고, 이로 인해 그 전문성 행사에서는 치과위생사보다 덜 능숙할 수도 있다. 그러나 이런 점은, 치과의사도 치과위생사가 제공하는 것과 같은 서비스를 제공할 수 있으며, 치과위생사들처럼 이런 종류의 전문 분야에서 잘 훈련되었음을 강조한다. 이런 고려를 토대로 치과위생이 별개의 전문직이라는 주장이 도전받을 수 있다.

그러나 이 책을 저술하고 있는 현재 미국 사회에서는 치과위생이 별개의 전문직이라는 주장이 훨씬 강력한 도전을 받을 수 있다. 전문직의 세 번째 특징은 사회 공동체가 전문직업인들에게 그들의 전문성에 관한 사안들에서 개인적으로 그리고 집단적으로 광범위하고 배타적인 의사결정 권한을 부여한다는 것이다. 이 문제는 도전을 받고 있으며, 다른 전문직업인 집단들에서 전문직업인 직무수행과 권위가 변하는 양상은 미국 사회에서 구강 의료가 제공되는 방식에서도 변할 수 있음을 암시한다. 그러나 이 책을 저술하고 있는 현재, 치과위생사는 법률에 의해 면허를 받은 치과의사의 감독 아래에서만 서비스 제공이 허용된다. 실제로는, 대개 현업 치과위생사에게 환자의 상태와 치과위생사의 전문성 범위 안에서 이를 다룰 최선의 방법에 관해 독립적으로 판단을 내릴 기회를 부여한다. 그때, 치과의사와 치과위생사의 관계는 치과의사와 다른 구강건강 전문직업인 사이의 관계와 보다 가까워진다. 그러나 미국 사회에서 치과의사의 감독을 받으라는 법적 요건이 있는 한, 치과위생사들이 주어진 상황에서 실제로 얼마나 독립적으로 직무를 수행하든, 치과위생사들의 전문성 행사에는 전문직의 전형적인 독립적인 직무수행에 대한 사회적 권한 부여가 결여되어 있다.

물론, 그들 전문성의 구체적인 한계 내에서 치과위생사들이 봉사하는 사람들에게 피해를 입힐 중대한 위험이 없는 경우 감독을 받지 않고 직무를 수행할 수 있는지 여부는 윤리에 관련된 질문이다. 그러나 이는 사회 공동체(예컨대, 주의 면허 위원회와 입법기관)의 적절한 대표자들이 해결해야 할 윤리 문제이며, 이 문제에 대한 검토는 이 책의 범위를 벗어난다. 그러나 배타성과 독립성이 상업적으로 유익하기 때문에, 이 문제를 두고 양측에서 열띤 공방을 벌이는 것도 놀랄 일이 아니다. 이런 점들은 치과의사와 치과위생사 사이의 관계와 그들 각자의 협력 의무 윤리에 대해 무엇을 말해주는가? 치과위생의 지위가 전문직인지의 문제가 복잡하고, 치과위생사들의 직무수행이 감독을 받아야 하는지에 대한 사회의 결정에 대해 논쟁이 벌어지고 있기는 하지만, 환자의 이익을 위해 협력이 요구되기 때문에 치과의사와 치과위생사는 협력할 의무가 있으며, 그들 각자의 역할에서 첫 번째 의무는 환자들에게 이익이 되는 방향으로 행동하는 것이라는 데에는 의문이 없다. 그러나 전형적인 고용인-피고용인 관계와 이러한 사회적 요인들은 협력적인 파트너십 달성을 어렵게 할 수 있다.

치과의사와 치과위생사의 협력 노력이 서로의 전문성에 대한 상호 존중의 토대 위에 세워지면 환자에게 유익할 것이다. 치과의사의 교육 훈련과 전문성은 치과위생사의 교육 훈련과 전문성을 포함한다는 사실로 인해, 치과위생사의 기여를 숙련되지 않았다거나 가치가 덜한 것으로 볼 수 없다. 치과위생사의 교육 훈련은 보다 좁은 범위의 상황만을 다루지만, 환자에 대한 그들의 기여도 치과의사와 같은 적절한 교육 훈련과 경험에 기초한다. 사회에서 치과위생사가 치과의사의 감독을 받으라고 요구한다 해서, 동료 인간으로서도 그리고 함께 구강 의료를 제공하는 동료로서도 존중을 소홀히 하지 않아야 한다.

치과의사와 치과위생사 사이의 협력적인 직무수행은 두 전문직업인 단체 사이의 정치적 갈등에 관한 일화들과 개인적인 잘못들과 반목에 관한 이야기들이 손쉽게 일반화되고 전설처럼 회자됨으로 인해 방해를 받을 수 있다. 그러나 우리 저자들은 치과의사는 **동료 전문직업인 및 다른 치료 보조 인력과의 이상적인 관계**라는 규범에 따라 함께 일하는 치과위생사와 협력적인 관계를 추구하고 그들과 함께 협력적인 직무수행에 대한 이 도전들에 맞설 의무가 있다고 제안한다. 치과위생사 편에서는, 전문적인 구강 의료 제공에서의 그들의 역할 때문에 그들도 같은 의무가 있다. 그러나 그런 모든 협력에서, 환자의 의사결정을 명확히 하고 최상의 결과를 낳기 위해 환자 치료와 관련된 모든 사람의 기여를 통합하기 위해서는 일반적인 치과 치료의 전 범위에 대한 전문성을 가지고 있는 치과의사가 환자와 주된 관계를 맺어야 한다.

비전문직업인 협력자와의 협력

마지막으로, 면허가 없는 지위에도 불구하고 치과의사들이 환자 치료에 있어서 중요한 신의성실 반복 책임을 공유하는 협력자들이 있다. 이 집단은 치과 또는 기관에서 그들에게 주어진 특별한 책임에 따라 치과 진료보조원, 치과 관리자, 접수 직원, 다른 많은 종류의 직원들을 포함할 수 있다. 이들과 관련된 적절한 질문은 그들에게 할당된 의무들로 인해 그 사람이 환자와 신의성실 관계에 놓이게 되는지 여부다. 즉, 이 사람은 환자와의 관계에서 환자 복지 책무라는 치과의사의 전문직업인 관계를 대신해서, 치과의사의 전문직업인 판단과 개입의 연장이자 표현인 판단과 행동을 해도 되는가?

여기서의 구별은 실제로 미묘할 수 있다. 직원들이 환자들과 효과적으로 상호소통하고 환자들을 편안하게 해주기는 하지만, 직원의 행동은 직원 자신의 행동임을 명확히 하는 치과의사가 있을 수 있다. 이때 치과의사와 직원 사이의 관계는 사업 관계이고, 직원은 환자에게 치료를 제공하는 관계의 일부가 아닌 일을 수행한다. 그러나 많은 치과의사는 직원들에게 그들이 환자에게 치과의사를 대표하며 그들의 임무를 수행하면서 치과의사의 치료와 환자에 대한 전문직업인 책무를 연장하고 있다고 이해하고, 환자들에게 말과 태도와 행동으로 그렇게 소통하도록 의무를 할당한다. 그런 직원들은 전문직업인의 행동을 대표하고 연장하기 때문에 (그들에게 법적인 신의성실 책임이 없을지라도) 환자에 대한 윤리적 신의 성실 책임이 있다. 직원들이 이 역할에서의 임무에 실패하면, 그들이 일을 잘못한 것일 뿐만 아니라, 치과의사와 환자 사이의 관계를 손상하고 치과의사가 환자를 위해 확보할 책무가 있는 가치 달성을 어느 정도 약화한다. 직원들이 성공하면, 그들은 이러한 가치들을 어느 정도 직접 실현하고 환자와 임상의 사이의 관계에 기여한다.

저자들은 협력해서 직무를 수행할 치과의사의 의무는 전문직업인이 아닌 모든 직원에게 그런 신의성실 역할을 부여한다고 믿지 않는다. 그러나 직원이 환자를 더 많이 직접 대할수록, 그 직원의 일과 치과 직무수행으로 제공된 전반적인 환자 치료와 분리하기가 더 어려워진다. 왜냐하면 한 환자에게 제공된 판단, 행동, 관계들은 그 환자에게 하나의 복잡한 활동을 구성하며 독립적으로 전달될 수 있는 조각들로 분리될 수 없기 때문이다. 그렇다면 협력해서 직무를 수행할 치과의사의 의무는 신의성실 책임이 부여된 직원들이 어느 정도는 환자 치료에서 진정한 협력자로 간주되고, 따라서 환자에게 전문적인 치료를 제공하면서 치료의 성공에 대한 진정한 기여자로 취급하는 것이다.

어느 치과나 의료 기관의 일상의 직무 수행에서 이 의무가 정확히 의미하는 바는 부여된 실제 신의성실 의무에 의존할 것이다. 이 의무에 따라 행동하는 치과의사라면 좋은 치료는 전문직업인만의 작품이 아니라 전체 팀의 작품으로 보고, 그에 따라 공을 나눌 것이다. 그들은 신의성실 책임이 부여된 직원의 통찰력에 주의를 기울이고 일정 형태의 의사결정을 그들과 공유할 수도 있을 것이다. 요점은 환자를 잘 돌보기 위해서는 협력자 역할이 주어진 사람들은 그 역할에서 효과적으로 기능하도록 능력이 부여되고 그 역할 수행에 대해 존중되어야 한다는 것이다.

전문직업인이 아닌 직원에 대한 이러한 대우는 치과의사의 고용주 의무와 관련이 있으며 결국 정의의 문제다. 즉, 고용주는 피고용인의 기회와 관계를 책임과 조화되게 해서, 피고용인이 자신에게 기대되는 바대로 업무를 수행하고, 그렇게 한 데 대해 인정받을 기회를 줄 의무가 있다. 그러나 여기에서 요점은 협력해서 직무를 수행할 치과의사의 의무는 환자에게 신의성실 역할로 기능하고 있는 직원들과의 관계로 확대된다는 것이다.

예상치 않은 결과와 잘못된 작업 예방하기

전문직업인이 협력적인 치과 치료를 위해 노력할 또 다른 이유가 있다. 예상치 않은 결과와 치과의사에 의한 잘못된 작업의 가능성을 예방하는 가장 효과적인 방법은 단순히 그 치과의사가 세부사항에 더 주의를 기울이고 더 조심하는 것이 아니기 때문이다. 치과의사는 이미 습관적으로 이렇게 하려고 노력한다. 대신에, 예상치 않은 결과를 예방하는 가장 효과적인 방법은 모든 치과 치료를 **팀**에 의해 제공된 치료로 보는 것이다. 단독 치과에서도 대개 치과의사 혼자에 의해서만 직무가 수행되는 것이 아니라, 특정 응급상황이 아니라면 치과의사가 환자들을 진료하기 전 또는 치과의사의 직접적인 작업 완료 후에 환자들을 대하는 접수직원 또는 관리자에 의해서도 수행된다.

예상치 않은 결과를 줄이는 열쇠는 전체 팀을 그런 일의 예방에 적극적으로 포함하는 것이다. 이렇게 하려면 무엇보다 의문을 제기하거나 일반적이지 않은 사항에 대해 질문할 수 있도록 모든 팀원에게 완전한 권한을 부여하고, 치과의사를 포함한 모든 사람에게 질문에 설명해서 열린 소통에 전력을 기울여야 한다. 예를 들어, 환자의 안색이 좋지 않아도 환자들 사이로 왔다 갔다 하는 치과의사는 알 수 없지만, 환자를 맞이하는 접수 직원이나 진료실에 앉히는 진료보조원은 알아차린다. 그러나 치과 문화가 열린 소통 문화가 아니라면 직원들은 치과의사에게 이에 관해 자유롭게 말할 수 없을 것이다.

두 번째 요건은 전체 팀원이 어디서 예상하지 못한 사건이 발생할 수 있는지 파악하고, 그런 경우에 대비하여 미리 합의된 계획을 세우는 것이다. 그런 계획이 유용하면 표준 실무가 된다. 여기에서 요점은 매일의 잠재적 도전들에 미리 대비하라는 것이다. 아무도 예상치 못한 사건에 직면해서 적절한 대응책을 찾으려 애쓰는 것보다, 미리 사건에 대비하는 것이 이상적이다. 예를 들어 치과의사나 다른 팀원이 이렇게 질문할 수 있다. "브라운 부인은 오늘 오전 10시에 검진 예약이 잡혀 있는데, 그녀가 항상 치료 의자에 앉아 있는 것을 불안해하는 점을 감안해서 그녀의 진료를 빨리 마치기 위해 우리가 무엇을 할 수 있나요? 그리고 진료가 원활하게 돌아가지 않고 더 많은 시간을 보내야 할 경우 우리는 사태를 어떻게 관리할 수 있나요?" 환자가 도착하기 전의 팀 회의나 어떤 지속적인 소통 시스템을 통해 비상사태에 대비한 계획을 미리 세우는 것이 훨씬 좋다.

세 번째 요건은 전체 팀에게 "비난하지 않는" 태도를 확립하는 것이다. 열린 소통 문화가 있고 "오늘 무엇이 잘못될 수 있는가?"라는 질문을 다루는 팀 회의를 하고 그에 대해 계획을 세운다 해도, 여전히 예상치 않은 사건들이 발생하기 마련이다. 예방 노력에도 불구하고 그런 사건들이 발생할 때, 뭔가가 "틈새를 통해 빠져나갈" 때, 누구에게 책임이 있는가, 누구를 비난해야 하는가를 밝히려는 경향이 있을 수 있다. 그러나 그 팀이 진정으로 환자 치료를 모두 **함께** 하는 것으로 본다면, 책임 문제에 대한 올바른 대답은 언제나 "우리 모두"다. 예상치 않은 결과를 예방하려는 팀의 노력이 실패한다면, 한두 사람의 개인이 아니라 그 **팀**이 그 상황을 교정할 필요가 있다. 즉 예상하지 않은 결과 예방에 성공하기 위해 책임을 나누는 것은, 그런 결과가 발생할 경우 부족한 점에 대한 책임을 나누는 것과 함께한다.

이러한 세 가지 팀 조치의 결합은, 특히 그러한 조치들이 팀 안에서 습관화되면, 예상하지 않은 결과와 잘못된 작업을 예방하는 가장 효과적인 방법이며, 모든 치과의사는 이 조치들을 자신의 치과 운영에 진지하게 고려해야 한다. 그러나 치과의사가 전문직업인이 아닌 직원들을 전문적인 치과 치료 제공에서 진정한 협력자로 보지 않고 직원들도 그렇게 보지 않는다면, 이런 조치들이 확립되거나 효과적이지 않을 것이다. 전문직업인이 아닌 직원과 가능한 한 상호소통하는 관계를 맺어야 하는 치과의사의 전문직업인 의무에 이러한 오류 예방 기법 사용이 반드시 필요한 것은 아니다. 그러나 그 의무는 이를 강력하게 지지하며, 직원들을 환자 치료에 필요하고 진정한 기여자로 보는 치과의사-직원 관계를 가리킨다.

임상 능력이 손상된 치과의사

임상 능력이 손상된 동료들의 곤경을 냉담하게 보거나 최초로 그 소식을 접했을 때 인과응보라는 반응을 보이는 치과의사는 별로 없을 것이다. 대부분의 신체적 질병과 심리적 질병은 사람의 통제 범위를 벗어난다. 약물 중독 상태에 대해서는 중독자에게 상당한 책임이 있기는 하지만, 치과 임상에 흔한 신체적 감정적 긴장하에 있는 사람들에게는 약물 중독조차도 자신이 통제할 수 없는 것으로 보일 수도 있다. 이런 상태 중 하나로 임상능력이 손상된 치과의사들에 대해서는 대개 동정하고, 그들이 손상된 상태를 극복하고 계속 유능하게 임상을 수행하거나 치료 후에 복귀하기를 바라게 된다.

그런 동정과 소망은 지식, 기술과 직업의 방식을 공유하지만, 서로에 대해 아무런 의무가 없는 사람들은 단순히 감상적으로 여기기 쉽다. 그러나 이를 감상적으로 보는 견해는 모든 치과의사를 한데 묶는 전문직업인 의무의 구성요소가 되지 못한다. 즉, 그것은 이제까지 논의된 예에서 명백하지 않았던 협력적 직무수행 책무의 한 측면이다. 치과 전문성이 부적절하게 사용되지 않게 할 것이라고 안심시키는 것이 공동체를 향한 치과계의 의무로 볼 때, 모든 치과의사의 환자는 어떤 의미에서는 다른 모든 치과의사의 환자다. 전체 공동체는 한 가지 이상의 의미에서 모든 치과의사의 **주요 고객**이라는 점도 사실인바, 이 점은 동료심사위원회의 존재를 정당화하며 대중 보건 교육 노력에 대한 적극적인 지원을 증진한다.

우선순위를 둘 의무가 논의되고 있는 현재의 예에서, 이 관계에는 추가적인 함의가 있다. 공동체의 모든 구성원이 내 환자라면, 모든 환자에게 적어도 최소한의 치과 건강 기준을 확보하고 치과 전문성 오용으로부터 환자를 보호한다는 관점에서 볼 때 모든 치과의사는 협력자들이다. 이 측면에서, 우리 치과의사들은 모두 한 팀으로서 함께 직무를 수행한다. 만일 어느 치과의사가 임상 능력이 손상되면, 내 협력자가 능력이 손상된 것이다. 만일 가깝고 직접적인 협력자의 능력이 손상되었다면 우리는 동정심을 보이고 우리 공동의 환자를 잘못된 작업으로부터 보호하기 위해 노력할 것이고, 가까운 협력자가 결함을 바로잡아서 완전하고 유능한 직무수행으로 회복되도록 도와줄 것이다. 먼 협력자에게도 그렇게 대응해야 한다.

임상 능력이 손상된 동료는 혼자서 멀리 떨어져 곤경에 처해 있는 사람이 아니다. 그 동료는 나와 윤리적 유대로 연결된 사람이다. 나는 단지 동정심만 보이고 말 수는 없다. 그 사람을 위해서, 그리고 우리 공동의 환자들을 위해서 이 협력자의 복지에 관심을 기울여야 한다. (도움이 필요한 특정 개인을 향하든, 제도화된 지원 프로그램 등을 향하든) 구체적인 행동이 적절하든, 아니면 다른 방식으로 희생하기로 하든, 치과의사는 능력이 손상된 협력자를 그 사람만의 문제를 안고 있는 사람으로 보면 안 된다.

또한 "손상된"이라는 용어는 광범위하게 사용되어서 임상 역량이 아직 손상되지는 않았지만 손상될 가능성이 매우 큰 방향으로 진행되고 있는 치과의사를 포함할 수도 있다. 그런 사람들과 긴밀하게 협력하고 있고 그런 조짐을 보게된 치과의사들은 그 상태를 방관할 수 없다. 환자에 대한 의무와 동료 전문직업인에 대한 의무로 인해 치과의사는 그 사람에게 이 문제를 알리고 그 가능성이 직무수행을 실제로 손상하기 전에 그 사람이 회복하도록 도와줘야 할 것이다. 여기에서 요점은 치과의사들은 사회의 다른 모든 치과의사와 협력자로 보는 것이 적절하며, 따라서 치과의사들은 그런 상태의 징후와 증상들에 주의를 기울이고, 그런 상태에 있는 사람들에게 이를 알려주고 환자들과 치과 임상의가 상당한 고통을 당하기 전에 그들이 조치를 취하도록 도와줄 의무가 있다. 그 상황의 구체적 세부사항에 따라 직무 수행 책무에 일치하게 행동하기 위해 취해야 할 조치가 결정될 것이다. 그러나 여기서 **동료 전문직업인 사이의 이상적인 관계**라는 규범의 가장 명확한 지침으로 협력 의무가 적용된다.

사례 해설

이 사례는 전문직업인의 협력 및 협력 결여에 대한 구체적인 예들을 제공한다. 논평할 가치가 있는 첫 번째 점은, 사회 공동체가 현재 다른 많은 역할을 하는 사람들에게와 모든 전문직업인에게 요구하는 치과의사의 의무다. 이 점은 미국치과의사협회(ADA)의 **윤리 원칙과 전문직 윤리강령**에 잘 표현되어 있다. "치과의사는 환자의 인종, 신조, 피부색, 성별 또는 출신 국가를 이유로 환자에게 직무수행을 거절하거나 치과 서비스를 거부하지 않아야 한다."(4-A) 이 의무는 치과의사의 의료 전문직업인 역할에서만 아니라, 그들의 시민으로서 및 사업가의 역할에서도 요구된다.

그러나 치과 전문직 윤리 문헌은 환자에 관해서는 그런 차별이 비윤리적이라고 말하지만, 전문직업인 동료에 대해서는 좀처럼 언급하지 않는다. 세계 곳곳에서는 말할 것도 없고, 미국의 치과의사와 거의 모든 분야의 의료 종사자들은 이제 모든 인종, 성별 및 민족 집단을 포함한다. 많은 형태의 장기간 차별 역사가 있는 미국과 같은 사회에서는, 치과계의 일상생활이 그런 차별로 영향을 받아왔고 최근에야 그런 차별이 감소하기 시작했다 해도 놀랄 일이 아니다. 동료 전문직업인에 대한 치과의사의 의무는 명백히 그런 차별을 허용하지 않으며, 전문직업인의 관계는 직접 또는 관련 전문직업인들 사이의 강력한 협력 관계를 통해, 환자를 이롭게 하는 전문직업인의 본질에 바탕을 두어야 한다.

그러므로 치과의사의 협력자 선택은 오로지 환자의 치과 필요에 따른 기술적 및 관계상의 전문성에 의해 결정되어야 한다. 특히 대도시 지역에서 일반의들은 각각의 전문 진료 영역에서 선택할 전문의가 많다. 협력할 전문의들을 선택할 때, 치과의사들은 기술적 전문성, 소통 기술, 태도, 환자에게 가장 이익이 될 치과 임상 철학에 주의를 기울여야 한다. 그들은 이상적인 환자 치료나 그 목적을 위한 전문직업인들 사이의 효과적인 협력에 무관한 어떤 요인에도 주의를 기울이지 않아야 한다. 이번 장 서두의 사례에서, 닥터 총과 닥터 왓킨스의 협력은 상호 존중, 신뢰, 긴밀한 대화가 환자에게 이익을 줄 수 있고, 두 전문직업인 모두에게 존경받는 동료로부터 지원을 받는다는 느낌을 강조하도록 의도되었다. 넬슨 씨는 치주 수술이 필요하다면 치주 치료에 대한 경험이 제한적이고 자신의 전문성의 한계를 느끼는 치과의사에게 수술을 받지 않고, 숙련된 전문의에게서 치주 수술을 받을 것이다. 사실, 닥터 왓킨스는 그 분야에서의 광범위한 교육과 경험으로 수술과 수술의 위험을 당분간 늦출 수 있는 치료 계획을 세울 수 있다.

또한 닥터 총은 자신의 노력이 부적절하고 "그의 명예를 더럽힌" 것으로 판명될 때까지 의뢰를 지연하지 않음으로써, 닥터 왓킨스가 이미 최악의 상황이 발생한 뒤에 개입하지 않고 자신이 가장 도움 줄 수 있을 때 이 사안을 다룰 수 있게 해 주었다. 이렇게 하는 것이 확실히 넬슨 씨에게 더 낫기도 하지만, 이는 또한 닥터 왓킨스처럼 잘하지는 못한다 할지라도 환자를 위해 충분히 알고 있는 동료가 닥터 왓킨스의 전문성에 대해 신뢰하고 있고 전문직업인으로서 닥터 왓킨스를 존경한다는 표시이기도 하다.

닥터 왓킨스는 먼저 닥터 총에게 연락해서 자신이 발견한 내용과 자신의 제안을 주의 깊게 논의함으로써 동료의 피드백을 통해 자신의 임상 판단을 강화하게 되고, 두 치과 전문직업인 검토를 통해 넬슨 씨에게도 이익이 된다. 닥터 왓킨스는 닥터 총으로부터 자신의 전문성과 환자와의 좋은 관계에 대한 긍정적인 판단과 존경을 확인받고, 일반의인 닥터총에게 존경받는 동료의 지원을 다시 제공한다. 또한, 그들의 적극적인 협력을 통해 두 치과의사는 넬슨 씨에게 치과 전문성은 독불장군이 아니라, 환자의 이익을 위해 전문직업인의 기술과 삶의 경험이 잘 결합된 것이라고 교육한다. 설사 결과가 좋지 않더라도, 치료 계획에 대한 그들의 협력은 넬슨 씨에게 좋은 치과의사가 할 수 있는 모든 것을 했다고 확신시킬 것이다. 왜냐하면, 넬슨 씨는 두 치과의사가 서로의 기여를 강화하고 다른 쪽이 실수하지 않도록 막아주었음을 알기 때문이다. 이는 또한 어떻게 하면 치과 전문성이 가장 효과적으로 적용되는지 이 환자와 그가 만나는 다른 사람에게 교육하게 된다.

이 사례에서 묘사된 정도의 협력은 실제로는 아주 드물다. 치과 일반의와 전문의 사이의 협력 및 치과의사와 다른 전문직업인 사이의 협력에는 실제적인 도전이 있다. 그러나 많은 진료 환경에서, 일반의들과 전문의들은 이런 도전을 극복하고, 여러 해 동안 협력해서 진료를 수행하며 서로에게서 효과적으로 배우기도 한다. 즉, 협력에 대한 도전은 실제적이지만, 일상의 진료에서 협력을 달성할 가능성도 실제적이다.

이 사례는 또한 닥터 총이 넬슨 씨의 치료에 관해 자기 치과위생사와의 협력을 존중한다는 점도 강조한다. 앞에서 제시된 사례에서는 전문직업인이 아닌 직원의 역할은 강조하지 않았다. 그러나 두 치과의사의 성공은 그들의 비전문직업인 협력자들에게도 공을 돌릴 수 있다고 상상할 수 있다. 두 치과의사는 다른 사람들을 존중하고 (그들이 전문직업인이든 아니든) 그들의 기여를 가치 있게 여기는 사람으로 제시된다. 그 사례의 두 번째인 오가라 부인 이야기는 그녀와 닥터 슈미트 사이의 오랜 긍정적인 관계와 현재 상황에서 최상의 결과를 촉진하려는 닥터 왓킨스의 노력에도 불구하고 앞의 이야기보다 유쾌하지 않다. 닥터 왓킨스가 오가라 부인의 치주 질환 진행에 닥터 슈미트의 역할에 관해 판단할 수 없다고 말한 것은 윤리적으로 올바른 견해다. 닥터 슈미트와 대화하지 않는 한 (그리고 심지어 그렇게 한 뒤에도), 닥터 왓킨스는 닥터 슈미트가 14개월 전에 (또는 그 이전에) 그 상태에 대해 실제로 가지고 있던 증거를 수집할 수 없을 것이고, 오가라 부인이 닥터 슈미트가 (뭔가 말을 했다면) 자신에게 한 말을 어느 정도 이해했는지 또는 (추천한 내용이 있었다면) 그녀가 추천받은 자기 관리나 치료에 어느 정도로 협조적이었는지, 또는 전에 체계적인 질환이나 (청소년기나 성인 초기의 치주 질환 등과 같은) 다른 관련 요인들이 있었는지 등에 대해 명확히 이해할 수 없을 것이다.

그러나 이번 장의 초점은 닥터 슈미트가 오가라 부인의 치료를 잘못했는지 또는 닥터 왓킨스가 그 문제를 어떻게 얘기해야 하는지가 아니다. 그런 문제들은 9장에서 논의될 것이다. 설사 오가라 부인의 치주 질환 진단 및/또는 치료와 관련된 닥터 슈미트의 역량과 기술은 부족함이 있었을지라도, 닥터 슈미트는 확실히 환자들과 관련해서는 상당한 역량과 기술을 보유한 치과의사다. 닥터 슈미트가 여기에 묘사된 이유는 그가 독불장군에 대한 하나의 예이기 때문이다. 그는 자기 치과에서 유일한 전문직업인이라는 의미에서만이 아니라, 임상 견해에서도 남들과 상의하지 않고 혼자서 진료를 수행한다. 그에게 최선의 치과 임상은 자신의 지혜와 전문성만으로 환자의 모든 구강건강에 대한 도전을 충족시키는, 일반의 한 사람의 일이다. 그는 환자의 구강위생 분야에서 자신이 통상적 주의를 기울이지 못할 때, 치주 질환의 초기 단계를 적절히 평가하고 이를 치료하도록 도와줄 전문 치과위생사의 지원을 받지 않고 있으며, 따라서 자신의 역량 한계를 안고 직무를 수행한다. 그는 또한 전문의에 대한 필요를 의심쩍게 바라보며, 자신의 판단과 기술에 한계가 있음에도 불구하고 그 판단과 기술을 신뢰한다.

그 사례는 닥터 슈미트의 치과 임상이나 오가라 부인의 치료를 주의 깊게 판단 하기에는 세부내용 제공이 충분하지 않다. 그러나 그는 독불장군으로서의 치과의사의 이미지, 즉 치과의 전문성을 처음부터 협력적이라고 보지 않고 이를 혼자서 수행하는 단독 진료의 전형을 구현한다고 생각될 수 있다. 서두의 대화 상황이 닥터 왓킨스가 닥터 슈미트에게 협력적인 견해에 대하여 교육했어야 한다고 판단할 충분한 정보가 있었는지는 확실하지 않다. 아마도 닥터 왓킨스가 전화를 끝냈을 때 그가 그렇게 해야 했는가에 대한 의문이 있을 것이다. 닥터 왓킨스는 동료 치과의사를 도와서 치과 임상 견해 결함을 극복하도록 노력했을 수도 있다. 그러나 닥터 왓킨스와 닥터 총은 닥터 슈미트는 모를 수도 있는 치과 일반에 관한 매우 중요한 뭔가를 알고 있다. 동료 전문직업인과 효과적으로 협력하는 것은 모든 치과의사의 전문직업인 의무라는 점이다.

마지막 한 마디 : 환자의 협력 의무

마지막으로, 환자들에 관해 한 마디 덧붙일 필요가 있다. 지금까지 치과의사가 치과의사-환자 관계를 강화하고 지지하는 것이 매우 중요하다고 강조했다. 그러나 이 관계에서 환자의 의무에 대해서는 말하지 않았다. 환자들은 협력할 의무가 있는가?

이 사례에서 넬슨 씨는 오가라 부인과는 아주 다르게 상호소통한다. 닥터 왓킨스가 자신이 예상하지 않았고 자기 일반의의 추천과 달라 보이는 얘기를 함에도 넬슨 씨는 적대적이지 않다. 그는 제공된 설명에 귀를 기울이고, 전문직업인 사이의 대화에 참여하라는 초청을 받아들이고, 궁극적으로 전문직업인이 그에게 제안한 내용을 받아들인다. 그러나 오가라 부인은 이야기를 듣자마자 대화를 주도하려 든다. 그녀는 닥터 왓킨스의 진단이 이전의 일반의에게서 받은 진단과 달라서 놀란다. 넬슨 씨는 단지 협력할 의무를 이행한 것인가, 아니면 그 상황에 대한 그의 반응은 이 치과의사들에 대한 그의 의무를 넘어서는 것인가? 닥터 왓킨스에 대한 오가라 부인의 반응은 부적절한가, 아니면 합리적이고 정당한가?

환자들은 치과의사의 도움을 구할 때 확실히 어떤 역할을 담당한다. 이 역할은 환자가 치과의사를 만날 때마다 새로 만들어낼 수 있는 것이 아니다. 왜냐하면 치과계의 규범을 수립할 때 사회 공동체와 치과계는 대화를 통해 최소한 묵시적으로라도 환자의 행동 기준을 정했기 때문이다. 한쪽 극단에는, 환자가 의사결정 능력이 있지만 아주 비협조적일 수 있다. 치과의사는 그런 환자를 "거부"할 수도 있다. 그러나 다른 한편, 환자들은 치과의사의 복지를 위해 중대한 희생을 부담할 역할이 있지 않으며, 그 역할에 기반을 둔 의무가 없다. 따라서 환자-치과의사 관계를 맺을 때 환자가 어떤 약속을 했든, 그들의 의무는 환자에 대한 전문직업인들의 의무보다 정도가 "덜하다"(환자들은 희생은 줄이고 싶어하고 요구하는 바는 불분명하다).

환자의 역할을 고려할 때, 비협조적인 환자에게 당신의 행동은 부적절하다고 말해도 범주의 오류가 아니다. 환자는 자신이 받는 혜택을 극대화하지 못하게 한다는 점에서 부적절하다. 자발적으로 치과의사와 관계를 맺고 나서 자신의 행동으로 그 관계를 방해하거나 비효과적으로 만든다는 점에서 부적절하게 행동한다. 그러나 사람들은 살면서 종종 행로를 바꾼다. 어떤 사람이 치과의사의 도움을 구함으로써 하나의 경로를 선택한 뒤, 다른 경로로 바꿨다는 사실 자체가 도덕적 잘못은 아니다. 그런 일은 상거래 시장에서 자주 발생한다. 그렇다면 무엇이 환자의 행동이 도덕적으로 중요하다는 수많은 치과의사의 확신을 정당화하는가? 왜 정당한 이유 없이 치과의사와 협력하기를 거부하는 의사결정 능력이 있는 환자가 도덕적으로 잘못하고 있다고 여겨져야 하는가?

우리 저자들은 전문직업인의 행동을 규율하는 방대한 규범을 가지고 있는 의료 전문직업인의 특수한 역할에 비견되는 "환자라는" 사회적 역할이 있어서 환자 협력이 도덕적으로 중요하다고 확신하는 게 아니다. 환자 협력의 도덕적 중요성은 사람 사이의 근본적이고 비전통적인 일련의 의무들로부터 도출되는바, 이는 정의와 관련이 있고 "상호성"이라는 말로 자연스럽게 요약된다. 이는 이러한 인간관계 안에서 공정하거나 동등한 부담 배분과 관련이 있는 인간관계에서의 정의의 측면이다.

사회 제도가 한 집단의 사람에게 관계에서의 모든 부담 또는 대부분의 부담을 지게 하지만 다른 사람들은 전혀 부담을 지지 않거나 아주 적은 부담만 지게 한다면, 부담 분배가 불공정하거나 부당하다고 여길 것이다. 치과 치료 제공은 치과의사 측의 상당한 희생을 요구하기에, 특히 치과계와 사회 사이의 대화로 결정된 전문직업인 규범이 요구하는 환자 복지를 위한 특별한 희생을 요구한다. 물론 치과의사는 자신의 선택으로 전문직업인이 됨으로써 이런 희생을 한다. 그러나 부담 분배 관점에서는 어떤 사람이 어떻게 특정한 부담을 지게 되었는지는 누가 어떤 부담을 지느냐 만큼 중요하지 않다.

따라서 환자가 되면 질병에 의해 부과된 부담을 넘어서는 일정한 부담을 지게 되고, 가장 관련이 있는 것은 협력할 부담과, 그리고 두려움과 비협조적인 태도로 이어질 수 있는 욕구에 저항할 부담이다. 일부 환자들의 두려움, 불안, 욕구가 너무 커서 사실상 도움을 줄 수 없도 있지만, 일반적인 환자들은 협력할 부담에 영향을 줄 정도로 큰 문제를 가지고 있지 않다. 그러나 치과의사들은 대개 환자가 협력할 부담은 치과의사가 전문직업인으로서 희생할 부담보다 무겁지 않다고 여긴다. 따라서 협력할 부담은 받아들이려 하지 않으면서 치과의사에게는 전문직업인으로서 희생할 부담을 기대하는 환자는 종종 부당하게 행동하고 있으며, 따라서 치과의사의 도덕적 비판을 받아도 마땅하다. 즉 환자에게는 역할에 기반을 둔 협력 의무가 있는 것이 아니라, 이 의무는 정의와 상호성 문제다.

치과의사들은 어떻게 환자가 이 부담을 받아들이도록 촉진할 수 있는가? 이 질문에 대한 첫 번째 답변은 이번 장의 "어떻게"라는 다른 모든 질문에 대한 첫 번째 답과 같다. 치과의사는 이 일을 처음부터 협력적인 것으로 보고 그에 따라 말하고, 행동하고, 환자를 존중함으로써 협력을 촉진한다. 치과의사가 환자를 협력자로 대하면, 환자가 협력자처럼 행동할 가능성이 커진다. 치과의사가 환자를 수동적인 서비스 수령자로 (심한 경우, 단순히 시장에서의 서비스 소비자로) 본다면, 그리고 특히 치과의사가 자기만 적절한 가치, 이해, 판단 등을 가진 것으로 본다면, 환자는 이 모델에서 자신에게 배정된 역할을 따르거나 강력하게 저항할 가능성이 있다. 여기서의 교훈은 이전 장들에서 여러 번 제안된 교훈과 같다. 치과의사와 환자 사이의 가장 효과적이고 적절한 관계는 환자와 치과의사가 도덕적으로 대등한 당사자, 최상의 행동에 대한 협력적인 판단자, 그들이 함께 따를 경로에 대한 공동 선택자로서의 그들의 지위를 강조하는 **상호소통하는 관계**다. 협력적인 직무수행(이는 다른 전문직업인들과 환자 치료에 기여하는 전문직업인이 아닌 직원들과 치과의사의 상호소통에서도 최고의 지침이다) 윤리는 또한 치과의사와 환자의 관계를 위한 최상의 지침이라고 봐도 무방하다.

9

나쁜 결과와 잘못된 치료

사례 : 닥터 싱어의 휴가

대형 은행의 기업 대출 책임자인 산드라 스튜어트(36세)는 8주 전에 닥터 프란시스 싱어가 끼워 준 3유닛 브리지 (three-unit bridge) 주위가 불편함을 느낀다. 스튜어트 부인은 닥터 싱어의 치과에 전화를 건다. 닥터 싱어는 휴가 중이라는 녹음된 메시지가 나오고 다른 치과의사가 그녀의 전화를 받아서 전화번호를 알려준다. 그러나 그 번호로 전화하니 응답이 없고, 메시지를 남길 방법도 없다. 그래서 산드라는 전화번호부 책을 열어서 그녀가 발견한 첫 번째 여성 치과의사인 치과의사 닥터 마리아 알베레즈에게 전화를 걸어 그녀의 불편과 브리지가 흔들리는 것 같다는 우려를 설명한다.

닥터 알베레즈는 검사하자마자 브리지가 느슨하고 벌어진 틈도 있다는 것을 발견한다. 지대치 주위 및 브리지 아래의 잇몸에 염증이 있는데, 입안의 어느 곳에도 다른 염증이나 충치 또는 다른 수복한 곳이 없다. 닥터 알베레즈는 스튜어트 부인에게 이렇게 묻는다. “이 브리지가 영구적으로 접착되었는지 임시로 접착되었는지 아시나요?”

스튜어트 부인은 이렇게 말한다. "그것이 만들어지고 있는 동안 저는 임시 치아를 끼고 있었어요. 저는 그 후에 닥터 싱어가 새 브리지를 끼워 준 뒤로는, 그것이 문제를 일으키지 않는 한 다시 올 필요가 있을 거라고는 생각하지 않았어요. 1주일 전까지는 괜찮아 보였어요. 그것이 임시적이라고 말하지 않았고 저는 대한 비용을 완전히 지불했어요."

닥터 알베레즈는 이렇게 말한다. "그렇다면 그것은 아마도 영구적으로 접착되었겠네요."

스튜어트 부인은 "그게 문제가 되나요?"라고 묻는다.

"치과의사는 때로는 새 브리지를 영구적으로 접착시키기 전에 그것이 문제를 일으키는지 보기 위해 임시로 접착합니다. 그러나 상황에 따라 다르지요. 어떻게 하든 모두 가능합니다. 따라서 닥터 싱어가 그것을 영구적으로 접착한 데에는 문제가 없습니다. 그것은 브리지를 접착하는 표준 방식 중 하나입니다."

스튜어트 부인은 이렇게 질문한다. "그렇지만 그게 왜 흔들리죠? 닥터 싱어가 그걸 영구적으로 접착했다면, 그게 왜 느슨하죠? 그리고 저는 왜 그 자리가 욱신거리죠?"

닥터 알베레즈는 이렇게 말한다. "그 부분 전체의 잇몸 조직에 염증이 생겼어요. 입안의 다른 부분에는 염증이 없는 거로 봐서 브리지가 염증을 일으키고 있을 가능성이 매우 높아요. 괜찮으시다면 그곳이 어떻게 돼가고 있는지 볼 수 있도록 브리지를 제거하고 싶어요(그건 쉽게 할 수 있을 것 같네요). 어떻게 돼가고 있는지 더 알게 되면, 다양한 대안들에 대해 좀 더 많이 얘기할 수 있어요. 그러면 브리지를 제거하고 살펴봐서 발견한 결과에 따라 그것을 영구적으로나 임시로 다시 접착할 수 있어요. 괜찮겠어요?"

스튜어트 부인은 이렇게 말한다. "네. 선생님이 도움되리라고 생각하는 대로 해 주세요. 저는 거의 1주일 동안 그쪽으로 씹는 것을 피해왔고 정말 그게 고쳐지기를 원해요. 그게 잘 만들어진 것 같나요?"

닥터 알베레즈는 이렇게 말한다. "브리지를 만드는 데에는 많은 일이 필요해요. 얼핏 보기에는 약간 조정하면 염증 제거에 도움이 될 수도 있다고 생각해요. 브리지 잇몸 근처가 좀 더 깔끔하면 더 잘 맞을 수도 있어요. 이상하게 들릴 수도 있지만, 브리지 바닥과 잇몸 조직 사이에 틈이 있으면 잇몸이 실제로 염증을 일으킬 수 있어요. 틈이 없으면 잇몸은 훨씬 편해요. 오늘 오후에 그것을 고칠 수도 있고 고치지 못할 수도 있어요. 먼저 브리지를 떼어 내서 그것이 브리지를 지지하고 있는 치아에 어떻게 부착되었는지 볼 필요가 있어요. 염증과 흔들림은 내가 아직 보지 못한 이유로 발생할 수도 있어요. 예를 들어, 브리지를 만드는 데 사용된 재료에 알레르기 반응을 보이는 사람도 있어요."

스튜어트 부인은 이렇게 말한다. "좋아요. 그렇게 하시죠."

닥터 알베레즈는 쉽게 브리지를 제거하고 나서 치아삭제의 유지력이 불량하고, 선천적 기형이나 광범위한 치아우식 징후를 발견하지 못했는데도 인접면 삭제가 과해서 심하게 원추형으로 삭제되었음을 알게 되었다. 협측은 너무 적게 삭제되어 지대치의 마진부위가 두꺼워졌다. 전방 지대치는 너무 짧아졌고, 접착제를 위한 완압 공간도 과해 보인다. 그녀는 새로운 접착제로 치아 삭제나 브리지의 문제점을 어느 정도는 보완할 수도 있겠다고 생각하지만, 치아의 색조가 주변 자연치보다 밝다는 것도 알아차린다.

닥터 알베레즈에게는 닥터 싱어가 이 브리지에 대해 최상의 작업을 하지 않은 것으로 보인다. 닥터 알베레즈는 그 브리지는 닥터 싱어나 그 치과의 누군가에 의해 만들어진 것이 아니라 기공소에서 만든 것으로 추측한다. 그러나 그녀는 속으로 설사 오버컨투어나 인접치은 압박이 기공소 제작상의 문제라 하더라도, 닥터 싱어가 이 부적당한 브리지를 접착했다면 그것은 그녀의 책임이고 기공소를 비난할 수 없다고 생각한다.

그녀는 이에 대해 어떻게 할지 곰곰이 생각한다. 그녀는 스튜어트 부인에게 닥터 싱어가 브리지를 잘못 만들었다고 솔직하게 얘기해야 하는가? 그리고 그녀는 닥터 싱어에 대해 어떻게 말하는가와 무관하게, 임상적으로 어떻게 해야 하는가? 닥터 알베레즈는 스튜어트 부인이 그 브리지에 대해 이미 말한 것 외에 더 말해줄 수 있는지 알아보기로 한다. 닥터 알베레즈는 이렇게 묻는다. "닥터 싱어가 그 브리지에 대해 더 말하거나 특별한 지시 사항을 주지는 않았나요?"

"그녀는 그 부위를 꼼꼼하게 칫솔질하고 규칙적으로 치실을 사용하라고 말했어요. 저는 치실을 사용하지는 않았지만 어릴 때부터 충실하게 칫솔질을 해오고 있어요. 저는 그 부위를 보다 꼼꼼하게 칫솔질하고 치실도 사용하기 시작했어요. 그렇지만 저는 그 브리지에 손상을 입힐 일은 하지 않았다고 생각해요. 어느 날 브리지가 흔들리더니 곧바로 욱신거리기 시작했어요. 제가 문제를 일으킬 만한 일을 한 걸까요?" 스튜어트 부인은 이렇게 묻는다.

닥터 알베레즈가 닥터 싱어의 곤경을 면하게 해주기를 원한다면, 이 말은 그녀가 듣기 원하는 좋은 실마리일 수 있다. 그녀는 그 말을 받아서 그 문제가 스튜어트 부인의 자기 관리와 관련이 있는 것으로 보이게 할 어떤 방법을 찾아야 하는가? 그녀는 브리지를 임시로 다시 접착하고 스튜어트 부인에게 닥터 싱어가 휴가에서 돌아올 때까지 10일 동안 조심해서 씹으라고 말해주기만 해야 하는가? 그녀는 스튜어트 부인에게 왜 브리지가 필요했는지, 왜 자연 치아를 잃었는지 물어봐야 하는가? 그녀는 브리지를 재접착을 포함한 어떤 조치를 취하기 전에 닥터 싱어에게 연락해서 이 사안을 논의하려 해야 하는가? 닥터 알베레즈는 어떻게 해야 하는가?

나쁜 결과에 전문직업인 규범 적용하기

전문직에 관한 모든 것이 그 직종의 윤리적 책무에 의존하듯이, 그것은 또한 그 직종의 전문성에 의존한다. 그런데 그 전문성은 구성원들이 믿을 수 있게 좋은 결과를 산출할 수 있는 능력에서 입증된다. 그 결과, 계획하지 않았고, 바람직하지 않고, 적절하지 않거나 나쁜 결과가 나오면, 그에 관해 어떻게 해야 하는지 결정하기가 매우 어려울 수 있다. 치과의사 자신의 치료가 바람직하지 않은 결과를 낳아도 아주 골치 아픈데, 이에 대해서는 이번 장의 뒤에서 논의된다. 계획하지 않았고, 바람직하지 않고, 적절하지 않거나 나쁜 결과가 다른 치과의사의 치료의 결과일 경우는 더 골치 아프다. 여기에서는 먼저 나쁜 결과에 대해서만 초점을 맞출 것이다. 이번 장의 뒤에서 나쁜 결과와 잘못된 작업 사이의 차이에 관해 더 많이 언급할 것이다.

3장에서 설명한 치과 전문직업인 아홉 가지 의무 대부분이 치과의사가 다른 치과의사의 나쁜 결과에 직면했을 때 어떻게 행동해야 하는지에 대한 결정과 관련이 있다. 이 상황에서 가장 관련성이 깊은 범주는 전문직업인 사이의 **이상적인 관계**로 보인다. 왜냐하면 두 치과의사가 관련되어 있고, 나쁜 결과로 인해 그들 서로간의 관계 및 그들과 환자 사이의 관계가 복잡해졌기 때문이다. 그러나 환자도 관련이 있기 때문에, 치과계의 **핵심직무수행가치** 및 치과의사와 환자 사이의 **이상적인 관계**라는 범주도 중요하다. 그런 경우에 가장 중요한 **핵심직무수행가치**는 그 환자의 **구강건강**과 **전신건강**일 것이고, 환자의 **자율성**이 그 뒤를 따를 것이다. 환자의 **구강건강**은 나쁜 결과의 심각성과 이를 바로잡기가 복잡하다는 면에서 중요하다. 환자의 **구강건강**은 또한 "두 번째 치과의사"(즉, "처음에 진료한 치과의사가 나쁜 결과를 낳았다고 결론을 내리는 사람)가 상황에 따라 그 환자에게 응급 치료, 전문치료 또는 일반의로서 계속 치료를 제공할 필요가 있을 수도 있다는 점에서 중요하다. 환자의 **자율성**이 중요한 이유는 두 치과의사가 어려운 상황에도 불구하고 어떻게 환자의 **자율성**을 적절히 존중하는 방식으로 그 환자를 대해야 할지 알아내야 하기 때문이다. 이와 유사하게, 양측 치과의사들은 그 환자와 가능하면 **상호소통하는 관계**를 개발할 의무가 있기에, 이 노력은 두 개의 치과의사-환자 관계가 관여하기 때문에 복잡해진다.

치과계가 사회 공동체에 구성원들의 직무수행을 감독해서 치과계의 전문성이 환자들에게 피해를 주는 방식으로 오용되지 않게 할 책무 때문에 그런 상황에서는 **사회 공동체와의 이상적인 관계**라는 범주도 관련된다. 치과계는 부분적으로는 치과대학 졸업생들이 잘 훈련된 치과의사들이 되게 하고, 보수교육을 통해 치과의사들에게 그들의 기술을 유지 및 향상하도록 요구하고, 양호한 전문직업인 직무수행 방식에 관해 일반 대중을 어느 정도 교육함으로써 이 의무를 이행한다. 그러나 나쁜 결과가 발생하면, 이 감독 역할의 다른 측면이 작동한다. 나쁜 결과를 인지한 치과의사는 나쁜 결과가 먼저 진료한 치과의사의 잘못된 치료의 결과인지 여부를 결정해야 한다.

그럴 경우, 두 번째 치과의사는 그 잘못된 (치료에서 혹시 첫 번째) 치과의사의 잘못된 패턴의 징후가 있는지 살펴봐야 한다. 그렇다고 판단하면, 일반적으로 추가적인 행동이 요구되는바, 그(녀)는 (두 번째 치과의사의 민사 관할지에서 법률상 허용되는 바에 따라) 치과 단체의 동료심사 기구와 접촉할 수도 있을 것이다. 그런 전문직업인 단체 동료심사기구들(반드시 그런 것은 아니지만 때로는 주에서 지정한 "조사관 위원회"와는 독립적이다)은 그 상황에 관한 사실관계를 조사하고, 먼저 진료한 치과의사의 치료에 관해 두 번째 치과의사가 물을 필요가 있었던 것과 동일한 질문을 할 것이다. 치과계와 그 소속 구성원들이 이 질문들을 제기하고 적절한 사후관리 조치를 취하지 않는다면, 사회 공동체는 치과계가 그 의무를 이행하지 않았다고 판단할 것이다. 동료심사와 치과계의 감독 역할에 대해서는 13장에서 좀 더 언급할 것이다. 나쁜 결과에 관한 이런 질문들을 묻는 어려운 윤리적 도전은 아래에서 검토될 것이다.

역량 규범도 관련이 있다. 먼저 진료한 치과의사에게 이 규범을 적용하면 먼저 그는 자신의 역량 수준을 넘어서는 치료를 했을 수도 있고, 아니던 환자의 임상 상황에 맞는 역량이 있었지만 그렇게 하지 못했을 수도 있다. 아니면 완전히 능숙하게 치료했음에도 불구하고 나쁜 결과가 발생했을 수도 있다. 두 번째 치과의사에게 **역량** 규범은 두 가지 방식으로 적용된다. 첫째는 나쁜 결과가 먼저 진료한 치과의사가 능숙하지 못한 치료의 결과인지, 즉 그것이 잘못된 치료인지, 나쁜 결과가 얼마나 심각한지, 그것이 잘못된 치료 패턴의 일부인지 등을 결정해야 한다. 둘째로, 그 사안의 상황에 따라 적절한 치료를 제공해야 한다. 이는 응급 치료나 전문 치료(만일 두 번째 치과의사가 그 목적을 위해 환자를 의뢰받는 전문의인 경우), 또는 나쁜 결과로부터 비롯된 상태에 대한 임시 치료, 또는 계속된 일반 치과 치료(두 번째 치과의사가 그 환자가 선택한 일반의인 경우)일 수 있다.

여기에서는 **주요 고객** 규범도 관련이 있다. 왜냐하면, 이런 사례들은 치과계에 어떤 환자도 한 치과의사의 환자이기만 한 것이 아니라는 점을 상기시켜 주기 때문이다. 모든 환자는 어떤 면에서는 다른 모든 치과의사와 전체 치과계의 환자다. 이는 전체 치과계가 나쁜 결과, 특히 심각하거나 지속적인 잘못된 작업을 알아차리고 이에 올바르게 대응함으로써 행사하는 감독 역할에서뿐만 아니라, 대중 건강 및 대중 교육에 대한 고려와 응급 치료가 필요한 사람들에게 이를 제공할 의무와 관련해서도 명백하다.

환자 복지의 상대적 우선순위 규범도 관련된다. 왜냐하면, 두 번째 치과의사는 결과가 나뻐게 나온 환자에게 얼마나 많은 시간과 노력을 기울여야 하는지와 먼저 진료한 치과의사에게는 얼마나 많은 시간과 노력을 기울여야 하고, 그 과정에서 다른 어떤 이해관계를 제쳐 둘 필요가 있는지도 결정해야 하기 때문이다. 이 규범은 먼저 진료한 치과의사와도 관련이 있는바, 그(녀)는 나쁜 결과를 경험한 환자에게 자신이 어떤 의무가 있는지 결정해야 한다.

인테그러티와 프로페셔널리즘 규범이 관련되는 주된 이유는 이런 상황은 두 치과의사가 자신의 필요에 초점을 맞추거나 그들의 상호 관계에 초점을 맞추기보다 환자 복지에 계속 전력을 기울이기로 하는지를 시험하기 때문이다. 두 번째 치과의사는 이제 발생한 사태에 대해 당황하고 있고 화를 낼 수도 있는 환자와 더불어 이 모든 추가적인 문제들도 다뤄야 한다. 두 번째 치과의사가 그들은 나쁜 결과만을 다루고 있다고 판단할지라도, 그리고 특히 두 번째 치과의사가 치료가 잘못되었다고 결론을 내릴 경우, 먼저 진료한 치과의사는 그 주장에 당황해할 수도 있다. 이런 상황을 해쳐나갈 때 치과 윤리 기준에 충실하기 위해서는 두 치과의사 모두 통상적인 수준 이상의 노력을 기울여야 한다.

다른 치과의사의 환자일 경우

치과의사는 다음과 같은 두 가지 상황에서 다른 치과의사의 나쁜 결과가 발생하는 것을 목격한다. (1) 환자가 주로 다른 치과의사의 환자인 경우 (2) 환자가 두 번째 치과의사가 응급 치료나 전문 치료를 마친 뒤 일반의에게 돌아가거나, 이전 치과의사에게 치료를 받았던 환자가 새 치과의사에게 처음으로 내원하는 경우. 두 번째 유형의 상황에서 환자는 나쁜 결과를 밝혀낸 두 번째 치과의사를 자신의 주치의로 간주하거나 그 역할을 맡길 예정이다. 그러나 첫 번째 상황에서는, 그 환자의 주된 관계는 두 번째 치과의사가 아니라 먼저 진료한 치과의사와 맺게 된다. 그러므로 두 번째 치과의사(나쁜 결과를 밝혀내는 치과의사)는 그 환자의 응급 치료나 전문 치료 필요를 제외한 다른 모든 면에서 **먼저 진료**한 치과의사의 환자로 취급해야 한다. 이 섹션과 다음 네 섹션에서는 다른 치과의사의 환자일 경우인 첫 번째 상황의 윤리적 복잡성에 초점을 맞출 것이다. 두 번째 유형의 상황들은 그 뒤에 검토될 것이다.

대부분의 치과의사는 다른 치과의사의 환자가 응급치료나 전문 치료를 위해 찾아올 때 그들을 보게 된다. 두 경우, 세 당사자 사이의 관계에 대해 인정된 일련의 의무들이 있다. 미국치과의사협회(ADA)의 **윤리 원칙과 전문직 윤리강령**(이후 'ADA 강령'이라 함)은 이 의무의 한 부분을 아주 잘 표현한다. "[응급] 치료가 제공될 경우, 환자가 명시적으로 다른 선호를 표하지 않는 한 치과의사는 그런 치료가 완료된 즉시 그 환자를 치과 주치의에게 돌려보낼 의무가 있다"(4.B); "환자가 명시적으로 다른 선호를 표하지 않는 한, 전문 치과의사 또는 상담 치과의사는 자신의 치료를 완료한 즉시 향후의 치료를 위해 그 환자를 의뢰해준 치과의사나, 의뢰해준 치과의사가 없는 경우 의무 기록에 등재된 치과의사에게 돌려보낼 의무가 있다"(2.B).

두 번째 치과의사는 다른 측면에서도 그 환자를 먼저 진료한 치과의사의 환자로 취급해야 한다. 두 번째 치과의사는 또한 그 환자와 먼저 진료한 치과의사 사이의 관계를 지원하기 위해 적극적으로 노력해야 한다. 두 번째 치과의사는 "이전의 서비스에 관해 비방하는 논평"을 하지 않아야 한다는 ADA 강령 섹션 4.C의 언급은 그러한 지원의 최소 기준을 밝힌다. 두 번째 치과의사는 또한 환자에게 먼저 진료한 치과의사와 연락해서 두 번째 치과의사와의 접촉에 관해 알려주고 필요한 사후관리를 받으라고 권해야 한다. 두 번째 치과의사는 환자에게 적절한 자기 관리 프로그램을 개발하고 먼저 진료한 치과의사와 정기적인 내원 치료 일정을 수립하도록 권해야 한다. 두 번째 치과의사는 또한 일반적으로 제공된 치료, 관찰된 상태 등에 관해 먼저 진료한 치과의사에게 알려준다.

환자와 먼저 진료한 치과의사의 관계를 지원할 두 번째 치과의사의 이 의무는 상호 간에 봉사하는 전문직업인 예절의 예만은 아니다. 이 요구에는 전문직 윤리상의 탄탄한 이유들이 있다. 첫째, 한 명의 일반의에 의한 치료의 계속성을 통해 환자의 **구강건강**과 **전신건강**을 더 잘 관리할 수 있다. 둘째, 주된 치과 치료 제공자에 대한 환자의 선택과 그 환자와 주된 치과의사가 전에 수립한 계획을 지원함으로써 환자의 **자율성**이라는 **핵심직무수행가치**가 존중된다. 셋째, 환자와 그 환자의 일반의 사이에 확립된 관계를 유지 및 강화하려는 노력으로 가능한 한 **상호소통하는 관계**를 달성하려는 목표가 지원된다. 이 규범은 또한 두 번째 치과의사가 제한된 범위 안에서나마 그 환자와 가능한 한 **상호소통하는 관계**를 맺도록 지원하기도 한다.

그러나 나쁜 결과의 존재는 이 상황을 복잡하게 한다. 왜냐하면 나쁜 결과는 환자에 대한 이 세 가지 이익의 달성을 의문에 빠뜨리기 때문이다. 첫째, 어떤 결과가 필요한 치료의 결여나 실패와 관련이 없거나, 환자의 **구강건강**이나 **전신건강**에 어느 정도의 위험을 가하지 않는 한 그 결과는 나쁜 것으로 여겨지지 않을 것이다. 둘째, 그 환자의 치료 계획은 확실히 나쁜 결과 자체를 선택하지는 않을 것이다. 그런 상황에서는 먼저 진료한 치과의사가 환자에게 결과가 나쁘게 나올 가능성에 대해 충분히 고지하고, 환자는 이 위험을 염두에 두고서 의식적으로 그 치료를 선택했을 것이다. 환자와 조금만 대화해보면 대개 이를 알 수 있을 것이다. 그럴 경우 나쁜 결과는 환자의 **자율성**과 직접적으로 충돌하지 않는다. 그렇지 않으면, 환자가 선택하지 않은 뭔가가 일어난 것이다. 그럴 경우 각각의 치과의사가 어떻게 환자의 **자율성**을 적절히 존중할 것인가에 관한 미묘한 문제가 발생한다.

선택하지 않은 나쁜 결과가 발생할 때 상호소통하는 치과의사-환자 관계 지원과 강화는 이제 먼저 진료한 치과의사에 대한 윤리적 요구일 뿐만 아니라, 두 번째 치과의사에 대한 요구이기도 하다. 왜냐하면 나쁜 결과가 그 환자와 먼저 진료한 치과의사의 관계를 자동으로 끝내지는 않지만, 두 번째 치과의사는 이제 그 환자를 직접 대해야 하기 때문이다. 위에서 설명한 이유로, 그렇게 하면 그 환자에 대한 이러한 이익 달성과 심각한 충돌을 일으키지 않는 한, 두 번째 치과의사는 우선 환자와 먼저 진료한 치과의사의 관계 유지 강화를 위해 노력해야 한다. 그렇게 하면 환자의 이익과 충돌할지를 결정하기 위해서는 두 번째 치과의사가 나쁜 결과가 먼저 진료한 치과의사가 치료를 잘못한 결과인지에 대해 조기에 가능한 한 명확하게 결정해야 하며, 치료를 잘못한 결과일 경우 잘못된 작업이 얼마나 심각한지 결정해야 한다. 이런 어려운 질문들을 고려할 치과의사의 의무는 세심한 검토가 필요하다.

일부 치과의사들은 즉각 "확실히 알 수 없다. 결코, 모든 사실을 입수할 수 없다."고 말할 것이다. 따라서 그들은 두 번째 치과의사는 결코 먼저 진료한 치과의사가 치료를 잘못했는지 적절하게 판단할 수 없다는 결론을 내린다.

우리들 대부분이 생각하는 것과는 달리, 어떤 사건의 원인이 절대적으로 확실한 경우는 목격자에게조차 드물다. 그럼에도 불구하고, 합리적인 사람이라면 입수할 수 있는 증거에 기초해서 어떤 사건의 원인에 대해 판단을 내릴 수 있게 해주는 충분한 증거를 제공할 수도 있다. 발생한 사건에 대해 달리 설명할 수는 하지만, 입수할 수 있는 증거가 하도 강력해서 다른 설명이 타당할 가능성이 매우 낮을 때도 있다. 그럴 때, 합리적인 사람이라면 다른 사람 편에서 판단, 기술, 또는 소통의 오류가 발생했다고 결론을 내릴 충분한 증거를 갖게 될 것이다. 그러므로 두 번째 치과의사가 의심스러울 때는 먼저 진료한 치과의사에게 유리한 방향으로 판단해야 할 합당한 이유가 있기는 하지만, 치료를 잘못했다는 증거가 충분하지 않다는 입장을 고수하는 것은 지성적으로 정직하지 않은 처사일 것이다. 요컨대, 우리는 결코 모든 사실을 다 알 수는 없을 테지만, 때로는 나쁜 결과가 다른 치과의사가 치료를 잘못한 결과라고 판단할 수 있는 정도 만큼은 충분히 안다.

불행하게도 "나쁜 결과(bad outcome)"와 "잘못된 작업(bad work)"이라는 두 문구는 아주 비슷하게 들린다. 첫 번째 문구에서 "나쁜"이라는 단어는 환자 복지를 가리킨다. **나쁜 결과**는 치료가 환자의 이익을 달성하지 못하거나, 환자의 **구강건강**이나 **전신건강**에 피해나 위험을 가할 수도 있는 결과다. 두 번째 문구에서 "잘못된'이라는 단어는 치과 치료의 최소 규범을 가리킨다. 잘못된 작업은 치과계에서 시행되는 규범을 충족하지 못하는 진단, 처치 또는 환자와의 소통을 가리킨다.

이는 나쁜 결과들이 모두 잘못된 작업인 것은 아님을 의미한다. 왜냐하면, 두 가지 다른 판단 기준이 관여하기 때문이다. 불행하게도 현대 사회에서 (그리고 치과의사와 환자의 많은 대화에서) 이 두 개념 사이의 구분이 종종 간과된다. 대부분 치과의사는 (우리 사회 대부분의 사람 및 대부분의 환자 같이) 그 차이에 대해 환자들을 교육하기보다는, 나쁜 결과의 가능성에 관해 환자들에게 거의 말하지 않는 것을 선호한다. 이 두 개념의 융합은 현대 문화의 심각한 병폐다. 현대 의료계 안의 테크놀로지, 기술, 그리고 이들에 대한 지원 시스템이 그것들을 개발한 과학처럼 오류가 없다는 현대 사회의 신화가 널리 인정되고 있다. 이 신화는 우리의 모든 테크놀로지, 기술, 지원 시스템 그리고 심지어 "오류가 없는" 과학 자체가 진정으로 오류가 없는 원천으로부터 나온다기보다는 오류가 있는 과학자들과 오류가 있는 다른 인간들의 작품이라는 사실을 무시한다.

과학에는 오류가 없다는 신화가 환자들의 질병을 다루기 위해 이러한 기술들과 테크놀로지들을 채용하는 내과 의사들과 치과의사들의 지위를 강화해왔다. 그 신화는 또한 많은 환자가 이 신화의 의심스러운 추론, 즉 모든 나쁜 결과는 인간의 오류의 산물임이 틀림없다(즉, 그것은 틀림없이 잘못된 작업이다)는 추론을 받아들이는 정도로까지 환자들의 기대를 형성해 놓았다. 그 결과, 예를 들어 이 신화에 대한 대응으로 많은 의료사고 법률과 책임 보험 상품이 등장했다. 그래서 그들의 직무수행과 직종을 홍보하거나 방어하기 위해 이 신화를 사용하는 내과 의사, 치과의사와 전문직업인 단체들도 이 사회적 병폐와 그 결과에 기여한다. 그런 환경에서는 치과의사들이 환자들에게 나쁜 결과에 대해 많은 말을 하지 않는 것이 놀랄 일이 아니다.

그러나 "교과서적인" 구강 조건의 매우 협조적인 환자에게 매우 신중하게 직무를 수행하는 가장 능숙한 치과의사라도 나쁜 결과를 낼 수 있음을 모든 치과의사는 알고 있다. 과학의 무오류성과 그 추론으로서 모든 결함을 인간의 오류로 취급하는 것은 잘못이다. 결과가 나쁘게 나왔다 해서 반드시 치과의사가 치료를 잘못했기 대문인 것은 아니다.

어떤 나쁜 결과가 잘못된 작업의 사례인지 여부를 판단하기 위해서는, 두 번째 치과의사에게 정보가 필요하다. 어떤 경우에는 나쁜 결과는 이번 장의 서두에 나오는 사례의 유지력이 부족한 치아 삭제, 변연부 적합 불량, 브리지의 오버컨투어와 같이 물리적으로 하자가 있는 치과 작업과 관련이 있다. 그러나 두 번째 치과의사는 종종 덜 명확한 물리적 증거를 토대로 판단해야 할 것이다. 예를 들어 환자가 심각한 치주질환에 대해 진술할 때, 그 환자는 먼저 진료한 치과의사가 자기에게 치주질환의 초기 징후나 어떤 종류의 치주질환의 계속된 진행에 대해 결코 알려준 적이 없다고 진술할 수도 있다. 이는 환자의 기억, 치과의사의 말에 대한 환자의 주의, 이 말들에 대한 환자의 이해력 등의 결함일 수도 있다. 또한 복잡한 자연 과정에 직면해서 인간의 지식과 테크놀로지에 한계가 있어서, 아무도 잘못하지 않았는데도 나쁜 결과들이 발생하기도 한다.

두 번째 치과의사는 임상적 사실관계, 그 상황에 대한 환자의 언급, 그 환자가 선행의사로부터 언급을 받았다는 증거가 있을 경우, 그 증거 및 그 언급을 정확히 이해했는지 등을 세심하게 고려하지 않고서는 나쁜 결과가 잘못된 작업의 결과일 가능성이 있다거나 없다는 결론을 내릴 수 없다. 그러나 그때에도 대부분의 두 번째 치과의사들은 일반적으로 먼저 진료한 치과의사로부터 그 의사가 치료한 임상 상황에 관한 정보를 입수하지 않고서도 나쁜 결과가 잘못된 작업의 예일 **가능성이 큰지**, 또는 **가능성이 작은지**에 대한 결론을 내릴 수 있을 것이다. 두 번째 치과의사가 그 판단을 환자에게 소통해도 되는가, 또는 소통해야 하는가라는 별도의 질문은 곧 검토될 것이다.

대부분의 치과의사는 일반적으로 나쁜 결과가 잘못된 작업의 결과라는 상당한 증거가 있는 경우나 의심스러울 경우에는 다른 치과의사에게 유리하게 판단한다. 이는 단지 전문직업인의 체면 세워주기 또는 부적절한 충성의 예로 보일 수도 있을 것이다. 그런 사안에서 의심스러울 경우 피혐의자에게 이로운 방향으로 판단하는 것은 사회 공동체에 대한 치과계의 의무, 즉 잘못된 작업을 감시하고 가능한 한 피할 수 있는 잘못된 작업을 제거할 의무에 반하는 것으로 보일 수도 있다.

그러나 나쁜 결과에도 불구하고 다른 치과의사가 좋은 작업을 시도했다고 가정할 두 가지 좋은 이유가 있다. 첫째, 대부분의 나쁜 결과들에는 먼저 진료한 치과의사의 잘못과 관련이 없다는 많은 설명이 있을 수 있다. 임상적 사실관계들과 환자의 보고에서 잘못된 작업에 대한 강력한 증거가 없을 경우, 잘못된 작업이 연루되지 않았을 가능성이 그럴 가능성보다 크다. 둘째, 공인된 치과대학에서 제공된 기술적인 교육은 세심하게 모니터 되며, 치과계의 많은 보수교육 프로그램도 세심하게 모니터 된다. 이는 사회 공동체에 새로운 치과의사들이 면허를 받을 때 그들이 능숙하게 직무를 수행하는 데 필요로 하는 지식과 기술을 가지게 될 것이라는 점을 보장하기 위함이다. 또한 그들의 계속적인 직무수행은 일반적으로 치과 전문성을 약화하기보다는 강화하며, 일반적으로 치과 보수교육 프로그램도 마찬가지다. 그렇다면 모든 것이 동일할 경우, 특정 치과의사가 주어진 임상 상황에서 관련 전문직업인 규범에 부합할 가능성이 크다.

그럼에도 불구하고, 두 번째 치과의사가 나쁜 결과는 먼저 진료한 치과의사의 판단, 기술, 또는 환자와의 소통상의 오류의 결과일 **가능성이 크다**는 결론을 내려야 할 상황이 발생할 것이다. 증거가 결정적이지는 않지만 의심스러울 경으 먼저 진료한 치과의사에게 유리하게 판단하라는 원칙을 능가하기에 충분한 상황도 발생할 것이다. 그런 경우, 증거가 그 문제에 대해 어느 쪽의 편도 들지 않을지라도 작업을 잘못했을 **가능성이 있다**는 결론을 내려야 할 것이다.

세 가지 상황

그렇다면, 두 번째 치과의사는 잘못된 작업 발생 가능성과 관련해서 다음과 같은 세 가지 상황에 직면할 수 있다. (1) 작업을 잘못하지 않았을 개연성이 높다고 판단한다. (2) 임상적 사실관계들과 환자의 보고에서 입수할 수 있는 정보로는 작업을 잘못느냐는 문제를 해결하지 못한다. (3) 입수할 수 있는 정보에 근거해서 작업을 잘못했을 개연성이 높다고 판단한다.

치과의사는 ADA 강령 4.C에서 언급하는 바와 같이 이 모든 경우에 환자에게 "현재의 **구강건강** 상태"에 대해 알려 줄 의무가 있다. 이 의무는 환자의 **구강건강**과 **전신건강**이라는 치과 **직무수행 핵심 가치** 및 **자율성**이라는 가치에서 나온다. 이 의무는 또한 (어느 쪽 치과의사든) 치과의사와 환자 사이의 **상호소통하는 관계**라는 이상에 의해서도 요구된다. 이 모든 전문직업인 기준들은 의사결정 능력이 있는 환자가 자신의 **구강건강** 상태에 관해 적절한 (바라기로는 상호소통하는) 결정을 내릴 수 있도록 그 상태에 대해 충분하고 정확한 정보를 받도록 요구한다. (이번 장은 치료 의사결정에 참여할 능력이 있는 환자에 대한 논의에 국한할 것이다. 의사결정에 참여할 능력이 없는 사람들이나 의사결정 과정에 참여할 능력이 감소한 사람들에게 치과 치료를 어떻게 제공할지에 대한 논의는 7장을 보라. 확실히, 이런 환자들에게서 나쁜 결과들과 잘못된 작업의 가능성이 발생할 경우 의사결정 능력이 있는 환자들에게서 훨씬 복잡한 윤리 문제들이 제기될 가능성이 높다.)

환자의 "현재 구강건강 상태"에 대한 묘사는 필연적으로 나쁜 결과에 대한 사실 묘사를 포함한다. 치과의사전문직업인 의무는 두 번째 치과의사에게 이를 요구한다. 또한, 치과의사의 전문직업인 책무에 기초한 이 요건을 뒤엎을 수 있는 이유도 없다. 두 번째 치과의사는 먼저 진료한 치과의사에게 동료전문직업인 의무가 있다. 그러나 이 의무가 동료 전문직업인을 특정 유형의 피해로부터 보호할 의무를 포함한다 할지라도, 이 상황에서 환자에게 걸려 있는 가치들(특히 그 환자가 자신의 현재 구강건강 상태를 이해할 경우)이 동료 전문직업인에게 걸려 있는 가치들에 우선한다.

두 번째 치과의사가 나쁜 결과를 환자에게 전혀 언급하지 않음으로써 먼저 진료한 치과의사와 환자 사이의 관계를 지원할 수 있을 것인가? 환자가 그 문제를 알지 못하거나 그 문제가 **구강건강**이나 기능에 실제보다 덜 중요하다고 믿게 될 경우, 먼저 진료한 치과의사는 자신과 그 환자의 관계 안에서 나쁜 결과를 더 효과적으로 다룰 수도 있을 것이다. 이것이 두 번째 치과의사가 환자와 먼저 진료한 치과의사의 관계를 지원하는 정당한 방법이고, 때로는 최상의 방법이겠는가?

따라서 두 번째 치과의사의 상황이 윤리적으로 복잡해진다. 두 번째 치과의사는 단순히 먼저 진료한 치과의사의 대리인이 아니다. 그(녀)는 또한 환자와 전문직업인의 관계도 맺고 있다. 즉 두 번째 치과의사에게 환자의 **자율성**을 존중할 치과계의 요건이 적용되며, 두 번째 치과의사와 환자가 함께 결정해야 할 사안에 관해 가능하면 환자와 **상호소통하는 관계**를 위해 노력할 의무도 적용된다. 그렇다면 두 번째 치과의사는 먼저 진료한 치과의사와 그 환자 사이의 관계를 약화하지 않기 위해 환자의 **자율성**을 침해하거나 그 환자와 **상호소통하는 관계**가 아닌 다른 관계를 받아들이지 않아야 한다. 이는 **환자 복지의 상대적 우선순위**라는 규범이 관련되는 또 다른 방식이다. 그런 갈등이 없을 경우 두 번째 치과의사는 모든 면에서 먼저 진료한 치과의사와 환자 사이의 관계를 지원할 의무가 있다. 그러나 이들이 충돌할 때에는 환자의 **자율성** 및 현재의 치과의사와 환자 사이의 관계가 먼저 진료한 치과의사와 그 환자 사이의 관계에 우선한다.

치과의사-환자 관계의 **길드모델**이 미국 사회에서 훨씬 더 규범적인 힘을 가지고 있는 것으로 보이던 과거에는, (두 번째 치과의사가) 환자에게 나쁜 결과를 충분히 알리지 않고 대신 먼저 진료한 치과의사가 자신의 치과의사-환자 관계의 맥락에서 환자에게 이를 알리게 하더라도 전문직업인으로서 적절하다고 여겨질 수도 있었을 것이다. 그러나 환자의 **자율성**이라는 **핵심직무수행가치**와 **환자와 상호소통하는 관계**를 위해 노력하는 것이 환자의 **구강건강**과 **전신건강**에 대한 직접적인 위험을 제외한 다른 모든 고려사항에 우선한다는 것이 치과전문직업인 의무라는 점에는 의문이 없다.

그러므로 여기서 고려하는 세 가지 상황 모두에서, 치과의사는 나쁜 결과에 대한 사실관계를 정확히 설명해주는 것을 포함해서 환자에게 환자 자신의 상태에 관해 알려줄 의무가 있다. 그러나 이 결론은 두 번째 치과의사가 (환자에게나 적절한 동료심사 당국에) 나쁜 결과와 관련한 먼저 진료한 치과의사의 역할에 관해 어떤 것을 더 말할 수 있는지 또는 말할 수 없는지, 또는 말해야 하는지 또는 말하지 않아야 하는지는 아무 것도 암시하지 않는다.

두 번째 치과의사가 환자에게 무엇을 말할 수 있는가에 관해서는, 두 가지 다른 상황을 구분할 필요가 있다. 첫째, 환자는 두 번째 치과의사에게 나쁜 결과가 먼저 진료한 치과의사의 잘못된 작업의 결과인지 물어볼 수 있다. 어떤 상황에서 두 번째 치과의사는 나쁜 결과는 먼저 진료한 치과의사의 잘못된 작업의 결과일 개연성이 크다고 말함으로써 이 질문에 대응할전문직업인 의무가 있는가? 두 번째 치과의사가 전문직업인으로서 그렇게 할 의무가 없음에도 불구하고 윤리적으로 이에 대해 **말할 수도 있는** 어떤 다른 상황이 있는가?

둘째, 자신의 구강 상태에 관한 정확한 정보를 받는다 해도, 환자가 여전히 먼저 진료한 치과의사의 역할에 관해 질문하지 않을 수도 있다. 그럼에도 불구하고 두 번째 치과의사에게 그 주제를 끄집어내서 먼저 진료한 치과의사의 역할에 관한 판단을 제공하도록 요구하는 어떤 상황들이 있는가? 두 번째 치과의사가 요청받지 않았더라도 그렇게 **할 수도 있는** 다른 상황들이 있는가? 이 마지막 두 질문은 이번 장의 뒤에 나오는 "환자가 질문하지 않을 경우"라는 제목의 섹션에서 검토될 것이다.

환자가 나쁜 결과에 관한 먼저 진료한 치과의사의 역할에 대해 직접 질문할 경우, 두 번째 치과의사는 이 질문을 어떻게 다뤄야 하는가? 위에서 구분한 세 가지 상황 중 세 번째 상황이 가장 복잡하므로, 세 번째 상황부터 검토해 보자.

잘못된 작업의 개연성이 있어 보일 때 환자가 질문하는 경우

세 번째 상황은 두 번째 치과의사가 임상 증거와 환자의 보고를 토대로 잘못된 작업이 관련되었을 개연성이 **있다**고 판단하는 경우다. 이 상황에 관해 두 가지를 더 구분하고 이 상황을 네 개의 하위 범주들로 나눌 필요가 있음을 곧바로 설명할 것이다. 그러나 우리는 먼저 이 상황에서 치과의사가 언제나 환자의 질문에 대해 최상의 판단에 따라 진실하고 정확하게 대답해야 한다는 입장을 취하는 가장 강력한 이유를 검토해야 한다.

첫째, 환자의 **전신건강**과 **구강건강**과 환자의 **자율성**이라는 **핵심직무수행가치**와 환자와 **상호소통하는 관계**를 위해 노력해야 할 의무라는 관점에서 치과의사는 환자에게 치료 의사결정에 필요한 모든 사실을 충분히 알려 줘야 한다. 나쁜 결과에 관한 먼저 진료한 치과의사의 책임에 대한 두 번째 치과의사의 판단은 이런 사항 중 하나와 관련이 있는 것으로 보일 것이다. 따라서 먼저 진료한 치과의사의 책임에 대한 두 번째 치과의사의 정직한 진술이 요구되는 것으로 보일 것이다.

둘째, 모든 치과의사는 사회 공동체에 대한 치과계의 책무를 수행할 의무가 있다. 이는 개별 치과의사의 행동들은 비록 이 직종의 다른 구성원들에 의해서만 규제 및 감독 된다 할지라도 기술적으로나 윤리적으로 환자 복지에 봉사해야 함을 의미한다. 그렇다면 나쁜 결과가 잘못된 작업 탓일 개연성이 있는 것으로 판단될 때 나쁜 결과에서 먼저 진료한 치과의사의 역할에 대한 환자의 질문에 정확하게 대답하지 않는 치과의사는 개인적으로 및 치과계 전체의 이름으로 이 의무를 이행하지 않는 것으로 보인다. 따라서 치과계의 자율규제 특권이 어느 정도 위험에 처한다.

셋째, **인테그러티와 프로페셔널리즘** 규범은 치과의사의 행동이 이 직종이 유지하겠다고 공언하는 가치에 따라 인도되어야 한다고 요구한다. 전문가 집단으로서, 치과계는 그 구성원들이 언제나 임상적 사실관계에 따라 행동하고, (비록 앞에서 언급한 바와 같이 일정한 한계 내 이기는 하지만) 환자 복지를 자신의 복지보다 앞에 두겠다고 공언한다. (나쁜 결과가 잘못된 작업 탓일 개연성이 있는 것으로 판단될 때) 나쁜 결과의 원인에 관한 환자의 질문에 정확하게 답변하지 않는 치과의사는 첫째, 사실을 무시함으로써, 둘째, 동료 전문직업인의 복지를 환자 복지보다 앞세움으로써 치과계를 잘못 대변하고 따라서 치과계가 나타내는 가치들을 잘못 대변한다.

그러나 이 규범적 고려사항들은 이 세 번째 상황 안의 하위 범주들 각각에 대해 다른 방식으로 적용되며, 나아가 지금까지의 고려들을 뒤따르는 것으로 보일 수도 있는 일반적인 결론으로 이어지기보다는 하위 범주들에 대해 각각 다른 결론으로 이어진다. 먼저 이 사례가 먼저 진료한 치과의사의 잘못된 작업이 향후의 잘못된 작업, 또는 환자에 더 심각한 피해를 일으킬 가능성을 암시하는 경우인지, 아니면 잘못된 작업이 인간은 실수하는 존재여서 모든 전문가의 임상에서 불가피하게 발생하는 가볍거나 간헐적인 실수에 지나지 않는 경우인지를 구분할 필요가 있다.

ADA **강령**은 치과의사가 먼저 진료한 치과의사의 잘못된 작업이 "중대하거나 계속해서 잘못된 치료"의 경우인지 결정해야 한다고 말하는 섹션 4.C에서 관련 구분을 적시한다. 저자들은 이를 어떤 나쁜 결과들은 최고의 전문직업인들조차 이따금 불가피하게 저지르는 간헐적이고 우발적인 기술적 실수일 뿐임을 암시한다고 해석한다. 나쁜 결과가 **계속해서** 잘못된 작업의 사례라는 결론을 내리려면 같은 치과의사로부터의 다른 사례들과 다른 환자들로부터의 증거가 필요하다. 잘못된 작업 사례가 **중대하다**는 판단은 그런 비교 증거가 필요하지 않다. 그렇다면 실무상으로는 중대하게 잘못된 작업이라는 판단을 내리는 것은 계속 잘못된 작업이라는 판단을 내리는 것에 비해 상대적으로 쉽다. 나쁜 결과가 중대하게 잘못된 작업의 결과일 개연성이 높다는 판단은 그 실수가 매우 심각하거나 큰 피해를 줘서 그것이 심각한 주의나 적절한 교육훈련 결여, 또는 먼저 진료한 치과의사가 다루지 않은 기타 문제들의 징후일 가능성이 있는 것으로 간주해야 한다는 판단이다. 두 경우 모두, 두 번째 치과의사가 나쁜 결과를 중대하거나 계속해서 잘못된 치료로 판단하고 있으므로, 두 번째 치과의사는 또한 그 환자가 먼저 진료한 치과의사에게 돌아갈 때 추가적인 잘못된 작업과 장기적인 피해 위험 가능성이 있다고도 판단하고 있는 셈이다.

특히 아슬아슬 한 상황에서조차 임상적인 실수가 하나도 없이, 모든 수복과 프렙과 인상채득을 완벽하게 하고 환자를 행복하게 만족시키는 치과의사는 설사 있다 해도 극히 드물다. 그러나 기술적으로 완벽한 치과 임상이라는 이론상의 이상에 미치지 못하는 대부분의 경우, 환자에게 불편이나 피해를 주지 않으며, 이에 대해 책임이 있는 치과의사에게 가서 이를 조정하거나 재 작업하도록 요구되지도 않는다. 따라서 그런 일들이 발생하면, 대부분 두 번째 치과의사가 관여함이 없이 하나의 치과의사–환자 관계 안에서 해결된다.

이런 종류의 우발적인 실수를 하는 치과의사를 비난하는 치과의사는 거의 없을 것이다. 그러나 대부분의 치과의사는 실수에 대해 개의치 않는 치과의사에 대해서는 비난할 것이다. 다음과 같은 치과의사는 그런 비난을 받을 만하다. (1) 심각한 주의 결여, 적절한 교육훈련 결여, 또는, 더 깊은 다른 문제의 징후로 보이는 매우 심각하거나 해로운 실수를 저지른 경우(즉, 중대하게 잘못된 치료), (2) 그의 작업이 그 치과의사가 다루고 있지 않은 오류의 양상에 대한 증거를 제공하는 경우 (즉, 계속적으로 잘못된 치료), (3) 그 문제에 대해 환자를 적절히 대하지 않는 경우. (치과의사가 자신의 나쁜 결과를 어떻게 다뤄야 하느냐는 문제는 이번 장의 뒤에서 논의될 것이다) 치과의사들이 간헐적인 기술적 결함에 대해 서로 비난하지 않는 주된 이유는 이 결함이 환자를 향후의 잘못된 작업이나 피해 가능성이라는 위험에 빠뜨리지 않기 때문이다. 그런 결함들은 (중대한 결함에 비해) 참으로 가볍고 (계속된 결함에 비해) 참으로 우발적이다.

불행하게도 현재의 문화는 치과의사들과 거의 모든 분야의 전문가들이 서로의 우발적인 경미한 실수들을 용납하는 것이 옳다는 이 견해를 받아들이지 않는다. 많은 사람이 의료기술에 오류가 없다는 신화를 받아들이는 것처럼, 많은 사람이 항상 인간의 오류 없는 기술적 행동도 가능하다고 가정하는 듯하다. 그러나 기술적으로 흠 없는 치과 임상을 고수하려면 아마도 환자 치료를 삼가는 것이 유일한 대안일 것이다. 그런 사고는 또한 어떤 치과의사가 주어진 상황에서 흠 없이 진료를 수행할 수 있는지에 대한 결정은 언제나 명쾌하다고 가정한다. 따라서 우발적이고 경미한 잘못된 작업과 중대하거나 계속해서 잘못된 작업 사이의 구분은 널리 받아들여지지 않는다. 그러나 이 구분은 두 번째 치과의사가 먼저 진료한 치과의사의 나쁜 결과가 잘못된 작업의 사례일 개연성이 높은지 여부를 결정해야 할 때 그(녀)의 전문직업인 의무 이해에 매우 중요하다.

여기서 필요한 두 번째 구분은 특정 유형의 법률 환경에서 가장 명백하다. 그것은 어떤 사람이 다른 사람의 행동에 관해, 특히 적절한 전문성이 관련된 것으로 보이는 상황에서 공개적으로 부정적인 판단을 제공하는 데 필요한 증거의 양과 관련이 있다. (특히 명예훼손 소송과 일반 대화에서) 미국 사회가 다른 사람들의 행동에 대한 사람들의 부정적인 공개적 판단을 다루는 방식은 우리 사회는 다른 사람의 행동에 대한 부정적인 공개적 판단을 지지하기 위해서는 많은 증거가 필요하다고 믿고 있음을 보여 준다. (예컨대 판단이 격식을 차리지 않거나, 정보에 기초하지 않거나, 순전히 뒷공론으로 보이는 것이 아니라) 적절한 전문성이 관련된 것으로 보일 때는 특히 더 그렇다. 그런 부정적인 공개적 판단을 지지하는 데 필요한 증거의 양은 대개 다른 사람의 행동을 공개적으로 긍정적으로 평가하는 데 필요한 양보다 많다고 간주된다.

그러므로 다음과 같은 상황들을 구분할 필요가 있다. (1) 두 번째 치과의사가 (임상적 사실관계들의 증거와 환자의 보고에 기초해서) **자기 마음속으로만** 나쁜 결과가 잘못된 작업의 사례일 개연성이 있다고 판단할 수 있는 경우 (2) 두 번째 치과의사가 환자에게 먼저 진료한 치과의사가 잘못된 작업을 수행했을 개연성이 높다고 알려줌으로써 (그리고 환자가 지금까지 이에 대해 전혀 모르고 있는 경우에도 그렇게 함으로써) 먼저 진료한 치과의사에 대한 **공개적인** 부정적 판단을 지지할 만큼 증거가 충분히 강력한 경우. 왜냐하면 판단을 환자에게 소통하는 것은 **공개적인** 행동으로 간주하여야 하기 때문이다. 환자로부터 치과의사로의 소통 내용은 사적이며 따라서 전문직업인의 비밀 준수 누설 제한의 적용을 받는다. 그러나 치과의사로부터 환자로의 소통 내용은 대개 환자가 마음대로 되풀이해도 자신과 치과의사 사이의 관계를 침해하지 않을 것이다. 그러므로 먼저 진료한 치과의사의 작업에 관한 두 번째 치과의사의 판단이 환자에게 소통되면 그것은 **공개적인** 판단으로 간주하여야 하며, 그런 판단을 전달할 때 전문직의 전문성이 관련된다는 점이 명백하다.

따라서 두 번째 치과의사가 환자에게 나쁜 결과가 먼저 진료한 치과의사의 잘못된 작업에 기인할 개연성이 높다고 말하기 위해서는 그 치과의사가 개인적으로 자기 마음속으로만 그럴 개연성이 높다고 결론을 내리는 데 필요한 수준보다 더 많은 증거가 필요하다. 따라서 ADA 강령 섹션 4.C는 이렇게 진술한다. "치과계에 관해 공개적인 진술을 하는 치과의사는 그 언급을 진실하다고 믿게 할 합리적인 토대가 있어야 한다." 저자들은 치과의사들이 이와 관련해서 법률상의 의무가 있다고 주장하는 것이 아니라, 다른 사람의 행동에 대해 공개적으로 부정적으로 판단하는 데 필요한 증거의 양에 관해 널리 적용될 수 있는 사회적 규칙(특정한 법적 맥락에서는 공식적으로 적용되지만 더 넓게 적용되는 규칙)이 있으며, 그것은 여기에서 논의하고 있는 전문직업인-윤리 문제와 직접 관련이 있다고 주장한다.

치과의사들은 때로는 결코 충분한 증거가 없다고 항의하지만, 위에서 두 번째 치과의사가 개인적으로 잘못된 작업이 발생했을 개연성이 높다고 판단하기에 충분한 증거를 갖게 되는 상황이 발생한다고 주장했다. 그러나 이러한 개인적 판단에 필요한 증거는 **공개적**으로 그렇게 판단을 내리기에는 충분하지 않으며, 치과의사가 나쁜 결과가 잘못된 작업의 결과일 개연성이 크다고 **환자에게** 말하면 그것은 공개적인 판단이 될 것이기 때문에, 그런 소통은 정당화되지 못할 것이다. 사실 치과의사는 흔히 그 작업의 상황에 대해 먼저 진료한 치과의사와 소통하지 않는 한, 이 입증 책임을 충족할 충분한 증거가 부족할 것이고, 소통하는 때도 먼저 진료한 치과의사와의 소통이 세심하고 상세하지 않은 한, 두 번째 치과의사는 여전히 충분한 데이터가 부족할 것이다. 그러나 먼저 진료한 치과의사의 나쁜 결과를 목격하는 대부분의 치과의사는 환자로부터 잘못된 작업에 관해 질문을 받기 전에 먼저 진료한 치과의사와 소통할 기회가 없다. 그러므로 치과의사들은 흔히 그들이 판단하기에 나쁜 결과가 먼저 진료한 치과의사의 잘못된 작업의 결과일 개연성이 높은지 여부에 관한 질문에 답할 입장에 있지 않다. 왜냐하면 그들은 흔히 그렇다는 **공개적인** 진술(이는 환자에 대한 진술을 포함한다)에 필요한 증거를 가지고 있지 않기 때문이다.

특히 전문성이 관련되어 있으면, 공개적인 부정적 판단을 위해 충분히 많은 증거가 필요하다는 사회의 규칙에 주목할 만한 한 가지 예외가 있다. 법정에서 증언하도록 요구되면, 그 사람은 먼저 증거가 여기서 고려하고 있는 기준을 충족하는지 결정하지 않고 법정에서 자신의 부정적인 판단을 (그에 대한 증거와 더불어) 있는 그대로 공개적으로 진술하도록 요구된다. 그래서 이 특별한 상황에서는 충분한 증거 없이 말하는 것에 대한 제한이 제거된다. 이는 법관, 배심원, 기타 참여자들이 증언에 관한 판단을 위해 제공된 증거를 법정 상황 안에서 제공된 다른 증거들과 관련하여 스스로 판단할 능력이 있는 것으로 간주하기 때문이다. 실제로 그들은 법정에서 그들이 맡은 특별한 역할에 의해 그렇게 하도록 요구된다.

이제 두 번째 치과의사가 개인적으로 (임상 증거와 환자의 보고에 의해 정당하게) 나쁜 결과가 잘못된 작업의 결과일 개연성이 높다고 판단할 때, 나쁜 결과에서 먼저 진료한 치과의사의 역할에 대한 환자의 질문을 다뤄야 하는 상황으로 돌아가 보자. 이제 이 상황에 대해 검토할 네 가지 하위 범주들이 있다.

개인적인 의견일 뿐이고, 중대하거나 계속적으로 잘못된 치료가 아닌 경우

첫 번째 하위 범주는 다음과 같은 두 가지에 해당하는 경우다. (1) 입수할 수 있는 증거가 나쁜 결과는 잘못된 작업의 결과일 개연성이 크다는 치과의사의 **개인적인** 의견을 지지할 정도로 강력하기는 하지만, 공개적인 진술에 대한 증거 기준이 충족되지 않았기 때문에 환자에게 그렇게 말할 수 있을 정도로 강한 것은 아니다. (환자에게 그렇게 말하는 것은 **공개적인** 진술로 간주된다). (2) 치과의사의 개인적인 의견으로는 잘못된 작업은 중대하거나 계속적으로 잘못된 치료의 사례일 개연성이 높지 않다. 이런 상황에서 환자가 질문하면, 치과의사는 먼저 진료한 치과의사의 역할에 관한 자신의 개인적인 의견을 환자에게 소통할 **의무가 없다**. 대신 치과의사는 자신이 그 문제를 판단할 충분한 증거가 없다고 대답할 수 있을 것이다. 이는 공개적인 진술을 할 때와 관련된 증거 기준에 비춰볼 때 진실하고 정확한 답변이다. 따라서 그런 답변은 치과의사가 환자의 **자율성**을 존중하고 가능한 **상호소통하는 관계**를 위해 노력할 의무에 합치한다.

왜냐하면, 사회의 적절한 증거 기준이 **자율성** 규범 하에서의 치과의사의 의무의 정도를 제한하기 (즉, 한계를 정하기) 때문이다. 그러나 치과의사가 이런 식으로 답변하면, 그(녀)는 환자에게 충족되지 않은 증거 기준은 상당히 엄한 기준임을 알려줘야 한다. 이는 환자가 다소 낮은 증거 기준, -특히 그 사안에 대한 사견(私見) 형성에 적용할 증거 기준-이 충족되지 않았다고 생각하지 않도록 하기 위함이다. 더욱이, 그 치과의사가 부적절한 증거가 어느 정도 먼저 진료한 치과의사가 적절하게 행동했음을 암시한다고 내비치려 한다면 그(녀)는 확실히 비윤리적으로 행동하는 것이다. 왜냐하면, 두 번째 치과의사는 개인적으로는 이 나쁜 결과는 잘못된 작업의 사례일 개연성이 높다고 판단하기 때문이다. 이런 식으로 환자를 오도하면 확실히 환자의 **자율성**이라는 **핵심직무수행가치**에 어긋나고, 환자와 **상호소통하는 관계**를 맺을 두 번째 치과의사의 책무도 손상할 것이다. 환자는 먼저 진료한 치과의사로부터 계속 나쁜 치료를 받거나 피해를 받을 위험이 있다고 판단되지 않기 때문에 그런 답변으로 환자의 **구강건강**과 **전신건강**이라는 **핵심직무수행가치**와 치과계가 해로운 직무수행을 방비해야 한다는 요건은 손상되지 않는다.

첫 번째 하위 범주의 상황에서 환자의 질문에 대한 전형적인 답변은 다음과 같을 것이다. "존스 씨, 그것은 아주 합리적인 질문입니다. 불행하게도 이런 종류의 나쁜 결과에는 많은 요인이 관련되어 있습니다. 제 편에서 판단하려면, 그 결과는 닥터 스미스 편에서의 어떤 실수의 결과일 개연성이 크다고 말할 수 있는 아주 강력한 증거가 요구됩니다. 그런데 결정의 근거로 삼을 수 있는 사실관계들은 그런 판단을 지지하지 않습니다." 저자들은 두 번째 치과의사가 또한 다음과 같이 말할 수 있을 때 그런 상황을 가장 잘 해결할 수 있다고 믿는다. "저는 닥터 스미스에게 전화해서 그에게 제가 본 내용을 말하겠습니다. 그리고 두 분이 함께 발생한 일을 해결할 수 있도록 선생님이 편리한 가장 이른 시일에 직접 닥터 스미스와 접촉하라고 추천하겠습니다."

그러나 두 번째 치과의사가 첫 번째 하위 범주의 상황에서 잘못된 작업의 개연성에 관한 자신의 개인적인 의견을 환자에게 소통할 **의무가 없을 때**, 두 번째 치과의사는 그럼에도 불구하고 이를 환자에게 **소통해도 되는가?** 아니면 이를 환자에게 소통하면 전문직업인 의무 위반인가?

위에서 논의한 사회의 증거 기준은 그 증거 기준이 충족되지 않으면 먼저 진료한 치과의사에 대한 어떤 공개적인 부정적 판단도 진술하지 못하게 한다. 그러나 증거가 이 기준을 충족하지 못함에도 불구하고, 잘못된 작업의 개연성에 관한 자신의 개인적인 의견을 환자에게 말하는 것을 정당화할 수도 있는 전문직업인의 고려사항 하나가 있다. 두 번째 치과의사가 그렇게 하면 환자와 먼저 진료한 치과의사 사이의 관계를 향상하거나, 환자를 위한 **핵심직무수행가치**를 더 잘 깨닫게 하는 등의 방식으로 환자 복지를 유의미하게 향상시킬 것으로 믿을 합당한 이유가 있다고 가정하자. 그렇다던 환자에 대한 이익이 두 번째 치과의사가 자신의 개인적인 의견을 환자에게 소통하는 것을 정당화할 수도 있다. 두 번째 치과의사가 환자의 질문에 답변할 의무가 없음에도 불구하고 윤리적으로 답변**할 수도 있을** 때는, 두 번째 치과의사는 환자에게 다음 사항을 명확히 밝힐 의무가 있을 것이다. (1)이 소통에 요구되는 일반적인 수준의 증거는 입수할 수 없다. (2) 그래서 두 번째 치과의사의 판단은 일반적인 증거 기준이 충족될 때에 비해 덜 확실하다. 그러나 (첫 번째 하위 범주의 상황에서) 치과의사가 자신의 판단을 환자에게 소통하는 것을 정당화할 수 있는 유일한 고려사항은 환자 복지에 대한 중대한 기여라는 점이 강조되어야 한다. 그러나 이 기준을 충족시키는 상황이 발생할 가능성은 아주 드물 것으로 보인다.

개인적인 의견일 뿐이고, 중대하거나 계속적으로 잘못된 치료일 개연성이 높은 경우

두 번째 하위 범주는 다음과 같은 상황이다. (1) 치과의사가 입수할 수 있는 증거가 공개적인 판단(즉, 환자에 대한 소통)을 정당화하기에 충분히 강하지 **않다**. (2) 치과의사의 개인적인 의견으로는 잘못된 작업은 중대하거나 계속적으로 잘못된 치료일 개연성이 **높다**. 이런 상황에서는, 환자가 질문하면 치과의사의 답변은 입수할 수 있는 증거는 자신이 그 문제에 대해 공개적인 판단을 내릴 때 요구되는 기준을 통과하지 못한다는 점을 소통해야 한다. 그러나 이런 상황에서는 환자에 대한 위험 때문에, 우리 저자들은 그 치과의사가 추가로 다음과 같은 두 가지를 해야 한다고 제안한다.

첫째, 그 치과의사는 그 환자에게 비록 증거는 제한적이지만 그 환자가 향후의 잘못된 작업이나 피해의 위험에 처할 수도 있음을 암시한다고 지적해야 한다. 환자에게 나쁜 결과가 심각하게 (중대하거나 계속된 것으로) 여겨져야 한다고 말하면서 증거가 제한적이라고 조언하는 것은 미묘한 문제다. 즉, 제공되는 조언은 두 번째 치과의사가 확신하는 것에 근거하지 않고 “가능한” 또는 기껏해야 “개연성이 높은” 결론에 근거한 것일 뿐이다. (두 번째 하위 범주에서는 특히 확실히 전문성이 관련되어 있어서, 두 번째 치과의사에게 공개적인 부정적 판단에 대한 증거 기준을 충족할 충분한 증거가 없음을 기억하라) 그러나 (중대하거나 계속적으로 잘못된 치료가 존재할 개연성에 의해 입증된) 환자에게 향후의 잘못된 작업이나 피해의 진정한 위험이 있기 때문에, 두 번째 치과의사는 환자가 이에 관해 질문하지 않더라도 이 위험을 알려줘야 한다. 그렇게 하지 않으면 환자의 **구강건강**과 **전신건강** 보존 및 향상, 환자의 **자율성** 존중, 부적절한 치료를 방지하기 위한 치과계의 감독 활동 역할을 담당할 치과의사의 전문직업인 의무를 위반하게 될 것이다.

둘째, ADA 강령 4.C조는 치과의사들은 중대하거나 계속적으로 잘못된 치료 개연성이 있는 사례들을 “지부들이나 지역 [치과] 협회에 의해 결정된 적절한 심의위원회에” 보고해야 한다고 진술한다. 뭔가가 환자가 먼저 진료한 치과의사의 수중에서 잘못된 작업이나 피해를 볼 가능성이 있는 위험이 있는 중대하거나 계속적으로 잘못된 작업을 암시할 개연성이 있는 경우, 먼저 진료한 치과의사의 다른 환자들도 잠재적인 위험에 처해진다. 그 문제를 동료심사 기구에 보고하면, 잘못된 작업(특히 중대하거나 계속적으로 잘못된 치료)이 실제로 발생했는지를 더 잘 결정할 수 있는 집단이 개입하게 된다. 그들은 또한 필요할 경우 이 환자와 다른 환자들을 먼저 진료한 치과의사에 의한 피해로부터 보호하기 위한 추가 조치를 취할 수 있는 위치에 있다.

때로는, 개별 치과의사들은 먼저 진료한 치과의사와 개인적으로나 직업적으로 친분을 맺고 있어서, 먼저 진료한 치과의사와 그들의 개인적 접촉이 이 환자와 다른 환자들을 효과적으로 보호하는 데 효과적일 수도 있을 것이다. 때로는 이러한 개인적 접촉이 검토 위원회에 보고하는 것보다 더 효과적일 수 있다. 그런 경우, 치과의사가 그 문제를 적절한 치과단체에 보고하지 않고 이 목적을 위해 노력하는 것이 정당화될 수도 있을 것이다. 왜냐하면, 치과의사에 대한 징벌 조치가 목표가 아니고 환자 복지 향상 및 보호가 목적이기 때문이다. 그러나 동료 의식과 우정이 이 문제에 관한 치과의사의 판단을 약화할 수도 있다. 그렇다면 동료에 대해 보고하지 않을 유혹을 받는 치과의사들은 그 전에 그들의 이유를 주의 깊게 검토해야 한다. 그런 상황에서 향후의 잘못된 작업과 가능한 피해로부터 환자를 효과적으로 보호하기 위한 행동을 취하지 않는 것은 전문직업인 개인의 심각한 잘못이며, 사회공동체에 치과계의 전문성이 적절하게 행사될 것이라는 신뢰를 줄 치과계의 책무에 대한 심각한 위반이다.

증거가 공개적인 판단에 충분하지만, 중대하거나 계속적으로 잘못된 치료가 아닌 경우

세 번째 하위 범주는 다음과 같은 상황이다. (1) 치과의사가 입수할 수 있는 증거는 나쁜 결과는 잘못된 작업의 사례라고 환자에게 말하는 것을 정당화할 정도로 **강하다**. 그러나 (2) 치과의사의 개인적인 의견으로는 잘못된 작업은 중대하거나 계속적으로 잘못된 치료의 사례일 개연성이 높지 **않다**. 이런 상황에서는 환자가 질문하면, 치과의사는 윤리적으로 자신이 판단을 제공하기에 충분한 증거가 없다고 답변해서는 안 된다. 그것은 사실이 아니다. **인테그러티와와 프로페셔널리즘** 및 **상호소통하는 관계**에 대한 책무 모두 이런 특수한 상황에서 두 번째 치과의사가 자신의 판단을 지지하는 증거와 더불어 그 판단을 환자에게 설명하도록 요구한다.

위에서 지적한 바와 같이, 치과의사는 나쁜 결과에 대해 이미 먼저 진료한 치과의사와 대화를 하지 않은 한, 이런 결정에 자주 직면하지 않을 것이다. 이런 상황이 벌어지는 경우, 두 번째 치과의사는 일반적으로 먼저 진료한 치과의사와 소통한 뒤에 먼저 진료한 치과의사가 자신의 결론에 동의했기 때문이거나, 먼저 진료한 치과의사의 설명을 들었음에도 그런 결론을 내렸기 때문에 잘못된 작업이 발생했다는 판단을 유지한다. 어느 경우든, 환자에게 자신의 판단을 제공하기 위해 요구되는 증거가 충분해서 일부 치과의사들이 환자에게 말하는 일반적인 이의, 즉 "결코 충분한 증거를 입수할 수 없다"는 이의는 적용되지 않을 것이다. 그러나 먼저 진료한 치과의사가 두 번째 치과의사의 판단에 동의할 경우, 두 치과의사는 공동으로 환자와 협력해서 그 상황을 다룰 수 있고, 환자의 건강과 복지를 증진하기 위해 환자와 협력하는 관계를 유지한다는 관점에서 어떤 후속 조치를 취해야 하는지 함께 결정할 수 있다. 이런 상황에서는 환자가 먼저 진료한 치과의사의 수중에서 추가적인 잘못된 작업이나 피해 가능성에 대한 위험에 처할 개연성이 높지 **않기** 때문에, 두 번째 치과의사가 환자를 먼저 진료한 치과의사에게 돌려보내고 먼저 진료한 치과의사와 환자의 관계가 본래대로 유지되도록 지원할 의무가 있음을 주목할 필요가 있다. 이는 역설적으로 보일 수도 있다. 왜냐하면 나쁜 결과가 먼저 진료한 치과의사의 잘못된 작업의 결과일 개연성이 크다는 말을 들은 환자는 먼저 진료한 치과의사에게 소송을 제기하거나 최소한 그 치과의사를 떠날 가능성이 높은 것으로 보일 수도 있기 때문이다. 그러나 먼저 진료한 치과의사와 관계가 좋았고 소통이 잘 이뤄지고 있었다면, 그 관계가 전향적으로 계속될 수도 있을 것이다.

오늘날 치과 진료가 시행되는 미국에서의 문화적 환경 때문에 어느 정도 위험이 있기는 하지만, 두 번째 치과의사는 다음 사항들의 차이에 특히 주의를 집중하면서 나쁜 결과와 잘못된 작업 사이의 차이에 관해 환자를 교육하려고 노력할 수도 있을 것이다. (1) 인간의 오류로 인해 임상에서 불가피한 우발적이고 경미한 잘못된 작업 (2) 중대하거나 계속적으로 잘못된 작업이 환자를 위험에 빠뜨리는 경우(이런 경우는 이 세 번째 하위 범주의 초점이 아니다.) 두 번째 치과의사는 우발적이고 경미한 실수에 대해 치과의사들이 일반적으로 서로를 관대하게 봐 주는 것처럼 그 환자도 자신의 치료에 실수를 저지른 치과의사를 관대하게 봐 주도록 설득하기 위해 노력할 수도 있을 것이다. 물론 두 번째 치과의사가 그렇게 말하면 환자는 치과의사가 전문성이 부족하거나 믿음직하지 않거나 전문직업인답지 않다고 판단할 수도 있다. 그럼에도 불구하고 이런 문제들에 대해 정직하게 소통하는 것이 두 번째 치과의사에게 가장 진실하며 가장 효과적인 방법이라고 할 수 있다. 이런 소통은 경미하고 우발적인 치료 실수를 경험한 환자와 이런 실수를 저지른 성실한 의료 전문직업인 사이의 관계를 지원하는 데 필요한 치과 전문직업인의 직무수행에 관한 진실성을 유지하여 서로의 관계 유지를 돕는다.

치과계 전체가 이 방향으로 강력한 조치를 취하는 것이 어려운 상황에 있는 개별 치과의사들에게 이런 식의 교육을 제공하도록 기대하는 것보다 훨씬 나은 접근법일 것이다. 치과계 전체도 방금 묘사한 상황에 처한 치과의사와 마찬가지로, 테크놀로지와 기술에 오류가 없으며 의료진에게도 오류가 없다는 신화와 그 추론으로서 나쁜 결과는 모두 잘못된 작업의 결과임이 틀림없다는 신화에 정면으로 도전할 경우 위험에 처할 것이다. 치과계가 혼자서 이런 신화들을 무너뜨릴 수 있을지는 의문이지만, **미국의학원**(Institute of Medicine)의 **"인간은 실수하게 되어 있다**(To Err is Human)" 운동으로 이미 시도된 바와 같이, 치과계는 그런 신화들을 몰아내기 위해 전력을 기울이는 의료계와 광범한 제휴를 형성하는 데 소임을 담당할 수 있을 것이다.

이런 신화들이 제거될 때까지는, 그 신화들은 임상의들과 그들의 환자들 사이 및 의료계와 사회 사이의 상호 불신 환경에 계속 기름을 끼얹을 것이다. 이런 신화들에 맞서서("무과실" 보험 상품과 대조되는) **"비난하지 않는"** 사회 정책을 개발하는 북유럽 국가에서는 값비싼 방어 진료가 많이 줄어들고, 나쁜 결과나 잘못된 치료와 관련된 피해가 더 많이 직접 구제되며, 개인과 의료계 전체의 진료가 개선되도록 열린 대화를 만들어내는 등의 좋은 증거가 많음에도 불구하고 배심원들은 이런 신화를 계속 믿기 때문에 의료 사고 비용은 지속적으로 증가할 것이다. 이런 신화가 치과의사, 내과 의사에게 만들어내는 모든 근거 없는 압력과 결과에 대한 해결책이 있다. 물론 이런 신화들이 제거된다면, 의료 전문직업인들의 전문성은 이 사회에서 역사적으로 받아왔던 경외심을 받지 못할 수도 있다. 그 결과 사회적 지위가 다소 낮아지고 아마도 치과의사(및 내과 의사)의 보수에도 약간의 변화가 있을 것이다. 그들이 이러한 미지의 교환을 받아들일 용의가 있는지는 의료계에 대해 흥미롭고 적극적인 질문이다.

그러한 비용편익 사고(cost-benefit thinking)는 차치하고, 치과계의 **역량** 규범 및 특히 **인테그러티와 프로페셔널리즘** 규범들은 치과계가 이런 신화들에 도전하고 그런 신화들을 받아들이는 사회를 협력해서 재교육하기 위해 노력하도록 요구한다. 치과라는 전문직과 치과계의 직무수행은 신화가 아니라 사실에 기반을 둔다. 이러한 사실들은 치과계 구성원들이 채택하는 테크놀로지와 기술들에 오류가 있음과 그것들을 채택하는 치과계 구성원들에게 오류가 있음을 포함한다. 치과계 구성원들에 대한 사회 공동체의 신뢰는 오류가 없는 테크놀로지나 오류가 없는 의료진에게 의존하지 않고, 치과계의 (오류가 있는) 전문성을 치과의 봉사를 받는 모든 환자의 이익을 위해 사용하겠다는 치과계 구성원들의 지속적인 **윤리적** 책무에 의존해야 한다.

치과의사들과 환자들 사이의 실제적인 관계는 신화에 근거를 두지 말고 이러한 사실들에 근거를 둬야 한다. 그런 토대에 기초한 관계 안에서는 치과의사들은 다른 치과의사에게 중대한 손실을 일으킨다는 두려움 없이 환자들에게 다른 치과의사의 우발적이고 경미한 실수를 정직하게 알려줄 수 있을 것이다. 현재로써는 환자에게 다른 치과의사의 잘못된 작업이 관련되었다고 말하는 데 필요한 높은 증거 기준이 자주 충족되지 않는다. 따라서 이런 세 번째 하위 범주 발생이 흔하지 않다는 것이 다소의 위안을 주지만, 그런 환경에서는 그렇지 않을 것이다. 여기에서 제시한 다른 환경에서는 치과의사들이 환자와의 소통을 규율하는 증거에 관한 사회적 규칙의 변경을 원할 수도 있을 것이다. 그러면 오류 있는 테크놀로지와 기술들에 관한 단순한 사실들, 나아가 다른 사람을 이롭게 하기 위한 오류 있는 인간의 작업 관계에 관한 단순한 사실들이 보다 직접적으로 소통되고 지지될 수도 있을 것이다.

증거가 공개적인 판단에 충분하고, 중대하거나 계속적으로 잘못된 치료인 경우

이제 다음과 같은 상황인 네 번째 하위 범주를 살펴보자. (1) 치과의사가 입수할 수 있는 증거는 환자에게 말하는 것, 즉 나쁜 결과는 잘못된 작업의 사례일 개연성이 높다는 공개적인 진술을 정당화할 정도로 **강하다**. 그리고 (2) 치과의사의 사견으로는 잘못된 작업은 중대하거나 계속적으로 잘못된 치료의 사례일 개연성이 높다. 이런 상황에서는, 치과의사는 자신의 판단을 지지하는 증거와 함께 그 판단을 환자에게 설명해야 한다. 환자에 대한 위험의 개연성 때문에 환자의 질문 여부와 관계없이 설명해야 한다. 치과의사는 또한 중대하거나 계속적으로 잘못된 치료 사례의 개연성을 적절한 심의 기관에 신고해야 한다.

이런 상황에서 이러한 두 가지 행동이 요구되는 이유는 이미 설명되었다. 이미 논의한 바와 같이, 첫 번째 상황이 발생할 가능성은 높지 않다. 이러한 상황이 두 번째 상황(이 또한 흔하지 않다)과 결합해서 발생할 가능성은 더 낮다. 그러나 이 두 상황이 동시에 발생한다면 치과계의 규범들은 위에 제시한 행동들이 취해지도록 요구한다.

첫 번째와 두 번째 상황에 대한 재고(再考)

두 번째 치과의사가 임상 증거와 환자의 보고에 기초해서 잘못된 작업이 관련되었을 개연성이 **높다**고 판단하는 복잡한 세 번째 상황을 살펴봤으니, 첫 번째와 두 번째 상황으로 돌아가 보자. 첫 번째 상황을 고려하기 위해, 두 번째 치과의사의 사견으로는 나쁜 결과는 먼저 진료한 치과의사의 잘못된 작업의 결과가 **아닐** 개연성이 높음을 기억하라. 그 경우 나쁜 결과가 먼저 진료한 치과의사의 잘못인지에 관해 직접 물어보는 환자에게 어떻게 대해야 하는가?

이런 상황에서 환자가 먼저 진료한 치과의사의 작업에 관해 직접 질문하면, 두 번째 치과의사는 그 환자의 질문을 환영할 수도 있다. 왜냐하면 이는 먼저 진료한 치과의사에게는 잘못이 없을 개연성이 크다는 점과 이렇게 결론을 내리는 이유를 설명할 기회이기 때문이다. 우리 사회에서 다른 사람의 행동에 대해 공개적인 **긍정적** 의견을 진술하는 데 필요한 증거 규칙은 공개적인 **부정적** 판단에 요구되는 것과 동일한 수준의 높은 기준을 요구하지 않는다. 그러므로 치과의사는 여전히 위에서 설명한 의미에서의 공개석상에서 진술은 하지만, 자신의 긍정적인 의견을 제공해도 증거 기준을 위반하지 않을 것이다. 이 의견은 다른 사견을 지지할 때 요구되는 수준보다 강한 증거의 토대를 필요로 하지 않는다. 즉, 치과의사의 긍정적인 의견은 전문직업인의 인테그러티나 다른 사회 규칙들을 위반하지 않는다. 그러나 단지 이 정도의 증거에 기초해서 의견을 제공하는 치과의사는 자신의 판단을 지지하는 증거의 정도를 적시해야 하며, 그 증거가 실제보다 튼튼하다고 암시해서는 안 된다.

세 가지 상황 중 두 번째 상황에서는 입수할 수 있는 증거로부터는 두 번째 치과의사가 나쁜 결과가 먼저 진료한 치과의사의 잘못된 작업의 결과인지 여부에 관해 **결정할 수 없다**. 이런 상황에서 환자가 질문하면 치과의사는 자신은 그 문제에 관해 결정할 수 없다고 진실하게 대답할 의무가 있다. 치과의사는 이 불확실성을 먼저 진료한 치과의사가 잘못된 작업을 하지 않았을 개연성이 크다는 증거처럼 들리게 할 유혹을 받을 수도 있겠지만, 그렇게 하면 인테그러티와 프로페셔널리즘 규범과 환자와 상호소통하는 관계를 위해 노력할 치과의사의 책무를 위반하게 될 것이다. 치과의사는 환자가 자신의 불확실성을 첫 번째 치과의사가 일을 잘못했다는 증거로 오해하리라고 두려워할 수도 있다. 그러나 두 번째 치과의사는 환자의 판단 상의 이런 실수들을 반박해야 하지만, 환자가 반대 방향으로 그릇된 결론을 내리게 하는 방식으로 그렇게 해서는 안 된다. 이 순간은 두 번째 치과의사가 환자를 교육하고 테크놀로지 및 기술, 그리고 의료종사자의 무오류 신화에 관해 논의할 수 있는 순간이다.

나쁜 결과가 나왔을 때 환자에게 무슨 말을 할지에 관한 윤리 문제는 복잡하고 잘 알려져 있다. 세 가지 상황들과 세 번째 상황 안에서의 네 가지 하위 범주들을 다룬 길고 아주 중요한 이 분석은 이 질문의 복잡성 기초가 되는 주요 주제들을 소개한다. 그러나 다음과 같이 "짧게" 답변할 수 있다. "두 번째 치과의사는 환자의 질문에 대해 최상의 판단에 따라 진실하고 정확하게 답변할 의무가 있다. 그러한 답변은 또한 다른 사람의 행동에 관한 여러 종류의 질문들에 대해 사회 공동체 안에서 받아들여진 적절한 증거 기준도 충족해야 한다." 그러나 저자들이 질문을 몇 개의 부분으로 나누어 명확하게 하려고 했듯이, 이 일반적인 답변은 특수한 상황에 따라 윤리적 행동이 크게 달라짐을 보여준다.

이런 논증에 따르면, 나쁜 결과가 처음에 진료한 치과의사의 잘못된 작업의 결과로 인한 것인지를 묻는 환자의 질문에 답해줘도 될 만큼 충분한 증거가 있는 경우는 드물다. 그러나 이 논증은 결코 그런 의견을 형성하거나 제공하기에 충분한 증거가 없다는 치과 내에 보편적인 견해는 지지하지 않는다. 그러나 이 논증은 두 번째 치과의사는 이런 시나리오에서 환자의 질문에 답변하기 전에 매우 중요하고 때로는 어려운 몇 가지 윤리적 사고를 해야 한다는 점을 보여준다. 그러나 이것이 여기서 제공된 설명들로부터 도출할 수 있는 유일한 결론은 아니다. 이 설명은 치과의사가 의사결정 능력이 있는 환자에게 나쁜 결과에 관한 사실관계를 포함해서 그 환자의 구강 상태에 관해 진실하고 정확하게 알려줘야 한다는 윤리적 요건을 명백하게 지지한다. 치과의사가 그 상황에 관해 다른 어떤 것을 말할 수 있는지 또는 말해야 하는지와 관계없이, 이 의무에는 어떤 예외도 없다. 두 번째 치과의사가 나쁜 결과에 대한 사실 관계로부터 환자가 먼저 진료한 치과의사에 대해 근거 없는 부정적인 결론을 내릴 것이라고 두려워할 때에도 이 요건에는 어떤 예외도 없다. 두 번째 치과의사는 이러한 잘못된 결론에 대해 윤리적으로 적절한 방법으로 반박할 수 있고, 일반적으로는 그렇게 하도록 노력해야 한다. 그러나 의사결정 능력이 있는 환자는 언제나 나쁜 결과에 대한 사실관계를 포함해서 자신의 구강 상태에 관해 진실하고 정확한 정보를 받아야 한다.

환자가 질문하지 않을 경우

환자가 질문하지 않으면 어떻게 해야 하는가? 두 번째 치과의사는 여전히 전문직업인으로서 환자에게 알려주도록 요구되는가? 질문하지 않는 환자에게 알려주도록 요구되지 않는다면, 그래도 치과의사가 환자에게 말해줘도 되는가?

두 번째 치과의사는 언제나 의사결정 능력이 있는 환자에게 나쁜 결과에 관한 사실관계를 포함해서 그 환자의 구강 상태에 관해 진실하고 정확하게 알려줄 의무가 있다. 이 정보는 환자의 질문 여부를 불문하고 생략되면 안 된다. 그러나 환자가 이 정보를 받아들이고 이해하지만, 여전히 두 번째 치과의사에게 나쁜 결과가 먼저 진료한 치과의사의 잘못 때문인지 질문하지 않는다고 가정하자. 두 번째 치과의사는 이 주제를 끄집어내서 자신의 의견을 제공할 의무가 있는가? 치과의사는 그럴 의무가 없을지라도 그렇게 해도 되는가? 이번 장의 앞에서 구분되었던 세 가지 상황들 각각에 대해 검토할 필요가 있다. 세 번째 상황에서와같이, 나쁜 결과가 먼저 진료한 치과의사의 잘못된 작업의 결과일 개연성이 높다고 두 번째 치과의사가 판단할 때, 그에 관해 공개적인 부정적 의견을 표명하려면, 즉 환자에게 말하려면 강력한 증거가 요구된다. 첫 번째 하위범주, 즉 이런 증거를 구할 수 없고 중대하거나 계속하여 잘못된 작업이 관련되지 않은 상황에서는 일반적으로 먼저 진료한 치과의사의 역할에 관한 두 번째 치과의사의 부정적 의견을 환자에게 자발적으로 말해주면 안 될 것이다. 그럼에도 불구하고 중대한 환자 이익을 위해서라면 증거에 관한 사회적 요구에 우선할 수 있다. 그것은 증거가 공개 기준을 충족하지 못할 때도 자신의 의견을 제공할 수도 있을 것이다.

세 번째 상황의 두 번째와 네 번째 하위 범주에서는 환자가 향후의 잘못된 작업이나 피해의 위험에 처해 있다. 왜냐하면, 중대하거나 계속적으로 잘못된 치료의 증거가 있기 때문이다. 이번 장의 앞에서 설명된 이유로 인해 두 상황 모드에서 환자가 이 문제에 대해 질문 하였는지를 불문하고 알려줘야 한다.

먼저 진료한 치과의사의 잘못된 작업에 관해 공개적으르 진술하기에 충분한 증거가 있지만 잘못된 치료가 중대하거나 계속적이지 않은 세 번째 하위 범주인 상황에서는 어떻게 해야 하는가? 위에서 설명한 바와 같이, 환자가 질문하면 두 번째 치과의사는 나쁜 결과가 잘못된 작업의 결과일 개연성이 높다고 진실하고 정확하게 말해야 할 것이다. 그러나 두 번째 치과의사가 증거가 이 정도로 강하다는 것을 알지만 환자가 나쁜 결과에 대한 사실관계를 고지받은 뒤에도 먼저 진료한 치과의사의 역할에 대해 질문하지 않는다고 가정하자. 이런 이례적인 상황에서 두 번째 치과의사는 이 의견을 자발적으로 말해줘야 하는가?

두 번째 치과의사가 질문하지 않는 환자에게 알려줘야 할 의무가 있다면 그 근거는 피해로부터 환자를 보호하기 위함일 것이다. 저자들은 환자가 먼저 진료한 치과의사로부터의 향후의 잘못된 작업이나 피해 위험에 처해있지 않기 때문에, 즉 잘못된 작업이 중대하거나 계속적이라고 판단되지 않는 한, 두 번째 치과의사는 나쁜 결과가 잘못된 작업의 결과일 개연성이 높다고 알려줄 의무가 없다고 제안한다.

이 상황에서 두 번째 치과의사는 전문직업인으로서 환자가 질문하지 않는데도 환자에게 알려주도록 **허용되는가?** 여기서 두 번째 치과의사는 자신이 왜 환자에게 알려주기 원하는지 주의 깊게 성찰해야 할 것이다. 알려주면 무엇을 달성할 것인가? 환자와 먼저 진료한 치과의사의 관계 향상은 좋은 목적일 수 있지만, 두 번째 치과의사가 환자에게 이례적인 이 상황을 알려주는 것이 목적 달성에 가장 효과적인 방법일지는 의문이다. 대신에 테크놀로지와 치과 임상의 무오류라는 신화가 팽배한 작금의 문화에서는 오히려 이러한 정보는 환자를 오해하게 해서 단지 가볍고 우발적인 실수를 한 먼저 진료한 치과의사를 떠나게 할 수 있다. 나쁜 결과와 잘못된 작업 가능성에 관한 논의는 대개 환자와 먼저 진료한 치과의사 사이에 이뤄지는 것이 가장 좋다. 그래서 일반적으로 두 번째 치과의사가 환자에게 직접 알려주기보다는 먼저 진료한 치과의사에게 연락하는 것이 바람직할 것이다. 가장 중요한 윤리 질문은 어떤 행동이 환자와 먼저 진료한 치과의사의 관계 안에서 어떤 행동이 환자의 이익에 가장 도움이 되느냐다.

첫 번째 상황, 즉 나쁜 결과에 처한 환자가 먼저 진료한 치과의사의 역할에 대해 질문하지 않고, 두 번째 치과의사가 나쁜 결과는 먼저 진료한 치과의사의 작업의 결과일 개연성이 낮다고 판단할 때는 어떤가? 여기서 두 번째 치과의사는 먼저 진료한 치과의사와 환자 관계를 지원하고 강화할 경우에만 환자에게 말해줄 의무가 있는바, 나쁜 결과에 대해 환자와 먼저 진료한 치과의사의 대화가 그들의 관계에 도움이 되지 않을 이유가 없다.

다른 치과의사 접촉하기

두 번째 치과의사는 앞 섹션에서 검토된 두 가지 행동(두 번째 치과의사가 환자에게 먼저 진료한 치과의사의 역할을 말해주거나 전혀 말해주지 않는 경우)만 할 수 있는 것이 아니다. 이 대안들 외에도, 두 번째 치과의사는 일반적으로 먼저 진료한 치과의사와 접촉해야 한다.

먼저 진료한 치과의사-환자 관계를 지원하기 위해 나쁜 결과에 대해 얘기할 가장 좋은 지점은 바로 그 관계 안에서다. 나쁜 결과 때문에 후속 치료가 필요할 경우라도 가능하면 환자와 먼저 진료한 치과의사 사이에서 결정하는 것이 좋다. 이 시나리오에서는 일반적으로 나쁜 결과에 관한 먼저 진료한 치과의사의 역할을 논의할 가능성도 커질 것이다. 두 번째 치과의사가 목격한 나쁜 결과에 관해 먼저 진료한 치과의사에게 연락할 때 나쁜 결과가 잘못된 작업과 관련되었는지에 관한 증거의 강도에 대해서, 그리고 자신이 환자와 접촉한 내용에 대해 먼저 진료한 치과의사에게 말해 줄 수 있을 것이다. 그러면 먼저 진료한 치과의사는 나쁜 결과 및 그에 관한 자신의 역할에 대해 환자와 대화하고 이 대화에 따른 후속 조치를 취하기에 훨씬 좋은 위치에 있게 될 것이다.

모든 경우에 두 번째 치과의사가 먼저 진료한 치과의사와 접촉해서 먼저 진료한 치과의사의 작업에 의해 야기된 나쁜 결과에 관해 얘기하려고 노력해야 할 타당한 이유가 있다. 그런 소통은 먼저 진료한 치과의사와 환자의 관계를 지원하고, 환자의 **구강건강**과 **전신건강** 그리고 **자율성**이라는 **핵심직무수행가치**를 보존 및 지원하기 위해 두 번째 치과의사가 일반적으로 취할 수 있는 가장 효과적인 행동 중 하나다.

일상적으로 이런 경로를 밟고 있다면, 두 번째 치과의사는 나쁜 결과가 확인될 때마다 환자에게 먼저 진료한 치과의사와 접촉하고 싶다고 말할 것이다. 두 번째 치과의사는 또한 환자에게 먼저 진료한 치과의사가 자신에게 연락하기를 기다리거나, 자신이 직접 먼저 진료한 치과의사에게 연락해서 나쁜 결과에 대한 추가적인 검사나 치료를 주선하라고 말할 것이다. 치과의사의 소통이 효과적이려면 우호적이고 협력적인 정신에서 주고받아야 한다. 두 치과 의사가 보기에 환자에 대한 이익과 치과의사-환자 관계 향상이 소통의 명백한 목적이어야 한다.

불행하게도 미국에서의 현재 치과 임상 환경의 많은 요인은 이를 어렵게 만든다. 이 경로는 치과의사들이 나쁜 결과들 및 때로는 나쁜 결과들을 일으키거나 나쁜 결과들에 기여할 수 있는 증거에 대해 서로 솔직하게 대화하도록 요구한다. 오늘날의 문화에서는 대부분의 치과의사가 친한 친구를 제외한 어떤 치과의사에게도 자신이 나쁜 결과를 보았다고 말하기를 주저하며, 그것이 잘못된 작업의 결과일 수도 있다고 목격한 증거에 대해서 말하기는 더 꺼린다. 그들은 자신이 다른 치과의사를 부정적으르 판단하는 것으로 생각한다. 그들 자신이 부정적으로 판단받기를 원하지 않기 때문에, 다른 치과의사를 판단하는 것으로 보이는 행동을 하지 않는 것이 최선으로 보일 수도 있다.

치과의사라면 누군가의 잘못 없이도 나쁜 결과들이 많이 생긴다는 사실과 그다지 장기적인 피해를 일으키지 않는 잘못된 작업도 이따금 불가피하다는 점을 잘 알고 있다. 치과의사들이 서로 이 점을 인정하도록 허용된다면, 치과계의 문화가 변해서 이 문제에 대한 치과의사들의 대화를 새로운 방향으로 재구축할 수 있을 것이다. 두 번째 치과의사가 먼저 진료한 치과의사에게 나쁜 결과나 잘못된 작업의 증거를 알려주기 위해 전화를 거는 것은 그들의 향후의 소통과 협력을 위험에 빠뜨리는 모욕이 되지 않을 것이다. 대신 그 전화는 먼저 진료한 치과의사와 그 환자 사이의 관계를 향상하기 위한 동료의 노력일 것이다. 그래서 그것은 치과 임상의 도전에 대한 상호 이해에 바탕을 둔 동료들 간의 긍정적인 협조 관계의 행동일 것이다.

그러나 먼저 진료한 치과의사가 이어서 환자에게 연락이나 대화를 하지 않거나, 환자의 **구강건강**이나 **전신건강** 또는 환자와 먼저 진료한 치과의사의 관계가 효과적으로 증진되지 못한다면, 치과의사들 사이의 소통이 그들 사이의 관계에 도움이 되지 않을 것이다. 즉, 먼저 진료한 치과의사도 나쁜 결과의 가능성, 잘못된 작업의 가능성, 모든 전문직업인이 환자 치료에서 경험하는 간헐적인 실수의 역할에 대해 자신의 환자와 기꺼이 논의해야 한다. 먼저 진료한 치과의사는 또한 기꺼이 환자와 협력해서 대화를 통해 필요한 치료 및 관계에 관한 결정을 내려야 한다. 이는 나쁜 결과 또는 잘못된 작업이 자신에게 책임이 있을 때 환자에 대한 치과의사의 의무에 해당하는 주제다.

현재 미국의 문화에서는 전문직업인들과 그들의 일반인 고객들이 서로 의심하는 분위기가 있다. 사회 공동체는 흔히 치과의사들을 포함한 전문직업인들이 자기 직종의 규범을 존중하기보다는 서로를 보호하는 데 더 관심이 있음을 두려워한다. 전문직업인들이 그들의 고객들이 소송 및 기타 법적 조치들을 통해 이익을 취하기 위해 나쁜 결과, 특히 잘못된 작업을 이용할 것이라고 두려워하는데, 이것도 이해할 만하다. 이는 모두 대중이 테크놀로지는 오류가 없다는 신화를 널리 받아들인 데 기초한다. 대중 매체는 대개 청중들이 치과의사의 잘못된 작업이나 치명적인 피해가 거의 없는 우발적인 실수에 대한 간헐적인 환자의 소송에 대한 예에 기꺼이 귀를 기울이게 함으로써 이러한 의심하는 환경을 강화한다. 그러면 양쪽은 자신이 두려워하던 것이 전보다 더 널리 퍼져 있다고 믿게 된다. 그런 보도에서는 다음과 같은 두 가지 가장 중요한 사실들이 구시되고 의심하는 환경이 악화된다. (1) 대다수의 전문직업인은 자기 직종의 규범들과 기타 직무수행 기준들에 따라 성실하게 직무를 수행한다. (2) 대부분의 사람은 자기에게 봉사하는 전문직업인들을 신뢰하고 존경한다.

그런 환경에서는, 치과의사들 사이에 나쁜 결과와 그것이 잘못된 작업의 결과일 수도 있다는 증거에 관한 협조적인 소통이라는 세 번째 행동을 나쁜 결과에 대한 표준적인 대응 양상으로 확립하기 어렵다. 그러나 설사 의뢰 및/또는 서비스구역 네트워크 내의 치과의사들 사이의 사적인 합의로부터 시작할지라도, 그런 시도가 의심을 줄이고 사회 공동체에 치과의사들이 단지 서로를 보호하기 위해 노력하는 것이 아니라는 점을 설득하기 위해 치과계가 시도할 수도 있는 다른 전술보다 효과적일 가능성이 크다. 이 세 번째 행동은 또한 나쁜 결과를 다룸에서 치과계의 가치들과 규범들에도 긍정적으로 작용할 것이다. 이는 두 번째 치과의사가 나쁜 결과가 잘못된 작업의 결과가 아니라고 판단하든, 그 문제를 해결할 수 없든, 또는 잘못된 작업이 관여했을 개연성이 높다고 판단하든 마찬가지다. 그렇다면 위에서 논의한 세 가지 상황 모두 세 번째 경로를 취할 때 가장 잘 해결된다. 회피되는 대화가 때로는 가장 필요한 대화다.

다른 치과의사에게 치료받은 결과가 나쁜 신규 환자의 경우

앞 섹션에서 검토한 상황들에서는 치료 결과가 나쁜 환자들이 전문의나 다른 치과의사에게 진료를 받거나 전문 치료나 응급 치료를 받은 뒤에 자신의 일반의에게 돌아간다. 그러나 새로운 지역으로의 이사, 결혼 상태 변화, 보험 계약이나 관리의료 계약(managed care contract) 변경, 이전 치과의사의 사망 또는 은퇴 등으로 새 환자가 내원할 때, 치과의사들은 치료 결과가 나쁜 환자들을 발견하기도 한다.

이런 경우에, 그 환자의 주된 관계는 이제 나쁜 결과와 관련된 치과의사("먼저 진료한 치과의사", 즉 그 환자의 이전 치과의사)가 아니라 나쁜 결과를 발견한 치과의사("두 번째 치과의사")와의 관계가 된다. 이런 경우는 앞에서 검토한 경우와 다르다. 왜냐하면, 나쁜 결과를 발견한 치과의사는 이전 치과의사와 환자의 관계를 지원할 강력한 의무가 없기 때문이다. 그 관계는 지나갔고 끝났다. 그 치과의사와 환자의 관계를 강화하기 위해 이전 치과의사에게 연락할 필요성이 크지 않다. (그러나 이전 치과의사에게 연락하는 것은 다른 이유로 중요할 수도 있다. 예를 들어 8장의 사례에서 오가라 부인이 닥터 왓킨스의 진료를 받으러 돌아올 가능성이 작기는 했지만, 닥터 왓킨스는 그녀가 필요로 하는 치료를 받게 할 수도 있을지 모른다는 희망에서 캐슬린 오가라의 이전 치과의사와 접촉했다.) 신규 환자의 경우 치과의사는 일반적으로 그 환자와 자신의 관계를 향상시키는 데 초점을 맞춰야 한다. 왜냐하면 이런 환자에게는 이 관계가 주된 치과의사—환자 관계이기 때문이다.

이런 상황에서 두 번째 치과의사는 나쁜 결과를 과도하게 강조하거나, 증거의 뒷받침을 받을 수 없는 판단으로 나쁜 결과에 관한 다른 치과의사의 책임을 강조하고 싶은 유혹을 받을 수 있다. 다른 치과의사의 나쁜 결과에 관한 판단과 환자에 대한 진술에 관해 앞 섹션에서 한 주장과 설명은 이 상황에도 모두 적용된다. 두 번째 치과의사는 나쁜 결과를 포함해서 환자의 구강 상태에 관해 환자에게 충분히 알려줄 의무가 있다. 또한 (직전 치과의사가 나쁜 결과에 대해 책임이 있는 치과의사가 아닐지라도) 나쁜 결과에 관한 이전 치과의사의 역할에 관한 환자의 질문에 대해 자신의 최상의 판단 범위 내에서 (그리고 인정된 증거 기준에 따라) 진실하고 정확하게 답변할 의무가 있다. 두 번째 치과의사는 또한 그렇게 하는 것이 적절할 경우 중대하거나 계속적으로 잘못된 치료를 적절한 심의 기구에 신고해야 한다. 치과의사는 이런 문제들에서 환자가 다른 치과의사를 증거보다 얕잡아 보도록 이끌지 않아야 하며, 증거 기준에 대해 앞에서 말한 점들도 명심해야 한다.

그러나 예를 들어, 잘못된 작업을 바로잡기 위해 또는 다른 형태의 보상을 받기 위해 환자가 나쁜 결과와 관련이 있는 치과의사와 어떤 관계를 유지하려 할 경우, 특히 나쁜 결과가 잘못된 작업과 관련이 있을 때 이 상황은 복잡해질 수 있다. 그럴 경우 그 환자는 흔히 자신의 새 치과의사가 이를 도와주기를 기대할 것이다. 그런 상황에서 치과의사가 어떻게 해야 하는지에 관한 명확한 전문직 윤리 지침은 없다. 치과의사가 개인적으로 나쁜 결과가 이전 치과의사의 잘못된 작업의 결과일 개연성이 크다고 판단하지만, 환자에게 부정적인 진술을 하는 데 요구되는 기준을 충족하는 충분한 증거가 없을 때 특히 그렇다.

환자의 필요를 해결하기 위한 두 치과의사의 공동 노력이 이번 장에서 논의된 전문직업인 가치들과 규범들을 가장 확실하고 가장 효과적으로 지원할 것이다. 그러나 특히 앞에서 논의한 신화들이 팽배해 있는 현재의 환경에서는 양쪽을 갈등 관계로 내모는 압력이 강하다.

훨씬 더 복잡한 관계

지금까지는 나쁜 결과와 잘못된 작업의 가능성에 대한 논의는 먼저 진료한 치과의사와 두 번째 치과의사 모두 단독 개원의로 생각되는 상황에 초점을 맞췄다. 그러나 오늘날의 많은 치과의사는 집단 개원에서의 파트너로, 또는 특히 최근에 치과대학을 졸업한 젊은 치과의사들은 대형 치과 및/또는 기업 치과에서 다른 치과의사들의 피고용인으로 일한다. 따라서 나쁜 결과를 경험했거나 작업을 잘못했을 가능성이 있는 치과의사(즉, 먼저 진료한 치과의사)는 두 번째 치과의사의 파트너, 피고용인, 고용인, 또는 같은 조직의 동료 피고용인일 수도 있고, 또는 다른 치과 조직에 속한 치과의사일 수도 있으며, 두 번째 치과의사도 치과의사들이 많은 조직 소속일 수도 있다. 더욱이, 이러한 모든 상황에서는, 관련 조직이 두 명의 치과의사로 구성되었든 많은 치과의사로 구성되었든 그 조직의 문화와 특성이 먼저 진료한 치과의사와 두 번째 치과의사의 관계에 중대한 영향을 주기 마련이고, 다른 치과의사들, 특히 조직의 리더 위치에 있는 치과의사들도 관련될 수도 있다. 치과 조직의 문화가 정중하고, 동료 간에 협조적이고, 환자 중심적인 소통을 적극적으로 지원할 수도 있지만, 나쁜 결과와 잘못된 작업에 대체로 적대적으로 접근할 수도 있으며(이런 접근은 쉽게 법적 분쟁으로 비화할 수 있다), 아니면 그 중간 어디쯤의 반응을 보일 수도 있다.

마지막으로, 나쁜 결과나 잘못된 작업은 고용된 치과의사들이 그만두는 외에는 다른 대안이 거의 없는 회사 정책이나 지침의 직접적인 결과일 수도 있고, 나쁜 결과나 잘못된 결과를 발견한 치과의사가 고용된 치과의사로서 독립적으로 행동하지 못할 수도 있다. 다른 치과의사들을 고용하는 사람들의 의무는 10장에서 다뤄질 것이다. 치과의사가 고용된 치과의사로부터의 나쁜 결과나 잘못된 작업을 발견했는데, 고용된 그 치과의사가 그 상황에 대한 질문이나 이를 바로잡기 위한 노력에 독립적으로 대응할 수 없는 경우도 있다. 그러나 이보다 훨씬 더 복잡한 관계들과 윤리 문제들이 발생할 수 있음을 지적하는 것 이상은 이 책의 범위를 벗어난다.

나쁜 결과나 잘못된 작업이 치과의사 자신의 책임일 경우

자신의 잘못된 작업이 관련되어 있을지라도 나쁜 결과어 책임이 있는 치과의사가 적절하게 대응하면, 환자에게 일들이 더 잘 풀리고 전문직업인들이 서로 생산적으로 협력하게 된다. 무슨 일이 일어났으며 그 일이 왜 일어났는지에 대한 공동의 이해에 도달하기 위해 관련된 다른 치과의사(들)와 협력하는 것은 이 적절한 대응 일부다. **인테그러티**와 **프로페셔널리즘**이라는 규범은 치과의사들에게 그들의 의사결정을 사실에 대한 공동의 이해와 치과 개입의 가치에 기반을 두도록 요구한다. **핵심직무수행가치**와 환자와 **상호소통하는 관계**를 달성할 이상도 관련이 있다. 나쁜 결과와 관련이 있는 치과의사가 관련 환자에게 전문직업인으로서 어떻게 하고 무슨 말을 할 의무가 있는지는 첫눈에는 명확하지 않다. (치과의사가 단독 소유주가 아닌 경우 이 문제들은 더 복잡해진다. 많은 치과의사가 집단 개원에서의 파트너나 다른 치과의사들의 피고용인이나 독립적인 컨설턴트들이다. 먼저 단독 소유주인 치과의사가 직면한 문제부터 시작하고, 더욱 복잡한 환경은 그 뒤에 논의할 것이다) 먼저 나쁜 결과가 자신이 진료를 잘못한 결과이지만 중대하거나 계속된 잘못된 치료가 아니라 우발적인 가벼운 실수라고 판단하는 치과의사를 고려해보자.

치과의사와 의사결정 능력이 있는 환자가 공동으로 어떤 치료를 선택하면, 그 치과의사는 합의된 그 선택에 의해 그 치료를 치과계의 인정된 기준 내에서 완료할 책무가 있다. 그 치과의사의 직무수행이 이 기준에 미치지 못한다 해도, 그(녀)는 여전히 자기편의 의무를 이행할 필요가 있다. 여기서 계약상의 의무와 보다 일반적인 윤리 요건 외에도, 전문직업인의 **역량** 규범이 명백히 관련이 있다. 또한 일반적으로 합의된 치료에 대한 약속을 이행할 요건도 있다. 왜냐하면 이를 이행하지 못하면 대개 환자의 **자율성**을 존중 및 지원하고, **상호소통하는 관계**를 위해 노력할 치과의사의 위무를 위반하기 때문이다. 그 약속을 이행함으로써 환자의 **자율성**을 존중할 이 전문직업인 의무에 대한 유일한 예외는 이 약속을 이행함으로써 환자의 **전신건강**과 **구강건강**이라는 보다 상위의 **핵심직무수행가치**에 봉사할 치과의사의 책무를 위반하게 되는 상황이다. 그러나 일반적으로, 나쁜 결과에 대한 책임이 있는 치과의사는 자신이 약속한 작업을 할 의무가 있다. 또는 끼어든 사건들로 인해 원래 약속한 작업이 환자 복지 및 목적에 부적절해지면, 환자의 필요를 충족하는 다른 작업이 요구된다. 물론 원래의 재무상의 합의 범위 내에서 어떤 작업을 할 다른 치과의사를 찾는 것도 하나의 대안이 될 수도 있다.

치과의사는 환자가 그렇게 선택할 경우 비용을 받지 않고 잘못된 작업으로 귀결된 작업을 다시 하거나, 그 작업을 대신하기 위해 필요한 작업을 함으로써 이 의무를 이행할 수도 있다. 치과의사는 또한 다른 치과의사에 의한 재치료나 적절한 다른 치료비용을 부담할 수도 있다. 종종 치과의사들이 개인적으로 이 작업을 하는 재정상 또는 다른 비즈니스상의 이유가 있다. 그러나 전문직 윤리 관점에서는, 유일한 요건은 그 작업 또는 적절한 다른 작업이 제대로 행해지는 것이다.

모든 치과의사는 잘못된 작업에 대한 환자의 질문에 대해 자신의 최상 판단과 관련 증거 기준에 따라 진실하고 정확하게 대답해야 한다. 그러나 자신의 나쁜 결과를 검토하는 치과의사는 일반적으로 무슨 일이 일어났는지에 대한 증거에 대해 다른 치과의사보다 훨씬 더 쉽게 접근할 것이다. 그래서 이 치과의사는 잘못된 작업에 관해 공개적인 판단, 즉 환자에 대한 진술에 필요한 인정된 증거 기준을 충족할 가능성이 높을 것이다. 그러므로 자신의 잘못된 작업에 대한 환자의 질문에 진실하고 정확하게 답변할 의무는 대체로 다른 치과의사의 잘못된 작업에 관한 질문에 응답하는 두 번째 치과의사의 경우에 비해 더 자주 발생할 것이다.

환자가 질문하지 않는 경우는 어떻게 할 것인가? 원래의 작업을 한 치과의사는 작업을 다시 하거나, 다른 작업을 하거나, 그 작업에 관한 자신의 계약상 및 전문직업인의 책무를 이행하기 위한 다른 방법을 주선해야 한다. 그 치과의사는 또한 그 환자에게 환자의 구강 상태에 관한 정확한 정보를 제공할 의무가 있다. 치과의사가 이 의무들을 성실하게 이행하면 종종 환자가 잘못된 결과의 이유를 질문하게 될 것이다. 그러나 치과의사가 잘못된 결과가 자신이 작업을 잘못한 결과일 가능성이 높다고 판단할 때 환자가 그런 질문을 하지 않는다면, 치과의사는 그래도 자신의 책임을 인정할 의무가 있는가?

이에 대한 대답은 무엇이 치과의사와 환자 사이의 관계에 도움이 될지에 의존한다. 자아비판은 쉽지 않다. 그러나 자아비판이 주의 깊고 지성적으로 이뤄지면 그것은 종종 관계를 강화할 수 있다(때로는 관계를 매우 돈독하게 할 수 있다). 환자가 그에 관해 묻지 않았는데 치과의사가 그 주제를 제기하면 실제로 그들의 관계를 방해하거나 최소한 관계에 도움이 되지 않는다고 진지하게 판단한다고 가정하자. 저자들은 여기서 논의된 다른 모든 요건과 소통들이 완료되었다면, 환자가 질문하지 않으면 이 문제를 제기할 의무가 없다고 제안한다. 그러나 이 상황에서 치과의사가 그 주제를 제기하지 않아도 된다는 것이, 환자를 오도하여 치과의사가 판단한 것과 반대 방향으로 생각하게 하려는 시도를 정당화하지는 않는다.

치과의사가 자신의 잘못된 작업이 중대하거나 계속적으로 잘못된 치료 사례라고 믿는 경우에는 어떻게 해야 하는가? 치과의사가 임상에서 계속적으로 잘못된 작업이나 피해 위험 가능성이 있다고 믿으면 어떻게 할 것인가? 그런 치과의사는 그 상황에 대한 시정 조치를 취하기 전에 명백히, 그리고 즉시 적절한 단체, 친구 및 존경하는 다른 동료의 도움을 받아서 먼저 상황을 제대로 파악해야 한다. (작업 자체와 환자에게 무슨 말을 할지를) 어떻게 해야 할지에 관한 의무는 방금 묘사한 의무들과 다르지 않을 것이다. 치과의사가 자신이 환자를 위험에 빠뜨리고 있다면, 그 치과의사는 그 상황이 시정될 때까지 진료(또는 결함이 국지적일 경우 특정 유형의 진료)를 삼갈 의무가 있을 것이다. 이 의무는 확실히 거의 모든 범주의 전문직업인 규범들에 의해 가장 강력하게 지지된다.

그러나 어느 치과의사의 잘못된 작업이 중대하거나 계속 잘못된 치료로 귀결될 경우, 그(녀)는 일반적으로 문제의 심각성을 인식하지 못하고 종종 문제가 있다는 다른 치과의사들이나 심의 집단을 믿으려 하지 않는다. 치과의사는 다른 치과의사로부터의 그런 제안에 어떻게 반응해야 하는가? 그 치과의사는 중대하거나 계속적으로 잘못된 작업이 이뤄지고 있다는 다른 치과의사의 제안을 매우 진지하게 받아들여야 한다. 그리고 자신이 존경하는 동료들에게 이 제안을 주의 깊게 검토하게 해야 한다. 그러면 그들은 협력해서 문제를 바로잡기 위해 적절한 조치를 취할 수 있다. 능숙하게 직무를 수행할 능력에 대한 동료 치과의사의 도전을 심각하게 받아들이고 주의 깊게 반응하는 것은 사람이 할 수 있는 가장 고통스러운 희생들 중 하나다. 그러나 환자의 복지와 치과계 전체 환자들의 복지가 걸려 있다.

더욱이, 치과계는 그 구성원들의 직무수행을 감독할 의무가 있다. 그러므로 치과계는 어떤 이유에서든 작업을 잘못하고, 환자들을 심각한 위험에 빠뜨리고, 사회에서 치과계의 역할에 부정적인 영향을 줄 가능성이 커 보이는 구성원을 파악해서 바로잡을 필요가 있다. 자신의 진료 품질이 도전을 받고 있기 때문에, 그 치과의사는 그 제안을 심각하게 받아들일 뿐만 아니라 적절하게 반응해야 한다. 모든 치과의사는 치과계가 감독 역할을 이행하도록 지원할 의무가 있기 때문에, 그 치과의사는 또한 치과계 구성원으로서 이렇게 할 의무가 있다.

치과의사가 그 문제를 주의 깊게 숙고한 뒤에 나쁜 결과가 자기의 잘못된 작업의 결과가 아니라고 판단한다고 가정하자. 그럴 경우 이 치과의사에게는 어떤 의무가 있는가? 물론 그 치과의사는 환자에게 나쁜 결과에 관한 사실관계를 포함해서 환자의 구강 상태에 관해 정확하게 알려줘야 한다. 그러나 환자가 그에 관해 질문하면 치과의사는 나쁜 결과의 책임에 대한 자신의 판단을 설명할 의무만 있다. 그런 상황에서는, 치과의사는 일반적으로 왜 나쁜 결과가 자신의 잘못된 작업의 결과가 아니냐는 문제를 제기하기 원할 것이다. 물론,

치과의사는 나쁜 결과가 잘못된 작업의 결과가 아니었다고 너무 쉽게 결론을 내리지 않아야 한다. 전문직업인으로서, 치과의사는 결론을 내리기 전에 모든 증거를 주의 깊게 고려할 의무가 있다.

이 상황에 있는 환자는 여전히 치료가 필요할 수도 있다. 작업을 다시 하거나 환자가 받아들일 만한 임상적으로 적절한 대안으로 대체되어야 한다. 환자와의 관계가 **상호소통하는 관계**로 유지된다면, 이런 문제들에 잘 대처하는 치과의사는 정확히 전문직업인의 책무에 따라 행동하고 있기 때문에, 그는 전문직업인으로서 유능하게 대응하고 있다. 그러므로 저자들은 치과의사의 잘못된 치료의 결과가 아닌 계획하지 않았거나, 원하지 않았거나, 나쁜 결과가 발생할 때 그 치과의사는 무료나 할인된 가격으로 필요한 추가 작업을 할 (또는 다른 치과의사가 그 작업을 하게 할)전문직업인 의무가 없다고 제안한다.

그러나 치과의사가 환자에게 어떤 의무가 있는지에 관한 다른 윤리 기준들은 더 모호하다. 이 문제에 관해 치과의사와 환자 사이의 합의는 단지 치과의사에 의한 특정한 개입에 관한 합의가 아니라 **결과**에 대한 합의라는 태도를 취할 수도 있다. 문제를 이렇게 봐야 한다면 그 결과를 달성한 것이 아니기 때문에 치과의사는 합의를 이행하지 않은 셈이 될 것이다. 그러나 환자와 그들의 관계가 결과에 대한 합의와 관련이 있다고 동의하는 치과의사는 거의 없을 것이다. 치과의사들은 자신이 결과가 아니라 진단과 치료만 통제할 수 있음을 안다. 그러나 테크놀로지의 무오류성과 의료종사자의 무오류성이라는 신화를 받아들이는 환자들은 적절한 치료방법을 적절하게 수행하면 모든 경우에 적절한 결과를 낳는다고 가정할 수도 있다. 이 견해는 나아가 환자와 치과의사가 어떤 치료방법에 대해 합의하면 그들은 결과에도 합의하는 것이고 따라서 나쁜 결과들은 모두 틀림없이 잘못된 작업의 결과일 것이라는 잘못된 가정을 한다.

치과의사들은 특히 결과가 좋지 않게 나올 가능성을 인식하고 있을 경우 환자와의 실제 합의를 명확하게 해야 한다. 치과의사들이 합의를 명확하게 하지 않으면 심각한 오해나 그보다 더 심한 위험에 처할 수 있다. 즉, 전문직업인으로서 치과의사들은 치료 전에 나쁜 결과가 나올 가능성에 관해 설명해야 한다. 이는 법률상의 최소 요건인 고지된 동의(informed consent) 일부이며, 치과의사가 **상호소통하는 관계**를 추구하고 치료에 관한 결정을 환자와 함께하기를 추구한다면 확실히 요구되는 내용이다. 나쁜 결과가 발생할 때 각자의 책임에 관해 환자와 명확히 해 두는 것은 확실히 신중한 절차이기도 할 것이다.

재치료의 부담을 환자와 분담하는 방안도 고려할 가치가 있다. 나쁜 결과가 누구의 책임도 아니라면(환자도 잘못이 없다고 가정하면), 양쪽 모두 계획하지 않았거나, 원하지 않았거나 나쁜 결과에 대해 똑같은 책임은 없기 때문에 재작업의 부담을 분담하는 것도 합리적일 것이다. 이 제안은 환자는 처음 작업에 대한 비용을 지불했고 치과의사는 그 작업을 이행했으며, 따라서 양측은 이제 사람을 가리지 않는 자연 또는 운명의 결과 앞에서 동등함을 전제한다. 그러나 이 제안이 이론적으로는 건전할지 몰라도, 치과 치료는 전문직업인의 관계뿐만 아니라 상업적 관계와도 관련이 있다는 사실은 환자가 사안을 다르게 보게 할 수도 있게 할 것이다. 그러므로 많은 치과의사는 환자를 유지하기 위해 무료나 원가로 작업을 다시 하는 비즈니스 결정을 할 것이다. 이렇게 하는 데에 전문가로서나 윤리적으로 아무 잘못이 없다. 그러나 그렇게 하는 데에는 위험이 있다. 환자에게 주의 깊게 알리지 않으면, 환자는 이 행동을 그 치과의사가 실로 잘못된 작업이 관련되었음을 인정한 것으로 간주하거나(따라서 테크놀로지의 무오류성 및 의료종사자의 무오류성이라는 신화를 강화한다.), 치과의사가 환자 복지를 위해 이런 종류의 희생을 할 전문직업인 의무가 있다는 증거라고 간주할 수도 있다. 저자들은 이런 결론 중 어느 것도 타당하지 않다고 생각한다. 그렇다면 그런 비즈니스 결정을 하는 치과의사는 환자가 이를 통해 어떤 교훈을 배우게 될지에 대해 진지하게 주의를 기울여야 한다. 일어날 수 있는 사태에 대해 미리 논의하는 것이 최선이다. 어떤 경우에든, 치과의사가 합리적이라고 생각하는 이런 가능성이 환자와 치과의사 사이에 논의되고 해결되어야 하며, 상황에 대한 모든 합의가 환자의 의무 기록에 적절히 기록되고 준수되어야 한다.

마지막으로, 치과의사는 나쁜 결과에 관한 자신의 역할에 대해 참으로 불확실하고 판단하지 못할 수도 있다. 그 질문에 답변할 증거를 충분히 입수하지 못할 수도 있다. 질문하는 환자에게 알려주는 것과 관련한 이 치과의사의 의무는 나쁜 결과가 자신의 잘못된 작업의 결과가 아니라고 진지하게 결론을 내리는 치과의사의 의무와 유사하다. 저자들은 이 치과의사도 마찬가지로 자신의 비용으로 작업을 다시 할 엄격한 의무가 없다고 제안한다. 그러나 입수할 수 있는 증거는 그 치과의사의 잘못된 작업이 관여하지 않았다는 판단도 지지하지 않기 때문에, 이 치과의사의 상황은 앞 치과의사의 상황보다 훨씬 모호하다.

실제로는, 이런 상황에 있는 치과의사는 더 쉽게 무료나 원가로 작업을 다시 하는 비즈니스 결정을 내릴 개연성이 훨씬 높다. 이는 자신의 책임이 배제되지 않았기 때문이다. 그럴 경우 이미 언급한 주의사항을 되풀이할 필요가 있다. 치과의사는 환자가 치과의사의 행동들로부터 어떤 결론을 내려야 하는지에 대해 가능한 한 명확히 해야 한다. 이런 행동들은 다른 면에서는 전문직업인으로서, 그리고 윤리적으로 방어할 수 있지만 본의 아니게 현대 문화에서 치과 임상 수행을 훨씬 복잡하게 해 온 신화들을 강화할 수 있다.

이 섹션을 시작할 때 언급한 바와 같이, 많은 치과의사는 자신이 일하고 있는 치과의 단독 소유주가 아니다. 자신의 노력이 계획하지 않았거나, 원하지 않았거나, 나쁜 결과를 낳은 모든 치과의사는 그들이 일하는 환경 여하와 관계없이 위에서 논의한 대부분의 질문을 개인적으로 다룰 필요가 있을 것이다. 집단으로 치과를 운영하는 치과의사들과 다른 치과의사의 피고용인이거나 독립적인 컨설턴트인 치과의사들은 종종 어떻게 해야 할지를 결정하기 위해 다른 사람들(집단 개원의 경우는 파트너들, 고용된 의사나 자문 의사의 경우 상사나 소유주들)과 상의할 필요가 있을 것이다. 이런 상황에 있는 치과의사들은 필요한 치료를 다시 할지 또는 그 치료를 대안적인 치료로 대체할지, 환자 치료를 누가 다시 해야 할지, 또는 이런 결정들의 재무적 결과에 관해 자신이 환자와 합의할 권한이 없을 것이다. 치과의사들을 고용하는 사람들의 의무는 10장에서 검토된다. 또한 보험회사, 관리의료 제도 및 기타 관료적인 기관들이 자기 치과의 단독 소유주인 치과의사들에게도 나쁜 결과의 후유증이 어떻게 처리되어야 하는지에 대해 제약을 가할 수도 있다.

사례 해설

스튜어트 부인에 대한 닥터 알베레즈의 첫 번째 의무는 다음과 같다. (1) 나쁜 결과에 관한 사실관계를 포함해서 그녀의 구강 상태에 관한 완전하고 정확한 정보를 제공한다. (2) 임상 상황이 어떤 응급 치료를 요구하든 그 치료를 제공한다. 이 경우, 닥터 알베레즈는 그녀가 브리지를 제거하고 브리지와 프렙을 다시 작업하거나 다시 만들 필요가 있다고 결정하기 전에 그녀가 관찰한 모든 사실을 설명한다. 발생할 수 있는 모든 나쁜 결과에서, 치과의사는 환자에게 환자의 구강 및 치아에 관한 사실들을 완전하고 정확하게 알려줘야 한다.

닥터 알베레즈는 의심스러울 경우 동료 치과의사에게 다소 유리하게 판단을 내리지만, 그녀는 알 수 있는 내용으로부터 닥터 싱어가 프렙에 대해 일을 잘 하지 않았다고 상당히 확신한다. 원래 치아우식 부위가 상당히 크거나 이례적인 선천적 기형이 있지 않은 한, 프렙의 길이와 형태는 일반적으로 치과의사의 통제 안에 있다. 그러나 여기에서는 그런 것으로 보이지 않는다. 물론 닥터 알베레즈는 닥터 싱어의 브리지 프렙에 관한 모든 상황을 알지 못한다. 닥터 싱어는 스튜어트 부인에게 빨리 마치라고 독촉 받았을 수도 있고, 스튜어트 부인이 치료 의자에서 특별히 많이 움직였을 수도 있으며, 다른 방식으로 방해받았을 수도 있다. 인상(impression) 채득 과정이나, 기공소 전달과정 또는 기공소의 주조과정에서 잘못되었을 수도 있다. 그럴지라도, 그녀는 그 부적절한 브리지를 영구적으로 접착하지 않았어야 했다. 최소한 닥터 싱어가 레진 임시 브리지를 드는 것보다 브리지를 임시 접착하는 것이 낫다고 판단했다면 그렇게 할 수도 있었다.

다른 한편, 스튜어트 부인이 실제로 자기주장이 강하고 상황을 통제하려 드는 환자인데, 이야기의 절반만 말하고 있다고 가정하자. 닥터 싱어가 브리지를 접착하기 시작했는데 그것이 부적절함을 알았고, 스튜어트 부인에게 브리지를 다시 만들거나 작업을 다시 해야 한다고 말했다고 가정하자. 스튜어트 부인이 그날 내원한 김에 그 작업이 완료되기를 원했고, 닥터 싱어에게 그 브리지를 최선을 다해 접착하라고 요구한 경우라면 어떻게 되는가? 그 경우에도 닥터 싱어는 환자가 원하는 바와 무관하게 부적절한 브리지를 영구적으로 접착하지 않았어야 했다.

닥터 알베레즈는 뭐라고 말해야 하는가? 그녀는 스튜어트 부인이 문제를 일으킬 일을 했다는 아무런 증거도 가지고 있지 않다. 그렇다면 닥터 알베레즈는 스튜어트 부인이 칫솔질 및 치실을 사용하는 동안 어떤 손상을 일으켰지에 관한 그녀의 불확실성을 이용할 수 없다. 닥터 알베레즈는 또한 스튜어트 부인에게 나쁜 결과는 닥터 싱어의 작업과 전혀 관계가 없다고 말하거나, 그녀가 그렇게 믿게 하려고 시도해서는 안 된다. 그것은 닥터 싱어가 실수, 그것도 많은 실수를 했을 개연성이 있다는 그녀 자신의 판단에 어긋난다.

앞에서 닥터 알베레즈는 치과 임상에 대한 철학 차이에 기초한 치과의사의 치료에 관한 판단의 차이를 주의 깊게 구별해야 한다는 점은 언급하지 않았다. 다른 치료들은 모두 전문직업인으로서 수용할 수 있는 치료 범위 안에 들 수 있다. 그러나 닥터 알베레즈는 닥터 싱어의 작업은 그 범위를 벗어나며, 따라서 잘못된 작업 사례라고 판단하고 있다. 닥터 싱어의 작업이 치과계에서 수용할 수 있는 치과 임상의 최소 기준을 충족하는 한, 닥터 알베레즈는 두 사람의 진료 철학이 다르다는 이유만으로 닥터 싱어의 작업이 잘못되었다고 판단할 수 없다. 그러나 여기에서의 사실관계들은 진료 철학에서의 차이만이 아니라 참으로 잘못된 작업 문제라는 쪽을 가리킨다.

닥터 싱어가 만들었을 수도 있고 아닐 수도 있는 브리지가 어떻게 부적절하게 만들어졌느냐는 문제는 닥터 싱어가 부적절한 그 브리지를 접착했어야 했느냐는 문제와 분리될 필요가 있다. 닥터 알베레즈가 이 두 질문에 답변하기 위해 가지고 있는 증거의 수준이 다르며, 따라서 그녀가 스튜어트 부인에게 그에 관해 말할 수 있는 내용도 다르다. (두 질문 모두 닥터 싱어가 그 브리지가 부적절했음을 알았어야 한다그 가정한다. 닥터 알베레즈가 그 뒤에 닥터 싱어가 그 브리지가 부적절했음을 인식하지 못했다는 것을 알게 된다면, 그것은 훨씬 더 심각한 또 다른 문제를 제기할 것이다)

스튜어트 부인이 나쁜 결과에 대한 닥터 싱어의 책임에 관해 질문한다면, 닥터 알베레즈는 (최소한 자신의 마음속에) 이 두 질문들을 분리할 필요가 있다. 나쁜 프렙과 부적절한 브리지에 대해서는, 브리지가 부적절하게 만들어진 것이 누구의 책임인지에 관해 닥터 알베레즈가 입수할 수 있는 증거는 공개적인 부정적 진술 기준을 통과하지 못한다. 따라서 이 상황은 위에서 논의한 첫 번째 하위 범주에 속한다. 즉, 환자에 대한 상당한 이익이 있을 경우에만 닥터 알베레즈가 공개적인 부정적 진술을 위한 일반적인 증거 기준에 예외를 둘 수 있고, 따라서 프렙과 브리지에 잘못된 작업이 관련되었을 개연성이 높다는 자신의 개인적인 의견을 스튜어트 부인에게 말할 수 있을 것이다. 닥터 알베레즈는 일이 어떻게 잘못되었는지, 즉 브리지가 어떻게 부적절하게 되었는지 또는 왜 프렙이 그렇게 만들어졌는지 정확히 말하기 위한 충분한 증거가 없다고 말할 필요가 있을 것이다. 기공소의 역할과 실제로 프렙 위치의 치아우식 가능성이 고려되었을 가능성을 포함하여 여러 설명이 가능하기 때문에, 닥터 알베레즈는 최소한 이런 문제들에 대해 닥터 싱어와 얘기할 필요가 있을 것이다.

그러나 닥터 싱어의 브리지 접착에 관해서는 닥터 알베레즈는 확실히 브리지가 부적절하고, 그런 부적절한 브리지는 영구적으로 접착되지 않았어야 했고, 닥터 싱어가 그것을 접착했다는 취지로 공개적으로 진술하는 데 필요한 기준을 통과하는 증거를 가지고 있다. 닥터 알베레즈가 스튜어트 부인에게 이에 관해 얘기하는 것은 세 번째 하위범주에 속한다. 만약 스튜어트 부인이 직접 질문한다면, 닥터 알베레즈는 닥터 싱어가 나중에 다시 만들거나 다시 치료할 생각이었을지도 모른다는 점을 감안하더라도, 닥터 싱어가 그 브리지를 영구 접착하지 않았어야 한다는 자신의 판단에 대해 침묵하지 않아야 한다. 그러므로 닥터 알베레즈는 잘못된 작업에 대한 닥터 싱어의 책임에 관한 스튜어트 부인의 질문에 다음과 같은 식으로 명확히 말하는 방법을 찾아서 답변해야 한다. "나는 내가 모르는 어떤 것이 있고 닥터 싱어가 필요한 치료를 다시 할 계획이 잡힐 수 있을 때까지 브리지가 안전해지도록 보다 영구적인 접착제를 사용한 것이 아니라면, 닥터 싱어가 이 브리지를 영구적으로 부착하지 않았어야 했다고 생각해요."

3 유닛 브리지는 가장 실력이 뛰어난 치과의사들에게서도 잘못될 수 있다. (닥터 알베레즈가 최근에 닥터 싱어에게서 잘못된 많은 브리지 작업이나 그보다 나쁜 상황을 많이 목격해오지 않은 한) 여기서의 나쁜 결과와 잘못된 작업을 중대하거나 계속적으로 잘못된 치료 사례로 간주할 근거가 없다. 그러므로 닥터 알베레즈가 지역 치과협회의 심의위원회에 접촉할 정당성이 없다. 또한 나쁜 결과가 스튜어트 부인이 계속 닥터 싱어의 환자로 남아야 하는가에 대해 의문을 제기한다고 암시할 만한 요소가 없다. 따라서 닥터 알베레즈는 단지 스튜어트 부인을 자기 환자로 유치하기 위해 닥터 싱어에 대한 그녀의 신뢰를 낮추려 해서

는 안 된다.

알베레즈 부인은 어떤 응급 치료를 제공해야 하는가? 이는 부분적으로는 잇몸 조직이 얼마나 심각하게 염증을 일으켰는지에 의존한다. 다른 조치를 취하지 않고 단순히 브리지를 대체하는 데에는 위험이 있다. 이미 잇몸이 연루되었고 통증을 일으키고 있으며 닥터 싱어는 10일 동안 휴가에서 돌아오지 않을 것이다. 그 부위의 잇몸이 휴식을 취하고 회복되도록 브리지를 며칠 제거하는 것이 좋은 방안일 수도 있다. 잘 맞는 임시 브리지를 만들 필요가 있을지도 모른다. 잇몸의 염증이 그리 심하지 않을 경우, 닥터 알베레즈는 그 브리지를 일시적으로 접착하고 스튜어트 부인에게 닥터 싱어에게 보내서 닥터 싱어가 돌아오자마자 예약하게 할 수도 있을 것이다. 닥터 알베레즈의 자세한 계획은 이 사례에서 제공되지 않은 임상 세부사항들에 의존할 것이다. 그러나 잇몸에 염증이 생겼고, 브리지가 느슨하며, 스튜어트 부인이 그 자리의 통증을 호소하고 있고, 닥터 싱어는 앞으로도 10일 동안 치과에 돌아오지 않을 것이기 때문에, 닥터 알베레즈는 응급 치료를 제공하거나 응급 치료 계획을 수립하기를 거절할 수 없다. 그러나 닥터 알베레즈는 어떤 서비스를 제공하든 그에 대해 통상적인 비용을 받아도 정당화될 것이다.

당장 닥터 싱어와 연락할 수 없다면, 가급적 신속하게 그녀에게 연락해서 스튜어트 부인의 응급 치료와 후속 조치 필요에 관해 상의하는 것이 신중한 처사일 것이다. 그러면 닥터 싱어는 스튜어트 부인에게 연락해서 그 문제를 상의할 수 있고, 닥터 싱어와 스튜어트 부인은 사이의 관계와 스튜어트 부인의 장기적인 구강건강과 전신건강을 위한 보다 충분한 소통의 장도 열릴 것이다. 그러나 닥터 싱어에게 연락이 되지 않기 때문에, 닥터 알베레즈는 응급 치료에 관한 자신의 최상의 판단에 따라 진행하고 나서, 닥터 싱어가 돌아온 뒤에 그녀에게 자신이 발견한 내용과 그에 대해 취한 조치를 알려줘야 한다. 닥터 알베레즈는 또한 스튜어트 부인에게 닥터 싱어가 돌아오면 자기가 닥터 싱어에게 연락해서 그녀에게 무슨 일이 일어났는지 알려주겠다고 고지해야 하며, 또한 스튜어트 부인에게 닥터 싱어가 돌아오면 곧 그녀의 진료를 받으라고 조언해야 한다. 닥터 알베레즈가 닥터 싱어가 휴가 간 자리를 메우고 있는 치과의사에게 연락해야 하는지는 명확하지 않다. 자리를 메운 치과의사가 파트너라면 관계는 긴밀할 것이고, 닥터 알베레즈가 그 치과의사에게 전화할 합당한 이유가 있을 것이다. 별도의 전화번호가 암시하는 바와 같이 관계가 보다 멀다면(그 치과의사는 아마도 협력한다는 강한 의식 없이 단지 환자의 편의를 위해 그 치과의사의 전화번호를 알려줬을 것이다), 닥터 싱어의 자리를 메우는 치과의사에게 전화하는 것은 닥터 알베레즈가 스튜어트 부인에게 당장 필요한 응급 치료를 마친 뒤 그녀를 후속 치료를 위해 그 치과의사에게 의뢰하려는 의향이 있을 경우에만 일리가 있을 것이다.

또한, 닥터 싱어와의 대화에 관해, 이 사례가 제공하는 정보는 닥터 알베레즈가 닥터 싱어의 잘못된 작업이 중대하게 잘못된 작업이었는지 (따라서 관련 동료심사위원회에 신고해야 하는지) 결정하기에 충분한 정보를 닥터 싱어로부터 얻을 수 있는지 확실하게 말해주지 않는다. 닥터 알베레즈는 애초에 닥터 싱어가 브리지를 부착한 이유와 상황에 관한 상세한 정보를 필요로 할 것이다. 예를 들어, 닥터 싱어가 발치했는가, 그랬다면 왜 발치했는가? 스튜어트 부인은 이미 치아가 없는 상태로 닥터 싱어의 치과에 내원했는가? 그랬다면, 지대치, 주요 임상적 관심사 등에 관해 특이점은 없었는가? 이번 장에서 설명한 이유로 인해, 이런 질문들에 대한 상세한 답변을 얻는 것이 그런 결정에 매우 중요할 것이다. 앞에서 제공된 이 사례는 그런 문제들에 대해 말해주지 않고 있다.

마지막으로, 닥터 싱어에게 의료사고 소송을 제기하는 것은 어떤가? 이 책은 치과의사의 전문직업인 의무에 관한 책이지 치과 법률에 관한 책이 아니다. 따라서 이 사례의 법률 측면에 대한 상세한 논평은 이 책에 어울리지 않을 것이다. 그러나 일반적인 논평으로서, 잘못된 작업이 계속적이거나 중대하지 않다면, 치과 의료 사고 소송은 대개 치과의사와 환자 사이 또는 직원과 환자 사이의 상호 존중하는 소통 부족에 기인한다. 치과의사나 직원은 너무도 자주 환자에게 거리가 멀고 접근할 수 없게 느껴진다. 그들은 사람에게 관심을 보이고 동정적이라는 점을 소통하는 데에는 관심이 없고, 기술적인 문제들에만 초점을 맞추는 것으로 보인다.

스튜어트 부인이 닥터 싱어나 그녀의 직원에게서 이런 인상을 받았는지는 분명하지 않다. 그러나 그녀가 자신이 문제에 대해 책임이 있음을 인정하려는 태도는 기술상으로는 순진하지만, 이는 그녀가 치과 관계를 양측이 공동의 목표를 위해 협력하도록 요구하는 공동의 일로 본다는 점을 암시한다. 환자가 이런 관점을 가지고 있고, 치과의사도 관심과 동정심을 보이며 이런 협력적인 관점을 공유한다면, 나쁜 결과, 그리고 심지어 잘못된 작업도 흔히 관계를 깨뜨리지 않고 그 관계 안에서 다뤄질 수 있다. 이것이 의료사고소송에 대한 가장 효과적인 예방책이다.

그러나 스튜어트 부인이 이와 다른 기질이라고 가정하자. 스튜어트 부인이 닥터 싱어가 그 브리지를 접착하지 않았어야 했다는 닥터 알베레즈의 의견을 듣자 즉시 닥터 싱어에게 소송을 제기하겠다고 선언했다고 가정하자. 그리고 스튜어트 부인이 닥터 알베레즈에게 자신의 입안에서 발견한 내용에 대해 증언하겠는지 물어봤다고 가정하자. 닥터 알베레즈는 어떻게 대응해야 하는가?

닥터 알베레즈는 이 사안에 더 이상 연루되고 싶지 않을 수도 있다. 그녀는 확실히 그렇게 말할 수도 있다. 그러나 그녀가 그러기 원하는 이유를 명확하게 밝힐 수 있으면 그녀의 진술이 더 의미가 있을 것이다. 스튜어트 부인이 이런 의향을 보인다면, 닥터 알베레즈는 스튜어트 부인이 이 사안에서 자신의 양심을 따를 필요가 있음을 인정할 수 있지만, 스튜어트 부인을 한 쪽으로 조종하려고 시도해서는 안 된다. 이 시점에서 그녀의 가장 가치 있고 전문직업인으로서 책임 있는 기여는 교육일 것이다. 스튜어트 부인은 우발적이고 가벼운 잘못된 작업과 중대하거나 계속적으로 잘못된 작업의 차이를 이해한다면 자신의 상황에 대해 진정으로 이해하게 될 것이다.

스튜어트 부인은 다소의 불편을 겪었고 잘못된 작업으로 피해를 볼 약간의 위험이 있기는 하지만, 그녀는 큰 고통을 당한 것도 아니고 영구적으로 피해를 본 것도 아니다. 더욱이, 닥터 알베레즈가 알아낸 바에 기초해서는 그녀가 닥터 싱어가 향후 스튜어트 부인이나 다른 환자에게 유사한 잘못된 작업을 하거나 피해를 줄 것으로 믿을 이유도 없다. 닥터 알베레즈가 이 점을 스튜어트 부인에게 소통하기 위해 노력하는 것이 유익할 수도 있다. 환자가 어떻게 반응하든, 닥터 알베레즈는 나쁜 결과와 먼저 진료한 치과의사에 의한 잘못된 작업 개연성에 직면한 두 번째 치과의사의 입장에 있다. 그녀는 가능하면 양측의 기존 관계가 강화되도록 도와줄 의무가 있다. 닥터 알베레즈는 그 환자와 그녀의 일반의가 나쁜 결과와 잘못된 작업 가능성에 대해 동일한 토대에서 논의하기 시작할 수 있도록 사실에 관한 정보를 철저하고 솔직하게 알려줌으로써 그들의 관계가 강화되도록 도와준다. 그녀는 스튜어트 부인이 자신의 고정 고객이 아니고 자신은 닥터 싱어와 아무런 연결 관계가 없지만 동정심과 관심을 가지고 적절한 응급 치료를 해서 즉각적인 문제를 다룬다. 닥터 알베레즈는 이런 방식으로, 스튜어트 부인이 그 치과의사에게 돌아갈 때 자신의 치과주치의가 자신에게 무분별한 치료를 했다거나 자신의 고통에 관심이 없다고 화를 내지 않을 가능성을 높인다. 닥터 알베레즈는 이런 방식으로, 스튜어트 부인의 즉각적인 필요를 완전히 전문직업인답게 다룰 뿐만 아니라, 환자와 그녀의 치과주치의 사이에 확립된 전문직업인으로서 적절한 관계를 긍정하고 지원함으로써 환자에게 봉사하기도 한다.

나쁜 결과는 잘못된 작업과 동일한 것이 아니다. 이 둘이 관련이 있을 수는 있다. 그러나 진료에서 불가피하게 수정 가능한 우발적이고 가벼운 실수가 발생하기는 하지만, 전문직업인의 직무수행에서 나쁜 결과와 잘못된 작업이 관련이 였는 경우는 흔하지 않다. 그러나 완벽한 테크놀로지라는 현재의 신화는 이 실재에 도전하며, 나쁜 결과와 잘못된 작업에 대한 적절한 대응을 필요 이상으로 복잡하게 만든다. 오늘날의 문화에서는 해설, 사실 점검, 가짜 뉴스 같은 개념들이 나쁜 소식과 좋은 의도를 다루는 문제들에 대한 소수의 사례에 지나지 않으며, 환자들과 치과의사들이 모든 당사자에게 추가로 도덕적 압박을 가하는 사회적 및 법률적 풍토로 몰아가기 때문에 이런 문제들은 더 복잡해질 수 있다. 그럼에도 불구하고, 전문직업인의 관계에서는, 적절한 접근법은 의사결정 능력이 있는 환자가 자신의 구강 상태에 관해 상호소통하는 적절한 의사결정을 내릴 수 있도록 그 상태에 관해 충분히 정확한 정보를 받아야 한다는 요건으로부터 시작한다. 이것이 이 어려운 상황에서 프로페셔널리즘을 보여 주는 방법이며, 환자의 신뢰를 보존하고 지원하는 방법이다. 그것은 또한 치과의사들이 자신과 서로가 의료사고 소송을 예방하도록 도움을 줄 방법이기도 하다. 왜냐하면, 이런 방식으로 할 때 오류가 있는 인간이 오류가 있는 테크놀로지와 기술을 환자의 이익을 위해 가장 효과적이고 가장 윤리적으로 사용할 수 있고, 그렇게 함으로써 사회 공동체에 대한 치과계의 책무를 이행할 수 있기 때문이다.

10

윤리적인 치과 운영

사례 : 해피 스마일 치과

닥터 밥 밀포드는 2004년에 치과대학을 졸업하고 몬트클레어에서 치과를 개원한다. 당시에 1인당 치과의사 비율은 아주 낮았고, 지역 은행은 기꺼이 개원 자금 대출을 해 줘서 충분한 운전자금이 공급되어 학자금 대출 상환에도 도움이 되었다. 치과는 내원하는 모든 환자를 받으며 환자들이 가입한 모든 보험회사와 관리의료 제공 계약을 맺고 있다. 치료비 미수금이 발생하면 자선 목적으로 손실 처리한다. 치과는 꾸준히 성장하고 삶도 안락해진다. 그러나 2010년이 되자 몬트클레어의 산업 기반이 약해지기 시작하고, 닥터 밀포드나 그의 은행 모두 몬트클레어의 경제가 빨리 회복될 것으로는 크게 기대하지 않는다. 그래서 그는 몬트클레어 북쪽 130마일 지점에 있는 그 주의 가장 큰 도시의 안락한 교외에 있는 릿지뷰에서 은퇴하는 치과의사로부터 상당히 큰 치과를 인수한다. 인수 자금은 8년간의 치과 운영 이익, 다른 은행의 대출, 부모가 물려준 약간의 부동산 처분 금액으로 조달한다. 동시에, 그는 쇠퇴하고 있는 몬트클레어 치과의원을 3년 전에 고용한 관리의사에게 위임한다. 치과의 소유권을 유지하고, 관리의사에게 관리 급여와 수익의 35%, 그리고 비용이 잘 절감되면 연례 보너스를 지급하기로 한다. 또한 더 이상 재무상 이익이 되지 않는 보험회사와의 관리의료 제공 계약을 철회한다. 그러나 관리의사에게 보험회사와의 재협상을 위임했다. 몬트클레어 치과의 이익이 닥터 밀포드가 릿지뷰로 이전하는 동안의 손실 보전에 도움이 될 것으로 기대된다.

닥터 밀포드는 릿지뷰 치과의사가 은퇴하기 6개월 전에 몬트클레어 치과를 떠나기로 하고 부인과 세 자녀와 함께 6주간 멋진 유럽 여행을 간다. 그 뒤에 그는 남은 4개월 반 동안 심미 치과, 통증 조절과 불안 완화 기법, 치과 마케팅 분야의 기술을 더 개발하기 위한 보수교육과 워크숍에 참석하며 보낸다. 그는 치과 시장의 전반적인 침체를 예측하는 치과 경제학자의 데이터를 잘 알고 있다. 닥터 밀포드는 자기가 알게 된 매우 능숙한 경영 컨설턴트의 도움으로 자기 치과가 침체를 견딜 뿐 아니라, 위기를 기회로 바꿀 계획을 세운다.

릿지뷰 치과를 인수하자마자, 닥터 밀포드는 치과 이름을 "해피 스마일"로 바꾼다. 이어서 경영 컨설턴트를 고용해 인수받은 치과의 모든 환자를 접촉하고, 릿지뷰와 여섯 개의 인근 지역의 거주자를 대상으로 세심하게 디자인한 세련된 게시판 광고와 라디오 광고를 만들고, 이메일, 페이스북 및 트위터에 광고한다. 고도로 세련된 이 광고는 릿지뷰의 환자들에게 첨단 치과 장비를 들여오고 "일반 대중이 치과에 관해 연상하는 통증, 불편과 불안" 대신 "해피 스마일"을 치과의 초점으로 삼는 새 치과의원 개원을 알린다. 광고에는 신규 환자 예비 검사와 기존 환자 점검 제공도 포함한다. 검사 비용은 의도적으로 그 지역 다른 치과의 비용보다 훨씬 낮게 책정된다.

광고는 또한 "이제 모든 치료는 새로운 치료법과 새로운 재료로 할 수 있음"에 관해 알고 있는지 물으며, 구강건강과 전신건강을 추구하며 미소와 외모도 크게 개선하는 "전문적인 치과 진료"를 소개한다. 그 광고에 의하면 닥터 밀포드의 치과는 "가장 앞선 테크놀로지"를 제공하며 사람들은 "그들이 원하는 외모"를 얻을 수 있어서 그들의 사회 관계망에도 큰 도움을 준다. 자기 치아를 자세히 보고, 외모가 자기에 대해 어떤 인상을 주는지 세심하게 생각하라는 조언을 준다. 만일 사람들이 그들의 이미지를 보다 매력적으로 변화시키기 원한다면 "첫인상인 당신의 미소를 바꾸는 것이 가장 직접적인 방법이다"라고 광고는 말한다.

또한 광고는 잠재 고객의 결정을 돕기 위해 해피 스마일 치과 웹사이트로 인도한다. 웹사이트에는 치아의 다양한 결함과 치료 결과가 함께 게시되어 있고 다음과 같은 말이 있다. "우리의 테크놀로지와 전문 인력은 당신이 신뢰할 수 있는 정확성과 예측 가능성을 제공합니다." (그리고 실제 결과는 많은 요인에 의존하며 사진들이 이러한 정확한 결과를 보증하지는 않는다는 문구가 작은 글씨로 적혀 있다) 웹사이트에 제시된 치료만 가능한 게 아니고 실제 추천은 철저한 검사와 각 환자의 치료 목적에 따라 다를 것이라고 설명한다. 닥터 밀포드가 받은 이 분야 수료증을 소개하고, 무료 "스마일 상담" 및 현재 고객과 신규 고객들에게 무료로 구강 내 비디오 촬영 및 3-D 영상 진단 검사를 제공한다.

닥터 밀포드의 마케팅 컨설턴트는 또한 닥터 밀포드의 '주요 경쟁자들"의 치과 운영, 특히 릿지뷰에서 20년간 치과를 운영하고 있는 닥터 조셉 카마마타, 인근의 교외에서 10년간 공동 운영하고 있는 닥터 에드 오브라이언과 닥터 실비아 델라 갈라의 치과 운영에 대한 상세한 자료를 입수한다. 컨설턴트의 조언에 따라 닥터 밀포드는 닥터 카마마타의 치과 매니저에게 거액의 급여 인상과 더 나은 의료 혜택을 제의한다. 또한 닥터 오브라이언과 닥터 델라 갈라의 최고의 치과위생사에게 같은 인센티브와 온라인 MBA 과정을 마치도록 지원하겠다는 서면 약속을 제의한다. 두 여성 모두 현재의 고용인에게 닥터 밀포드의 제의에 맞춰줄 기회를 주지만, 닥터 밀포드가 제시한 금액이 가장 커서 그들은 닥터 밀포드의 새 치과에 합류한다.

이 모든 노력이 열매를 맺어 매우 노련한 치과위생사가 닥터 밀포드의 기술을 보완하면서 치과가 잘 운영되고, 이전 치과의사가 운영하던 시절부터 꾸준히 내원하고 있는 환자들 외에 신규 환자도 급증한다. 경영 컨설턴트는 마케팅을 릿지뷰 지역 고소득층의 생활양식에 성공적으로 조화시켰다. 많은 신규 환자들이 특히 미용 치료를 위해 내원한 뒤에 미용 치료와 일반 치과 치료를 같은 치과에서 받을 수 있다는 장점을 보고 이전의 치과의사를 떠나 닥터 밀포드의 고객이 된다.

2년 만에 닥터 밀포드는 릿지뷰 치과에 관리의사가 필요해진다. 기본적인 진단과 수복 작업에 집중할 관리의사를 구하기 위해 몇 군데 치과대학에 광고를 낸다. 관리의사가 직접 하는 치료, 관리의사의 처방에 의한 치과위생사의 치료, 관리의사가 실시한 환자 교육의 결과로 닥터 밀포드가 하게 되는 모든 미용 치료에서 발생하는 총수입의 일정 비율을 지급하는 조건의 보수를 제안한다.

이런 보수 조건과 심미 교육 "대본"의 세부 내용은 과잉 진료를 유도하는 인센티브를 포함한다고 생각하는 치과대학생이 있다. 그러나 고용주 치과의사와의 모호하고, 경쟁적이거나 품위를 떨어뜨리는 관계와 대형 영리 병원의 "할당량을 채우든지 아니면 나가라"는 문화의 무서운 이야기들을 들어왔던 터라 명확한 계약을 환영하는 학생도 있다. 아무튼, 많은 치과대학생은 학부와 치과대학을 다니느라 쌓인 40만 달러의 학자금 대출 부담으로 독립적으로 개원할 전망이 쉽지도 않고 그러고 싶지도 않기 때문에, 닥터 밀포드에게 많은 지원자가 몰린다. 그들 중 일부는 이제 점점 복잡해지는 보험 계약, 법률, 관료제도 및 의료일반에 대한 정부 정책의 변동을 알아야 하는 치과를 관리하는 일을 피하고자 지원한다.

전문직업인끼리 결혼해서 이사를 해야 하는 사람도 있다. 더 많은 자유를 원하는 지원자도 있다. 닥터 밀포드는 기술이 뛰어나고, 매력적인 성품으로 치과대학에서 적극적으로 추천한, 이상적인 미소와 구강건강이 어떠해야 하는지에 대한 살아 있는 모델인 닥터 산드라 발만을 고용한다.

한편, 닥터 카마마타, 닥터 오브라이언, 닥터 델라 갈라는 닥터 밀포드의 처사에 화가 났다. 그들은 지역 치과협회 윤리위원회에 닥터 밀포드의 광고와 웹 사이트는 심미 치료에 관해 허위는 아닐지라도 심각하게 오도하는 주장을 펼치기 때문에 비윤리적이라고 주장하며 청원을 제출한다. 닥터 밀포드의 치과에 환자를 잃은 다른 많은 의사도 이 청원을 지지한다.

닥터 밀포드도 그 지역 치과협회 회원이다. 그러나 그는 (그의 경영 컨설턴트의 권고에 따라) 지역의 비즈니스 단체들과 건강 관련 다른 자선 단체들에서 적극적으로 활동하느라 치과협회에 많이 참여하지 않았다. 이런 활동으로 지역 자선 단체를 도울 뿐만 아니라, 치과를 더 성장시키고 비즈니스와 인간관계를 넓히는 새로운 기회도 생겼다. 닥터 밀포드는 세 명의 치과의사가 제기한 윤리위원회 청원은 그들의 피고용인을 빼앗긴 데 대한 보복 행위에 지나지 않는다고 주장한다. 그는 동료에게 이렇게 말한다. “그들은 피고용인들에게 보수를 더 지급하기만 하면 됐다. 그것은 비즈니스 상으로 좋은 결정이었는데 그렇게 하지 않았다. 아무도 시간을 내서 비즈니스 기술을 배우거나 내가 수강한 비즈니스 윤리와 컴플라이언스 과정을 수강하지 않았다. 내 비즈니스 스타일을 좋아하지 않는다면, 그들도 교육을 받고 컨설턴트를 고용하는 것을 생각해 봐야 한다. 시장의 공정한 싸움에 반대하는 것이 아니다. 윤리위원회 제소와 내 전문직업인의 평판을 손상하려는 이런 뜻밖의 행동에 반대하는 것이다. 윤리적인 광고에 관한 치과계의 지침을 세심하게 따르고 있고, 내 비즈니스 관행은 최고의 비즈니스 윤리와 완전히 일치한다. 내가 아는 한, 좋은 윤리가 좋은 비즈니스에 도움이 된다.”

“알다시피, 치과 경제학자들의 데이터에 의하면 우리 모두를 위한 환자들은 많이 있다고 한다. 나는 그 중 극히 일부 환자만 진료하고 있으며, 만일 그들이 정신을 바짝 차리고 나와 이 지역의 다른 보건 단체들과 협력한다면, 특히 구강건강의 중요성에 관해 대중 교육을 한다면 그들에게 더 잘 다가가게 될 것이다. 이 지역에서조차 응급 치료가 아닌 목적으로 정규적으로 치과를 이용하는 사람은 인구의 절반도 되지 않는다. 그런데 왜 내가 그들을 치과에 진료 받으러 오게 했다고 괴물 취급을 받아야 하는가?”

“우리 모두 공격적으로 마케팅하고 사람들에게 제공해 줄 수 있는 것을 말해야 한다고 생각한다. 사람들을 도와줄 수 있도록 그들을 교육하는 것은 좋은 비즈니스이며 좋은 치과는 그래야 한다. 그들을 치과에 내원하게 하지 않는다면, 그들에게 필요한 교육을 할 수 없으며, 그들을 교육하지 않는다면 그들을 도울 수 없다. 예를 들어, 우리 모두 지역사회에 1일 무료 치료를 제공하고, 의료 보조를 받는 가난한 사람들과 중독으로 인해 가정이 파괴된 여성과 아동을 위한 자원봉사 클리닉을 세우기 위한 기금 마련에 협력해야 한다고 생각한다. 그들도 치료받을 곳이 필요하다. 좋은 마케팅은 전혀 비윤리적이지 않다. 그것은 좋은 교육이고, 좋은 공동체 관계이고, 좋은 치과는 그래야 한다!"

"치과의사 페인리스 파커는 '행상(行商)은 잘못이 아니다.'고 말했는데, 스스로 교육하고 그것을 윤리적으로 하는 한 그의 말이 옳다. 우리는 또한 연방정부 관리들과 정책 입안자들과 협력해서 그들이 이러한 새로운 성과급 제도와 건강보험체계가 치과 치료가 필요한 모든 사람에게 진정으로 효과를 발휘하도록 만들게 할 필요가 있다. 나는 치과협회가 최근에야 내보낸, 우리 전문직업인은 왜 협력해야 하는지에 관한 보도 자료와 광고들을 보면서 얼마나 반가운지 모르겠다."

치과계의 지형 변화

미국에서 치과는 언제나 자유 기업 체계의 일부였고, 대부분의 치과 치료는 20세기 말에 집단 개원이 보다 보편화하기까지는 작은 사업체를 운영하는 개별 치과의사들이 제공했다. 그러나 치과의사와 사회 공동체에서 그 당시의 치과계의 문화와 치과의사의 전문직업인 의무의 내용에 대해 이해한 바로는 경쟁적 자유 기업 시장의 특징이 그다지 뚜렷하지 않았다. 20세기에는 치과서비스에 대한 적극적인 마케팅, 경쟁적인 광고, 심한 가격 경쟁은 보편적이지 않았고 ADA 강령에서 억제되었다. 그러나 이제 이 세 가지와 자유기업 시장의 다른 특징들이 치과에 퍼져 있다. 1970년대부터 시작된 사건들이 (이전 시기에 사회와 치과계 사이의 대화에서 합의된) 치과계는 전문직이어서, 전형적인 상거래 시장들과는 다르다는 인식에 도전하기 시작했다. 이러한 인식의 일부였던 치과계는 그 구성원들이 윤리적인 전문직업인의 책임을 이행하게 할 책임이 있다는 확신에도 도전했다.

이 기간에 치과에 다수의 독립적인 사건이 동시에 발생했으며, 따라서 그 원인도 복잡하다. 그중 하나는 1960년대 말과 1970년대 초에 베이비 붐 세대가 노동시장에 진입할 것을 기대해서 치과대학 인가가 급격히 증가한 것이었다. 치과의사의 수는 일반 대중의 필요보다 급격히 증가했다. 예를 들어, 대중이 교육을 더 잘 받는다면 인구의 절반 이상이 응급치료가 아닌 목적으로 치과를 이용하기 시작할 것으로 예상했다. 그러나 이 일은 그때도 일어나지 않았고, 아직도 일어나지 않고 있다. 연구 조사 결과 수요 공급이나 마케팅 외에도 사람의 행동에 영향을 주는 다른 요인이 많음이 밝혀졌다. 따라서 향후 3, 40년간 미국에는 치과의사들이 계속 치과 질환의 이전의 이해에 근거해서 주로 치아우식증 치료에만 초점을 맞출 경우, 치과의사가 넘쳐나게 되었다.

한편, 치과계는 사회 공동체에 예방적 치과 관리를 진지하게 고려하도록 설득하는 데 성공했다. 예방적 치과 관리가 어느 정도는 치과에서 잘 홍보함으로써 이뤄졌지만, 보다 극적으로는 상수도에 불소를 첨가함으로써 이뤄졌다. 예방이라는 주제가 우식증 및 그 결과들(발치, 근관 치료, 보철물 제작)을 넘어서 치주 질환, 암, 교합 장애(occlusal disorders), 심미, 비만, 당뇨병, 흡연 장애 등으로 확장함에 따라 치과계 자체도 변했다. 가장 흔하게는 지역사회의 불소 첨가 노력을 통한 충치예방 노력이 우식증의 심각성을 줄이는 데 도움이 되었고, 따라서 이미 정기 검진을 받고 있던 인구의 절반에서 수복 치료를 할 필요도 기회도 줄었다. 그러나 다양한 치아우식 치료 및 치주 예방관리로 치료가 증가했지만 전통적인 수복치료의 감소에 미치지 못했다. 치과는 공급자 증가와 치과 수요 감소에 직면했다. 치과 치료 수요가 감소한 이유는 치과 치료는 수복치료라고 이해되었기 때문인데, 수복 치료는 오랫동안 치과의원 수입의 대들보였다. 치과 응급환자 수도 안정적으로 유지되었지만, 이 안정성은 저소득층, 노년층, 그리고 의학적으로 복잡한 문제가 있는 사람들로의 인구 이동과 함께 찾아왔다. 응급 치료 제공으로 생존할 수 있는 치과는 아주 적었다.

치과 진료에 보험회사들이 들어왔다. 그러나 치과 질환은 조종하기 어렵고, 빈도가 낮고, 예측하기 어렵고, 치명적인 재정적, 사회적 손실을 대상으로 하는 전통적인 보험 대상에 들어맞지 않았다. 그런데도, 많은 보험회사는 1980년대부터 대중 보건 정책 및 대규모 고용주들과 협력해서 치과 건강관리에 도움이 될 상품들을 개발하고, 단기간에 통제까지는 아니어도 치과 건강관리 비용이 가능하면 빠듯하게 유지되도록 영향을 주기 시작했다. 이런 노력은 혼합된 결과를 가져왔다. 기본적인 치과 건강관리 필요가 더 잘 충족되었는지 또는 비용이 더 잘 통제되었는지는 여전히 의심스러웠다. 그러나 이미 (공급 증가와 수요 감소라는) 처음의 두 요인에 의해 도전 받던 미국의 치과는 이제 환자의 구강건강 필요를 어떻게 다룰지에 관해, 한 때는 환자와 치과의사 사이의 전통적인 대화의 장이었던 곳에 강력한 제 3자가 들어오는 재무 상황에 직면하기 시작했다. 동시에, 우리 사회는 절대 금액 면에서나 필요성과 관련해 일반 의료보다 치과 치료에 돈을 덜 쓰려 한다는 사실은 변함이 없다.

최근에 다른 두 요인로 이 상황이 더 복잡해졌다. 하나는 미국 인구의 고령화다. 일부 형태의 치아우식은 이전보다 이 집단의 구강 질환에서 흔치 않지만, 치주 질환은 그들의 구강건강의 주 요인으로 남아 있다. 그러나 고통스러운 치아우식 질환이 감소함에 따라 차츰 상당한 비율의 고령층 환자들이 치과 진료, 특히 만성적 구강 질환에 적절한 장기 관리에 관심이 적어졌다. 고령화 인구 중 많은 이들이 재정 상태가 열악해서, 가능하면 치과 치료에 돈을 쓰려고 하지 않는다. 따라서 미국의 인구 고령화가 우리 사회의 치과에 미치는 영향은 복잡하고 예측하기 어려워, 그렇지 않아도 복잡한 치과 지형이 한층 더 복잡해졌다.

한편, 치아를 자연 색보다 희게 보이려는 트렌드가 인구의 거의 모든 계층을 휩쓸었다. 치과의사는 심하게 변색된 치아를 자연 치아 색조로 회복하기 원하는 환자들을 도와줬다. 그러나 자연 치아보다 흰 치아를 원하는 이 패션 트렌드는 치과의사들에게 통상적인 구강건강 관리를 위해서라면 결코 보지 못했을지도 모르는 환자들을 제공하기 시작했다. 이 환자들, 또는 최소한 일부는 계속 진료를 받고 정규적인 내원을 통해 이익을 얻는 것이 이상적이다. 그러나 14장에서 설명하는 바와 같이, (치과의 전통적인 심미적 목표가 아니라) 환자의 미용상 관심에 초점을 맞춘 미용치료와 심미치료 지공은 치과의사의 전문성이 이런 종류의 서비스를 제공하는 것과 환자-치과의사 관계에 시장 기반의 가치와 사고를 끼워 넣는 것이 타당한지에 관한 중요한 질문을 제기한다. 따라서 이 트렌드가 부추기는 대로 (이 트렌드 자체는 흔히 치과의사에 의해 자극되기도 한다) 환자들이 미용상/심미적 도움을 추구하는 매우 두드러진 현상은 우리 사회의 치과 임상에서 중요한 변화로 간주되어야 한다.

마지막으로, 1980년대부터 치과대학 졸업생들의 상황에 중대한 변화가 생겨났다. 이전 시대의 연방 장학금 지급이 종료되자, 학부 교육비 증가로 이미 이전 세대보다 더 많은 빚을 지게 된 학생들 자신과/또는 그들의 친척들에게 더 큰 수업료 부담이 가해졌다. 게다가 많은 이유로 치과 교육비용이 크게 증가했고, 거기에 치과대학 수 및 교과 등록 규모 축소가 이어졌다. 그리고 때로는 수명이 짧지만 점점 증가하는 새로운 테크놀로지, 보수가 더 좋은 자리에 마음이 끌리는 교수진, 정부, 기금, 민간 자선 단체들로부터 추가로 재정 지원을 받아내기 위해 효과적으로 경쟁하지 못하는 학교들의 현실을 반영하여 치과대학의 비용이 한층 더 증가했다. 따라서 치과대학생의 수업료와 부채 규모는 한층 더 커졌다.

이전 세대에 치과대학을 졸업한 치과의사는 은행 대출과 치과 서비스를 기다리는 인구에 힘입어 곧바로 개원했다. 물론 대출을 갚아야 했지만, 젊은 치과의사가 개원하도록 도와줄 대출을 쉽게 받을 수 있었고, 치과의 유동성 자금 확보에 대출을 고려할 수 있었다. 그러나 1980년대 이후에는 대출을 받아 곧바로 개원하는 치과대학 졸업생이 점점 적어졌다. 특히 21세기가 시작된 이후 대부분 졸업생은 교육비 부담으로 부채를 안게 되었고, 아직 개원

대출 대상이 되기에는 그 경험이 충분하지 못했다. 그러나 군대, 공공의료, 종합병원 기반 일반의 수련(GPR hospital-based general dental practice residencies), 점점 보편화하는 집단 개원 등을 통해서 이러한 경험을 얻기 위한 현장이 늘어나고 있다. 그러나 이런 기회 중 급증한 치과교육 대출금을 상환하기에 충분한 급여를 지급하는 곳은 별로 없다. 그러나 최근에 치과대학을 졸업한 사람들에게 투자하는 기관은 이들을 고용함으로써 연 15% 이상의 양호한 수익률을 올리고 있음이 밝혀졌다. 따라서 치과대학생이 전망에 관해 극도로 불안하게 된 것도 이해할 만하다. 대부분은 누군가의 치과에서 치과의사 경력을 시작할 가능성이 크다는 것을 안다. 단지 자신의 재무적 필요를 이용하려는 누군가의 피고용인이 되기보다는, 운 좋게도 더 젊은 전문직업인 동료를 구하는 누군가의 동료 치과의사가 되기를 바란다. 치과의사들이 협력하고 서로 치열하게 경쟁하지 않는 세계는 아마도 과거에서 온 것 같은 꿈의 세계다. 왜냐하면, 이제 치과대학생은 치과대학에 들어가는 순간부터 자부심을 느낄 수 있는 환경에서 일할 기회를 얻기 위해 경쟁하기 때문이다.

이런 변화 요인 중 어느 것도 치과를 향한 악의나 치과계 직무수행 규범에 대한 누군가의 무감각에 기인하지 않았다. 치과계는 사회의 다른 제도와 마찬가지로 다른 많은 사회제도 중에 속해 있고 그 제도의 영향을 받기에, 미국의 많은 제도변화로 인해 이러한 일들이 일어났다. 그렇다면 이런 변화를 비난하기는 어려울 것이다. 필요한 것은 치과계가 전문직업인으로서 치과 직무를 계속 그리고 가능하면 윤리적으로 수행할 수 있도록 치과계의 이러한 변화에 어떻게 대응해야 하는지 물어보는 것이다.

때로는 지난 3, 40년 동안의 치과계의 변화가 이미 치과의사를 전형적인 시장 서비스 생산자로 바꿔 놓았고, 환자를 전형적인 시장 소비자로 바꿔 놓은 것으로 보일 수 있다. 이번 장부터는 이 점에서 치과 직무수행이 위험에 처해 있는 몇 가지 방식들을 살펴볼 것이다.

그러나 이 책의 주요 주제 중 하나는 이럴 일이 일어날 필요가 없다는 것이다. 치과 서비스는 우리 사회의 다른 의료 분야와 마찬가지로 당분간 계속 시장의 맥락에서 제공될 것이다. 그러나 이전 세대의 치과의사가 시장에서 진료를 제공했지만, 환자와 서로를 대할 때 전문직업인으로서 행동했고 환자와 사회로부터 전문직업인으로 여겨졌듯이, 치과의사들은 계속 전문직업인으로서 직무를 수행할 수 있다. 그러나 지형이 변했기 때문에, 치과 직무를 진정으로 전문직업인답게 수행하려면 어떻게 해야 하는지에 관한 조금 더 신중한 사고와 업무처리 방식의 변화가 필요할 것이다.

그러므로 오늘날의 치과가 직면하고 있는 변화된 경제적 사회적 상황에서 치과 직무를 어떻게 윤리적이고 전문직업인답게 수행할 수 있는지에 대해 성찰이 필요하다. 현업에 종사하는 모든 치과의사는 자신의 직무수행의 모든 측면에 관해 그런 질문을 할 필요가 있기에, 이번 장부터는 가장 중요한 문제들에 대한 검토를 시도할 것이다. 그러나 오늘날의 치과의사에게 이보다 더 현저한 윤리적 쟁점은 없으므로 이 책의 내용에 세심한 주의를 기울일 가치가 있다.

이번 장에서 먼저 모든 치과의원에서 전문직으로서의 치과의 책무에 일치하는 방식으로 또는 치과의원을 전형적인 시장 기업과 구별하는 방식으로 내릴 필요가 있는 몇 가지 경영 의사 결정을 살펴본다. 첫째는 마케팅이다. 왜냐하면, 마케팅은 오늘날 우리 사회에서 모든 치과의원과 치과 조직에 여러모로 영향을 주는 주제이기 때문이다. 우리는 이 책에서 여러 번 다루었던 치과의사에 대한 환자의 신뢰라는 주제를 살펴보면서 이번 장을 마칠 것이다. 이후에 윤리적인 치과의원을 운영하기 원하는 치과의사가 성찰해야 할 다른 상황을 검토할 것이다.

치과 광고 : 약간의 배경 설명

많은 치과의사가 생각하기에, 치과에서의 가장 극적인 변화 중 하나는 1979년에 일어났다. 이 변화는 경쟁 광고 금지에 관한 미국치과의사협회(ADA) 강령 개정과 그 이후의 경쟁 광고 급증과 관련이 있다. 그러나 앞 섹션에 기술된 변화 양상 중 어느 것도 경쟁 광고에 관한 ADA 강령 개정 때문에만 일어나지는 않았다. 1979년 이후 광고의 급증으로 확실히 치과의사들 사이의 경쟁은 심해 졌지만, 경쟁 격화의 원인은 경쟁을 표현하는 광고에서가 아니라 방금 기술한 사회적 동향에서 찾아야 한다.

마케팅이라는 넓은 개념 안에서 광고는, 정의하고 표현하고 사용하기에 따라서 달라지는데 환자에게 치과 서비스에 접근하는 방법을 일러줄 뿐 아니라 치과 관리와 구강건강 교육의 잠재력도 가지고 있다. 그렇다면 치과 "광고" 또는 대중에 대한 직접적인 교육을 악으로만 보는 것은 잘못이다. 일부의 과도한 광고 때문에 치과 광고는 해서는 안 된다고 말할 수 없다. ADA 강령이 개정된 이후 많은 치과의사는 윤리적으로 광고했다. 그러나 이 문제에 관한 치과계와 사회 공동체 사이의 지속적인 대화는 이제 거의 40년이 되어 가지만, 광고가 윤리적인지 전문직업인으로서 적절한지를 결정하는 기준이 아직 완전히 정해지지 않았다. 치과계 대화의 중요한 출처는 미국치과의사협회(ADA) 윤리 · 정관 · 사법 문제 위원회의 항소 징계 결정이다. ADA 강령 개정의 배경은 ADA와 연방거래위원회(FTC)가 1979년에 체결한 동의 명령인데, 이는 ADA가 수세에 몰리며 계속된 법률 싸움을 피하기 위한 것이었다. 당시 FTC의 조치는 치과계 윤리강령의 광고 제한은 거래 제약이라는 주장이 중심이었다. 대법원의 최종 결정은 이뤄지지 않았지만, 연방식품의약청(FDA)과 미국의 의료 전문직업인 단체들 사이의 합의는, 미국의사협회(American Medical Association; AMA)와 다른 대형 의료 전문직업인 단체에, 그들의 전문직 윤리강령에 광고금지가 재도입될 경우 법원에서 도전을 다시 받게 될 것이라는 점을 명백히 했다. 이러한 복잡한 법적 절차는 민심을 주의 깊게 읽은 데에서 동기가 부여된 것이 아니라, 정치 경제적 고려로 동기 부여되었을 가능성이 크다. 따라서 ADA 강령의 광고 금지 삭제는 반드시 사회의 욕구 표현인 것은 아니었다고 주장할 수도 있다.

게다가 ADA 위원회와 치과 윤리강령을 기안한 단체들 위원회에 사회 공동체가 참여한 적이 없다는 사실은 중요한 질문을 제기한다. 왜냐하면, 전문직 윤리강령은 본질상 그 직종과 사회 공동체가 협력한 산물이어야 하기 때문이다. 전문직업인 강령이 공동체에 대한 구성원들의 서비스의 내적 작동을 잘 알고 있는 전문직업인 단체에 의해 표명되고 제정된다 할지라도, 합리적이거나 실용적인 단체라면 공동체에 대한 자신의 서비스 제공의 규범을 정할 때 그 공동체의 의견을 구해야 할 것이다. 그러나 사회 공동체가 치과 단체가 표명한 전문직업인 의무를 받아들인 유일한 증거는 1979년의 연방거래위원회(FTC) 결정을 받아들인 것처럼, 치과 단체가 표명한 전문직업인 의무에 대해서도 거센 항의를 하지 않았다는 것이다.

전문직업인 규범의 내용과 관련해서 대중의 인식은 미묘하다. 아마도 미국에서 소비자를 향한 제약 회사, 병원, 의료 시스템들의 직접적인 마케팅이 현재 치과 광고보다 훨씬 많을 것이다. 그러한 마케팅이 약간의 정치적, 법적 분쟁을 자극하고 있기는 해도, 그리고 그것이 미국 밖에서는 의문시되고 있음에도 불구하고, 미국의 대중은 이런 기관들의 직접적인 마케팅에 대해 거세게 반발하지 않고 있다. 그렇다면 그러한 수동성은 미국의 대중은 이러한 직종들이 자신이 봉사하는 사람들과 맺기 원하는 관계와 시장의 경쟁적인 관계의 차이에 대해 아무런 관심을 보이지 않느냐는 문제를 제기한다. 아무튼, 치과계와 그 구성원의 책무가 치과 광고에 관해 암시하는 것이 무엇인지 물어볼 필요가 있다.

치과 광고의 윤리

3장에서 처음으로 적시되었고 이 책 전체에서 다른 주제에 적용했던 아홉 가지 범주의 전문직업인 규범을 여기에서 사용할 것이다. 그러나 앞으로 명확해지겠지만, 광고에 관해 가장 중요한 세 가지 범주는 치과계의 **핵심직무수행가치**인 하나로서의 환자의 **자율성** 존중 의무, **이상적인 관계** 규범, 그리고 **인테그러티와 프로페셔널리즘** 규범이다. 이 섹션은 **자율성과 이상적인 관계**라는 주제에 초점을 맞출 것이다. **인터그러티와 프로페셔널리즘** 규범은 다음 섹션에서 고려할 것이다.

4장에서 치과의사-환자 관계의 네 가지 모델을 고려했고, 현재 치과계와 사회 공동체가 치과의사와 환자 사이의 이상적 관계로 **상호소통 모델**을 인정하는 것을 정확히 반영한 모델인 이유를 제시했다. **길드모델**에서는 일반인은 자신의 적절한 치료에 관해서, 그리고 치료 필요와 그 필요를 다루는 것이 얼마나 중요한지 등에 관한 결정과 관련한 가치와 우선순위를 판단할 능력이 전혀 없다고 본다. 따라서 **길드모델**에는 환자가 의사결정을 할 여지가 없다. **길드모델**은 일반인은 누구에게 자신의 복지를 맡길지 결정하는 최초의 치과의사 선택에 관해서조차 환자는 판단 능력이 없다는 태도를 보인다. **길드모델**은 환자들은 선택할 대안을 고려하는 데 필요한 데이터를 전혀 이해하지 못한다고 보기 때문이다.

따라서 **길드모델**에 의하면 치과의사나 다른 의료 전문직업인의 광고가 정당화되지 않을 것이다. 일반인 환자가 치과의사, 내과 의사, 또는 기타 임상의 선택과 관련이 있는 광고 데이터를 이해하거나 적절히 평가할 수 없다면 광고는 전혀 쓸모 없다. 그러나 광고가 일반인 환자에게 의료 전문직업인 선택에 관해 적절히 추론한 판단을 내릴 수 있다고 암시하기 때문에 **길드모델**에서 광고는 무익하기만 한 것은 아니다. 광고를 보지 않았더라면 전혀 몰랐을 일반인에게 이렇게 암시하면, 어떤 종류의 치료가 필요한지 또는 제공된 치료의 질이 어떤지 등 치과 치료를 적절히 판단할 수 있다고 믿게 할 수도 있다. 따라서 광고는 적절한 치과의사-환자 관계 형성을 방해할 심각한 위험이 있다. 환자가 치과의사가 할 수 있는 판단을 자기도 할 수 있다고 믿게 되면, 환자는 **길드모델**에서 제시하는 유일한 역할인 본질에서 수동적인 역할을 받아들이지 않을 수 있다. **길드모델**에는 환자가 **자율성**을 행사할 여지가 없다는 사실 때문에 치과의사-환자 관계의 순수한 **상업모델**을 채택해야 한다는 제안을 지지하는 사람들이 있다.

상업모델은 확실히 독특한 전문성과 윤리적 책무가 있는 전문직에 대한 신뢰 증진 및 보호가 아닌, 경쟁적 자유 거래 증진 및 보호를 사명으로 하는 연방거래위원회(FTC)가 지지하는 접근법이다. **상업모델**에 의하면, 치과의사와 환자의 관계는 상거래 시장에서 가능한 교환에 대해 협상하는 생산자와 소비자일 뿐이다. 두 당사자는 처음부터 가능하면 적게 포기하면서 원하는 것을 상대방에게서 최대로 얻기 위해 노력하는, 자기 이익을 추구하는 경쟁자들로 여겨진다. **상업모델** 지지자는 시장의 "보이지 않는 손"으로, 이 모델을 기초로 형성된 관계는 자원 및 인간의 노력 모두에서 최소 비용으로 최대의 양과 질의 치과 치료를 산출한다고 주장한다. 그러므로 **상업모델** 지지자들은 "보이지 않는 손"이 **상업모델**을 가장 효율적인 사회관계 모델이 되게 할 뿐만 아니라, 그 안에서 모든 당사자의 **자율성**이 가장 존중되는 모델이 되게 한다고 주장한다.

따라서 **상업모델**은 치과의사와 다른 의료 전문직업인에 의한 광고는 좋은 것이라고 암시한다. 이 모델 지지자들은 광고가 경쟁을 증가시킨다고 믿기 때문이다. 그들은 경쟁 증가가 "보이지 않는 손"을 통해 효율성을 향상한다고 믿는다. 더욱이, 순수한 **상업모델**은 광고가 일반인 환자를 오도하거나 치과의사와 환자 사이의 관계에 나쁜 영향을 주지 않을까 우려할 필요가 없다. **상업모델**은 광고가 가치 있는지를 환자는 결정할 수 있다고 가정하며, 치과의사-환자 관계는 처음부터 적대적인 관계로 가정되기 때문이다. 따라서 광고 때문에 피해 볼 사람도 없고 잃을 것도 없다. 또한, **상업모델**은 치과의사와 환자를 계약 전에는 서로에게 아무 의무가 없는 대등한 협상자로 보며, 다만, 강요 금지와 진실성 지원과 계약 준수의 의무만 남는다. 따라서 이런 최소한의 의무가 충족되면, 서로에게 비윤리적인 것이 아니다. 그러나 진실성에 대한 의무조차 **완전히** 진실할 의무가 아니라 **진실**할 의무일 뿐이다. 즉 협상자는 거짓말을 해서는 안 되지만, 명확하거나 정확하게 말하거나, 알고 있는 모든 것을 말할 의무가 없다. 그들은 다른 당사자의 이해에 대한 책임이 없다. 미국치과의사협회(ADA)와 연방거래위원회(FTC)의 동의에서 공표되고 현행 ADA 강령(5-A)의 문구를 사용하자면, 그들의 진술이 "허위이거나 중요한 점에서 오도"하지 않는 한, 어느 당사자든 다른 당사자가 자신에게 이로운 방향으로 교환에 참여할 욕구를 높이는 데 유용하다고 판단되는 어떤 말이든 할 수 있다.

따라서 **상업모델**은 광범위한 광고 문구와 기법을 허용하며, 방금 언급한 최소 기준을 위반하지 않는 모든 광고 노력을 효율성에 대한 진정한 기여로 본다. 그러므로 FTC 명령이 요구하듯이, **상업모델**은 법령에 따라서든 전문직 윤리강령에 따라서든 광고가 "허위이거나 중요한 점에서 오도"하는지 아닌지를 검증할 모든 광고 규제에 반대할 것이다. 그러나 일반적인 치과 소비자는 스스로 **구강건강** 필요를 충족하는 데 필요한 정보와 기술이 없다고 본다. 따라서 치과의사는 사실상 치과의사-환자 관계에서 상당히 유리한 처지에 있다. 그러나 **상업모델** 옹호자는 말하기를 인생이 그렇듯이 어떤 때에는 유리하고 어떤 때에는 불리하지 않냐, 누구라도 자발적으로 계약하지 않은 한, 아무도 동등성을 빚진 것은 아니라고 말한다. 그러므로 치과의사는 시장의 최소한의 윤리 기준을 위반하지 않는 한, 소비자와 명시적 합의를 위반하지 않는 소비자의 정보 및 기술 결여를 이용할 수 있다. 치과의사는 소비자에게 그(녀)의 무지가 초래할 결과에 대하여 경고할 의무가 없다. 즉 **상업모델**은 치과 치료는 인생의 다른 측면과 다르지 않으며, 따라서 치과의사와 환자의 관계와 이 관계 안에서 광고의 역할도 일반적인 비즈니스와 다를 게 없다고 말한다.

상호소통 모델은 앞의 두 모델 모두 옳지 않다고 본다. **길드모델**은 환자의 **자율성**이라는 중요한 **핵심직무수행가치**를 지원하지 못하며, 환자는 많은 것을 이해하지 못한다고 가정한다. **길드모델**은 또한 치과의사는 진단, 예후, 치료에 관한 판단을 내리는 데 있어서 전문가이지, 특정 환자의 가치를 판단하는 전문가가 아니라는 사실을 잊어버린다. 그러므로 **상호소통 모델**은 치과의사 환자의 **자율성** 강화와 향상을 자신의 직무수행 핵심 목표로 삼아야 한다는 의견이다. 또한, 질병의 심리적, 신체적 영향에 의해 그 **자율성**이 감소할 수 있으므로, 치과의사는 그 환자 자신의 가치, 목표, 목적 등에 기초해서 환자가 자신을 위해 그리고 자신에게 어떻게 해야 할 것인지에 관해 스스로 가치 판단하도록 **도와줘야** 한다. 환자와 치과의사는 그들의 관계 내에서 도덕적으로 대등한 당사자들이자 능동적인 선택자로 간주하며, 그들은 서로를 그렇게 대해야 한다.

동시에, 환자는 건전한 판단을 내리는 데 필요한 기술적 이해가 **없으며**, 이 판단에 기초해서 행동하는 데 필요한 기술이 없다. 따라서 환자는 **상업모델**이 주장하듯이 치료 대안의 양과 질을 판단할 때 치과의사와 대등한 협상자로 기능할 수 없다. 사실, 환자는 스스로 충족할 수 없는 중요한 필요 때문에 치과 치료를 받아야 한다. 또한, 환자는 종종 두려움과 통증으로 인해, 좀처럼 합리적인 시장 소비자의 방식으로 치과의사와 소통할 수 없다. 따라서 **상업모델**은 **거래상의 동등성**을 강조하지만, **상호소통 모델**에서는 환자와 치과의사가 시장에서 협상자가 될 수 있는 동등한 능력이 아니라 **도덕적 동등성**이 중요하다.

그렇다면 윤리적인 광고의 특징에 관해 **상호소통 모델**이 함축하는 바는 무엇인가? 환자의 의사결정 능력과 환자가 치과의사의 도움을 받아 치료 의사결정과 관련된 내용을 이해할 수 있는 능력을 강조하는 **상호소통 모델**은 광고에 반대하는 **길드모델**의 주장을 상당히 약화한다. 따라서 **상호소통 모델**에서는 전면적인 광고 금지는 정당화되지 않는다. 광고가 환자는 능동적인 의사결정자라고 암시해도 **길드모델**의 주장처럼 환자를 오도하는 것이 아니라 뭔가 올바르고 중요한 점을 말한다고 여긴다.

그러나 광고가 단지 허위이거나 중대하게 오도하지만 않으면 된다는 **상업모델**에 대한 최소한의 제약은 적절하지 않다. 우리는 많은 환자가 치과 전문직업인과 실제로 계약을 체결하기 전에, 그들이 내려야 하는 결정, 특히 누가 적절한 치료 제공자인지를 결정할 때 충분한 정보를 받지 못한다는 점을 알기 때문이다. 따라서 **상호소통 모델**은 많은 주(state) 치과협회의 제안, 예컨대 광고에서 역량의 정확성을 보증하는 주장은 규제되어야 하며, 비교 주장을 할 때는 비용이나 품질에 대해 모호하게 언급할 것이 아니라 비교 데이터가 요구되어야 한다는 제안을 지지한다.

그러나 **상호소통 모델**이 윤리적인 광고에 대해 의미하는 것을 더 논의하기 전에, 그 광고가 겨냥하는 대상을 고려해야 한다. 예를 들어, **완고한 소비자**는 비용이나 품질에 관한 비교 광고의 타당성을 습관적으로 의심하고, 특정 치과 치료를 "좋은 삶"의 요소와 연결하는 것을 습관적으로 깎아내릴 것이다. 또 다른 극단의 **완전히 수용적인 소비자**는 그런 비교와 연관시키는 것을 수용할 것이다. **신중한 소비자**는 그 중간에 위치할 것이다. 그런 소비자는 치과의사의 서비스 광고에 관한 의견을 내기 전에, 증거에 주의를 기울여 그 가치를 판단하고 광고가 치과 서비스를 "좋은 삶"과 연관시키는 것을 비판적으로 숙고할 것이다.

그러므로 자신의 서비스를 **상호소통 모델** 방식으로 광고하기 원하는 치과의사는 이 세 집단과 그 중간에 속하는 많은 사람 중 누가 자신의 광고 수령자가 될 가능성이 있는지 고려해야 한다. 왜냐하면, **완고한 소비자**는 "과대 선전"을 진지하게 받아들이지 않고, 신중한 소비자는 평가된 뒤 무시한다고 하더라도, **완전히 수용적인 소비자**는 고품질 치료의 증거로 받아들일 수 있기 때문이다. 그런 치과의사의 목표는 광고를 접하는 모든 예비 환자가 임상의를 주의 깊게 선택하도록 도와주는 것이기 때문에, 치과의사의 광고 윤리는 광고를 접할 사람 중에 완전히 수용적인 소비자를 도와주지 못하거나 심지어 그 사람을 방해하지 않을지를 중점적으로 생각해야 한다.

고객을 위한 특정 가치를 보존하고 지원할 전문직업인의 책무가 없는 상품이나 서비스의 판매담당자는, 광고 수령자 중 일부 또는 대부분이 알아차리거나 의문을 제기하지 않고 받아들일 부당한 신뢰를 만들어내는 "과대 선전", 그 상품을 "좋은 삶"과 연관시키거나 잠재의식에 영향을 주는 내용을 통한 매출 증대를 정당화할 수도 있을 것이다. 그런 관행들에 의해 제기된 비즈니스 윤리 문제는 복잡하며 이 책의 범위를 벗어난다. 그러나 치과의사는 광고를 부풀려서는 안 된다. 왜냐하면, 치과의사는 서비스를 이용하는 사람들과 가능하면 **상호소통하는 관계**를 강화하고, 정보를 통해서나 서비스를 통해 접하는 **모든** 환자의 **생명**과 **전신건강**, **구강건강**과 **자율성**이라는 **핵심직무수행가치**를 증진할 책무가 있고, 광고를 대하는 사람 중에는 완전히 수용적인 환자들이 포함되기 때문이다.

치과의사의 전문직업인 의무는 진료 기록이 있는 고객과 응급 치료를 위해 치과의사를 찾는 환자들에 국한되지 않는다. 광고하는 치과의사는 그 치과의사의 광고를 접하는 모든 사람에게 (그 사람이 그 치과의사나 다른 어떤 치과의사의 환자가 될 가능성이 있든 없든)

가능하면 **상호소통하는 관계**를 맺고 자율적인 의사결정을 존중하고 지원할 의무가 있다. 치과의사의 광고를 접하는 사람 중에는 거의 언제나 완전히 수용적인 소비자들이 있을 것이기 때문에, 치과의사는 이들을 방해하거나 피해를 주기보다는 그 사람을 도와주는 방식으로만 광고할 의무가 있다.

요약하면, 저자들은 1970년대 이후 치과에 일어난 변화는 광고 금지 조항 삭제 때문에 야기된 것이 아니라고 주장해왔다. 또한, 치과계가 올바른 광고를 하는 한, 광고가 반드시 치과계나 치과 전문직업인의 책무에 어긋나는 것도 아니다. 사실, 치과의사들이 **상호소통하는 관계**라는 이상과 환자의 **자율성** 및 그들의 광고를 접하는 모든 사람의 **자율성**을 존중할 의무에 세심하게 주의를 기울일 때는, 적절하게 고안된 광고의 교육 효과로 인해 광고를 적절하고 때로는 가치가 있는 전문직업인의 활동이라고 추천할 수 있는 것으로 보인다.

윤리적으로 문제가 있는 광고도 있다. 허위 광고나 오도하는 광고는 확실히 환자의 **자율성**을 존중할 치과의사의 의무에 어긋나며, 가능한 한 환자들과 **상호소통하는 관계**를 맺기 위해 노력할 의무에 어긋난다. 사실, 허위 광고와 오도하는 광고는 강압적이기 때문에 광고에 대해 훨씬 수용적인 **상업모델** 관점에서조차 비윤리적이라고 간주한다. 그러나 허위 광고와 오도하는 광고만 문제가 있는 것은 아니다. 완전히 수용적인 소비자의 의사결정에 도움이 되지 못하거나 그 의사결정을 방해할 위험이 있는 모든 "과대 선전" 광고는 전문직 윤리 측면에서 비판받을 만하다. "과대 선전" 광고란 광고 수령자의 잠재의식을 겨냥하고, 치과 서비스를 부당하게 "좋은 삶"과 연관시키며, 건강문제를 주로 광고주의 이익을 위해 구성하거나 언급하는 전술을 사용하는 광고를 가리킨다. 왜냐하면, 소비자가 치과 광고로부터 이익을 얻을 수 있는지를 윤리적인 치과 광고의 기준으로 여겨야 하기 때문이다.

그러나 **이상적인 관계**와 환자의 **자율성** 존중 규범에 초점을 맞춘 검토에서는 조명하지 않은 또 다른 범주의 광고에 대해서도 전문직 윤리 관점에서 비판할 수 있다. 방금 설명한 기준을 충족한다고 할지라도, 사회 공동체에 치과에 관한 잘못된 메시지를 전하고, 사람들의 마음에 현재의 환자와 장래의 환자에 관한 치과의사의 행동을 결정하는 주된 가치를 의심하게 하거나 의문을 제기하는 광고와 관련이 있다. 저자들은 그런 광고는 치과의사가 진료실과 치과 밖에 있을 때도 (일정한 한계 내에서) 전문직업인으로서 서약한 가치에 일치하는 방식으로 행동하도록 의무를 지우는 **인테그러티와 프로페셔널리즘** 위반이라고 주장한다. 이 규범은 3장에서 처음 언급했다. 이제 이 규범이 치과 광고에 함의하는 바를 고려해 볼 필요가 있다.

광고, 그리고 광고가 경쟁에 관해 보내는 메시지

전문직 윤리강령에 따라 광고가 제한되었던 시기에 치과계에 대한 견해가 형성된 치과의사들은 이러한 광고 제한을 신봉했다. 광고가 보편화되는 데 대해 비판적이었던 것도 이해할 만하다. 그러나 광고에 비판적이었던 이유는 앞 섹션에서 논의한 이유와는 큰 차이가 있다. 그들의 우려는 치과의사에 의한 광고와 마케팅 행위 자체가 일반 대중에게 전문직으로서의 치과와 치과의사의 전문직업인 책무에 관해 그릇되고 해로운 메시지를 보낸다는 것이다.

그렇다면 여기에서 치과의사들이 광고 및 기타 마케팅 노력에 점점 더 열정적으로 관여하는 것이 일반 대중에게 어떤 종류의 메시지를 보내는지 질문할 필요가 있다. 그것은 환자의 복지보다 치과의사와 전체 치과계에 더 중요한 뭔가를 말하는 메시지인가? (앞 섹션에서 설명한 완고한 소비자든 사려 깊은 소비자든) 광고 및 마케팅 언어의 내용에 관해 합리적이고 냉소적인 청중에게는, 치과의사가 부당한 신뢰를 자아내기 위해 "과대 선전" 문구를 담은 언어나 이미지 또는 잠재의식을 겨냥한 메시지를 보낸다는 사실이 치과의사와 전체 치과계가 과학적 사실과 **구강건강**에 관련된 사안을 고객에게 주의 깊게 소통하는 데 관심이 없음을 암시한다. 일반 대중은 공격적인 광고와 마케팅 속에 암시된 치과 제공자 사이의 경쟁으로부터 환자의 필요 충족보다 매출을 올리는 데만 관심이 있는 치과의사라는 메시지를 읽을 것이다. 그것은 치과의원의 성공 기준은 다른 치과보다 환자 수가 많고/많거나 돈을 더 많이 버는 것이라고 말한다. 그런 광고와 마케팅 노력은, 모든 광고가 그렇듯이 시장의 경쟁자, 즉 다른 치과의사를 "이기는" 것이 치과의사의 주요 목표라고 암시한다. 다른 치과의사가 환자의 구강건강 필요를 잘 충족하고 있든 그렇지 않든 말이다. 그런 환경에서는, 환자의 구강건강 필요를 효과적으로 충족시키고, 가능한 한 환자와 상호소통하는 관계를 맺고, 다른 **핵심직무수행가치**들을 실현해야 한다는 윤리 기준은 쉽게 상실될 수 있다.

환자의 신뢰를 얻는 것과 관련해서도 같은 점을 지적할 수 있다. 앞에서 언급하였듯이, 환자의 신뢰(특히 치과의사의 **사람에 대한 신뢰**)는 그 치과의사가 습관적으로 환자의 복지를 다른 목표나 목적보다 앞에 둘 책무를 소통하는 데에서 도출된다. 대부분의 광고는 본질상 시장에서의 성공이 주된 목표라고 암시하기 때문에, 치과 광고는 매우 조심하지 않으면 환자의 신뢰를 뒷받침하지 못하고 환자의 신뢰를 잠식할 수도 있다.

치과 광고 및 마케팅에 대한 윤리적 도전의 요점은 그런 판촉 활동은 심지어 광고 또는 마케팅 자료의 내용이 사실이고 전문직 윤리 기준을 염두에 두고 고안했다 해도 일반 대중에게 치과에 관한 부정적인 메시지를 전하기 쉽다는 것이다. 이런 노력은 환자의 복지에 봉사하는 것은 시장 목표에 도움이 되는 한도 내에서만 치과에 중요할 뿐이라는 메시지를 전하는 것으로 읽히기 쉽다. 그런 메시지는 전체 치과계가 치과는 전문직이며 치과의사는 환자의 복지를 우선시할 책무가 있는 전문직업인이라는 사실에 반한다. 또한, 그런 메시지는 환자에게 전력을 기울이는 치과의사에 대한 환자의 신뢰를 손상함으로써, 치과의사가 전문직업인의 목표를 달성할 능력을 손상한다.

물론, 치과의사는 광고와 마케팅 활동으로만 사회 공동체에 치과의 우선순위를 잘못 나타낼 위험이 있는 것이 아님을 주의하라. 치과의사는 임상에서 일하는 방식에 의해서, 환자와 재무 거래를 하는 방식과 다른 많은 방식으로 그들의 가치를 고백하고, 대중에게 치과계와 치과계의 우선순위를 소통한다. 예를 들어 진료실에서의 태도가 상호 협력하지 않고 세일즈맨으로 인식될 수도 있는 치과의사, 시간 관리나 병원 경영 방식에서 환자의 전신건강과 구강건강보다 다른 가치를 앞에 둔다고 여겨지는 치과의사는 헌신된 직업인이라는 전문인 신뢰에 공격적 마케팅 못지않은 피해를 줄 수 있다. 따라서 모든 치과의사는 자신이 치과 직무수행의 기업가로서의 목표를 어떻게 추구하는지 정기적으로 검토할 필요가 있다. 그러한 추구가 환자와 사회 공동체에 치과 직무수행과 우선순위에 관해 어떤 메시지를 보내는지 고려할 필요가 있다. 모든 치과의사는 자신의 말과 행동, 그리고 치과의 정책과 관행이 전문직으로서의 치과의사와 치과계의 책무를 잘못 나타내지 않도록 확실히 해둘 필요가 있다. 그들은 이 직종을 단지 경쟁 시장에서의 또 하나의 영리 기업에 지나지 않는 것으로 드러내지 말아야 한다. 치과의사가 치과 치료는 전문적인 서비스라기보다는 영리활동이라는 잘못된 메시지를 보낼 수 있는 또 다른 방법들은 이번 장과 13장에서 검토될 것이다.

전문직 업무의 효율성 관리

효율적인 관리는 치과의원에 큰 이익을 줄 수 있다. 그러나 경영 효율성은 치과의원의 전문직으로서의 목표에 도움이 되어야 한다. 윤리적 관점에서 볼 때 치과의 새로운 지형에서의 한 가지 변화에 특히 주의를 기울일 필요가 있다. 이 변화는 치과 운영의 비즈니스 관리 요소와 직접적인 환자 치료를 분리하는 관행으로서, 이 관행은 치과 경영 컨설턴트에 의해 널리 지원되고 대부분의 대형 치과병원과 많은 소형 치과들에서 채택되고 있다. 대형 치과 서비스 조직에서는 회계사와 보험, 구매 등의 전문가를 고용해서 그 조직의 비용청구, 구매, 보험, 기타 비즈니스 활동들을 처리함으로써 이러한 업무들이 분리된다. 소형 치과에서는 이런 업무를 외부 전문가에게 맡길 수도 있다.

이렇게 하는 목적은, 긍정적으로 치과의사는 진료에 집중하고 관리 업무는 그 일을 잘하는 사람들에게 맡기기 위함이다. 그러나 치과의원의 비진료 업무에 관한 결정이 직접적인 환자 치료와 공식적으로 분리되면 즉시 윤리적인 문제가 발생한다. 왜냐하면 치과의원에서 일어나는 일은 이런 제도를 옹호하는 사람들이 명시적으로 주장하기도 하고 암시하기도 하는 것처럼 임상 업무와 비임상 업무로 깔끔하게 나눠질 수 없기 때문이다.

예를 들어, 환자와의 비즈니스 관계도 여전히 **환자와의 관계**이며 따라서 가능하면 **상호소통하는 관계**를 위해 노력할 치과계의 윤리 규범이 적용된다. 그러나 비즈니스 세계의 윤리는 환자의 가치와 우선순위와 이를 위한 소통에서 이런 수준의 주의를 기울일 필요가 없다. 같은 맥락에서, 공급, 설비, 스케줄, 인사, 생산성에 관한 결정은 언제나 치과의사가 각각의 환자에게 가장 적절한 치료를 제공하기 위해 진료실에서 이용할 수 있는 직무수행 대안에 관한 결정이기도 하다. 그러므로 이런 사안에 관한 결정에서 환자 복지의 우선성이 주된 고려사항이어야 한다. 이것이 적절한 윤리 규범이다. 그러나 위에서 언급한 바와 같이 비즈니스 세계에서는 소비자(시장의 관점에서는 환자는 소비자다)의 복지는 서비스 판매자에게 내재적인 윤리적 우선순위가 없다.

물론, 비즈니스 및 관리 업무를 효과적으로 다루는 데 필요한 기술은 진료 현장 치과의사의 기술과는 아주 다르다는 점을 인정해야 한다. 그러나 이 사실로 비즈니스 및 관리상의 많은 결정이 진료 현장에서의 치료 제공 및 치과의사와 환자의 관계에 미치는 많은 결과를 약화시켜서는 안된다. 진료 현장의 많은 치과의사는 경영 의사결정 기술을 익히기 위해 노력하는 시간을 줄일 수 있다면 반길 것이다. 그러면 자신의 기량을 높일 수 있는 시간을 더 갖게 될 것이다. 그러나 "자체의 인정된 기술을 가지고 있는 경영의 사회적 역할로서의 직접적인 목표는 무엇인가?"라는 질문을 함으로써 윤리적 요점을 다른 방식으로 표현할 수 있다. 이에 대한 대답은 경영은 **효율성**과 관련이 있다는 것이다. 그렇다면 사회적 역할로서의 경영은 목표 중립적이다. 즉 매니저의 일은 조직이 **어떤 목표**를 가지고 있든 **가능한 효율적**으로 달성하는 것이다. 여기서 "효율성"은 목표 달성에 필요한(인적, 재무적, 물질적) 자원의 양을 최소화하면서 이 목표 달성을 극대화하는 것을 의미한다.

그러나 전문적인 치과 치료 제공은 목표 중립적이지 않으며, 윤리적으로 결코 목표 중립적일 수 없다. 전문적인 치과 치료의 목표는 일반적으로는 **환자의 복지**와 **상호소통하는 관계**로 적시할 수 있으며, 더 완전하게는 치과의 **핵심직무수행가치** 관점에서 적시할 수 있다. 이런 목표가 구체적으로 무엇과 관련이 있는지는 복잡하다. 이 목표 성취를 위해서 치과의사 편에서는 개별 환자에 대한 정교한 판단과 더불어 인지, 평가, 판단, 실행하는 기량을 연마해야 하고, 환자편에서는 우선순위와 교환에 관한 미묘한 결정을 포함하기 때문이다. 그러나 치과계의 목표가 일반적으로 진술되든 보다 자세하게 진술되든 치과 치료 제공은 목표 중립적인 활동이 아니다.

그러나 치과 치료가 목표 중립적이지 않고 매니저의 결정이 치료 방식과 환자 관계에 영향을 줄 수 있다면, 치과의 경영 의사결정을 하는 사람은 모든 효율성 관련 의사 결정에서 전문적인 치과 치료의 목표를 **그들의** 목표로 **삼아야 한다**. 치과계의 윤리가 전문적인 치과 치료 제공을 관리하는 사람의 윤리일 필요가 있다. 여기서 요점은 치과의원 경영이라는 도전은 윤리적으로 훌륭한 방법으로 해결될 수 없다는 것이 아니다. 그보다는 전문적인 치과 치료의 비즈니스 측면을 관리하는 사람과 효율성에 초점을 맞추는 사람의 목표는 언제나 관리하는 치과의 치과의사의 목표, 즉 환자에게 가장 적절한 구강 의료를 제공하고 현실적으로 가능한 한 환자들과 **상호소통하는 관계**를 맺는 목표와 **같아야 한다**는 것이다.

이렇게 하려면 조직 구조의 설계 및 진료 현장의 치료 제공자와 관리 업무 담당자 사이의 관계를 세심하게 계획할 필요가 있다. 그렇게 하려면 관리 인력을 매우 신중하게 고용해야 할 것이다. 또한, 우선순위나 지침을 잘못 둘 경우 이를 다루기 위해 매니저와 진료 현장에서의 치료 제공자 사이에 효과적인 피드백 시스템이 필요할 것이다. 이러한 것이 없으면, 근저의 그리고 말해지지 않은 (따라서 좀처럼 체계적으로 다뤄지지 않는) 경영 활동의 목표 중립성이 비즈니스 성공이라는 우리 사회의 자연스러운 경영 목표와 더불어 심각한 윤리 문제를 일으킬 것이다.

자신이 치과 소유주가 아니고 소유주인 치과의사의 **피고용인**인 치과의사의 직무수행에 관해서도 같은 점을 지적할 필요가 있다. (소유주들이 더는 현장 진료를 제공하지 않는 치과의사이거나, 소유주들이 법률에 따라 면허를 받은 치과의사가 아닌 사람을 포함하도록 허용된 치과 서비스 조직에서는 더욱더 그렇다) 크든 작든, 이런 기관에서는 소유주의 피고용 치과의사 관리 활동은 치과의원에서의 다른 경영 활동에 관해 조금 전 논의했던 내용을 반영해야 한다. 치과의원 또는 치과 서비스 조직의 주된 목표는 환자의 복지의 우선성, 환자와 그들을 돌보는 치과의사 사이에 **상호소통하는 관계** 형성, 그리고 모든 환자를 위한 치과계의 **핵심직무수행가치** 증진이어야 한다. 이는 소유주와 고용된 치과의사 사이의 관계는 무엇보다 이 목표 달성을 염두에 두고 구축될 필요가 있음을 의미한다.

또한, 조직이 전문직업인을 고용할 때에는 언제나 그 조직이 간과하지 말아야 하고 어떤 비즈니스 목표보다 도덕적 비중이 높은 일련의 의무를 들여온다. 왜냐하면, 전문직업인의 윤리적 책무는 그 직종의 구성원이 일반 사회의 구성원에게 전문 서비스를 제공할 때 전문성을 어떻게 사용할지를 그 전문직과 사회 공동체가 지속적인 대화를 통해 산출한 산물이기 때문이다. 그 직종, 그 직종 구성원, 그리고 사회 공동체 사이의 이 약속은 시간상으로도 그 비즈니스 조직과 전문직업인의 계약에 앞설 뿐만 아니라, 그 조직이 전문직업인에게 부과하려 할 수도 있는 고용 조건이나 작업 지시보다 도덕적인 중요성이 더 크다. 그러므로 전문직업인에게 그들의 윤리 최소기준을 위반하게 압력을 가하는 조직은 비윤리적으로 행동하고 있다. 더욱이, 주로 대중에게 전문 서비스를 제공하기 위한 치과의원이나 치과 서비스 조직의 의무는 고용된 치과의사가 치과계의 광범한 규범을 준수하도록 지원하는 데에까지 확장된다.

소유주들은 "지갑의 힘"을 가지고 있지만, 효율성이라는 매니저의 목표가 진료 현장의 치과의사들이 모든 환자에게 적절하고 능숙한 구강 의료를 제공하지 못하게 하지 말아야 하고 상황이 허용하는 한 모든 환자와 상호소통하는 관계를 맺는 것을 방해하지 않아야 하듯이, 소유주의 순이익 목표가 충분히 전문적인 치과 치료 전달에 방해가 되지 않아야 한다.

소유자들은 또한 "지갑의 힘"이 8장에서 논의한 대로 전문직업인 동료로서 협력한다는 정신과 목표를 어떤 식으로 방해할 수 있는지에 대해 특히 주의를 기울여야 한다. (대개 그들의 피고용인들보다 경험이 많은) 소유주들은 고용한 치과의사들과의 적절한 동료 관계를 강화함으로써 역량 측면에서, 그리고 15장에서 논의할 프로페셔널리즘 요소 측면 모두에서 그들의 젊은 동료들의 전문직업인 성장을 지원할 뿐만 아니라 그 성장이 유의미하게 풍성해지게 할 수 있다.

극도로 비협조적인 환자

건강 상태가 양호한 지성적인 변호사 잭 존스(40세)가 닥터 클라라 루이스의 환자라고 가정하자. 존스 씨는 치아가 나빠지고 있는데 이에 대해 닥터 루이스가 선택한 이상적인 치료는 근관치료와 포스트 및 크라운 수복이다. 존스 씨와의 반복된 대화에서 닥터 루이스는 왜 이것이 나이와 건강을 고려한 이상적인 선택인지 설명해왔다. 그러나 존스 씨는 4장의 사례에 나오는 로저 비아니 씨처럼 과도하게 두려워하지는 않지만, 근관치료를 계속 거부해왔다. 존스 씨는 (잘못된 정보와 추론에 근거해서, 그리고/또는 이해할 수 없어서) 자기 입안에 "죽은 것들"을 가지고 있는데 반대한다고 주장한다. 그는 치아의 "생명을 박탈하고 죽여야" 할 필요가 있다면 "그것은 제거되고 임플란트로 대체되어야 한다."고 주장한다.

그는 임플란트를 "죽은 것이 아니라 적절한 인공물"이라고 묘사한다.

닥터 루이스가 그 치아를 빼고 임플란트로 그 자리를 채울 수는 있다. 그러나 이 상황에서 그렇게 하는 것은 자신의 임상 철학에 대한 심각한 위반이라고 여긴다. 왜냐하면, 많은 치과의사처럼, 자연치아를 보존하는 것이 환자의 **구강건강**을 확보하는 이상적인 방법이라고 믿기 때문이다. 잭이 근관치료를 거부한 이유가 심각한 재정 문제 때문이었다면, 닥터 루이스는 환자의 예산 내에서 다른 대안을 고려할 것이다. 아니면 장기적인 치료 관계가 없던 환자와의 장기적인 관계 수립과 같이 환자가 얻을 다른 이익이 있다면, 닥터 루이스는 그녀의 임상 철학의 한 가지 요소를 위해 다른 요소를 위반하기로 할 수도 있을 것이다. 그러나 현 상황에서는, 닥터 루이스는 그럴듯한 이유가 전혀 없는데 자신의 치과 임상 철학을 위반하도록 요구받고 있다.

여기서 환자의 협조 결여는 밉살스러운 행동과는 관련이 없다. 그것은 문제가 되지 않는다. 그러나 반복해서 교육해도, 자기 입에서 "이 죽은 것"을 뽑아내라는 존스 씨의 고집을 꺾지 못한다. 닥터 루이스는 이런 환자를 "내보내도" 되는가? 즉, 그녀는 자신의 치과 임상 철학 신념에 따른 행동을 지키기 위해 그의 진료를 거부해도 되는가?

우선, 닥터 루이스는 존스 씨에게 어떤 응급치료가 필요하든 그 응급치료를 제공해야 한다는 점이 가장 중요하다. 예를 들어 존스 씨가 통증을 겪고 있다면 (존스 씨가 받아들인다면) 닥터 루이스는 그가 원하는 발치가 아닌 통증 완화 및 다른 적절한 임시 치료를 제공해야 한다. 그러나 응급치료는 언제나 제공되어야 한다는 전제 조건에 따라, 저자들은 닥터 루이스가 존스 씨를 응급치료를 위해 다른 치과로 보내는 것도 전문직업인으로서도, 그리고 윤리적으로도 정당하다고 믿는다. 될 수 있는 대로 빨리 치료받아야 해서 닥터 루이스는 환자에게 구강 외과, 보철과, 근관 치료 전문의 등 다른 치과의사 이름을 알려줘야 한다. 이렇게 함으로써 그녀는 자신의 전문직업인 철학을 보존하면서도 이 환자의 **구강건강**과 **전신건강**이라는 **핵심직무수행가치**를 보존할 의무를 이행한다.

환자의 비협조가 다른 종류였다고 가정하자. 환자가 심각한 치주 질환 위험을 줄이기 위해 적절한 치아 관리 방법을 처방받았지만 1년 뒤에도 자기 관리를 했다는 표시를 보여주지 않았다고 가정하자. 여기에서도 닥처 루이스는 아마도 행동 자기 관리를 포함해서 적절한 자기 관리를 교육하기 위해 방대하고 사려 깊은 노력을 기울일 뿐만 아니라, 존스 씨가 배운 내용을 준수하게 하는 교육과 동기부여 프로그램을 시행할 필요가 있다. 왜냐하면, 이렇게 함으로써 이 환자의 **구강건강**과 **전신건강**을 보존하기 위해 노력할 의무를 이행하기 때문이다. 그렇게 하려면 닥터 루이스는 편안함과 편리함을 약간 희생해야겠지만, 이 환자의 **구강건강**과 **전신건강**에 주의를 기울일 기본적인 의무를 이행하기 위해서는 그럴 필요가 있을 수 있다.

그러나 닥터 루이스가 환자에게 자기 관리 교육과 동기 부여 노력을 기울였고 이 환자에게 필요한 응급 처치를 시행한다는 전제하에, 저자들은 닥터 루이스가 이 환자에게 자기는 이 필요를 충족해 줄 가장 좋은 사람이 아닐 수도 있어서 다른 곳에서 치료받도록 권해도 전문직업인답지 않게 행동하는 것은 아니라고 믿는다. 이런 경우에 닥터 루이스의 치과 임상 철학이 관련된다. 그녀는 자기 환자와 상호소통하고 협력하는 관계로 직무 수행하기를 선호하는 치과의사로서 행동하고 있다. 그러나 이 환자로 인해 닥터 루이스는 추가 노력, 정서적 좌절, 그리고 전문적 조언이 무시당했다는 부정적 감정 등의 부담을 지게 된다. 치과의사가 환자의 복지를 위해 적절히 희생한 경우, 그 환자가 필요한 치료에 합리적으로 접근할 수 있다는 전제하에 이런 부담조차도 관계 단절을 정당화할 만큼 충분히 중대하다.

그런데, 비협조적인 환자를 대하는 치과의사는 환자가 그 관계를 가치 있게 생각한다고 믿고 있을 때, 그 환자가 협조하도록 동기를 부여하는 하나의 방법으로 종종 관계를 단절하겠다는 **위협**의 유혹을 받는다는 점을 주목해야 한다. 그런 위협이 때로는 환자에게 이 관계가 위험에 처해 있음을 알게 해줄 수도 있다. 그러나 위협은 최상의 상황에서조차 윤리적으로 정당화하기 어렵다. 왜냐하면 위협은 흔히 조작적이고 심지어 강압적이기 때문이다. 사실, 일반적으로 위협은 강압적이지 않으면 효과적이라고 생각되지 않는다. 그렇다면 이런 위협은 거의 언제나 환자의 **자율성** 존중과 환자와 상호소통 관계를 발전시키려는 노력에 정면으로 반한다. 따라서 치과 전문직업인의 도덕성에서, 그리고 일반적인 의미의 도덕성에서, 위협은 언제나 도덕적으로 문제가 있다고 간주해야 한다. 위협이 윤리적으로 정당화되려면 매우 특별한 상황이 필요하다. 그러므로 치과의사는 환자가 계속 비협조적이라는 이유로 환자 관계를 단절하겠다고 위협해서는 안 된다. 환자는 합당한 이유가 있을 때만 거부할 수 있고, 환자가 잘못된 위협에 반응하지 않았기 때문에 거부해서는 안 된다.

비밀 유지와 환자 기록

누구든지 특정 상황과 관계에서 서로의 특정 개인 정보에 관한 프라이버시를 보호할 의무가 있다. 여기에서 "프라이버시"(즉, 정보에 관한 프라이버시)는 어떤 사람(또는 집단)이 자기 외에 누가 자신에 관한 미공개 정보를 알 수 있는지, 그리고 그런 정보가 어떻게 사용될 수 있는지를 결정하는 사람(또는 집단)이라는 뜻이다. 그러므로 어떤 사람의 프라이버시 보호는 주로 사적인 사안을 다른 사람에게 누설하지 않고, 그 사람이 명시적으로(예컨대 요청받았기 때문에), 또는 합리적인 암시로 인해(예컨대 그들이 유사한 상황에서 스스로 그 정보를 공유했기 때문에) 그렇게 하기로 선택하지 않는 한 그들에 관한 정보를 누설하지 않는 것이다. 프라이버시 보호의 또 다른 측면은 그 사람(드는 집단)이 누가 자신에 관한 사적인 사안들에 관한 정보를 입수했는지 알고, 정보에 오투가 있을 때 그 오류를 고칠 수 있는 것과 관련이 있다. 프라이버시의 이런 측면은 공식 기록이 유지되는 관계(환자들과 의료 전문직업인들 사이의 관계를 포함한다)에서 특히 중요하다. 그러나 이런 측면은 가까운 관계든 아니든 비공식적인 관계에도 관련이 있다. 따라서 어떤 사람이 의도적으로 사적인 정보를 공유하지 않았음에도 그 사람의 사적인 정보를 알게 된 사람은 그 사람에게 자신이 정보를 입수했음을 알려야 하고, 또 필요할 경우 그 정보를 수정하게 해야 한다. 그리고 그 정보가 어떻게 사용될 수 있는지 혹은 다른 사람과 공유될 수 있는지를 물어야 한다.

서로의 프라이버시를 보호하는 일반적인 윤리적 이유가 많이 있다. **자율성**의 가치나 자기 결정권의 존중은 개인 정보에 대한 통제권을 행사하기 위한 노력의 상호 지지를 함축한다. 따라서 프라이버시 보호는 우리 문화의 기준에서, 사회 정책에서, 그리고 개인의 윤리적 행동 기준 모두에서 매우 중요한 위치를 차지한다. 사실, 프라이버시 자체를 **자율성**과 자기 결정권 행사 수단일 뿐만 아니라, 본질에서 인권 또는 인격의 핵심 가치로 간주하는 사람도 있다.

다른 사람의 프라이버시 보호는 신뢰와 우정을 유지하기 위한 필수적인 수단이고, 삶에서 우정과 신뢰에 기반을 둔 관계들이 중요하기 때문에 하나의 수단으로서의 프라이버시 보호가 도덕적으로 중요하다. 어떤 사람은 가장 가치 있는 관계의 중심에 "서로에 대해 상호 공유한 지식"을 두며, 이 지식은 관계에 필요한 수단에 불과한 것이 아니라는 견해를 갖는다. 프라이버시가 널리 보호되지 않으면 인간은 개인적으로나 집단으로 여러 피해를 볼 수 있다. "비밀 유지"라는 말은 주로 사적인 정보를 사용할 때 발생하는 의무에 대해 사용된다. 왜냐하면, 정보 수령자는 정보 제공자가 결정한 방식으로만 그 정보를 밝히거나 사용하리라는 이해 하에 고의로 다른 사람과 사적인 정보를 공유하고 있기 때문이다. 이런 일은 친구 관계에서나 (사실, 그런 정보 공유는 흔히 우정의 정도에 대한 하나의 척도다) 전문직업인들, 특히 의료 전문직업인들과 그들이 봉사하는 사람들 사이의 관계에서 가장 흔하게 일어난다. 이 점에서, 전문직업인은 흔히 그들이 봉사하는 사람에 관해 가장 친한 친구만 알 수 있을 내용과 때로는 가장 친한 친구조차 알 수 없는 내용을 알게 된다. 이러한 외관상의 친밀성은 **상호소통하는 관계**라는 이상적인 치과의사-환자 관계에 필요한 요소이기는 하지만, 치과의사-환자 관계의 복잡성 중 하나이다. 따라서 치과의사에게는, 다른 모든 의료 전문직업인과 마찬가지로, 위에서 논의한 일반적인 프라이버시 의무에 더하여 비밀 유지라는 특수한 의무가 있다.

왜냐하면, 의료 전문직업인이 환자의 이익을 위해 전문성을 사용하기 위해서는 환자의 생활, 신체, 행동에 관한 많은 사실과 그들의 가치, 목표 및 두려움에 관한 많은 사실을 알 필요가 있는데, 이런 정보들은 대부분 다른 사람에게 알려주지 않을 사안들이기 때문이다. 그러므로 의료 전문직업인은 환자에 관해 알게 되는 사실에 관한 비밀을 유지해야 할 특별히 엄격한 의무가 있으며, 그렇게 선언한다. 그래야 환자는 자신을 치료하는 데 필요한 정보를 안심하고 제공할 수 있다. 그러므로 치과의사나 의료진의 다른 구성원에 공개된 모든 사실은 원칙적으로 비밀 유지 요건이 적용됨이 모든 의료계에서와 마찬가지로 치과계에서 인정한 기본적인 기준이다. 그러므로 원칙적으로 환자의 허락 없이는 누구에게도 공개할 수 없다.

그러나 이 기준에는 몇 가지 예외가 있는데, 이는 일상의 의료 직무수행에서 당연한 것으로 받아들여지고 환자와 사회 공동체도 널리 이해하고 있다 보니, 대부분의 의료 전문직업인도 이 예외를 전문직업인의 비밀 유지에 관해 인정된 기준으로 여긴다. 첫째, 환자의 치료에 관여하고 있는 다른 의료 전문직업인은 효과적인 치료를 위해 환자에 관해 알 필요가 있는 사실에 대한 정보를 들을 수 있다는 것을 당연하게 여긴다. 둘째, 임상의는 아니지만 (기록 보관, 재정 문제 관리, 치료가 제공되는 기관 관리에 의해) 의료 제공을 관리하는 사람 중 일부도 직무를 수행하기 위해 환자들이 의료 전문직업인에게 공개하는 사실의 일부를 알 필요가 있다. 이처럼 "알 필요"가 있는 지위에 있다는 사실이 환자의 기록에 접근하는 것을 정당화한다. 그러나 일을 위해 알 필요 있는 특정 사안에 관한 기록으로부터 알게 되는 과정에서 불가피하게 엄밀하게는 알 필요가 없는 다른 사실을 알게 될 수도 있다.

셋째, 의료 전문직업인의 비밀 유지 의무에 대해, (비록 많은 환자는 그에 대해 그다지 자주 생각하지 않을 수도 있지만) 환자들이 밝힌 사실이 교육상의 이유로 환자 치료에 관여하지 않는 다른 의료 전문직업인 및 의료 전문직업인이 되기 위해 공부하고 있는 학생들에게 소통될 수도 있음이 인정된다. 그러나 모든 경우에 이 세 가지 예외는 환자에 관한 사실(이런 사실은 그렇지 않았더라면 환자와 전문직업인 사이의 사적인 소통이었을)을 정당하게 알게 되는 추가적인 사람들에게, 동일한 이유로 원래의 전문직업인들과 유사한 윤리적 의무를 요구한다. 물론 의생명과학 연구에서도 환자에 관한 사실들이 밝혀지지만, 연구대상자의 **고지된 동의**(informed consent)에 관한 관행은 환자 정보를 사용하려면 환자의 명시적인 서면 허용을 받아야 한다. 따라서 이 관행은 허락을 받지 않고서는 환자에 관한 정보를 밝힐 수 없다는 기본적인 의무에 대한 예외가 아니다.

불행히도 의료 서비스 환경이 점차 크고 복잡해지며, 관련 기관들도 점점 더 서로 연결되었다. 이 세 가지 예외의 누적 효과로 많은 사람이 원래 한 임상의에게 제공되었던 사실을 알게 된다. 최근의 추정에 의하면, 예를 들어 한 환자가 3일에서 5일 동안 병원에 입원하면 그 환자의 의료 기록에 평균적으로 150명이 정당하게 접근할 수 있다. 또한 이러한 사실을 알게 되는 많은 사람은 의료 전문직업인이 아니며, 어떤 경우에도 특정 환자와 직접적인 관계가 있는 것도 아니다. 이런 사람은 비밀 유지에 관한 일반적인 의무에 의해서뿐만 아니라, 위에서 언급한 의료 전문직업인 의무의 연장에 의해서, 그리고 수행하는 역할 의무에 의해서 제한을 받는다. 그러나 그 환자와의 일대일 관계가 없으며, 환자에 대한 의료 제공 관계가 없는 사람도 있다. 그러한 관계는 환자에 대한 의무를 강화할 수도 있고 비밀 유지 의무가 위반될 경우 피해를 볼 수 있고 배신당할 수 있는 사람이 있다는 것을 고려해야 하는데 말이다. 그 결과 매우 엄격한 의무로 의도되었던 영역에서 매우 주의 깊게 통제되는 세 가지 예외가 종종 환자의 민감한 정보를 환자의 의료와 동떨어진 당사자들, 그리고 때로는 비밀을 보호할 의료 전문직업인의 특별 의무에 의해 전혀 영향 받지 않는 당사자들에게 전달하는 통로역할을 한다.

대부분의 치과 치료는 소수 환자의 개인 정보에 접근할 수 있는 비교적 소규모 환경에서 제공된다. 그러나 대형 치과병원은 위에서 언급한 종합병원처럼 많은 사람에게 환자의 개인 정보에 접근할 가능성이 크다. 그러므로 치과의사들이 전문직업인으로서 정보의 프라이버시를 세심하게 지킬 의무는 치과의사와 함께 일 하면서 환자의 개인 정보에 관여하는 모든 사람에게 연장된다.

잘 알려진 바와 같이 1996년에 미국 의회에서 통과된 연방의료정보보호법(Health Insurance Portability and Accountability Act; HIPAA)은 치과의사와 그 직원들이 환자의 프라이버시를 보호할 의무를 지지할 뿐만 아니라, 정보가 어떤 당사자들과 공유될 수 있는지에 대한 구체적인 지침도 제공한다. 진단, 치료 추천, 제공된 치료 및 그 결과에 관한 정보를 포함한 환자의 개인 정보를 제 3자와 공유하는 것에 대한 이 법의 비판이 특히 중요하다. 치과의사와 그 직원들은 이 요건이 일반적인 윤리 기준의 요건 및 치과계의 윤리 기준보다 훨씬 엄격해 보일 수 있는 때에도 이 규정들을 숙지해야 한다.

법적 신고 의무

아동 학대(그리고 일부 주에서는 노인 학대) 증거에 대해서는 환자에 관한 비밀 정보를 신고하도록 법률로 요구한다. 미국 대부분 주에서 치과의사와 직원을 포함한 의료 전문직업인은 개인적으로는 아동 학대를 암시하는 징후나 증상이 학대의 결과가 아니라고 믿을 때도 법률상 이를 신고해야 한다. 그러나 법률상, 적절한 주 당국 직원이 아동 학대 혐의에 대한 조사를 수행해야 한다. 의료 전문직업인은 아동 학대에 대한 추론의 타당성을 검증하려 시도하지 말고 학대 징후를 신고해야만 한다.

치과 의료 전문직업인이 특정 사안을 아동 학대가 발생했을 수 있다는 사례로 신고하면, 아동의 부모와 직접 얘기하거나 치과의사가 아동 학대가 관련되지 않았다고 확신하는 경우 이를 신고하지 않고 그냥 놔두는 것에 비해 득보다 실이 많을 것이라고 믿는 상황이 발생할 수 있다. 그런 상황에서는 특정 사안에서 양심적인 법률 불복종 행위가 고려되고 있다. 그러나 의료 전문직업인이 아동 학대가 발생했을 수 있다는 징후를 고의로 신고하지 않았음이 밝혀지면 법률에 따라 무거운 처벌을 받을 수 있다. 위에서 언급한 바와 같이, 일부 주에서는 노인 학대가 발생했을 수 있다는 징후를 관련 사법 당국에 신고하라는 유사한 법적 의무가 있다.

적절한 기록 보관

적절한 환자 기록을 보관하라는 치과 전문직업인의 또 다른 의무가 아니라면 환자의 비밀정보를 보호하라는 의무는 훨씬 간단할 것이다. 구강 의료는 확실히 환자의 주요 관심사, 내원 당시 상태, 진단, 제공된 치료와 그 결과, 그리고 환자의 향후 필요 추정에 대한 적절한 기록 보관에 의존한다. 오늘날의 많은 치과의사는 세심한 기록 보관은 주로 향후의 소송에 대비한 중요한 방어수단으로서 법률상 필요하다고 생각한다. 그러나 적절한 기록을 보관할 윤리적 의무는 특히 적절한 환자 치료를 위한 것이다. 그렇다면 치과의사가 치료 제공과 관련해서 아무런 법률 위험에 처하지 않는다고 해도 이 의무는 존재할 것이다. 이는 또한 치과의사가 같은 환자를 돌보는 치과의사들(또는 다른 관련 의료 전문직업인들)과 환자가 치료제공자를 바꾸는 경우 새 치과의사에게 기록 원본 또는 사본을 제공할 의무가 있는 이유이기도 하다. 이 의무는 모두 치과의사와 환자 사이에 존재할 수도 있는 암묵적이거나 구체적인 비즈니스상 또는 계약상의 합의에서 나오는 것이 아니라, 환자의 복지에 대한 치과의사의 전문직업인 책무에서 나온다. 그렇다면 환자들이 비즈니스 계약 내용을 준수하지 못해도 이 의무는 취소되거나 약화하지 않는다.

미국치과의사협회(ADA) 강령은 이 점을 아주 명확히 한다. "치과의사들은 환자의 복지 보호와 일치하는 방식으로 기록을 보관해야 한다. 환자나 치과 임상의가 요청할 경우 치과의사는 향후 치료에 유용한 모든 정보를 제공해야 한다. 치과의사는 환자 또는 새 치과의사가 요청하는 경우 무료 또는 명목상의 비용으로, 그 환자의 향후 치료에 유용한 엑스레이나 사본을 포함한 치과 기록이나 사본 또는 그 기록의 요약본을 제공해야 한다. 이 의무는 환자의 치료비 완납 여부를 불문하고 이행해야 한다." (1.B와 1.B1).

그러나 기록이 존재하게 되는 순간, 환자의 비밀 침해 가능성이 커진다. 치료 제공자가 사적인 환경에서 환자에게 직접 들은 내용이 기록에 의해 많은 치료 제공자들과 관리 직원 모두에게 접근할 수 있게 되고, (적절한 예방책을 마련하지 않으면) 다른 환자, 시설관리직원, 치과의원에 있어야 할 이유가 있는 다른 사람들에게 접근 가능하게 될 잠재력이 있게 된다. 이렇게 여러 경로가 있어서 환자의 프라이버시 보호 윤리는 아주 명백해 보인다. 그러나 전자기록의 도래로 비밀 존중의 복잡성과 이에 수반하는 윤리적 도전은 한층 증가한다.

종이 기록 보관의 비효율성 자체가 고의적인 환자 비밀 침해와 부주의한 환자 비밀 침해 위험 모두를 줄이는 이익이 있다. 종이 서류의 물리적 통제에는, 비록 이런 조치들에도 오류가 없지는 않지만, 익숙한 관리 조치가 요구된다. 기록을 가져가기 위해 서류를 분류하고 복사하는 일은 시간과 노력과 은밀함이 필요한 활동이어서 무단 반출이 통제되는 측면이 있다. 그러나 전자기록을 통해 얻을 수 있는 효율성은 또한 고의나 부주의로 환자의 프라이버시를 침해할 기회도 들여온다. 모든 환자의 프라이버시가 일부에게만이 아니라 전 세계로, 그리고 즉각적으로 공개될 수 있어서 피해가 커진다. 이는 효율적인 정보 기록, 접근, 사용의 이익 대비 비밀 유지와 프라이버시의 상대적 우선순위에 관한 중요한 윤리 문제를 제기한다. 그러나 환자의 기록의 프라이버시를 보호하는 윤리적 이유는 전자기록이 도래했다 해서 변하지는 않았다. 변한 것이 있다면 환자의 프라이버시 보호가 더 절박해졌다는 것이다.

방금 언급한 점들과 관련해서 더 주의를 기울여야 하는 한 가지 특별한 이유는 의료 전문직업인이 이용하는 많은 데이터 관리 사이트들이 점점 더 연결되고 있다는 것이다. 이러한 정보 연결에 대한 부적절한 접근 정도(이는 대개 환자에게는 알려지지 않는다)는 막대하며, 부적절한 비밀 침해로부터 환자에게 실제로 피해를 줄 수 있는 잠재력이 커진다. 한 번의 비밀 침해로 그러한 정보를 보험사, 정부 프로그램, 제 3자인 금융기관뿐 아니라 고용인, 공공의료 데이터 풀, 기타 잠재적으로 연결된 많은 집단에 보낼 수 있는 통로들이 존재한다. 두 번째 우려는 치과의사를 포함한 많은 의료 전문직업인은 기록 보관 테크놀로지에 관해 조금밖에 알지 못한다는 것이다. 따라서 취할 필요가 있는 예방책을 모른다. 종종 보안이 부적절한 전자기록 사이트들이 해커들의 노력과 전 세계적으로 기승을 부리는 신원 절도의 표적이 된다는 점을 감안할 때, 치과의사와 그 직원들이 새로운 테크놀로지의 흐름을 잘 따라잡을 심각한 의무가 있으며, 환자의 프라이버시 보호에 관해서는 단지 말을 조심하기만 하는 것보다 특히 더 새로운 테크놀로지의 흐름을 잘 따라잡아야 한다는 점이 명백하다.

연방의료정보보호법(HIPAA)에서 나온 연방 규제의 영향에 따라 많은 보험회사와 금융기관들은 고객에게 기록 보관, 비밀 유지, 자신의 기록에 대한 고객의 접근에 관한 상세한 보고서를 제공하기 시작했다. 치과의사와 환자가 전자기록 보관에 관해 점점 더 경계하고 있어서, 치과의원도 프라이버시 문제에서 환자와 **상호소통하는 관계**의 정신으로 유사한 조치를 고려하는 것이 좋다.

사례 해설

닥터 밀포드의 릿지뷰 치과는 3, 40년 전에 치과의원이 운영되던 방식과 여러모로 판이하며, 밥 밀포드는 이 시기의 전형적인 치과의사 관점에서는 여러모로 다른 사람으로 보일 것이다. 그러나 차이가 무조건 결함은 아니다. 특히 모든 사람이 1980년경 이후 치과를 둘러싼 환경이 급격히 변했음을 인정하고 있는 때에는 특히 더 그렇다. 따라서 닥터 밀포드의 릿지뷰 치과에 대한 전반적인 평가 전에 그의 치과와 이전 스타일 치과와의 차이에 대해 검토할 필요가 있다. 닥터 밀포드의 광고와 마케팅 활동부터 시작해보자.

저자들은 치과의사가 잠재적 환자들에게 자신의 치과를 적극적으로 마케팅한다는 사실 자체는 전문직업인답지 않다거나 비윤리적인 것이 아니라고 주장했다. 여기에는 예를 들어 치과 이름 변경(예컨대 해피 스마일), 잠재 고객들에게 그 치과가 취하는 치과 치료에 대한 접근법과 제공 서비스를 알리는 우편물 송부, 환자를 치과에 내원시키기 위해 초진 방문 시의 저렴한 검진료도 포함한다. 그러나 이런 마케팅 활동들이 잠재적 환자들에게 어떤 내용을 소통하는가, 특히 완전히 수용적인 소비자가 그런 활동으로부터 어떤 메시지를 취할 것이냐는 윤리적 질문을 할 필요가 있다. 이 점을 가장 주의 깊게 평가할 필요가 있다.

치과 단체는 1979년에 연방거래위원회(FTC)와 합의할 때까지는 "해피 스마일"같은 상호를 금지했다. 반대한 이유는 그런 상호들이 무엇보다 치과를 환자의 복지 보존과 향상을 목표로 하는 윤리적이고 전문적인 활동이라기보다는, 여느 시장 활동과 같이 영리 활동으로 보이게 한다는 것이었다. 그런 반대는 어리석은 것이 아니다. "해피 스마일"과 같은 상호 자체로는, 특히 완전히 수용적인 소비자조차 상호가 실제로 특정 조직의 상품이나 서비스의 품질을 묘사한다고 생각할 가능성이 낮은 세계에서는, 그 치과의 광고가 치료를 필요로 하는 사람들의 비현실적인 기대를 강화하거나, 우월성이나 특별한 능력에 관한 주장으로 인식되지는 않을 것이다. (이러한 표현에 부합하는 비윤리적인 치과의 주장들이 이뤄지고 증거가 제시될 수도 있지만, 그 치과의 광고 내용에 관한 더 강력한 증거가 필요하다) 따라서 특정 치과의원의 마케팅 문구가 심각하게 (중대하게) 오도하지 않는 한(예컨대 치과의원을 "구강건강 보장 치과"라고 부르기), 상호 자체가 치과의사의 전문직업인 의무를 위반할 가능성은 적다.

그러나 치과의원의 상호가 그 치과에 대해 많은 것을 말해준다고 대중이 믿을 가능성이 낮은 이유 중 하나는, 많은 치과의원이 치과 치료를 구강건강보다는 "좋은 삶"의 다양한 측면들과 연결하는 상호나 작명 관행을 취해왔기 때문이다. 즉, 상호 사용이 이미 전문직으로서의 치과를 오도하지는 않았을지라도, 그런 상호 사용이 거듭되면 상당히 오도하게 될 수도 있다. 한 건만 놓고 보면 윤리적으로 수용할 수 있다고 주장될 수 있는 마케팅 노력의 이러한 누적 효과 가능성에 대해서는 곧 검토할 것이다.

닥터 밀포드의 메시지는 어떠한가? 여기서 **"해피 스마일"**라는 표어는 "치과의원에서 많은 환자가 경험하는 통증, 불편과 불안"을 유의미하게 제한하는 치과 치료에 대한 강조를 나타내는 것으로 설명된다. 많은 환자는 실제로 치과의원에서 통증, 불편과 불안을 경험하므로 이 부분에 관한 주장은 정당하다. 그러나 닥터 밀포드에 의해 사용된 실제 문구가 자기 치과는 다른 치과들보다 더 잘 제공할 수 있다고 암시한다면, 이는 지지할 수 없고 오도하는 주장일 수 있다. 그러나 닥터 밀포드는 통증 완화 보수교육 과정을 수강했기 때문에 치료의 이 측면에 능숙하다는 주장은 부적절하지 않을 수도 있다. 그러나 조사할 경우 다른 치과의원들과의 암묵적인 비교가 있느냐는 타당한 질문을 할 수 있다.

닥터 밀포드의 잠재적 환자를 대상으로 한 심미 치료에 대한 직접 마케팅에서의 광고가 부당하다고 생각하는 치과의사들이 있을 수 있다. 치과 건강에 대한 고려보다 환자의 외모 개선 기법의 강조가 증가한 것은 일반의들이 할 수 있는 수복 작업량 감소와 동시에 일어났다. 그렇다면 환자에게 심미 대안을 적극적으로 제안하는 치과의사는 건강이 아닌 목적에 봉사하고 있고, 환자의 복지가 아니라 재무적 이유로 그렇게 하고 있어서 전문직업인 책무를 위반하고 있는 것이 아니냐는 질문을 할 가치가 있다. 심미 치료와 관련된 전문직 윤리 문제는 미묘하기에, 이에 대해서는 13장에서 자세히 검토할 것이다.

닥처 밀포드의 실제 광고에 관해서는, 이 사례는 자세한 내용을 제공하지 않는다. 그의 광고 자료에서 다른 진술이 전문직업인 의무를 손상할 수도 있다. 그러나 제공된 정보는 치과 건강을 심미적 고려보다 우선한다는 명시적인 진술, 치료 의사결정은 각 환자의 임상적 사실에 의존한다는 문구, 그리고 치료 의사결정은 치과의사와 환자가 함께 내릴 것이라는 표시를 포함하고 있음을 보여준다. 그렇다면 제공된 정보를 근거로 판단할 때 닥터 밀포드의 광고는 여전히 **핵심직무수행가치**의 순위와 환자의 **자율성**을 존중하는 **상호소통하는 관계**라는 이상에 일치하는 것으로 보인다. 따라서 그의 광고나 기타 마케팅 노력이 허위이거나 중대하게 오도한다는 주장은 잘못으로 보인다.

그렇다면 닥터 밀포드의 마케팅 노력을 전체적으로 볼 때의 누적 효과는 어떤가? 치과의사의 마케팅 노력 하나하나는 윤리적으로 수용할 수 있지만, 이런 노력을 전체적으로 고려할 때 그 치과의사의 전문직업인 책무를 위반할 수가 있는가? **인테그러티와 프로페셔널리즘** 규범 관점에서 치과의사는 그들이 고백하는 가치와 규범에 일치하게 말하고 행동할 전문직업인 의무가 있다는 점을 설명했다. 이 의무는 개별적인 실제 행동이 이러한 전문직업인 규범에 일치해야 할 의무에 우선한다. 그렇다면 닥터 밀포드의 마케팅 활동이 개별적으로는 수용할 수 있다 할지라도, 전반적인 마케팅 노력이 (새 치과 관리자와 치과위생사에 대한 다른 치과의사들과의 효과적인 경쟁과 더불어) 치과계를 잘못 나타내거나 대중에게 잘못된 정보를 제공하지 않는지 물어봐야 한다.

닥터 밀포드의 비판자들은 그의 판촉물 수령자들이 (그 판촉물이 지역의 모든 거주자에게 보내지고 있다는 사실로부터, 그리고 **"해피 스마일"**이라는 상호와 같은 설득력 있는 언어와 익숙한 다른 마케팅 기법 사용으로부터) 치과는 환자의 복지를 위해 희생할 정도로까지, 시장의 여느 기업들처럼 이익 목적의 영리기업이라는 결론을 내릴 것이라는 주장을 제기할 것이다. 또한 이 결론에 도전하지 않으면 치과는 전문직이 아니라 영리기업이라는 부당한 결론을 더 복잡하게 하고/하거나 강화할 뿐이라고 비판자들은 주장할 것이다. 이런 주장에 대해 닥터 밀포드는 자신의 광고가 대중을 치과의사에게 오게 하는 일종의 교육이자 동기부여이며, 치과의사는 실제로 대중의 **구강건강**과 **전신건강**을 위해 교육과 동기부여를 수행할 전문직업인 의무가 있다고 대응할 것이다. 여기서 누구 말이 맞는가?

환자 교육 분야의 방대한 연구에도 불구하고 현재까지 전문직업인의 광고가 전문직에 대한 대중의 견해에 미치는 영향에 대한 세심한 비교 연구를 한 사람은 없으며, 특별히 1979년 이후 치과 광고가 치과계에 대한 대중의 견해에 끼친 영향에 관한 연구는 더 적다. 그렇다면 위의 문제는 아직 해결되지 않은 문제이며, 치과계가 이를 조사해 보는 것이 좋을 것이다. 치과계에 대한 대중의 견해는 주로 치과의사와의 직접 접촉을 통해 형성된다는 점을 기억할 필요도 있다. 확실히 치과의사와의 직접 접촉이 치과 광고에 대한 경험보다 대중의 견해를 더 많이 형성한다. 각각의 개별적인 치과 광고 사례가 시장 윤리의 최소기준으로도 요구되듯이, 중대하게 오도하지 않아야 한다는 기준을 충족한다면, 그리고 각각의 광고 노력이 환자의 **자율성** 존중 규범, **상호소통하는 관계**라는 이상, 그리고 **전신건강**과 **구강건강**의 우선성과 기타 **핵심직무수행가치**들에 일치한다면, 치과 광고의 누적 효과는, 진료실에서의 소통과 동기 부여의 효과보다 중요하지 않다고 주장할 수도 있다. 이런 관점에서 보면, 닥터 밀포드 치과의 다른 치과의사들(그리고 치과위생사와 다른 직원들)이 이러한 기준에 일치한다면, 그의 전반적인 마케팅 노력이 상거래 시장을 강하게 연상하게 하더라도 전문직업인으로서 잘못하고 있는 것이 아니다.

여기서 2장 서두의 사례에 나오는 닥터 프렌티스와 비교하면 도움이 된다. 우리는 닥터 프렌티스의 치과 관리 방식을 단번에 판단할 만한 정보를 가지고 있지 않다. 그러나 잭 윌리엄슨의 보고와 인상이 정확하다면, 닥터 프렌티스는 환자의 **전신건강**과 **구강건강** 또는 **자율성** 또는 참으로 **상호소통하는 관계** 강화를 재무적 성공보다 우선하지 않음을 강력히 암시한다. 그의 치과의원 외부와 내부, 특히 진료실에서의 마케팅은 특별히 추가 비즈니스를 만들어 내는 것을 겨냥한다. 그것은 환자의 치과 건강과 기능의 필요에 기초한 치료 의사결정과 해를 끼치지 않고 할 수는 있지만, 건강과 기능에 필요하지 않은 기타 작업을 세심하게 구분하지 않음으로써 이루어지고, 둘째, 치료가 제안될 때 이 차이를 환자에게 알려주지 않음으로써 이뤄진다.

고용된 치과의사와의 계약을 고려해보자. 닥터 밀포드의 몬트클레어 치과의 치과의사와 릿지뷰 치과에 고용될 치과의사와의 계약은 그들에게 재정적으로 건전하고 생산적으로 직무를 수행할 약간의 재무적 압력을 가한다. 그러나 이 계약이 자신의 치과가 재무적으로 건전하게 유지되도록 노력하고 있는 단독 개원의들이 이미 느끼고 있는 것보다 큰 재무적 압력일지는 의문이다. 반면에 닥터 프렌티스는 환자당 할당량과 기타 할당량을 정했고, 이 할당량을 채우지 못하면 무거운 벌칙(실직)을 가했다. 이런 계약은 프렌티스에게 고용된 치과의사들이 환자에게 다른 방식으로 운영되는 치과에서는 일반적으로 필요하다고 판단하지 않을 작업을 더 많이 하도록 강력한 압력을 만들어낸다. 솔직히 말해서 이것이 바로 닥터 프렌티스가 할당량을 정한 이유다.

즉, 두 치과의사 사이에는 전문직업인으로서 중대한 차이가 있다. 닥터 밀포드의 치과에서는 진료 현장의 소통과 행동은 전문직업인으로서 건전해 보인다. 반면에, 닥터 프렌티스는 자신의 고용 계약이 대중에게 치과에 관해 잘못된 정보를 전달할 가능성에 대해 전혀 신경을 쓰지 않는 것으로 보인다. 실로, 잭 윌리엄슨에 대한 그의 언급은 닥터 프렌티스가 치과의 **상업모델**이 옳다고 믿고 있음을 암시한다. 실제로 닥터 프렌티스는 자신의 직무수행방식은 치과에 대한 상업적 견해를 대중에게 전달해야 한다고 생각하는 것 같다. 즉, 치과는 이래야 한다고 말하려는 것 같다. 그렇다면 닥터 프렌티스가 자신의 치과에서 요구하는 직무수행 스타일은 강요나 사기 없이 고지된 동의(informed consent)를 해야 한다는 시장의 최소한의 윤리 요건을 그럭저럭 충족할지도 모르지만, 그 사례가 제공하는 증거에 비춰 볼 때 환자의 **전신건강**과 **구강건강**이 다른 가치들보다 우선하거나, 환자의 **자율성**과 **상호소통하는 관계** 지원이 그 치과에서의 직무수행 의사결정의 주된 결정 요소라고 말하기는 어렵다. 그렇다면 이 모든 이유로 인해, 닥터 프렌티스의 치과들은 확실히 치과계를 잘못 나타내고 있고 치과계가 무엇을 대표하는지에 대해 대중에게 잘못 알려주고 있으며, 따라서 **인테그러티와 프로페셔널리즘** 규범도 위반하고 있는 것으로 보인다.

그렇다면 릿지뷰 지역에서 닥터 밀포드의 동료 치과의사들은 왜 적대감을 드러내는가? 닥터 밀포드가 두 명의 치과의사로부터 귀한 직원을 빼갔기 때문에 그런 감정을 어느 정도는 이해할 만하다. 그는 심미 치과에 대한 마케팅 노력과 강조를 통해 다른 치과의사들에게서 환자를 빼 오고 있다. 그러나 닥터 밀포드가 이 사안에서 비윤리적으로 행동하지 않으면, 그리고 그가 효과적인 사업가로서 시장 고용 방식이 전문직업인으로서 비윤리적이지 않도록 주의를 기울인다면, 왜 그가 잘못했다고 생각하는가?

이번 장을 시작할 때 논의했던 치과에서의 사회적, 경제적 변화가 도래하기 전에는 대부분 치과의사는 성격과 스타일이 비슷했을 가능성이 크다. 필연적으로 치과계에는 아주 좁은 범위의 성격 유형의 잠재적인 구성원들이 들어왔다. 따라서 치과 직무수행 규범에 대한 특정한 이해가 확립되어 있고, 열심히 진료하면 치과가 자리를 잡고 상당히 안락한 생활을 할 수 있어서 아마도 범위가 더 제한되었을 것이다. 그렇다고 해서 당시의 모든 치과의사가 서로 친밀했다거나 기질상 유사했다는 뜻은 아니다. 단지 치과 직무수행 환경이 크게 변했기 때문에, 지금은 그리 명백해 보이지 않을 유사성이 당시에는 있었다고 생각하는 것이 합리적이라고 말하려는 것뿐이다.

이 시대에 치과에 진입하려는 사람은 상당한 위험에 직면할 각오가 필요하다. 쾌적하지 않은 환경에서 치과를 운영할 가능성, 전혀 치과를 운영하지 못할 위험이 전보다 더 보편화하였다. 치과의사가 되려는 사람은 또한 거액의 부채와 불안한 재무를 잘 관리해야 한다. 그렇다면 21세기에 치과의사가 되는 사람과 이전의 환경에서 치과의사가 된 사람 사이에 상당한 성격 유형과 스타일 차이가 있다 해도 놀랄 일이 아닐 것이다. 또한, 이전 환경에서 개원했던 치과의사들 사이에도 치과의원의 환경이 불가피하게 경쟁적으로 변하기 전에는 스타일과 기질 차이를 알아차릴 기회가 없었을 수도 있다. 예를 들어 경쟁 관리에 능숙했지만, 이전 환경에서는 필요를 느끼지 못했던 사람들이 이제 그 기술을 끄집어내서 열성적으로 적용할 동기를 부여받을 수도 있다. 따라서 그들은 경쟁이 치열한 환경에서 기능하기를 좋아하지 않는 동료 치과의사들로부터 자신을 매우 신속하게 구별할 수 있을 것이다.

이런 과정의 많은 부분 또는 전부가 최근에 진행돼왔을 가능성이 크다. 그러나 현재의 환경과 관련될 수 있는 심리 사회 과정 그리고/또는 정치-문화 운동이 무엇이든, 특히 현재의 환경이 불가피하게 만드는 경쟁에 적극적으로 참여하는 문제에 관해서는, 치과는 이제 기질과 스타일이 아주 다른 사람들을 포함한다는 점이 명백하다.

이 시대에는 경쟁적 시장의 도구를 잘 채택하는 치과의사가 가장 적합한 치과의사라 해도, 그리고 이 도구를 치과 프로페셔널리즘 기준에 일치하게 사용될 수 있다 해도, 그렇게 하는 것이 치과에 대한 대중의 이해에 어떤 누적 효과를 미칠지를 더 넓은 관점에서 질문할 필요가 있다. 즉, 이렇게 하는 각각의 치과의사가 전문직업인답지 않게 행동하고 있고 사회 공동체에 잘못된 정보를 제공하고 있다는 비난에서는 벗어날 수 있다 해도, 대부분의, 어쩌면 모든 치과의사가 똑같이 하면 그 결과가 해가 없을 것인지를 질문할 필요가 있다. 이 질문은 3장의 중심 주제이며, 14장에서는 치과 단체와 관련해서 검토할 것이다.

닥터 밀포드 같은 치과의사들은 이런 도전에 적극적으로 참여한다. 그들은 이번 장에서 설명하는 여러 이유로 인해, 섬세하고 전문적이며 윤리적인 사업이라는 점을 이해하든 못하든 그렇게 한다. 기껏해야 전문직업인으로서 받아들일 수 있는 범위의 경계선에서 치과를 운영하고 있고, 아마도 어떤 점에서는 그 경계를 넘어 치과를 운영하고 있을 닥터 프렌티스와 비슷한 치과의사들이 있다. 그리고 어떤 치과의사는 치과를 치과 치료가 하나의 상품으로 사용되고 있을 뿐인 영리 기업으로 바꿨을 가능성이 있다. "매수자 위험 부담 원칙"이 그들의 표어다. 마지막 집단에 속하는 치과의사들은 전문직업인의 목표와 전문직 구성원들이 사회 공동체에 지고 있는 책무를 포기한 것으로 인식되어야 한다.

저자들은 비즈니스 시장의 일부 특성들은 완전히 전문적이고, 완전히 윤리적인 치과에 적응해도 사용할 수 있다고 확신한다. 그러나 이는 지속해서 경계할 필요가 있는 미묘한 윤리적 과제다. 이 도전의 일부 측면은 치과계만으로 변화시킬 수 있는 범위를 벗어난다. 왜냐하면 그런 측면은 사회 공동체의 목표 안에서 구강건강과 구강 의료의 상대적 중요성 및 목표의 순위가 사람들이 자신이 필요로 하는 구강 의료에 대한 접근 능력에 미치는 영향에 관련되기 때문이다. 이 도전에 대한 이런 측면은 11장과 12장에서 논의할 것이다. 또한 치과계가 자신이 통제할 수 있는 사안들에 관해 사회 공동체에 잘못된 메시지를 보내는 다른 방법들이 많다. 이는 13장과 14장의 초점이다.

11

사회의 의료자원과 구강 의료에 대한 접근

사례 : 의료자원 배분

같은 시간에 다른 곳에서 두 위원회가 열리고 있다. 하나는 연방 보건복지부 장관 산하 우선순위 위원회다. 이 위원회는 보건복지부 장관이 내년도 연방 의료 프로그램 예산을 대통령이 제안한 우선순위에 일치하게 편성하도록 조언하고 있다. 예산 초안에서의 총금액은 확정되어 있다. 장관과 보좌관들은 대통령의 예산 초간에 책정된 대규모의 의료 예산 총액 중 특정 항목들에 대한 할당액 지지 여부를 결정해야 한다. 또한, 누락된 항목 중 포함시켜야 하는 항목이 없는지와 그럴 경우 다른 항목에서 삭감할 금액도 결정해야 한다. 미국 국민을 위한 의료 예산 할당 책임이 그들에게 부과되어 있다. 그들은 이 일을 주의 깊게 그리고 효율적으로 수행하면서도, 정의라는 도덕규범에 일치하게 수행해야 한다.

이 위원회 위원 중 한 명인 치과의사 닥터 윌러드 브렐포드는 국립 치과연구소(NIDR) 이사다. 전에는 미국치과의사협회(ADA) 회장을 역임했고, 그 전에는 미국치과교육협회(ADEA) 회장이었다. 또한 명망 높은 미국 치과대학에서 오랫동안 학장을 역임하기도 했다. 이 위원회에 지명된 닥터 윌러드는 현재 연방 정부의 역대 치과계 출신 인사 중 미국의 **구강건강** 필요에 대한 가장 강력한 지지자다. 오늘 회의는 구강 의료 개선, 특히 서비스가 부족한 미국의 도시 빈민가와 시골 지역의 아동과 가족들의 구강 의료 개선을 위한 자금을 확보할 가장 중요한 기회다. 그러나 오늘 위원회에서는 이러한 실제적인 필요 외에도 다른 미충족 수요도 비교하고 우선순위를 정해야 한다.

다른 위원회는 새로 설립된 랭캐스터 보건 신탁 이사회다. 랭캐스터 지역 의료 시스템이 훨씬 큰 의료 시스템에 인수되었을 때 이 신탁이 설립되었다. 법은 비영리 의료 시스템을 인수한 인수자들이 인수 조직 기금을 획득하지 못하도록 금지했다. 이는 오로지 대규모 기금에 들어 있는 현금을 사용하기 위해 비영리 조직을 인수하는 것을 막기 위함이다. 따라서 랭캐스터의 기금은 별도의 비영리 자선 신탁으로 설립되었고, 이사회가 이 신탁의 향후 5년의 자선사업을 위한 우선순위를 정하기 위해 최초로 소집되었다. 이 신탁은 이제 막 운용되어서 공중 보건에 이바지하는 금액은 다른 의료 서비스나 단체에서 전용해 오는 금액이 아니라, 공중 보건에 신규로 유입되는 금액이 될 것이다. 한편으로는, 이는 이사회가 공동체의 의료 수요를 새롭게 바라보고 현재까지 충족되지 않는 필요에 반응할 기회다. 다른 한편, 이 이사회에서 사용할 수 있는 자금은 한정되어 있고 공동체에 충족되지 않은 의료 수요는 이사회가 충족할 수 있는 수준보다 훨씬 많다. 그래서 신규 예산이기는 하지만, 의료 예산을 **할당**할 책임이 주어져있고 그들도 공동체에 가능한 세심하고 효율적이며 공정하게 할당할 책임을 지고 있다.

랭캐스터 의료 시스템의 치과 서비스 이사를 역임한 치과의사 닥터 버니스 리히트만은 신임 이사회 이사로 지명되었다. 그녀는 공중 보건 클리닉 설립과 재정 지원 개발 노력으로 공동체에서 널리 존경받고 있다. 그녀는 언제나 공중보건 클리닉이 환자에게 제공하는 의료 서비스에 기본적 구강 의료를 포함시켰다. 이제 신규 자금으로 프로그램을 운용할 기회를 맞이해서 그녀는, 현재 기본적 치과 치료를 받지 못하는 환자들을 위해 자금이 쓰이기를 희망한다.

이 두 집단은 직면하는 도전에 어떻게 대처해야 하는가? 어떻게 해야 이 의료자원의 분배가 공정하겠는가? 할당 계획에서 공정한 분배 기준은 무엇인가? 건강이 사람을 위해 산출하는 많은 이익 중에서, 그리고 의료가 사람을 고치거나 예방하는 피해 중에서 어느 것에 높은 우선순위를 두고 어느 것에 우선순위를 낮춰야 하는가? 그리고 특히 이 위원회들은 의료 서비스 중에서 구강 의료에는 어떤 우선순위를 둬야 하고, 구강 의료 수요 중에서는 어느 것을 기본적인 필요로 여겨야 하고, 거기에 어느 정도의 우선순위를 부여해야 하는가?

실제 실무에서, 위원회는 대개 구체적인 제안의 비용과 편익을 비교한다. 즉, 예컨대, 분만 전후 의료 프로그램을 지원하기 위한 프로그램, 또는 도시 빈민가와 시골 지역의 소아 영양 공급 프로그램을 위한 예산, 환자들을 대형 의료 센터에 보내기에는 너무 멀리 떨어진 곳에 있는 소형 병원들을 위한 자기공명영상(MRI) 장비 구입 예산, 외부 출입을 할 수 없는 노인 당뇨병 환자 방문간호 지원이나, 치과 없는 지역 학교에 치과위생사 방문 사업 예산 등을 비교한다. 그러나 이 위원회들이 잠시 자원 할당 업무를 미루고 물러서서, 정의와 한정된 의료자원의 윤리적 분배에 관한 일반적 지침을 마련한다고 가정해 보자. 이 사고 과정을 어떻게 수행할 수 있을까?

사회적 차원의 정의

치과 의료는 개별 치과의사와 개별 환자 사이의 관계 문제만은 아니다. 이런 관계는 치과계라는 복잡한 사회 제도의 맥락 안에서 발생하기에, 치과계의 규범은 치과의사 집단과 사회 공동체 사이의 지속적인 대화의 산물이다. 전문직인 치과의사를 고려하지 않고서는 또한, 치과계 및 치과계와 사회 공동체의 대화 그리고 이 대화의 결과인 치과 직무수행 규범을 조사하지 않고서는 특정 환자에 대한 특정 치과의사의 행동이 윤리적인지 판단할 수 없다. 치과는 대부분 일대일 상호소통으로 구성되어 있을 때도 대체로 **사회적** 기업의 성격을 보인다.

이번 장의 요점은 치과의사와 환자의 가장 직접적인 일대일 대면에서조차 치과 직무수행과 직접 관련된 또 다른 광범한 사회 구조, 또는 일련의 사회구조가 있다는 것이다. 이는 사회의 자원을 분배하고 일부는 어떤 사람이, 다른 일부는 다른 사람이 사용하거나 교환하도록 자원의 교환을 규율하는 일련의 사회구조다. 더욱이, 전문 기관과 자체 규범을 가지고 있는 치과라는 특정 직종과 마찬가지로, 사회에서 자원의 분배와 교환을 규율하는 구조는 윤리적으로 건전할 수도 있고 결함이 있을 수도 있다. 우리 사회의 자원분배 구조가 사회의 구성원이 어떤 치과 의료를 이용할 수 있는지에 매우 큰 영향을 주기 때문에, 여기서 사회 구조를 검토하고, 이 구조가 치과 의료에 주는 영향에서 윤리적으로 건전한가, 아니면 이 구조를 버리고 치과 의료 분배를 위한 더 공정한 다른 구조로 대체되어야 하느냐는 질문은 탐구해볼 가치가 있다.

사회의 자원분배 구조가 윤리적으로 건전할 때, 보편적으로 "공정한" 사회를 표현하고 윤리적 결함이 있을 때는 "불공정한"이라는 용어가 적절하다. 아리스토텔레스는 어떤 분배 구조가 윤리적으로 건전하고 어떤 구조가 건전하지 않은지 결정하려는 노력을 **분배적 정의라** 이름을 붙였고, 이 명칭이 굳어졌다.

그렇다면 사회의 분배 구조가 공정해지려면 어떤 특징이 있어야 하는가? 이는 대답하기 쉬운 질문이 아니다. 아리스토텔레스의 가장 일반적인 수준에서의 정의에 대한 묘사가 출발점을 제공해준다. 그는 정의에 대해 말할 수 있는 삶의 모든 측면에서 정의는 일반적으로, 유사한 사례는 유사하게, 다른 사례는 관련 유사성과 차이점에 비례해서 다르게 취급하는 것을 발견했다. 이는 윤리적인 분배에 관해 뭔가 중요한 점을 말해주지만, 고려 대상인 삶의 영역에서 사람 사이에 어떤 유사성과 차이점이 윤리적으로 **관련이 있다고** 간주하느냐는 질문에 대답할 수 있어야 비로소 이를 삶의 특정 영역에 적용할 수 있다. 그렇다면 치과 의료 혜택을 받는 사람과 관련해서 어떤 유사성과 차이점이 각 환자가 어떤 치과 의료를 얼마나 많이 받아야 하는지에 대한 차이를 결정해야 하는지 질문할 필요가 있다. 다음 여섯 섹션에서 이 문제를 검토할 것이다. 먼저 일반적으로 살펴보고 미국에서의 현행 치과의료 자원분배 구조와 관련해서 살펴볼 것이다. 마지막 섹션은 이번 장 서두의 사례로 돌아가 두 위원회의 업무에 대해 논평하고, 독자들이 사회의 의료자원의 공정한 분배와 윤리적 할당에 관해 생각할 수 있는 연습을 제안할 것이다.

평등, 기본적 필요, 그리고 공정한 분배

사회의 자원을 분배하기 위한 공정한 규범은 무엇인가? 많은 기준이 제안되어왔지만, 이번 장에서는 가장 중요한 기준 중 일부에 대해 간략하게만 설명한다. 여기서 기준에 대해 논의할 때 독자들은 이 기준(또는 여러 기준들 중 하나)이 윤리적이고 공정한 사회에서 각각의 치과 환자가 어떤 치과 의료를 얼마나 많이 이용할 것인지를 결정할 수 있는지와 그 이유를 질문해야 한다.

미국 문화 및 오늘날 세계 여러 지역의 문화와 사람들의 가치관은 **사회 계급**과 **출생에 기초한 사회적 지위**라는 역사적으로 중요하게 여겨졌던 분배 기준을 쉽게 거절할 수 있다. 이런 기준은 치과의료 또는 다른 의료의 분배를 결정할 적절한 특징이 아니라는 데 광범위한 합의가 있으며, 따라서 사회 계급 또는 출생에 기초한 사회적 지위에 근거해서 치과 의료를 분배하는 사회는 비윤리적이고 불공정하다고 여겨진다. 독자들은 여기서 이 책 읽기를 잠깐 멈추고 이 결론이 **왜** 옳은 결론인지 (옳은 결론이 아닌지) 물어보면 유용할 것이다.

최근에 많은 사상가는 **평등**이라는 보다 복잡한 기준을 지지한다. 그들은 치과의료 자원이나 이 기준이 적용될 다른 자원분배에 있어서 사람들 사이에 적절한 차이가 없다고 주장한다. 그러므로 사상가들은 사회의 분배 구조는 이런 자원(이 경우, 치과의료 자원)이 **평등하게** 분배해야 한다고 주장한다. 그러나 무엇을 **평등하게**인가? 먼저 위의 질문에 답변해야 비로소 공정한 분배에 관한 이 견해가 충분히 명확하게 실천될 수 있을 것이다. 예를 들어, 여기에서 "평등"이 사회의 모든 사람이 다른 사람과 정확히 똑같은 자원을 갖게 되는 것을 의미하는가? 예를 들어 모든 사람이 다른 사람과 똑같은 수의 도재전장관을 가져야 하는가? 이것은 이치에 맞지 않는다. 특정 형태의 치과 치료에 대한 사람들의 필요는 서로 다르며, 대부분 치과 치료는 그 사람의 필요 때문에 결정되어야 한다는 데 동의할 것이다. 따라서 평등이 "모든 사람에게 같은 것을 제공함"을 의미한다는 해석은 유용해 보이지 않는다. 대신, **평등**을 사회적 차원에서 공정한 분배 기준으로 제안할 때, 그것은 대개 사람의 필요에 평등하게 대응함을 가리키는 것으로 이해된다. 이 견해에서는, 사회 구성원이 **그들의 필요를 평등하게 충족할 수 있을 때** 분배에서의 평등이 존재할 것이다. 그러나 이런 식의 해석에서는 중요한 두 개의 질문이 답변되지 않았다. 무엇이 사람의 필요를 충족할 **평등한 능력**으로 간주해야 하는가? 그리고 **모든 종류의 필요**(즉, 누구든 자신이 필요로 한다고 묘사하는 모든 것)에 관해 얘기하고 있는가, 아니면 정의가 필요의 관점에서 **특정 부류의 필요**에 초점을 맞추는가? 그 경우 어떤 필요에 초점을 맞추며 그 이유는 무엇인가? 예컨대, 치과 치료와 관련해서 사람의 필요를 채울 **평등한 능력**은 흔히 필요로 하는 특정 형태의 치과 치료에 접근하기 위해 사람들이 소비해야 하는 시간, 노력과 자원이 같음을 가리키는 것으로 해석된다. 이 책에서는 사람의 필요를 충족할 **평등한 능력** 개념을 이런 식으로 이해한다.

사회의 공정한 자원분배 문제에서 무엇을 필요로 간주할 것인가에 관해서는 필요하거나 필수적인 치료와 필수적이 아닌 선택적인 치료 사이의 보편적인 구분이 유용하다. 의료계에서는 (구분하기 어려운 경우가 발생하기는 하지만) 이 구분이 아주 명확한 것으로 널리 인정되고 있다. 의료 윤리와 의료 정책에 관한 현대의 문헌에서는 흔히 필수적인 사항을 "기본적"이라고 표현한다. 따라서 "기본적인 의료"는 인간에게 필수적인 의료에 대한 집합적인 용어로 흔히 사용되었다. 필수적이지 않지만, 사람들이 기본적인 필요 외에 추가로 원하는 욕구에 대응하는 의료와 대비된다.

그러나 이 설명은 여전히 불완전하다. 인간의 필요는 어떤 경우에 기본적인가? '무엇을 위해 필수적인가? 무엇에 기본적인가? 무엇에 필요한가?'라는 질문을 반드시 해야 한다. 치과계와 의료계는 이 질문의 무엇에 해당하는 질문에 **정상적이고 적절한 인간의 기능 발**

휘라고 답한다. 따라서 5장에서 치과계의 **핵심직무수행가치** 서열의 일부로 포함된 **구강건강**에 대해 논의할 때, **구강건강**을 "적절하고 통증 없이 구강이 기능함"으로 명시했다. 특정 종류의 기능 발휘(예컨대, 통증 없이 기능 발휘)가 인간 건강의 필수적인 부분이고 인간이 그런 식으로 기능을 발휘해야 한다고 선언하는 것은 인간의 본성에 관한 진지한 철학적 질문에 대한 답변에 의존하지만, 그것은 이 책의 범위를 넘는다. (그러나 독자들은 이런 문제들에 대해 주의 깊게 생각해 보는 것이 좋을 것이다. 왜냐하면, 그런 성찰의 한 가지 목표는 무엇이 인간의 **건강**을 구성하는가를 결정하는 것이고, 이는 치과의사가 환자를 위해 궁극적으로 무엇을 목표로 하는가를 이해하는 데 관련이 있기 때문이다.)

그러나 어떤 것이 인간에게 정상적이며 적절한 기능이라고 여겨지든, 인간이 이런 기능을 수행하기 위해서는 반드시 충족해야 할 필요가 있다는 점이 명백해 보인다. 이런 필요는 특별한 의미에서 필수적인 필요이며, 이 책에서 **기본적인 필요** 개념은 이런 필요를 가리키는 것으로 사용할 것이다. 즉 인간이 어떤 기능을 발휘할 수 있어야 하는지는 상당한 불일치가 있을 수 있지만, 먼저 특정 필요가 충족되어야 기능을 발휘할 수 있다는 점은 분명하다. 음식(즉 적절한 영양 공급)은 이에 대한 명백한 한 가지 예다. 적절한 영양 공급이 없으면, 자기실현을 뭐라고 받아들이든 자기실현에 중요하다 여겨지는 어떤 기능도 발휘할 수 없기 때문이다. 다른 예로는 적당한 의복과 주거 공간(그리고 여기서 "적당한"이 무엇을 의미하는지 질문하는 것은 어떤 필요가 **기본적**인지에 대해 더 정확하게 질문하는 또 다른 방법이다)과 숨 쉴 수 있는 공기가 포함된다. 많은 사람의 기본적인 필요 목록에는 건강을 유지하기 위한 적절한 지원(즉, 의료)뿐 아니라 적당한 교육, 인적 교류 등이 포함될 것이다. (기본적인 필요에 대한 논의는 때로는 (누군가의 기본적인 필요를 충족하기 위해) "특정 자원이 얼마나 필요할 것인가?"라는 질문을 제기한다. 일반적인 답변은 그 사람이 수행하는 기능을 정상적이고 적절하게 수행할 때 자원이 필요하다는 것이다. 아무리 자원이 많이 소요되더라도 말이다. 즉, 기본적인 필요 개념은 매우 일반적이지만, 특정인 또는 특정 계층의 관점에서 특정 종류의 자원이 무엇을 의미하는지는 보존되어야 할 기능과 그 사람이나 계층에서 그런 기능 수행을 보존하기 위해 무엇이 필요하냐에 달려있다. 이는 관련 자원에 대한 조사와 실제 개인이 어떤 기능에 어느 정도로 접근할 수 있는지에 대한 경험적 조사를 통해서만 결정될 수 있다.)

여기에서 기본적인 필요로 간주하고 있는 사항은 사람이 추구할 수도 있는 다른 가치, 목표, 또는 목적을 추구하기 위해 절대적으로 필요하므로, (비록 다른 사람의 목표보다 더 가치가 있지는 않을지라도) **실제로 더 중요하며**, 따라서 사회가 자원을 어떻게 배분할지 결정할 때 인간의 다른 모든 가치 및 목표보다 **우선순위를 차지해야 한다**. 즉, 이런 사고에 의하면, 윤리적이고 공정한 사회가 되기 위해서는 구강 의료의 어떤 측면이 기본적인 필요일 경우 사회의 모든 구성원이 이러한 필요에 대응하는 것이 사회의 분배 시스템의 첫 번째 목표여야 한다. (**평등**과 **기본적인 필요**가 공정 사회의 자원분배 기준이어야 한다는 논증에 대해 훨씬 많은 것을 말할 수 있다. 이 입장에 대해 진지하게 생각해보고 다음 섹션에서 검토할 정의에 대한 다른 접근법과 주의 깊게 비교하기 바란다) 치과 윤리가 우리의 주요 관심사인 현재로서는, 치과계와 사회 공동체는 대화를 통해 통증 없는 구강 기능 수행을 인간의 **구강건강**으로 간주하고 있고, 따라서 이것이 치과계 구성원이 추구할 적절한 목표라는 사실이 그대로 유지된다. 그래서 치과계와 사회 공동체의 대화 관점에서는, 그런 치료에 대한 환자의 **필요**가 사회의 치과 자원을 윤리적으로 배분하기 위한 적절한 기준이다. 그렇다면 사회가 이를 수행하기 위한 충분한 자원을 가지고 있으면, 사회는 치과 치료가 필요한 모든 사람이 그 필요를 채울 수 있는 치과의료 자원을 얻을 수 있도록 사회의 분배구조를 마련해야 할 것이다. 더욱이, 이러한 **구강건강** 필요가 참으로 기본적인 필요라면, 필요를 공급할 충분한 자원을 가지고 있으면서도 공급하지 못하는 사회는 불공정한 사회일 것이다.

물론 누군가 필요라고 하는 것이 다 위에서 설명한 의미의 기본적인 필요는 아니다. 그렇다면, 치과 치료의 어떤 측면이 **구강건강**에 **필수적**인가? 치과 치료의 어떤 측면이 **기본적인 구강건강 필요**에 대한 대응인가? 이런 질문에 대해서는 이번 장의 뒤에서 논의할 것이다.

실제로는 치과계 구성원이 특정 환자의 경우에 환자의 **구강건강** 필요가 무엇인지 (그리고 그것이 환자의 **구강건강**에 필수적이기 때문에 **기본적인** 필요에 해당하는 사안인지, 아니면 필수적이 아니고 치료 관점에서 볼 때 선택적인지에 대해) 결정할 필요가 있다. 왜냐하면, 그들이 필요한 전문성을 가지고 있고, 치과계와 사회 공동체가 대화를 통해 **구강건강**으로 간주한다고 결정한 토대 위에서 그러한 결정을 내릴 권한을 부여받은 사람이기 때문이다. 이런 결정은 환자의 해당 사안에 관해 치료 현장에서 이뤄지며, 넓은 차원에서는 치과계가 집합적으로 사회 공동체와의 대화에서 역량이 있는 치과 직무수행 기준을 적시하고 권한을 부여할 때에도 이뤄진다. 13장에서 명확히 보여주는 바와 같이, 전문직업인의 전문성을 토대로 결정된 필요와 오로지 시장 소비자(또는 다른 시장 참여자)의 욕구에 의해서만 결정된 필요 사이에는 큰 차이가 있으므로 매우 중요하다. 치과계와 사회 공동체가 무엇이 구강건강인지와 무엇이 구강건강 필요인지를 결정하는 추가적인 논의는 14장에서 할 것이다.

이번 장에서 지금까지는 주로 사회의 공정한 의료자원분배기준으로서의 **구강건강** 필요에 초점을 맞췄다. 그러나 정의에 관한 다른 많은 사고방식은 윤리적이고 공정한 사회자원분배로 간주하는 것에 관한 결정 요인으로 평등이나 필요에 초점을 맞추지 않았다.

가능한 기준으로서의 기여와 노력

사회의 치과의료 자원 및 기타 의료자원을 포함한 사회의 자원은 그 사회에 대한 각 사람의 **기여**에 따라 배분되어야 한다는 의견을 취하는 이론가들이 있다. 여기서의 근본적인 견해는 사회의 자원은 대부분 자연적으로 매우 유용한 형태로 존재하는 자원이 아니라 **생산된** 자원이라는 것이다. 그러므로 그 자원을 생산한 사람들의 기여가 없이는 자원이 존재하지 않기 때문에, 생산자는 사회의 자원에 대해 자신이 생산한 비율만큼의 정당한 권리가 있다. 따라서 그 사람의 기여 가치가 사회 안의 사람이 그 사회의 분배 구조를 통해 받는 척도여야 한다. 즉, 사회의 자원분배에서 윤리적으로 적절한 사람들 사이의 차이는 사람들의 **기여** 차이다.

실제로는 전문화와 분업이 없는 세상에서나 자신이 생산한 것을 고수하기 원할 것이다. 치과의사는 음식이 필요하고, 농부는 자신의 치과 치료를 제공할 수 없다. 따라서 교환 시스템이 발달하지만, 그 시스템의 작동은 불가피하게 "비용"을 수반하며, 이 시스템이 작동하려면 불가피하게 가용자원 일부를 소비한다. 따라서 한 사람이 자신의 교환으로부터 받게 되는 가치는 언제나 자신이 투입한 것보다 다소 작을 것이다. 그래서 기여 측면에서의 분배적 정의의 기준은 실제로는 각 사람이 자신의 기여 가치에 **비례해서** 자원을 받아야 한다는 것이다.

더구나 아동은 성장기에는 자원 생산에 별로 이바지하지 않기 때문에, 이 기여 기준을 사용하려면 세대들 사이의 교환 시스템도 필요하다. 아동은 성장기 동안 생산에 이바지 하지 않으면서 자원을 받기 때문에 부채 계정에 기록해뒀다가 이바지할 수 있을 때 그 빚을 갚을 것이다. (사고나 질병으로 일시적으로 생산을 할 수 없고 이 기간에 그들의 필요를 충당하기에 충분한 저축을 하지 못한 사람에게도 이와 유사한 시스템이 필요할 것이다) 그러나 젊은 성인이 최초로 사회에 가치 있는 것을 이바지하기 시작할 때 사회에 얼마나 많은 빚을 지고 있는지, 그리고 그 빚을 점진적으로 갚기 위해 그 사람의 소득을 얼마나 오랫동안 (낮게) 할당해야 할지 잊기 쉽다. 또한 사람이 자연자원을 사용하거나 자신의 생산에 다른 사람의 기여에 의해 생산된 자원을 사용하는 경우, 그 사람이 이바지한 가치에서 이러한 자원이 상환되고 남은 것이 무조건적으로 그 생산자에게 속한다는 것을 주목할 필요가 있다.

이 견해에 대해 반대자들은 세 가지 문제를 지적한다. 첫 번째 문제는 어떤 기준을 사용해서 각 사람이 기여한 **가치를 측정**하고, 생산하는 것의 가치에 비례해서 차등적으로 받게 할 것인가라는 문제다. 보편적으로 받아들여지거나 보편적으로 받아들여지지는 않는다고 하더라도 어느 정도 객관적인 지위를 갖는 **기준이 없으며**, 우리 사회에서조차 널리 공유되는 기준이 없다고까지 주장하는 사람도 있다. 따라서 정의에 대한 이 견해를 실제로 적용하려면 가치를 비교 판단해야 하는데, 그러한 가치를 비교 판단하거나 이를 옹호할 수 없고, 따라서 이는 쓸모없는 이론이라고 주장한다.

치과 치료에 초점을 맞출 경우, 이 반대는 생각보다 논거가 약하다. 왜냐하면, 치과 치료는 통증 완화, 기능 발휘의 편안함, 영양 공급, 외모, 사람의 몸에 대한 통제, 효과적인 소통 등 미국이라는 특정 사회에서의 인간의 삶에서만이 아니라 일반적으로 인간의 삶을 위해 중요하다고 널리 인정되는 것의 가치에 초점을 맞추기 때문이다. 치과 치료 경험은 보편적으로 또는 최소한 매우 일반적으로 중요한 가치가 있음이 분명하다는 점을 보여준다.

두 번째 반대는 기여에 기반을 둔 사회 정의 견해에 한 가지 곤란한 함의가 있다는 것이다. 이 견해는 아동이나 일시적으로 생산하지 못하는 사람과 같이 지금 당장만 기여하지 못하는 것이 아니라, 영구적인 장애 때문에 앞으로도 전혀 기여하지 못하는 사람은 사회로부터 **아무** 자원도 받지 않아야 한다고 암시하기 때문이다.

많은 사람은 이 결론을 받아들일 수 없고, 기여할 수 없는 사람에게 어느 정도의 자원(예컨대, 그 사람의 기본적인 필요를 충족시키는 데 필요한 자원)을 제공하는 것은 그렇게 할 수 있는 자원을 충분히 보유한 어떤 사회에서나 가능한 정의의 문제라고 간주할 것이다. 그러나 이 입장을 근본적으로 바꾸지 않고서는 그 견해 안으로 통합될 수 없다. 따라서 많은 이론가에게는 분배적 정의와 관련해서 기여의 역할은 사회 구조가 모든 사회 구성원이 자신의 기본적인 필요를 충족할 수 있게 하고 난 뒤에 "남은" 자원을 공정하게 분배하는 기준의 역할뿐이다.

환자는 사회에 기여한 가치에 비례해서 치과 치료를 받아야 하는가? 아니면 최소한 일부 치과 치료(아마도 기본적인 치과 치료)는 필요에 비례해서 받고, 비필수적, 비기본적 치과 치료는 그들의 기여에 비례해서 받아야 하는가?

기여 견해에 대한 세 번째 반대는 과연 자신이 생산하는 것이 사회에 기여하는 가치에 비례해서 자원을 받을 **자격**이 있느냐는, 근본적인 질문을 제기한다. 이 반대는 사람이 뭔가 가치 있는 것에 기여할 수 있는 능력은 물려받은 유전적 능력과 생물학적 능력에 크게 의존하기에, 아무도 이에 대해 통제하지 못하며 아무도 이것을 자신의 공으로 삼거나 이것 때문에 보상을 받아서는 안 된다고 주장한다. 사람의 기여는 또한 양육, 교육, 기회, 행운에 크게 의존한다. 정직하다면 우리가 일상생활 및 다른 활동에서 우리의 공으로 삼는 많은 것들이 마치 우리 자신이 발명하기라도 한 것처럼 공을 취할 수 있는 것이라기보다는, 다른 사람으로부터 받은 기술이나 아이디어와 관련이 있음을 인정해야 한다. 영국 철학자 L. T. 홉하우스는 우리가 사회에 기여한 가치 부분에 대한 권리에서 정직하게 개인의 공으로 돌릴 수 없는 부분을 차감한다면, 가장 많이 기여한 것으로 보이는 사람과 가장 적게 기여한 것으로 보이는 사람의 차이는 사실 아주 작음을 인정해야 할 것이라고 주장했다. 그는 기여를 분배적 정의의 적절한 기준으로 받아들이되 각자가 개인적으로 공을 취할 수 있는 것에 관해 정직하다면, 모든 것이 적절히 차감되고 비례적으로 분배되고 난 뒤의 개인차는 실제로 무시해도 될 만큼 하찮아서 실제로는 사회의 자원을 평등하게 분배해야 한다는 것을 알게 될 것이라고 주장했다.

그러나 많은 사람이 홉하우스에게 "나는 정말 열심히 일했는데, 그것은 어떻게 할 것인가? 그것은 확실히 내가 정한 것이다"라고 말할 것이다. 실제로 많은 사람을 가장 짜증나게 하는 것은 열심히 일하지 않은 사람이 열심히 일한 사람들(우리 대부분은 자신이 열심히 일한다고 가정한다)과 같이 자원(또는 심지어 더 많은 자원)을 받는 것이다. 홉하우스에 대한 이 반응의 초점은 기여가 아니라 **노력**에 있다. 이 견해는 사회 정의를 위한 적절한 기준에 대한 또 하나의 견해, 즉 사회 자원분배에서는 사람 사이의 적절한 차이는 **노력**의 차이라는 견해를 제안한다. 이 견해에 의하면 사람의 실제 기여가 아니라 그 사람이 얼마나 **열심히** 일하는가가 기준이어야 한다.

노력 기준에 대응해서 사람이 얼마나 열심히 일할 수 있는가는 부분적으로 그 사람이 거의 또는 전혀 통제하지 못하는 유전적, 심리적 요인에 달려있다고 주장한 사람들이 있다. 따라서 어떤 사람이 주도적으로 또는 선택해서 노력할 수 있는 한도 내에서만 그 사람의 노력이 그 사회에서 받아야 하는 것에 대한 척도로 사용될 수 있다. 분배가 단순히 노력의 관점에서 이뤄진다면, 노력을 많이 하면 설사 그 노력이 가치 있는 아무것도 생산하지 못한다고 할지라도 많이 받을 자격이 될 것이다. 따라서 역설적으로 실제로 **노력**을 공정한 분배 기준으로 사용하면 분배할 자원 자체가 적어질 것이 거의 확실하다.

사회가 치과 치료에 대한 환자의 필요 등 다른 고려사항과는 무관하게 환자가 얼마나 열심히 일하는가에 비례해서 더 열심히 일하는 환자는 치과 치료를 더 많이 받고, 덜 열심히 일하는 환자는 치과 치료를 덜 받게 해야 하는가? 여기에서도 필요가 인간의 적절한 기능 발휘에 필수적인 것으로 이해될 경우 정의의 기준으로서의 필요를 무시하는 것은 옳지 않아 보인다.

저자들의 견해는 정의로운 사회는 먼저 모든 사회 구성원의 기본적 필요를 모두 충족할 수 있는 분배 구조를 마련하고 나서, 그 뒤에 "남은" 자원의 분배에서는 필요 이외의 다른 기준을 채택할 수 있다는 것이다. 이 견해를 지지하는 이유는 명확하다. 저자들은 인간이 다른 목표, 가치, 원칙, 목적, 이상에 따라 살기로 작정하더라도, 기본적인 필요(물론 단지 기본적인 **구강건강** 필요만이 아니라, 모든 인간의 적절한 기능 발휘에 필수적인 모든 필요)가 충족되지 않는 한, 이들 중 어느 것도 효과적으로 추구할 수 없다는 입장을 취한다. 따라서 사회의 분배 구조를 마련할 때 인간의 기본적인 필요 충족이 도덕적으로 높은 우선 순위를 차지해야 한다.

기본적인 치과 치료 섹션은 구체적으로 어떤 치과 치료가 기본적인 필요에 대한 필수적인 대응으로 간주하여야 하는지를 논의할 것이다. 그러나 먼저 분배 정의에 대해 저자들의 견해와 위에서 검토된 다른 제안들을 거부하는 또 하나의 견해에 대해 논의할 필요가 있다.

정의에 대한 자유 시장 관점

정의에 대한 **자유 시장 관점**은 현대 사회에서 추종자가 많아 보인다. 그러나 이 견해를 지지하는 사람들이 인간에 대한 가정이나 인간의 사회생활에 초래할 결론에 대해 주의 깊게 생각해봤는지는 확실하지 않다. 이 책에서는 간략하게만 검토할 것이다. 이 견해는 모든 사회 제도와 자원분배가 시장에서 이뤄지는 시민의 자발적인 교환의 산물로 발생하는 사회가 공정한 사회라는 입장을 취한다.

다음과 같은 이야기가 정의에 대한 이 접근법을 표현하는 데 도움이 된다. 두 명의 치과의사가 라스베가스로 휴가를 가서, 각자 도박 게임을 즐기기 위해 300달러를 떼 놓는다. 두 사람 모두 300달러를 가지고 동시에 같은 업소에 들어간다고 가정하고, 게임은 부정한 속임수를 쓰지 않고 게임 참여자들은 순전히 운에 따라 게임을 한다고 가정하자(물론 업소에 유리하게 되어 있지만 모든 사람이 그것을 알고 있다).

결국, 한 치과의사는 원래 가지고 있던 300달러를 다 잃고 나온다. 그러나 다른 치과의사는 15,000달러를 들고나온다! 이제 두 치과의사의 최종적인 재무 상태에는 큰 차이가 있지만, 이 이야기에서 뭔가 부도덕한 일이 있었는가? 게임이 공정했고 게임 참가자들은 자유롭게 선택해서 게임을 했기 때문에 이 질문에 대한 올바른 대답은 '없다'로 보인다. 즉, 이런 사례에서 적절한 고지를 받은 선택자들이 재화를 어떻게 교환하기로 하든 그러한 교환에서 비롯되는 **모든** 분배가 윤리적인 분배다.

치과의사들이 게임을 하도록 강요받았거나, 그들이 속거나, 사기 당했거나, 누군가가 치과의사들에게 약속을 지키지 않았다면, 그 이야기는 뭔가 비윤리적인 것을 포함할 것이고 최종 분배는 공정한 분배가 아닐 것이다. 그러면 강요받았거나, 사기 당했거나, 누군가의 계약 위반으로 피해를 본 당사자에게 보상이 필요할 것이고, 책임이 있는 당사자에게 보상하도록 요구하는 외에 처벌해야 할 수도 있다. 그러나 이 이야기에서 아무도 비윤리적으로 행동하지 않은 한, 참여자들이 자유로이 선택한 교환에서 어떤 분배 결과가 나오든 필요, 기여, 노력, 기타 어느 기준에 일치하는지를 불문하고 **모두** 윤리적인 분배로 보인다.

분배적 정의에 대한 **자유 시장 관점** 지지자들은 이 이야기에서의 분배를 윤리적으로 하는 요소는 사회생활의 모든 측면에서의 모든 분배를 윤리적으로 하는 것과 동일하다고 주장하는바, 그 요소는 바로 참여자의 강요되지 않은 자유로운 선택이다. 따라서 이 관점에서의 공정한 분배는 필요, 기여, 또는 노력과 같은 기준에 일치하는지와 관계없이 참여자가 자유롭게 선택한 교환에 기인하는 모든 분배다. 정의에 대한 관점에서는 모든 사회문제에 대한 최고의 도덕 가치는 (그 사람이 스스로 다른 사람의 자유를 침해하는 행동을 선택하지 않는다는 전제하에) **사람들이 자유롭게 선택한 행동에 대한 존중**이다.

정의에 대한 **자유 시장 관점**을 치과의료 자원분배에 적용하면, 치과의료 자원은 이 분배가 치과의사가 요구하는 서비스 가격을 지불할 수 있는 능력에 기초하든, 필요에 기초하든, 또는 다른 근거나 근거들의 결합에 기초하든 치과의료 공급자가 이를 제공하기로 선택하는 사람들에게 분배할 때 공정하고 윤리적으로 분배한다. 따라서 교환에서 양 당사자가 **자유롭게 선택**하는 한, 그 선택에 기인하는 자원분배는 윤리적이고 공정하다.

위의 라스베가스 이야기에서, 두 치과의사는 300달러씩 똑같은 금액을 가지고 시작했다. 그러나 실제 세계에서는 사람들의 자원에 큰 차이가 있으며, 많은 사람은 치과 의료와 다른 의료에 지불할 수 있는 자원이 제한적이거나 그런 치료에 접근하는 데 필요한 자원(임상의와의 먼 거리, 교통수단 등)이 존재하지 않을 수도 있다. 따라서 오로지 사회 정의에 대한 **자유 시장 관점**의 토대에 따라서 치과 치료를 배분하면 많은 사람이 필요로 하는 **기본적인 치과 치료**를 받지 못하게 될 것이다. 사실, 사회의 너무도 많은 구강 의료가 오로지 자유 시장 교환에 의해서만 분배되기 때문에 많은 사람의 치과 치료 필요가 충족되지 않고 있다.

그러나 라스베가스 이야기에서와는 달리, 자원이나 기회 면에서 사람들의 인생에서 실제 출발점은 같지 않다. 따라서 다른 사람들보다 많은 자원을 가지고 출발하는 사람들이나 기회를 더 많이 얻는 사람들로부터 더 많은 자원을 취해서, 자원이 없는 사람들에게 치과 치료 형태로 분배해주는 것이 사회의 분배 시스템이 필요한 치과 치료 자원을 모든 개인에게 공급할 수 있는 유일한 방법일 것이다. 그러나 이 재분배에서 손해를 보는 사람이 이 재분배를 자유롭게 선택하지 않는 한, 이 방법은 다른 모든 가치보다 선택의 자유를 존중한다는 정의에 대한 **자유 시장 관점**의 약속 위반이다. 정의에 대한 **자유 시장 관점**에 따르면, 한 사람의 반대라도 무시하고 그런 재분배를 하는 사회는 불공정한 사회다.

즉, 어떤 치과 치료가 **인간의 기본적인 필요**로 간주되고 (이 문제에 대해서는 다음 섹션에서 검토될 것이다) 사회가 자원을 어떻게 분배할지 결정할 때 기본적인 필요 충족이 어느 정도 도덕적 우선순위를 취해야 한다고 여긴다면(치과계와 사회 공동체는 대화를 통해 구강 의료에 대해 그렇게 이해하고 있다), 사회는 구강 의료 자원분배 시스템을 설계할 때 정의에 대한 **자유 시장 관점**을 채택하지 않아야 한다.

라스베가스 이야기와 사회가 의료자원분배 방법을 선택할 때의 현안 사이에는 윤리적으로 매우 중요한 다른 차이가 있다. 라스베가스 이야기에서 도박 게임을 벌이는 사람들은 도박할 **필요**가 없었다. 그들에게 도박은 선택적인 오락이었다. (물론 어떤 사람들은 도박할 필요가 있지만, 도박은 **기본적인 치과 치료**를 포함한 **기본적인 의료**와 같은 종류의 일반적인 인간의 필요로 간주하지 않는다. 사실, 도박하고 싶은 욕구가 어떤 사람의 심리적 필요가 되면, 그것은 건강하지 않고, 역기능적이고, 가능하면 관리와 치료를 받아야 하는 것으로 간주된다) 도박은 인간의 기본적인 필요가 아니므로, 사람들이 오락할 기회가 시장에서 어떤 교환이 발생하든 그 교환의 토대에 따라 분배되도록 허용할 수도 있다. 그러나 인간의 기본적인 필요는 이보다 훨씬 중요하다. 그러한 필요는 필수 항목과 관련이 있다. 그런 것이 없으면 인간은 자유 시장 교환에서조차, 인생의 다른 영역에 효과적으로 참여할 수 없게 된다.

그러므로 사회 구성원의 기본적인 필요에 대한 사회의 대응은 오로지 사람이 우연히 하는 교환, 즉 자유 시장 정의만을 근거로 하지 않아야 한다. 다른 사회 정의 기준(즉, 모든 사회 구성원의 기본적인 필요를 충족하기 위한 기준)이 치과 치료 자원 (실로 모든 의료자원) 분배를 인도해야 한다. 공공 클리닉, 보편적인 보험, 사용권, 기타 어떤 방법에 의하든, 치과의사가 삶에서 환자들, 다른 규범들, 그리고 다른 사람에 대한 책무를 위반하지 않으려면 어떤 실용적인 방법과 구조를 사용해서 사람의 **기본적인 치과 치료 필요**를 충족해야 하는가, 그리고 그 필요를 충족할 구조를 어떻게 짜야 하는가가 중요한 질문이다. 그러나 그 질문은 이 책의 범위를 벗어나는 질문이다. 이 섹션의 주요 요점은 치과 치료 분배를 정의에 대한 **자유 시장 관점**에만 맡겨두면 사회의 많은 치과 치료 필요가 충족되지 않을 것이고, 이는 사회 정의 관점에서 만족스럽지 않다는 것이다.

기본적인 치과 치료

지금까지는 **기본적인 치과 치료 개념**을 좀 더 명확히 하지 않은 채 사용해왔다. 이제 기본적인 필요에 대응하는 치과 치료의 필수적인 측면과 치과 치료의 필수적이지 않거나 선택적인 측면을 구분해 보자.

치과 치료의 두 범주를 필수적 또는 기본적이라고 할 수 있다. 심한 구강 통증을 없애거나 줄여주는 치료(통증이 심하면 인간의 다른 많은 기능에 중대한 방해가 되기 때문이다)와, 정상적인 영양공급과 언어 기능의 상실이나 저하로 인해 야기된 다른 기능의 손상이나 상실을 회복시키는 치료이다. 환자 상태의 임상적 세부 사항에 따라 많은 치과 치료가 이 목적 달성에 역할을 담당한다는 점을 주목하라. 즉 어떤 치과 치료가 **기본적**인지에 대한 결정은 어떤 치료를 기본적인 치료 목록에 두고, 다른 치료를 부수적인 목록에 두는 문제가 아니다. 대신에 그 결정은 모든 치료가 어떤 상태에서 환자가 정상적인 인간의 기능을 발휘할 능력의 필수적인 구성 부분을 보존하거나 회복하는지 질문하도록 요구한다.

심한 통증 완화 및 영양 공급과 언어에 필요한 기능 회복이라는, 방금 언급한 치료 범주가 필수적이라는 점은 바로잡아야 하는 상태가 긴급할 때, 예컨대 통증이 현재 몸을 쇠약하게 하거나 기능이 현재 심각하게 손상되었을 때 가장 명백하다. 그러나 통증이나 기능의 손상이 적지만 확실히 응급 치료로 이어질 가능성이 큰 경우(대부분이 그러하지만), 조기 치료는 필수적이거나 비선택적 치료에 포함되어야 한다. 이는 인간의 기본 필요의 충족이라는 윤리적 긴급성 때문이 아니라, 비용 대비 효과 분석과 위험 대비 효용 분석의 결과를 고려할 때도 그러하다. 그러므로 필수적 또는 **기본적인 치과 치료**는 이런 상태에 대한 응급 치료뿐만 아니라, 아직 그만큼 진행되지 않은 동일한 상태의 치료도 포함한다고 제안하는 것이 합리적이다. 이는 환자의 고통을 제한하기 위해서일 뿐만 아니라, 바람직하지 않은 상태를 조기에 전문가의 통제 아래 둬서 더 심한 합병증과 중요한 인간의 기능에 대한 더 심한 제한을 방지하기 위함이다. (또한, 조기 치료는 일반적으로 치과 자원을 보다 효율적으로 사용하고 더 많은 사람의 기본적인 치과 치료 필요를 충족해 준다)

구강 진단 및 방사선 촬영과 같은 많은 진단 절차는 방금 논의한 치료를 위해 필요한 선행 절차이다. 그렇다면 이 절차를 기본적인 치과 치료 범주에 포함할 필요가 있다. 기본적인 치료에 적절하게 수반되지 않으면 치료가 효과적으로 수행되지 않을 수도 있는 환자 교육, 요양 등도 마찬가지다.

상태 악화 방지와 환자의 구강건강을 위한 효율적인 자원 사용이라는 주제는 무엇이 기본적인 치과 치료로 간주해야 하는가에 대한 가장 미묘한 질문 중 하나를 제기한다. 즉,

통상적인 점검과 예방(prophylaxis), 치면열구전색, 자기 관리에 대한 일반적인 환자 교육 등은 필수적인 치료로 간주해야 하는가, 선택적인 치료로 간주해야 하는가? 확실히 이런 항목을 강조하는 치과계 안에서는 그러한 예방 치료를 좋은 **구강건강**에 필수적인 것으로 간주해왔다. 이는 대부분의 현대 치과 임상의 주요 신조다. 그러나 이 항목을 전문직업인으로서 치과의사의 책무에 포함했다 해서 그런 치료를 반드시 필수적인 것으로 간주하는 것은 아니다. 즉 자기실현에 필수적인 것으로 간주하는 기능을 수행할 능력의 전제조건이라는 의미에서 **기본적**인 것으로 간주되어야 하는 것은 아니다. 그러나 인간의 중요한 기능에 가장 방해가 되는 구강 질환 예방에 주의를 기울이지 않거나 선택적인 주의만 기울이고, 대신 그 질환을 다루기 시작해야 하는 상황이 발생할 때까지 기다리는 것은 확실히 매우 어리석고 치과의료 자원에 대한 중대한 낭비로 보일 것이다. 미국의 의료 시스템은 전반적으로 그런 접근법의 비효율성을 적시에 인식하지 못했으며, 사회 공동체는 치과계가 치과 치료의 이런 측면에 대해 강조하는 선견지명을 칭찬해왔다. 그러나 이 논증 자체로는 이런 치과 치료와 기능 수행에 필수적인 치과 치료를 밀접하고 효율적으로 연결할 뿐이다. 다른 연결 고리가 없다면 이런 치료는 기본적인 치과 치료의 범주에 포함해야 하는지는 여전히 불확실할 수도 있다.

그러나 또 다른 연결고리가 있다. 그것은 아무리 저강도의 간헐적인 통증이나 손상일지라도, 통증과 손상은 신체에 대한 통제 의식을 약화한다는 점과 관련이 있다. 이런 경험은 많은 사람의 효과적인 자율 의식을 약화할 뿐 아니라, 자아의 통일성 개념도 붕괴시킨다. 왜냐하면, 자아의 한 부분이 통제되지 않고 자아의 다른 부분과 조화를 이루지 못하기 때문이다. 어떤 사람에게는 이 논의가 예방 치과 치료를 강조하기에는 다소 견고하지 않고 비과학적인 이유로 보일 수도 있겠지만, 구강의 통증과 기능 장애로 고생하는 많은 사람으로서는 이에 수반되는 두려움과 정상적인 기능 붕괴가 저강도의 통증이나 구강 손상 자체보다 훨씬 더 역기능적이다. 이것은 또한 환자의 **자율성** 지원과 회복이 전문적인 치과 **직무수행 핵심 가치**의 순위에서 **구강건강**과 생명과 **전신건강** 다음으로 높은 순위를 차지하는 이유이기도 하다.

치과의료 자원이 아주 부족해서 지금까지 열거한 모든 범주가 필요한 사람에게 제공될 수 없다면, 환자는 통증의 응급 치료를 받지 않고 지내거나, 머지않아 긴급 상태로 진행될 상태를 치료받지 않기보다는, 마지막 범주 없이 지내기를 선택할 것이다. 그런 의미에서 예방 치료 요소 및 교육은 다른 두 범주에 비해 인간의 기능 발휘에 가장 중요한 측면에 중요도가 낮다고 주장할 수 있을 것이다. 그러나 방금 언급한 이유로 인해, 저자들은 치과의료 자원분배 시스템을 고려할 때 예방 치과 치료와 자기 관리 교육이 인간의 정상적이고 적절한 기능 발휘에 밀접하게 연결되어 있다는 점에 세심한 주의를 기울일 가치가 있다고 제안한다.

주로 심미적 관심에 초점을 맞추는 치과 치료의 측면이 필수적인, 또는 **기본적인** 의료의 범주에 놓여야 하는지는 훨씬 미묘한 문제다. 외모 개선을 겨냥한 어떤 치과 치료는 추구하는 환자에게 심리적으로 중요하다는 점을 인정한다고 할지라도, 확실히 필수적이지 않을 것이다. 그러나 지나치게 일반화하는 것은 잘못이다. 어떤 것을 정상적인 외모로 간주하는지(또는 그만하면 충분히 정상적인지)에 대한 견해는 다양하다. 따라서 치과의사는 치료의 **심미적 가치**에 관해 관심을 기울일 전문직업인의 책무가 있기는 하지만, 외모를 다루는 치과 치료는 여기에서 고려하는 기본적인 치과 치료로 간주되지 않을 것이다. 그럼에도 불구하고, 환자의 외모를 교정하거나 보존하기 위한 치과 치료가 그 환자의 정상적인 기능 발휘에 필수적인 상황이 있을 수 있으며, 구강 악안면 수술에서만 발생하지는 않을 것이다. 그런 치료는 기본적인 치과 치료의 한 예로 간주하어야 한다.

앞에서 정의로운 사회는 모든 사회 구성원의 기본적인 필요에 똑같이 반응하도록 사회의 분배 구조를 마련한다고 한 주장이 옳다면, 방금 제공한 이유로부터 사회의 모든 구성원이 이번 섹션에서 기본적인 치과 치료의 예로 언급한 치과 치료 범주에 접근할 수 있어야 한다고 할 수 있다. 이러한 형태의 치과 치료 접근성은 주로 치과의사의 관대함이나 중대한 희생, 또는 자유 시장의 우연한 작동에 맡겨지면 안 된다.

구강 의료에 대한 사회적 평가절하

기본적인 치과 치료와 사람이 가장 중요한 기능을 발휘할 능력 사이의 필수적인 연결에도 불구하고, 미국의 의료 시스템에서 구강 의료 서비스에 대한 접근은 수십 년 동안 선별적으로 불이익을 받아왔다. **구강건강**과 다른 많은 인체 시스템의 건강이 연결되어 있음이 점점 명확해짐에도 불구하고 이런 패턴이 계속되고 있다. 또한, 치아 통증과 기능 장애로 인해 사회 공동체적으로 수백만 시간의 작업 시간, 학교 수업 및 기타 귀중한 활동이 상실되고 있다. 이 양상과 이 나라 사람에 대한 불리한 결과는 **연방의무감**(US Surgeon General)을 위한 **미국 보건복지부**의 구강건강에 관한 2000년 보고서 **미국의 구강건강**(Oral Health in America)에서 강력하게 입증되었고, 2011년 **의학원**(Institute of Medicine; IOM) 보고서 **미국의 구강건강 진척시키기**(Advancing Oral Health in America)에서 다시 확인되었다. 2000년 보고서는 "20세기 후반 동안 우리 사회 **구강건강**

의 극적인 개선"을 인정한다. 그러나 이 보고서는 또한 "구강건강에서 시민들의 깊고도 중대한 불균형"도 적시한다. 그 보고서는 나아가 사회의 가장 취약한 시민들, 예를 들면 가난한 아동, 노인, 소수 인종 및 소수 민족 구성원들에게 "침묵의 전염병"처럼 번져가는 미국 사회에서 방치되는 구강건강의 필요에 대해서도 언급했다.

사회의 구강 의료 자원분배 시스템 결함이 이 상황을 만든 주된 기여 요인이지만, 사회 공동체에서의 구강건강과 치료에 대한 사회적 평가절하가 또 다른 중요한 요인이다. 이에 대한 하나의 표지로서, 사람들은 환자로서 (또는 환자의 부모나 대리인으로서) 어떤 상황에서 자신의 자원을 구강 의료에 사용하는가를 통해 다른 의료 및 가치 일반보다 구강 의료를 얼마나 가치 있게 여기는지를 드러낸다. 최소한 미국 인구의 절반은 치과 주치의가 없으며, 긴급한 경우에만 치과에 내원한다는 사실이 잘 알려져 있다. 치과계의 예방 노력과 장기간의 교육 노력에도 불구하고, 치과의사는 아직도 많은 환자의 자기 관리가 부적절하고 "치과 소양"이 부족함을 목격하고 있다. 더욱이 구강 의료에 대한 사회적 가치평가가 더 높아진다면, 충족되지 않은 치과 필요에 보다 공정하게 대응하는 분배 시스템은 광범위한 사회적 지지를 받게 될 것이다.

동시에, 생명을 연장하고 죽음을 피하는 것이 의료직의 주된 목표로 보이고 구강 의료는 이런 목표에 기여하지 않는 것으로 비춰져서, 우리 사회는 구강 의료를 이류 취급하는 일이 심해졌다. 구강건강은 오로지 치아와 충치에 관한 것이라는 잘못된 생각이 만연해서 이 사회적 평가절하 패턴이 지지된다. 그러나 2000년 의무감 보고서와 2011년 의과학 연구소가 확언하는 바와 같이, 구강건강은 "전체 두개안면 복합체(craniofacial complex)"에 관한 것이며, 다른 많은 신체 과정의 건강과 개인 및 사회 일반의 건강과 밀접한 관계가 있다.

미국 사회에서 구강건강과 구강 의료 가치의 중요성에 대한 이해에 중요한 변화가 있어야 비로소 구강 의료자원에 대한 접근과 구강 의료 자원분배 시스템에 유의미한 변화가 일어날 것으로 보인다. 그러나 진료 현장에서의 일대일 교육(일대일 교육은 환자가 치과 치료를 가치 있게 여기게 하고, 식이요법과 구강위생 습관을 통해 치과 치료의 필요를 관리하도록 할 때 가장 효과적이다.)이 응급 치료만을 위해 치과에 내원하는 사람들에게 도달하기 위해서는 분배 시스템의 변화가 필요할 것이다.

이러한 예측은 치과의사가 "교육은 놔두고 치료나 하자"라고 말하는 태도를 지지하지 않음을 주의하라. 우리 사회의 충족되지 않은 구강건강 필요에 대해 훨씬 민감한 분배 시스템을 옹호하려는 치과 단체와 기타 지각이 있는 기관들의 노력에 대한 미국 전역의 치과의사 지원이 앞으로도 중요할 것이다. 그러나 치과진료 현장의 교육(환자 자신의 구강건강 필요에 대해서 뿐만 아니라, 전신건강과 관련한 구강건강의 중요성과 일반적으로 구강건강이 사람들의 삶에 미치는 영향에 관한 교육도 포함)은 치과에 대한 사회적 평가 절하로 이끈 오류를 바로잡기 위한 치과계의 가장 효과적인 도구일 것이다.

사례 해설

서두의 사례에서 묘사된 두 위원회의 상황에는 중요한 차이가 있다. 예를 들어, 보건복지부 장관의 우선순위 위원회 작업에는 정치적 고려가 영향을 줄 수밖에 없겠지만, 랭캐스터 보건 신탁 이사회에는 그렇지 않을 것이다. 그러나 윤리적 또는 공정한 분배 시스템과 구강 의료에 대한 접근 관점에서 가장 중요한 것은 두 위원회 사이의 유사성이다.

보건복지부의 우선순위 위원회는 증액될 가능성이 없는 고정된 금액 안에서 작동한다. 그 금액이 고정된 이유는 연방 예산에서 사용할 다른 용도가 많이 있어서, 고위층이 이미 예산안을 이 용도에 할당했기 때문이다. 즉 의료자원 할당에서, 사회에는 자금과 기타 자원의 용도가 많으며 사회는 이러한 자금과 자원 중 일부만 의료 필요, 특히 치과 의료 필요 충족에 할애한다는 점을 기억해야 한다.

어떤 사람은 의료 필요는 매우 중요하기 때문에 사회는 얼마나 많은 자금과 자원이 필요하든, 다른 용도에서 떼어내서라도 이 필요에 할애해야 한다는 관점을 취한다. 그러나 미국 사회의 실제 상황에서는 이는 합의가 이뤄진 관점이 아니며, 자금과 기타 자원을 할당해야 하는 실제 개인과 집단은 이 맥락에서 할당해야 한다. 실제로 보건복지부 장관은 대통령에게 한두 개의 특정 프로그램에 대한 필요는 국방 예산이나 환경 예산의 어떤 항목보다 더 필요하니까 추가자금을 배정해 달라고 로비할 수도 있을 것이다. 그리고 그런 로비 활동이 성공할 수도 있을 것이다. 그러나 설사 그렇더라도, 우선순위위원회가 거절한다면, 장관에게 별로 도움이 되지 않을 것이다. 자원이 한정된 한, 우선순위를 정하는 것은 사회 정책 수립의 필수적인 부분이며, 우선순위 책정에서 합리적인 설명 제공이 심사 과정에 포함되어야 한다.

랭캐스터 보건 신탁 이사회 자금은 신규 자금이고 제공하는 금액은 이미 의료에 지정되었기 때문에, 할당의 긴급성에서 벗어난 것으로 보일 수도 있다. 즉 이 이사회는 보건복지부 우선순위 위원회처럼 의료 이외의 분야와 자금을 확보하기 위해 경쟁할 필요가 없으며, 이 신탁이 제공하는 금액 중 한 푼도 이 신탁이 지원하는 프로그램에서 빼앗기지 않을 것이다. 그러나 사회에는 채워지지 않은 의료 필요가 너무 많아서, 이 신탁이 그중 하나를 위해 지원하면 다른 필요는 뒤로 밀려날 것이다. 그리고 이 신탁의 자금은 신규 자금이기는 하지만 무한하지 않다. 따라서 강력하고 공공연한 정치적 압력이 없어서 이 신탁의 이사회가 차분하게 심의할 수 있을지 몰라도, 보건복지부 우선순위위원회와 마찬가지로 경합하는 필요에 자금을 할당하여 할 것이다. 두 위원회에는 (예컨대 그들의 사회적 영향력을 통해) 사회의 의료 필요에 전용할 수 있는 다른 비재무 자원이 있을 수도 있다. 앞의 사례는 그들이 할당해야 하는 금액에 초점을 맞추지만, 우선순위와 공정한 자원분배에 관한 문제는 한 위원회나 개인 또는 사회가 인간의 필요를 충족하기 위해 이용할 수 있는 모든 자원에 동일하게 적용된다. 그러므로 정의와 기본적인 인간의 필요에 관한 이번 장의 논의는 인간의 필요 충족에 기여할 수 있는 모든 자원분배에 타당한 것으로 여겨져야 한다.

일단 랭캐스터 보건 신탁이 운영을 시작하고 의료 필요에 대한 자금 공급원으로 알려지면, 경합하는 많은 프로그램이 이 신탁에 도움을 요청할 것이고, 그 중 일부는 다른 자금지원처가 고갈되어 종료되거나 시작해보지도 못한 프로그램들이 있을 것이라는 점도 언급할 가치가 있다. 요약하자면, 자금이 신규자금이고 전액 의료에 할애되는지를 불문하고, 오늘날 미국 사회에서 의료자원 배분 책임을 맡은 사람은 한정된 자금 및 기타 자들을 **할당**할 책임을 맡고 있다. 의료자원 할당에 관해 생각하기를 좋아하든 그렇지 않든 현실은 그렇다.

이 위원회들은 앞에 놓여 있는 충족되지 않은 다양한 필요에 어떻게 우선순위를 부여해야 하는가? 저자들의 관점에서 볼 때 이 질문에 짧고 간단한 답변은 다음과 같다. (1) 기본적인 치과 치료를 포함한 기본적인 의료 필요를 다른 의료 필요보다 우선해야 한다. (2) 다른 의료 필요를 충족하기 전에 사회의 모든 구성원을 위한 이러한 기본적인 필요를 충족하기 위한 프로그램에 자금을 대야 한다. 그렇게 하고서도 남은 자금이 있으면, 자금이 소진될 때까지 남은 의료 필요의 우선순위를 정하고 사회의 모든 구성원을 위한 우선순위에 따라 그 필요를 충족해야 한다. 이 답변은 너무 간단한데, 그 이유는 무엇보다 그 위원회들이 다음과 같은 사항에 간단히 답변하고 있다고 가정하기 때문이다. (1) 어떤 종류의 의료가 이번 장의 앞에서 설명한 의미에서 **기본적**이라고 간주해야 하는가? (2) 여러 종류의 의료의 우선순위를 어떻게 정해야 하는가?

미국 사회의 시민들은 이 문제에 대해 전혀 합의에 이르지 못하고 있다. 기본적인 치과 의료 섹션에 나오는 저자들의 설명이 적절하든 아니면 다른 설명이 적절하든, **구강건강** 공동체 내에서도 기본적인 구강 의료로 간주해야 하는 것이 무엇인지에 대한 합의를 얻기 어려울 수도 있다. 이번 장의 사례에 나오는 위원회들이 어떤 의료가 기본적이고, 여러 의료 필요 중에서 우선순위가 어떠해야 하는지를 결정할 수 있을 가능성은 작으며, 이런 사안에 대해 미국 사회에서 합의가 이뤄지기 전에는 그런 판단에 대한 합리적인 설명을 제공할 가능성은 훨씬 낮다.

이에 대해 합의가 없는 하나의 이유는 관련 문제에 대한 세심한 대화가 없기 때문이다. 그러므로 이번 장의 서두 사례에 나오는 두 위원회가 어떻게 심의할 수 있을지에 대해 더 논평하는 대신, 이러한 대화를 더 촉진하기 위해 저자들은 독자들이 의료 할당에 관해 더 주의 깊게 생각하도록 도와줄 아래의 연습을 해 보라고 제안한다.

당신이 이 위원회 중 한 곳의 위원으로서 이 위원회에 주어진 과제에 직면해 있다고 가정하라. 이 연습의 부담을 줄이기 위하여, 생의학 연구와 치과 연구에 가능한 한 전적인 지원을 제공하고 다음 세대 의료 전문직업인 교육 자금을 제공하는 것은 다른 위원회의 과제임을 알고 있다고 가정하라. 즉, 당신은 실제 의료 제공을 위한 자원과 의료 연구 및 교육 자료를 비교하는 부담에서 면제되어 있다. 이제 당신에게 다음과 같은 11가지 의료 서비스 범주를 줬다고 가정하자.

의료 서비스의 이 범주 각각은 이를 받는 사람들에게 독특한 의료 혜택을 만들어내지만, 11종류의 혜택은 서로 다르다. 보건복지부 장관의 의사결정을 지원하거나 신탁의 향후 5년 동안의 자금 및 자원 배분을 지원하기 위한 당신의 과제는 이 11가지 범주의 의료 서비스를 1위부터 11위까지 우선순위에 따라 **순위를 정하고**(또는 그것이 너무 벅차거든 이를 서너 가지 범주로 묶어서 그 범주들의 순위를 정하고), 당신의 우선순위를 위원회의 다른 위원들에게 **이렇게 순위를 정한 이유를 명확히 설명**하는 것이다. 당신은 이 연습에서 가용 자금과 자원은 실무적으로 다음과 같이 지출될 것으로 가정해야 한다. 자금과 자원은 가장 우선순위가 높은 의료가 필요한 모든 사람에게 이를 제공하기 위해 소요되는 만큼 우선 이 일에 사용하고, 이어서 두 번째로 순위가 높은 의료가 필요한 사람에게 소요되는 만큼 사용하고, 이어서 배분할 자금이 소진될 때까지 세 번째, 네 번째 의료 필요에 사용되는 식으로 사용한다. 이런 식으로 자금이 마련되지 못하는 의료 형태는 아무도 받지 못할 것이다.

당신이 이러한 실무상의 가정에 반대하거든 이번 장의 앞에서 설명한 사회 정의에 대한 대안적 관점을 받아들이는 사려 깊은 이유가 있어야 하며, 그러면 당신의 과제는 그러한 사고 체계에 따라 의료자원을 공정하게 할당하는 방법을 실행하는 것이 될 것이다. 당신은 이 범주에 중대한 수정이 필요하다고 판단할 수도 있고, 이 범주에 더 많은 범주를 추가할 필요가 있다고 판단할 수도 있겠지만, 이 연습을 위해서는 당신은 이 범주로 연습하기에 적절하다고 받아들이거나 당신이 필요하다고 생각하는 범주를 추가한 뒤 이 연습을 진행해야 한다. 그러나 과제를 주의 깊이 성찰하는 것이 연습의 요점이기 때문에, 범주에 **우선순위를 정하고 그 이유를 명확히 하는 일**에 방해가 되지 않게 하라.

우선순위를 정해야 할 11가지 의료 서비스의 범주를 영어 알파벳순으로 다음과 같이 나열한다.

- **생명을 위협하는 질환 치료**(Curing a life-threatening condition) (예컨대 감염 종식). (대체로) 정상적인 인간의 기능 발휘 및 이를 유지하기 위한 (대체로) 정상적인 항상성(homeostasis) 회복 또는 유지를 위한 치료.
- **응급 인명구조 관리**(Emergency life-saving care) (사람이 사고로 죽는 것을 막기 위한 치료).
- **생명을 위협하지 않는 질환의 기능 유지/기능 회복**(Function-maintaining / function-restoring care regarding non-life-threatening conditions) (1차 치료에 포함되는 치과 상태 제외). (대체로) 정상적인 인간의 기능 및 (일정한 한계 내에서) 개인의 특별한 기능상의 능력(특별한 재능들) 회복/유지를 위한 치료와 정상적인 기능에 대해 생명을 위협하지 않는 만성 질환(예컨대 관절염)이 있는 사람들에 대한 지속적인 기능상의 지원을 위한 치료 포함.
- **완치 방법이 없는 생명을 위협하는 질환의 연명치료**(Life-extending care for people with a life-threatening condition but without cure). 즉 생명 연장과 (다소) 정상적인 인간의 기능 회복 또는 유지를 제공하지만 완치하지는 못하는 치료.
- **생물학적 생명 유지/연장만 하는 치료**(Maintaining/extending only biological life). (다소) 정상적인 인간의 기능을 유지하거나 회복할 가능성이 낮은 채로 생명 유지/연장만 하는 치료.
- **생명을 위협하는 만성 질환에 대한 계속된 치료**(Ongoing treatment of a life-threatening chronic deficit) (예컨대 인슐린 치료). (대체로) 정상적인 인간의 기능 발휘 및 이를 유지하기 위한 (대체로) 정상적인 항상성 회복 또는 유지를 위한 치료.
- **통증 완화 또는 감소**(Pain relief or limitation)(1차 치료에 포함되는 구강 통증 제외)와 인간의 정상적인 기능을 방해하는 기타 증상(만성 통증과 관련 증상 포함)을 통제하기 위한 치료.
- **예방적 의과 치료와 치과 치료**(Preventive medical and dental care) (통상적인 구강 스케일링과 구강 자기관리 교육 포함). 예방적인 개인과 대중 의료 수단, 그리고 기타 형태의 자기 관리 교육
- **1차 치과 치료**(Primary dental care). 즉, 최초 진단, 응급 상황 및 치아우식과 감염에 대한 독립적인 현장 치과 치료, 그리고 통증 없는 구강 기능에 필수적인 다른 치료, 전문의 또는 기타 하위 시스템에 대한 의뢰, 이런 조치에 대한 설명과 자기 관리

교육.

- **1차 의과 치료**(Primary medical care). 즉 최초 진단, 독립적인 현장 의과 치료, 추가 치료를 위해 전문의, 종합 병원 또는 다른 하위 시스템에 대한 의뢰, 이런 조치들에 대한 설명과 자기 관리 교육.
- **임종 지원**(Support in time of dying) 호스피스 케어 (통증 완화와 증상 통제, 사회 심리적 지원).

12

환자 치료 대 제3자 지불 제도 및 관료제도

사례 : 이를 빼기만 해 주세요!

닥터 에드 위튼의 접수직원 매리 롤리는 치과 문을 열기 위해 조금 일찍 도착한다. 치과 문 앞에 26세의 대학원생 제인 넬슨 부인이 기다리고 있다. 매리는 그녀를 대기실로 들어오라고 하고 전화 응답 대행업체에서 매일 아침에 보내오는 내용을 점검한다. 오늘 아침에 보낸 내용에는 "브라운 부인에게 전화할 것. 일정 조정 필요"라고 적혀 있다.

매리는 제인에게 "브라운 부인인가요?"라고 묻는다.

"아니오. 저는 제인 넬슨이에요. 예약할 수 있는지 알아보러 왔어요. 가끔 아팠었는데, 어젯밤에 통증이 다시 시작됐어요. 저는 도와줄 치과의사를 찾고 있어요. 저는 주 정부 의료보험증(state medical insurance card) 밖에 없어요. 온라인에서 치과 진료시간을 보고 전화하는 것 보다 아침 일찍 직접 내원해야겠다고 생각했어요."

매리는 이렇게 말한다. "우리 모두 좀 일찍 일어나는 사람들이네요. 그리고 부인은 운이 좋을 수도 있어요. 하지만 먼저 전화 몇 통 걸게요."

브라운 부인이 첫 번째 예약 환자였지만, 매리는 혹시 빈자리가 있으면 연락받기 원하는 환자의 목록을 확인할 필요가 있다.

몇 분 뒤에 닥터 위튼이 도착한다. "브라운 부인, 안녕하세요?"

"아네요. 저는 제인 넬슨이에요. 저는 예약하지 않았어요."

닥터 위튼은 이렇게 말한다. "그건 문제가 되지 않아요." "매리, 오늘 오전에 저분을 진료할 수 있나요?" "저 분은 통증이 있고 치과의사를 찾고 있어요. 브라운 부인은 예약을 취소했고, 대기자 명단 중 당장 올 수 있는 사람은 없어요."

닥터 위튼은 이렇게 말한다. "부인은 오늘 아침 정말 일찍 오셨군요. 잠깐 실례할게요. 우선 컴퓨터와 방의 스위치를 켜야겠어요. 곧 다시 와서 얘기할게요. 커피 한잔 드릴까요?"

넬슨 부인은 이렇게 말한다. "아니요. 괜찮습니다."

닥터 위튼이 뒷방으로 들어갈 때 매리가 따라 들어온다. "첫 번째 예약 환자 브라운 부인이 일정을 조정하겠다는 메시지를 남겼어요. 예약이 취소되면 진료받기를 원한 대기 환자들에게 전화해 봤지만 아무도 그 시간에 올 수 없어요. 그러니 이 부인을 진료할 수 있어요."

"그래요. 고마워요, 매리. 브라운 부인에게 심각한 일이 일어나지 않았으면 좋겠네요. 시간 날 때 브라운 부인과 얘기해 보세요. 나는 대기실로 가서 넬슨 부인과 얘기하고 뭐가 필요한지 알아볼게요. 준비해줄래요?"

닥터 위튼은 대기실로 돌아오면서 넬슨 부인에게 인사하고 이렇게 말한다. "돌아왔습니다. 취소한 환자가 있는데 대기자 중 지금 올 수 있는 분은 없네요. 매리가 부인에게 통증이 있는데, 치과의사를 찾느라 애를 먹고 있다고 하더군요."

"예, 선생님. 저를 봐주셔서 감사해요. 그저 이 치아 두 개를 빼기 위해 제가 얼마나 많은 치과를 찾아다녔는지 믿지 못하실 거예요. 선생님은 지난 2년 동안 제가 진료받으려 했던 다섯 번째 치과의사예요."

닥터 위튼은 놀라서 물어본다. "2년이나요?"

넬슨 부인은 이렇게 말한다. "네. 저는 주에서 제공하는 의료보험증 밖에 없거든요."

"알았습니다. 그건 잠시 뒤에 얘기하기로 하죠. 제가 알고 싶은 건 지금 당장 부인의 통증이 얼마나 심한 지입니다."

"지금 상당히 안 좋아요. 통증이 어제 다시 시작됐어요. 그래서 선생님 치과 홈페이지와 진료 시간을 찾아봤어요. 온라인으로 수강하고 있는 과정이 끝나서, 지난밤에 웹 사이트가 닫혀서 화가 나 있었는데, 엎친 데 덮친 격으로 치아 통증이 심해졌어요. 조언자를 만나러

가는 길이 이 방향이어서 여기에 온 거예요. 그분을 만나서 이 문제가 해결되었으면 해요. 제때 졸업하기 위해서는 이번 학기에 그 과정이 필요해요."

닥터 위튼은 이렇게 말한다. "부인의 컴퓨터 문제와 등록 문제는 유감이군요. 조언자분이 그 문제를 해결할 수 있으면 좋겠네요. 하지만 부인의 치아 통증 판단을 위해서 그러는데, 지금의 통증을 지금까지 겪었던 최악의 통증과 비교해서 1에서 10까지로 표현하면 어느 정도에 해당하나요?"

넬슨 부인은 이렇게 말한다. "3년 전의 신장 결석이 가장 아팠어요. 지금 통증은 그 정도는 아니에요. 최소한 아직은요. 약 7쯤 되는 것 같아요. 전에는 더 아팠지만, 지금도 상당히 아파요. 이 통증이 더 악화하지 않으면 좋겠어요. 지난 한 달 동안 통증이 생겼다 사라지기를 반복했는데, 상당히 괴로웠어요. 가끔 누워 있을 때 더 아파요."

"통증 때문에 잠을 못 자기도 하나요?"

"그렇지는 않아요. 타이레놀 몇 알 먹으면 도움이 돼요. 오른쪽 뒤쪽의 이가 아파요."

"위쪽인가요, 아래쪽인가요?"

그녀는 아래 오른쪽 어금니들을 가리키면서 이렇게 말한다. "아래쪽이요. 타이레놀을 먹으면 자다가 깨지는 않지만, 때로는 잠도 잘 안 와요. 낮에는 10분이나 15분 아프다 통증이 사라져요. 다른 충치들이 있다는 것도 알아요. 통증 때문에 먹기가 어려워요. 뜨거운 음식, 차가운 음식, 단 음식 같은 걸 먹으면 통증이 시작돼요."

닥터 위튼은 "제가 한 번 보죠."라고 말하고 넬슨 부인을 진료실로 데려가 재빨리 검사해 보고 46번 치아에 깊은 충치가 있는 것을 발견하는데 그것이 넬슨 부인의 현재 통증의 원인일 수도 있다. 또 45번 치아와 다른 치아에도 충치가 있는 것을 발견한다.

"넬슨 부인. 부인의 통증은 아마도 부인이 가리킨 오른쪽 아래의 첫 번째 큰 어금니와 바로 그 옆의 작은 어금니에서 올 겁니다. 하지만 충치가 몇 개 더 있습니다. 그에 대해 좀 더 얘기할 필요가 있을 겁니다. 그런데 방금 부인의 진료 시간을 갑작스럽게 잡았고 부인은 통증을 가라앉히기 위한 예약할 수 있는지만 알아보고 싶어 했으니, 오늘은 가장 괴롭히는 문제만 다루고 다른 문제는 다음에 얘기할까요? 아니면 오늘 완전히 검사하고 모든 문제를 해결할 장기 계획까지 마련하기로 할까요? 같이 노력해서 부인이 치아를 보존할 수 있는 길로 갈 수 있습니다. 확실히 알아보기 위해 엑스레이를 찍어볼 필요가 있기는 하지만, 아마 부인이 가리킨 치아를 뺄 필요가 없을 겁니다."

넬슨 부인은 이렇게 말한다. "선생님, 저는 계획을 원하지 않아요. 선생님은 제가 지난 2년 동안 진료받으려고 했던 다섯 번째 치과의사예요. 2년 전에 충전과 모든 치료를 보장했던 부모님의 치과 보험이 있던 때 다니던 치과에 갔었어요. 하지만 저는 고등학교를 졸업하고 결혼했고, 모든 보험 보장은 만료되었어요. 이전 치과의사는 저 같은 사람들을 위한 클리닉을 세운 치과의사들이 있으니 저더러 그런 곳에 가라고 말했어요."

"저 같은 사람'이 무슨 뜻인가요?"

"제 말이 무슨 뜻인지 알잖아요. 주 정부 의료보험증만 있어서 일반적인 치료를 받을 수 있는 여유가 없는 사람들 말예요. 제 이전 치과의사는 그런 식으로 말하지 않았어요. 그분은 항상 친절하게 대해 주려고 하셨기 때문에 저는 그분을 좋아했어요. 하지만 저더러 그 클리닉에 가라고 해서 갔어요. 그때가 2년 전이었어요. 당시에 통증 때문에 전혀 잠을 잘 수 없었고 먹지도 못했어요. 모든 사람에게 완전히 바보짓을 했어요. 그 클리닉은 두 달을 기다려야 한다고 말했지만, 통증이 너무 심해서 병원 응급실로 갔어요. 진통제와 항생제를 줬는데 그걸 먹었더니 통증이 사라졌어요. 그들은 구강 외과 의사에게 가보라고 몇 명의 이름을 알려 줬어요. 전화했더니 주 정부 의료보험증을 받지 않는다고 말했어요. 하지만 통증이 그쳐서 그 클리닉에 가지 않았어요. 그러다 작년에 다시 아프기 시작하자 다른 치과의사를 찾기 위해 전화하기 시작했는데, 아무도 주 정부 의료보험증을 받으려 하지 않거나, 받아도 몇 달 뒤에나 진료할 수 있다고 했어요."

"알았습니다, 넬슨 부인. 모든 것을 다 말할 수는 없습니다. 그런 일이 일어난다는 걸 압니다. 하지만 부인은 지금 이곳에 와 있고 저는 부인을 도와 드리고 싶으니, 지금 그 문제에 관해 얘기할 수 있을까요?"

"선생님, 저도 그러고 싶어요. 하지만 비용이 얼마나 들까요? 제가 비용을 감당할 수 있을까요?"

"예. 우리는 뭔가 해결책을 찾아낼 수 있을 겁니다. 하지만 그건 부인과 제가 어떻게 결정하는가에 따라 달라집니다. 부인의 아래 오른쪽 어금니에는 큰 충치가 있는데, 아마 치수 근처까지 도달했을 겁니다. 치수는 치아를 살아있게 하는 치아 조직입니다. 어쩌면 치수 안으로 들어갔을지도 모르죠. 그 바로 앞의 치아에도 어금니 충치보다는 작은 충치가 있습니다. 모형을 가지고 그 문제가 어떤 문제일 수 있는지 보여드리죠."

닥터 위튼은 자기 방으로 돌아가서 작은 교육 모형을 가져온다. "이것이 부인의 46번 치아가 어떤 모습일 수 있는지 입체적으로 보여주는 모형입니다."

"놀랍군요. 치아에 번호가 있는지 몰랐네요."

"예, 치아에 번호를 부여하는 방법은 여러 가지가 있지만, 모든 치아들에는 번호가 있습니다. 하지만 부인과 저는 46번 치아, 즉 아마도 부인의 통증을 유발하는 오른쪽 아래 어금니의 충치와 그에 대해 어떤 치료를 할 수 있는지 얘기를 나눠야 합니다. 저곳의 다른 치아, 즉 45번 치아도 곧 충전할 필요가 있습니다. 그러나 부인의 말과 제가 관찰한 바에 의해 판단하자면, 저는 46번 치아에 대해 진정 성분이 있는 충전제(sedative filling)를 채우거나 특수한 은 불소 코팅(silver fluoride coating)을 시도해 볼 수 있다고 생각합니다. 둘 중 어떤 치료라도 당분간 부인의 통증 문제를 해결할 수 있을 거로 생각합니다. 그러나 충전이나 코팅이 문제를 해결하지 못하면 추가적인 다른 치료가 필요할 수도 있습니다. 그리고 충치가 치수 안으로 들어가지 않았는지 확인하기 위해 엑스레이를 몇 장 찍어보고 싶습니다."

"추가적인 다른 치료는 근관 치료 같은 것을 의미하나요? 사람들이 그런 말 하는 걸 들었어요. 하지만 그건 아프지 않나요?"

"그것은 치아를 잃지 않고 살리는 방법이고, 아프지 않아요. 그것은 치아를 살리면서 아프지 않게 하는 방법이라는 게 요점입니다. 하지만 치아를 일시적으로 채우거나 제가 말한 방법대로 처치하면 지금 부인의 통증을 해결할 거로 생각합니다. 결국엔 근관치료와 크라운이 필요하겠지만, 오늘은 충전으로 충분하다고 생각합니다. 부인의 현재 주 정부 의료보험증은 근관치료나 크라운을 보장하지 않습니다. 그것은 발치만 보장하지만, 우리는 충전 비용을 해결하기 위해 부인이 말한 것과 같은 할부 지불 계획을 마련할 수 있습니다. 나중에 근관 치료와 크라운이 필요할 경우, 그때쯤이면 부인은 일하고 있을 수도 있고, 아마 몇 가지 치과 보험을 가지고 있을 수도 있습니다." 넬슨 부인은 이렇게 말한다. "이를 빼기만 하면 좋겠어요. 남편과 저는 모두 학생이고 돈이 정말 별로 없어요. 계약금조차 부모님께 달라고 부탁할 수 없는걸요. 그 주 정부 의료보험증이 발치를 보장한다면 당장 내야 할 돈이나 계약금을 걱정할 필요가 없도록 빼고 싶어요. 다른 충치도 있고 앞니에도 있다는 것도 알아요. 우리 부부가 충분한 돈을 모으면 차라리 거기에 돈을 쓰겠어요. 봄에 받을 세금 환급을 기다리고 있거든요. 저는 이제 겨우 스물여섯 살이고, 앞니를 잃고 싶지 않아요. 오늘 아침에 집을 나설 때 남편과 저는 돈을 싹싹 긁어모아도 겨우 100달러밖에 없었는데, 그 돈은 이번 주 음식과 교통비로 써야 해요."

더 대화한 뒤에 넬슨 부인은 그들 부부가 여유가 있다면 치아를 보존하고 싶다는 것을 인정하지만, 다시 한번 그 치아를 빼달라고 부탁한다. 그는 동의하고 발치는 그녀의 상황에서 표준적인 치료 안에 포함될 수도 있음을 설명한다. 하지만 발치가 적절한지 알려면 그 전에 그녀의 병력을 듣고 몇 장의 엑스레이를 찍을 필요가 있다고 말한다. 그녀에게 충치가 생기게 할 수 있는 원인을 고려해야 한다고 덧붙이고, 간략하게 적절한 영양공급, 청량음료와 과자 피하기, 불소치약 사용, 기타 예방 조치에 대해 간략히 언급한다. 또 다른 치아도 그대로 버려두면 조만간 문제를 일으킬 수 있으므로, 정기적으로 치과에 내원해야 한다고 말한다. 그는 다시 비록 그녀가 한두 개 치아 발치를 결정했다 해도, 앞니를 포함한 치아들을 보존하기 원하면 혹시 다른 문제들이 없는지 총체적 검사와 처치가 필요하다고 상기시킨다.

넬슨 부인은 이렇게 말한다. "다 이해했어요. 그 치아가 아프지 않도록 그걸 빼 주세요. 주 정부 의료보험증이 그만큼은 지불해 줄 거예요. 식사할 때나 다른 때 치통이 신경 쓰이고 초조해지는데, 거기서 벗어나고 싶어요. 그리고 돈이 생길 때마다 다시 오도록 해볼게요. 치아를 빼 달라고 부탁해서 화가 나셨나요?"

"넬슨 부인, 저는 치과의사이고 전문직업인입니다. 가능하면 제 환자의 건강을 최우선시할 책무가 있는데, 부인의 주 정부 의료보험증이 부인과 같은 사례에서 발치만 보장하는 것은 끔찍하다고 생각합니다. 젊고 살아갈 날이 창창한데, 치아를 보존하고 돌보는 것이 장기적으로 부인의 건강을 보호하는 가장 좋은 방법입니다. 우리의 세금으로 지불하는 주 정부 의료보험증을 관리하는 사람들은 이것을 압니다. 하지만 비용을 일부만 지불하고 부인의 경우에 발치 외에 다른 항목을 충당하기에 충분한 비용을 보장하지 않습니다. 그것은 정말 저를 짜증나게 합니다. 그것 때문에 치료 내용이 바뀌기 때문입니다."

넬슨 부인은 이렇게 말한다. "기분 나쁘게 해서 죄송해요. 하지만 지금으로서는 그게 저의 최선이에요. 아마 선생님은 주 정부에 편지를 보내거나 뭔가를 해야 할 거예요."

"넬슨 부인, 저와 수천 명의 치과의사, 그리고 많은 치과 단체가 여러 사람에게 많은 편지를 썼답니다. 그러나 그들이 이미 다 알고 있는 내용이에요. 치과계와 사회에는 많은 바퀴가 굴러가고 있고, 메시지는 아주 복잡해져요. 우리 사회가 진짜 필요한 치과 치료를 제공하기 위해 협력하지 않으면 치과의사 노릇 하기 정말 어렵습니다."

제3자 지불 제도 및 관료제도

오래지 않은 과거에 거의 모든 치과 치료비용을 치료를 받는 사람이 직접 다 지불하던 때가 있었다. 치료비용과 지불에 대한 대화는 환자의 구강건강 필요와 치과의사가 이를 다룰 방법에 관한 대화와 마찬가지로 두 당사자의 대화였다. 치과의사가 환자를 위해 무엇을 할 것인지, 환자에게 비용이 얼마나 발생할지, 그리고 환자의 예산이 빠듯할 경우 치과의사가 도움을 줄 수 있는 할부 지불 계획과 기타 방법들에 대해 서로 논의했었다.

1970년대부터 일부 고용주들이 종업원들에게 건강 보험 패키지에 특정 형태의 치과 보험을 포함하기 시작했고, 차츰 그것이 보편적인 패턴이 되었다. 그러자 구강건강 필요에 대해 제한된 보장을 포함하는 다양한 정부 프로그램들이 나타나기 시작했다. 치과의사가 환자를 위해 무엇을 할 것인가와 환자는 얼마나 지불할 것인가에 관한 대화는 세 당사자의 대화가 되었는데, 제 3의 당사자는 멀리 떨어져 있고 특정 개인과 관계가 없다. 그럼에도 한동안 이들 "제3 지불자"들은 고용주들이 종업원들의 노동으로 모아진 자금이나 대중의 세금으로부터 모아진 자금을 치과의사들(또는 먼저 비용을 지불하고 나중에 상환받는 환자들)에게 이전했다. 치과의사들에게는 각각의 서비스에 대한 "통상적이고 일반적인" 방식으로 지불되었다. 이런 식으로 "제3 지불자들"은 임상의 내부의 비용 청구 방법을 그대로 받아들였다. 따라서 한 동안은 치과의사와 환자의 대화에 제3 지불자가 참여했어도 별로 간섭하지 않았다.

그러나 1980년대 말부터 건강 보험 기관과 정부의 건강 보장 프로그램은 의료 제공 기관과 개인에게 의료 청구액을 낮추라고 더 압력을 가하기 시작했다. 그들은 이를 위해 다양한 법적, 경제적, 계약상의 전략들을 채택했다. 지난 몇십 년간 그 정도가 심해짐에 따라 이런 방법을 통해 미국 사회 의료 경제학뿐만 아니라 사회적 지형에도 큰 변화를 일으켰다. 이러한 변화가 구강 의료에 미친 주된 영향은 치과의사가 무엇을 제공하고 환자가 얼마를 지불해야 할 것인가에 관한 치과의사–환자의 대화가 변질하였다는 것이다. 임상의에게 비용을 낮추라고 계속 압박을 가하는 제3자 지불 제도가 정하는 조건들에 부합하는 치과 치료들이 점점 더 선택된다.

게다가, 이 산업("관리의료"산업)은 보험회사뿐만 아니라, 그들의 연구와 조언으로 제3 지불자들의 비즈니스 관리 방식에 중대한 영향을 주는 여러 지원 산업들을 포함한 다양한 조직들로 구성된다. 제3 지불자가 비영리 단체인지 영리기업인지, 또는 정부 기관인지 민간 조직인지는 중요하지 않다. 각자의 시스템과 우선순위 및 자신의 관료 제도를 두고 있으며, 이에 따라 행정 관리 비용이 발생한다. 설상가상으로, 정부 프로그램들은 민간 영리기업이든 비영리 조직이든 자체의 시스템, 규칙, 관료 제드를 가지고 있는 조직에 "외주"를 준다. 이 과정과 추가 비용은 구강 의료의 재무 측면 관리를 관료 제도로 변화시켜 환자로부터 의료를 점점 멀어지게 했다. 이보다 중요한 점은 환자와 동떨어진 관료제도 정책이 환자가 실제로 받는 치료에 중대한 영향을 준다는 것이다. 그들의 비용 제한 정책(특히 현재 상태에 대해 표준적인 치료의 범위 내에 드는 치료 중 가장 싼 치료의 비용만 보장하는 정책)은 환자들이 실제로 선택하는 치료의 종류를 제한하는 효과가 있다. 왜냐하면 ,그들의 상태에 대해 치과의사들이 추천한 치료를 선택할 경우, 그 치료를 받기 위해서는 "자신의 주머니에서" 그 비용을 지불해야 할 것이기 때문이다.

"자신의 주머니에서" 나가는 액수가 커서 많은 환자에게 재정적으로 부담이 되는 외에도, 그런 지불은 환자에게 과도해 보인다. 애초에 그들은 이미 치과 의료 보장을 받기 위해 지불했거나(예컨대, 더 높은 급여 대신 복지 패키지를 받아들임으로써 직간접으로), 그들의 치과 보장이 의료 보장 자격 프로그램에 포함되어 있다면 자신이 필요로 하는 치과 치료를 받을 자격이 있다고 믿는 것이 정당하기 때문이다. 보험회사가 지불할 치료가 아니라 치과의사가 추천하는 치료를 받기 위해 자신의 주머니에서 지불해야 하는 것은 환자에게는 재무적 강요이자 자율성 침해로 느껴질 것이다.

물론, 환자는 언제나 치과의사와 대화할 때 재정상의 제약을 얘기해왔다. 따라서 치과의사-환자의 대화에 제3 지불자가 끼어 든 것은 새로운 것이 아니라고 주장할 수도 있다. 더욱이, 환자는 보장 범위의 한계를 포함해서 자신이 특정 보험을 자유롭게 선택했고, 보장 범위의 한계는 모두 그 환자가 맺은 계약에 포함되어 있다고 주장할 수도 있다. 정부의 **구강건강** 프로그램 한계에 관해서는, 그 한계는 모두 공문서에 기재된 사항이고 이러한 한계를 이해하지 못하는 환자는 불평할 합당한 근거가 없다고 말한다. 보장을 더 잘 받기 원하면, 더 많이 보장해주는 보험을 찾아서 보험료를 지불하라는 것이다.

물론 실제로는 치과 치료 보장 범위를 제한하는 계약과 보험증서는 환자가 아니라 변호사와 의료 행정 관리자에 의해 작성된다. 불행하게도, 이러한 보험증서를 해석하고 이 증서가 환자에게 함의하는 바를 찾아내는 일은 대개 치과의사와 치과의사의 직원이 떠맡게 된다. 이는 어떤 치료를 할 것인가에 관해 협력해서 판단하고 선택하는 것을 목표로 하는 치과의사와 환자의 일대일 관계가, 멀리 떨어져 있는 제3자 지불 제도에 의해 방해될 뿐 아니라 중대하게 통제된다는 것을 의미한다. 모든 사실이 치과의원에 부과하는 비용(환자의 보험 적용 대상 여부 결정 절차의 복잡성과 예측 불가능성을 다뤄야 하는 비용, 환자의 보험증서에서 보험회사가 주도하는 빈번하고 일방적인 변경, 시한, 공동 보험 요구, 부적절하거나 오도하는 양식 등)은 재무상의 비용만이 아니다. 치과의사 및 치과 직원과 환자와의 관계에도 상당한 손해가 입혀지며, 그 결과 환자들은 치과와의 접촉이 비인격적이라고 느끼게 된다.

환자의 **구강건강**과 환자의 **생명**과 **전신건강**이라는 **핵심직무수행가치**에 대한 치과의사 전문직업인 책무로 인해 치과의사는 환자 치료를 위해 필요한 일을 해야 한다. 따라서 치과의사나 치과 직원은 종종 환자의 옹호자로서 보험회사와 중재해서 (보험경리 팀에 의해 정해진 규칙과 한계를 따라야 하는) 보험회사 직원에게 치과에서 제안된 치료가 받아들일 수 있는 가장 싼 치료임을 이해시켜야 한다. 우리 사회처럼 제3자 지불제도에 의존하는 사회는 어디에서나 모든 치과의사는 환자에게 필요하다고 판단하는 치료를 이런 식으로 옹호하기 위해 어느 정도의 시간과 정력을 투입해야만 한다. 그러나 이 의무의 정도와 치과의사가 실제로 이를 수행할 수 있는 능력은 다른 모든 환자에 대한 치과의사의 유사한 의무에 의해 제한된다. 치과 전문직업인은 끊임없이 시간과 정력을 여러 환자, 즉 진료실과 대기실에 있는 환자, 전화 통화 중이거나 통화를 기다리고 였는 환자들에게 나누고 있다. 그러나 제3자 지불 제도가 출현하면서, 치과의사는 이 제도를 다루기 위해 많은 시간과 정력을 소비한다. 치과의사는 제3자 지불제도의 관료주의로부터 환자들을 적극적으로 옹호하기 위해 치료 제공과 무관한 추가적인 기술을 습득할 필요가 생겼다.

더욱이, 치과 전문직업인의 최선의 판단이 환자를 보지 않는, 멀리 떨어져 있는 익명의 치과의사 혹은 치과의사가 아닌 보조 인력에 의해 기각될 경우, 치과의사에 대한 환자의 신뢰뿐만 아니라 치과의사-환자 관계도 부정적인 영향을 받을 수 있다. 많은 환자는 어떻게 주어진 사례에서 무엇이 최선의 치료인지에 대해 자격이 있는 치과의사가 동의하지 않는지 이해하기 어렵다. 둘 중 한 명이 실수한 것이 아니라면 말이다. 그리고 표준적인 치료는 흔히 특정 사안과 현안에 대해 최선의 치료 또는 이상적인 치료뿐만 아니라 다양한 치료방법을 포함한다는 사실을 쉽게 표현하기도 쉽지 않다.

게다가, 구강건강 전문가를 통해 말하는 제3의 지불자가, 더 나은 치료보다 비용에 우선순위를 두는 것으로 보일 때마다, 환자는 구강건강과 전신건강이 정말로 치과계를 지도하는 가치인지에 대해 쉽게 의문을 품는다. 대다수가 최선의 치료만이 적절한 치료라고 믿는 우리 사회에서는 그런 점을 환자에게 설명하기가 특히 어렵다. 더욱이, 일부 제3 지불자는 영리 기업이다. 따라서 정부 프로그램과 일부 비영리 프로그램처럼 한정된 자원을 전체 환자에 공평하게 할당하기 위한 성실한 노력에서 가장 싼 치료에만 보험이 적용되도록 제한하는 것이 아니라, 그 기업의 시장 성공을 위해 그렇게 하는 것이 당연할 수도 있다. 즉, 일부 보험회사의 치료 제한은 주로 환자의 구강건강과 전신건강에 초점을 맞춰야 하는 치과의사-환자 관계 안으로 시장의 가치들이 침입해 들어오는 것으로 볼 수도 있다.

치과가 보험회사에 단순히 정확한 기록과 청구액 보고를 확인하기 위해서뿐만 아니라, 그 치과가 다른 제3 지불자로부터 받은 진료비를 비교하기 위해 모든 환자의 차트 감사를 허용하는 계약을 체결하면 훨씬 더 미묘한 침범이 발생한다. 제3 자인 어느 지불자가 다른 제3 지불자보다 더 많이 지불하고 있다는 증거가 발견되면, 그 당사자는 계약에 들어 있는 최고 우대고객 조항을 끄집어내 그 치과로부터 자금을 반환받을 수 있으며, 따라서 치과와 그 보험회사에 보험을 가입하지 않은 다른 환자에게도 추가로 재무상의 부담을 가한다.

마지막으로, 많은 치과 전문직업인은 제3 자 지불 제도에 의해 보장되는 치료는 흔히 실제로 환자를 대하는 치과의사가 그 환자의 현재 상태에 대한 최선의 치료라고 판단하는 치료가 아니라는 사실은 그 자체로 비윤리적이라고 생각한다. 이 모든 이유로 많은 치과의사와 환자는, 한때는 치과의사와 환자 양 당사자 관계였고 이상적으로는 그래야 하는 관계 현장에서 멀리 떨어져 있는 제3 지불자가 개입하게 된 것은 (또는 최소한 제3 지불자가 현재 치과 치료에 영향을 미치는 방식은) 치과의사와 환자 관계에 심각하고 윤리적으로 문제가 있는 개입이라고 생각한다. 진보, 기술, 인내, 상식, 그리고 환자의 **구강건강** 필요에 반응하려는 공동의 노력이 이러한 개입을 해결할 것이라는 희망에도 불구하고, 대부분 치과의사가 경험하는 현실은 구강 의료에서 치과의사-환자 관계의 최우선성에 대한 해결이나 재확인이 요원하다는 것이다.

도덕적 고충

최근에 의료 전문직업인 편에서의 "도덕적 고충(moral distress)"이라 불리는 상황에 대한 상당한 양의 문헌이 발표되었다. 의료 전문직업인은 다음과 같은 상황에서 도덕적 고충을 경험한다고 여겨진다. (1) 주어진 상황에서 특정 행동이 윤리적으로 옳다고 믿지만 (2) 어떤 방식으로 그렇게 하는 것이 금지되어 있거나 사실상 그와 다르게 행동해야 하거나 그와 다르게 행동하는 데 협력해야 하고 (3) 그것은 외적인 제약 때문이며 (4) 그 사람은 자신의 가치가 지시하는 대로 행동하지 않거나 그와 다르게 행동하는 것을 개인적인 인테그러티 손상, 개인적 책무와 윤리적 책무 약화 또는 심지어 위반이라고 경험한다.

치과의사는 도덕적 고충을 낳을 수 있는 다양한 "외적인 제약들"을 접할 수 있다. 환자에게 제공할 수 있는 최선의 치료에 관해서는 특히 더 그렇다. 치과의사는 표준적인 치료 범위에 들기는 하지만, 그 환자의 **구강건강**에 최선이 아닌 치료를 선택하는 환자를 많이 접한다. 그런 상황에서 치과의사는 그 선택 때문에 슬퍼질 수도 있고, 환자가 **자율성**을 행사했고 그 상황에서 가능한 **상호소통하는 관계**로 만들기 위해 노력했기 때문에 자기 생각을 단념할 수도 있다. 그러나 그런 상황에서 치과의사는 때로는 아마도 이 환자 저 환자를 볼 때나 이 진료실 저 진료실 바쁘게 돌아다니면서 일과를 마치고, 그 선택은 참으로 환자에게 잘못된 선택이었고 따라서 이 환자와의 만남은 자신의 전문직업인 기준에 부합하지 않는다고 느낄 수도 있다.

이번 장의 사례에서 치과의사는 환자가 다른 치료를 선택한 데 대해 책임이 없지만, 환자를 존중하며 교육하려는 최선의 노력에도 불구하고 환자에게 최선이라고 생각한 선택을 낳지 못했다. 그런 상황에서 발생하는 부정적인 감정은 도덕적 고충에 대한 하나의 예다. 왜냐하면, 발생한 일은 치과의사가 바꿀 수 있는 능력 밖의 일이지만, 그럼에도 치과의사의 전문직업인 목표에 어긋났기 때문이다. 여기에서 논의하고 있는 부정적인 감정은 죄책감과 동일시되어서는 안 된다. 왜냐하면 그 치과의사는 환자의 선택에 대한 책임이 없으며, 최선의 선택에 대한 환자 교육 노력을 소홀히 하지 않았기 때문이다. 이것이 바로 도덕적 고충에 관한 서술에서 "**외적인** 제약들"이라는 어구가 매우 중요한 이유다.

치과의사의 도덕적 고충에 대한 또 한 가지 사례는 부도가 자녀를 위해 표준적인 치료 안에 포함되어서 해롭지는 않지만, 치과의사가 그 아동에게 최선이 아니라고 판단되는 치료를 선택하는 상황이다. 여기에서 바람직하지 않은 치료 선택이 환자에 의해 이뤄지는 것이 아니라, 그 상황에서 우월한 힘을 가지고 있는 다른 사람에 의해 이뤄지기 때문에 "외적인"이라는 단어는 더 적절해 보인다.

그러나 이번 장에서 도덕적 고충이라는 주제를 논의하는 이유는 환자의 보험 보장 범위가 제한되어서 그들의 재무 상황과 사회적 상황 때문에 다른 치료를 선택할 수 없어 표준적인 치료에 드는 치료 중 가장 저렴한 치료를 받아들이기 때문에 환자가 최선의 치료를 받지 못할 때 치과의사가 경험하는 슬픔에 이름을 부여하고 이에 관해 설명하기 위함이다. 현재 처해 있는 상황에 대한 치과의사의 세심한 교육에도 불구하고 환자는 치과의사가 현재 상황에서 최선이거나 이상적이라고 판단하는 것과 다른 치료를 받기 때문에, 그런 사례들은 표면상으로는 환자들의 미숙한 선택과 차이가 없는 것으로 보일 수도 있다. 그러나 그런 상황과 이 사례에서의 치과의사의 도덕적 고충 사이에는 두 가지 중요한 차이가 있다. 왜냐하면 이 상황에서 방해가 되는 두 가지 방식은 치과의사의 통제를 벗어날 뿐만 아니라, 치료와 비용에 관한 진료 현장의 대화 외부의 요인으로부터 발생하기 때문이다. 애초에, 환자의 재정적 상황과 사회적 상황은 흔히 치과의 통제를 벗어날 뿐만 아니라(치과의사 편에서의 "자선 치료" 가능성에 대해서는 아래에서 논의할 것이다), 환자의 통제도 벗어난다. 따라서 환자를 위해 최선의 또는 이상적인 구강 의료를 제공할 치과의사의 전문직업인 책무뿐 아니라, 환자의 **자율성**이라는 **핵심직무수행가치**를 강화할 치과의사의 전문직업인 책무도 도전을 받는다.

훨씬 더 곤혹스러운 점은 지불자의 보험증서 보장 범위가 종종 너무 구체적으로 설계되어서 환자가 최선의 치과 치료를 받지 못한다는 점이다. 많은 치과의사가 이 사실을 다룰 때 경험하는 고충은 그들에게 (특정 환자를 위한 옹호 노력을 뛰어넘어) 이러한 사회 시스템 변화에 관여하도록 자극할 수도 있다. 그러나 우리 사회에서는 **구강건강**에 이류의 지위가 부여되어 있고, 우리 사회의 구강 의료 자금 조달에 이러한 지위가 반영되어 있으며, 이런 많은 프로그램의 행정 관리에 큰 비용이 소요되기 때문에, 환자를 위한 치과계의 노력이 성공하기 어려워진다. 많은 치과의사에게는, 우리 사회에 관한 이 사실이 도덕적 고충을 한층 더 강력해지게 할 수 있는 무력감을 자극한다.

지불자가 가장 저렴한 치료만 보장하기 때문에 환자가 가장 저렴한 치료를 받아들일 때 치과의사가 경험하는 도덕적 고충에는 한 가지 좋은 점이 있다. 그것은 그런 현장 상황에 대한 치과의사의 감정과 대응은 치과의사의 전문직업인 책무와 가치가 아직 살아 있으며, 계속 활동하고 있음을 보여준다는 점이다. 그러나 도덕적 고충은 사람에게서 대가를 취하기에, 의료 전문직업인에게서 도덕적 고충과 전문직업인의 심신 쇠약 사이에 상관관계가 있음을 보여주는 통계자료가 있다. 치과의사는 도덕적 고충 감정을 적절히 배출할 출구가 있어서 그런 감정과 더 긍정적인 감정 활동 사이의 균형을 유지해야 하며, 이상적으로는 관심을 두는 다른 치과의사와 건설적인 사회적 행동에 참여하고, 일반 사회의 의료 시스템과 그 관료제도가 치료를 제공하지 않고 방치한 사람들에게 할 수 있는 자선 치료를 제공해야 한다.

자선 치료

왜 치과의사가 무료로 또는 환자가 지불할 수 있는 할인 가격으로 더 나은 치료를 제공하지 않느냐고 질문할 수도 있다. (그리고 일부 환자는 치과의사가 다른 치료가 더 나을 것이라고 믿는다는 것을 알게 되면, 그의 치과의사, 친구, 또는 자신에게 이 질문을 한다) 환자는 대부분의 치료에 대한 치과의사의 정상 가격이 비싸다고 생각하기 때문에 치과의사는 부유할 것이고 따라서 때로는 필요한 치료를 무료로 해 줄 수 있다고 생각할 수도 있다. 환자는 치과의원의 총수입 중 몇 퍼센트가 경비로 지출되는지나 알지 못하며, 그 치과 진료비가 공정하고 공평할 뿐 아니라 보험 적용 대상 치료와도 일치하기 위해 주기적인 회계 절차가 필요하다는 사실도 모르고, "자선 치료" 필요한 환자들을 얼마나 많이 만나는지, 또는 대부분 치과의사가 이미 상당한 자원봉사 치료와 기타 자선 사업을 하고 있다는 것도 알지 못한다.

저자들은 우리의 사회처럼 많은 사람이 치과 치료에 별로 접근하지 못하는 사회에서는 자선 치료를 하지 않고 치료를 위한 할부 지불 계획과 기타 유연한 재무 제도를 제공하지 않으려는 치과의사(즉 자기 환자의 필요를 위해 어떤 재무적 희생도 받아들이지 않는 치과의사)는 전문직업인답지 않게 행동하고 있는 것으로 생각한다. 자기 가족에 대한 책임과 이에 상응하는 책임 등의 특별한 경우를 제외하고는 전문직업인이 자선이 필요한 환자를 돕지 않는 것을 정당화시킬 수는 없다. 그러나 이런 입장은 두 가지 면에서 주의 깊게 제한이 가해져야 한다.

가장 중요한 점으로는, 우리 사회의 시스템이 시민들의 구강 의료 필요에 적절하게 대응하지 못하는 것은 주로 또는 오로지 치과계의 실패 때문만은 더욱더 아니다. 그러므로 이러한 결함이 치과의사의 자선 치료 노력만으로 시정되어야 한다고 생각하는 것은 불합리할 뿐만 아니라(아무튼, 환자의 구강 의료 필요에 반응하기 위한 치과의사의 개인적인 희생으로 필요를 많이 충족시킬 수 없다), 부당하기도 하다. 특별히 이 필요를 충족하는 것을 목표로 자금을 조달하는 사회 시스템이 필요하다. 그러나 그런 시스템은, 시장 관리와 기업 자본주의가 자주 대립하는 사회의 재무지형도 안으로 통합되며 동시에 치과계의 전문직업인의 책무와 잘 부합되도록 주의 깊게 설계할 필요가 었다.

둘째, 우리 사회는 명백히 치과 전문직업인이 미충족 구강건강 필요에 대응할 의무를 이행하기 위해 극단적인 재무적 희생을 해야 한다고 생각하지 않는다. 예를 들어, 우리 사회의 치과 전문직업인은 더 많은 환자의 미충족 치과 필요를 충족해 주기 위해 자신의 가족에게 가난하게 살도록 부탁할 의무가 없다. 물론, 치과 전문직업인의 가족이 더 궁핍한 사람에게 치료를 제공하기 위해 추가로 희생하기로 선택할 수도 있다. 그러나 그런 행동은 선택사항이며 치과의사의 전문직업인 의무를 넘어선다. 6장의 마지막 섹션에서 제안한 바와 같이, 1년 또는 1분기 동안 자신의 치과에서 합리적으로 얼마나 희생할 수 있는지 주의 깊게 결정해서 자선 치료를 제공하는 치과의사는 거의 확실히 전문직업인의 책무에 부합하게 살고 있을 것이다.

따라서 우리 사회에서 너무도 많은 미충족 치과 치료 필요를 목격하는 것은 치과의사들에게 고통스러운 도덕적 고충의 원천이지만, 저자들은 미국의 치과계와 사회 공동체 사이의 현재 대화 내용은 치과의사만 이 필요를 충족시키기 위해 노력할 의무가 있다고 암시하지는 않는다고 생각한다. 이 필요들은 우리 사회의 의료자원 배분 시스팀의 중대한 변화와 우리 사회에서 구강건강과 구강 의료에 지금보다 더 높은 우선순위를 부여하는 방향으로 건강에 대한 사회의 가치 시스템 변화를 통해서만 충족될 수 있다. 이미 언급한 바와 같이, 치과의사는 그런 변화를 위해 공동으로 노력함으로써 미충족 구강건강 필요에 주의를 기울일 의무를 이행할 수 있다. 그런 변화에 대한 공동의 노력이라는 주제는 14장에서 더 설명할 것이다.

적절한 치료 대 최선의 치료

앞 섹션에서의 논의는 **적절한 치료**라는 중요한 개념에 의존했는데, 그 개념은 미국 사회에서 치과 임상의에게는 널리 사용되고 이해되고 있지만, 다른 의료계에서는 자주 사용되지 않으며, 대중은 좀처럼 주의 깊게 생각하지 않는다. 미국의 의료 전문직업인은 오랫동안 각각의 환자에게 가능한 최선의 치료를 제공할 의무가 있다고 교육받았다. 대부분의 의료 기관들은 비슷한 용어로 사명을 밝히고 대중에게 자신을 설명하며, 일관적이든 아니든 종종 이 용어를 사용해서 조직의 결정을 표현한다. (어떤 치과가 자신을 "완벽하게 적절한 의료"를 제공한다고 광고하는 것을 상상할 수 있겠는가?) 또한 미국의 많은 공공 부문들, 특히 가장 발언권이 세고 힘이 있는 부문들은 이와 유사하게 자신이나 그들의 가족이 환자일 경우, 의료 전문직업인이 "최선"을 제공할 책무가 있다고 생각한다. 치과를 제외한 다른 의료계에서 의료 직무수행에 대한 이런 개념이 너무 주도적이다 보니, 진단 과정이 그 환자를 위한 최선의 치료가 무엇인지 밝혀내지 않으면 그 과정은 대개 완료되지 않은 것으로 간주한다.

그러나 치과계 안에서는 많은 상태가 임상적으로 수용할 수 있는 치료를 허용한다. 이 모든 치료를 **적절한** 치료로 간주하는데, 내구성, 심미, 환자 입장에서 치료의 용이성, 환자가 부담하는 비용, 또는 정교한 치과 기술이나 복잡한 테크놀로지를 더 사용하고 다른 기술이나 테크놀로지를 덜 사용하는지 등의 관점에서 일부 치료가 선호된다. 그러나 이런 이유로 덜 선호되는 치료도 치료의 효용과 합리적인 결과라는 관점에서는 충분히 수용할 만하다.

윤리적인 치과의사는 각 치료의 효용성과 단점을 포함해서 있는 모든 치료를 설명하고, 환자의 다른 우선순위, 재산 등을 고려해서 그 상태에 가장 좋은 치료를 추천한다. 그러나 윤리적인 치과의사는 환자에게 치료 당시의 환자의 구강건강의 관점에서 표준적인 치료 범위에 들어가는 다른 치료에 단점이 있다고 말하지 않는다. 즉, 치의학에서는 이러저러한 방식으로 더 우수한 치료를 이용할 수 있다 하더라도 환자의 현재의 구강건강 관점에서 적절한 치료는 실제로 **적절하다**.

이 말이 사실일지라도, 대부분의 치과 전문직업인은 지난 3, 4세대 동안 환자에게 이용 가능한 최선의 치료를 추천하라고 훈련받아왔고, 따라서 그들 중 많은 사람이 환자가 최선의 치료보다는 못하지만 **적절한 치료**를 선택할 때 이런 치료를 제공하는 것이 전문직업인으로서 부적절하다고 여긴다. 즉, 일부 치과의사는 자신은 환자에게 최선의 치료만 제공하고, 적절하지만 최선의 치료보다는 못한 치료를 선택하려는 환자를 다른 치과의사에게 의뢰하는 임상 철학을 채택했다. 그러나 일부 치과의사는 이런 방식으로 직무를 수행하지만, 적절한 치료 개념은 여전히 치과 치료가 어떤 치료를 제공할 수 있는지를 묘사할 때 의미 있고 귀중한 개념이다.

미국 의료계에서 제3 지불자들이 부상하면서, (대개 보험회사들의 비용이라는 토대에서) 치과 환자뿐만 아니라 미국 전역의 환자에게 보장되는 치료 대안들이 축소됐다. 또한, 일부 치료에 대해서는 임상의가 의료 보험이 적용되는 환자에게 그런 치료를 제공하도록 허락받기 위해 보험 프로그램이나 회사 복지 프로그램의 증례 관리자(case manager)와 상의해야 하며, 이런 증례 관리자는 종종 치료 제공자에게 그 보험증서는 가장 저렴하고 적절한 치료만을 보장하기 때문에 추천된 치료는 보험이 적용되지 않는다고 통지한다. 여기에서 적절한 치료 개념이 구강 의료계에서 오랫동안 사용되어온 것처럼, 미국의 의료계 일반에서도 차츰 사용되고 있다. 그러나 치과계 밖에서는 적절한 치료 개념이 별로 사용되지 않았었고 따라서 운영상의 의미가 별로 없었기 때문에 내과 의사와 간호사 및 기타 의료 전문직업인, 그리고 많은 환자와 그들의 가족이 증례 관리자에 의한 그런 결정을 전문직업인으로서 받아들일 수 있는 치료를 모두 거절하는 결정으로 해석해도 놀랄 일이 아니다. 이런 상황에 대응해서, 의료 전문직업인은 보험회사들이 자신에게 전문직업인답지 않게 직무를 수행하도록 요구한다고 주장할 수도 있으며, 일반인도 비슷한 관점에서 이에 반대한다.

그러나 적절한 치료가 해당 상황에서 환자의 필요에 참으로 **적절하다면**, 환자에게 적절하고 상호소통하는 방식으로 이에 대해 고지되었고 환자가 이에 따라 선택했다는 전제하에, 이러한 치료 제공은 전혀 비윤리적이거나 전문직업인답지 않은 것이 아니다. 마찬가지로, 제3 지불자가 환자의 필요에 참으로 **적절한** 치료를 지원하는 한, 그들이 의료 전문직업인에게 비윤리적으로 직무를 수행하라고 강요하려 한다고 비난하는 것은 적절하지 않다. 물론, 여기서 오랫동안의 직무수행 습관이 도전받고 있기 때문에, 의료 전문직업인 편에서 자신에게 비윤리적인 직무수행이 요구되고 있다는 느낌이 드는 것도 이해할 만하다. 그러나 관리의료 조직들이 참으로 적절한 치료 제공을 거절하는 경우 외에는, 비윤리적으로 직무를 수행하라고 요구한다는 의료 전문직업인의 느낌은 사실은 옳지 않다.

그런 감정을 경험하는 치과 전문직업인은 전체 상황을 훨씬 주의 깊게 봐야 한다. 치과의사는 특정 환자의 구강건강과 관련해서 더 큰 내구성, 심미, 환자 입장에서 치료의 용이성 등의 중요성을 주의 깊게 생각할 필요가 있다. 그런 다음에 표준적인 치료 범위의 다른 치료가 너무 부적절해서 그 치료를 한다면 참으로 전문직업인답지 않게 행동하는 것인지, 즉, 그 치료가 환자의 **구강건강**과 **전신건강**이라는 **핵심직무수행가치** 관점에서 환자에게 도움이 되기는커녕 환자를 해치고 있는지 고려할 필요가 있다. 이렇게 하려면 치과의사가 자신이 "겨우 적절하기만 한" 치료보다 "더 나은" 치료를 강조하는 것이 예컨대 자신이 경쟁자보다 더 나은 치료를 한다는 이미지를 유지하려는 잘못된 노력 때문이 아니라, 참으로 환자를 더 이롭게 하려는 동기에 근거한 것인지 스스로 평가해야 한다. 이 구별은 미묘하지만, 환자의 신뢰는 치과의사가 사업 성공보다 환자의 복지에 더 큰 노력을 기울이고 있다는 것을 끊임없이 보여주는지 아닌지에 따라 달라진다. 이는 환자에게 많은 상황에서 표준적인 치료에 따른 **적절한** 치료로 간주하는 치료가 실제로 적절하다는 점에 대해 솔직하게 얘기하는 것을 의미한다(이는 종종 환자 교육을 의미할 것이다).

구강건강 안전망

1990년대 말부터 **구강건강** 안전망 제공을 겨냥한 일부 정부 프로그램이 나타나기 시작했는데, 처음에는 저소득층 아동을 위한 프로그램이 등장했고 최근에는 성인을 위한 프로그램이 나왔다. 이 프로그램과 그 규정 및 관료주의적 구조, 그리고 다양한 치과 치료 서비스에 대한 접근을 제공하는 정도는 주마다 다르다. 대개, 그런 프로그램이 존재하는 곳에서는 임상의는 이 프로그램에 등록된 환자를 받아들일지를 선택할 수 있으며, 그런 결정은 흔히 자기 치과가 제공한 치료에 대한 낮은 수가 청구를 수용할 수 있는지의 관점에서 이뤄진다. 왜냐하면 (그런 서비스를 제공할 때 동일한 직원과 간접 경비가 필요하지만) 그런 프로그램에서 제공하는 대부분의 수가는 같은 서비스에 대한 그 치과의 표준 수가보다 상당히 낮기 때문이다.

주마다 다르고 제공된 치료에 대해 보상해주는 금액이 낮다는 점 외에도, 많은 주의 프로그램은 환자와 임상의가 검색하기에 극도로 복잡해서 그런 프로그램에 참여하는 치과의사의 부담을 가중시키고, 그런 프로그램이 구강 의료에 대한 충분한 접근 제공 능력을 약화시킨다. 치과의사가 적은 지역에서는 문제가 더 심해진다. 그런 지역에서는 그런 프로그램이 적용되는 사람이 집에서 80km, 160km 이내에서, 또는 심지어 더 먼 곳까지도 환자로 받아주려는 치과의사를 발견하지 못할 수도 있다.

사실, 전국 각지의 많은 치과의사는 이런 프로그램으로 온 환자를 받지 않는다. 물론 이런 치과의사는 여전히 다른 형태의 자선 치료나 우리 사회의 더 나은 **구강건강** 안전망에 대한 열정적인 공동의 노력을 통해 사람들의 미충족 구강 의료 필요에 반응할 의무를 이행하고 있을 수도 있다. 그러나 확실히 이런 프로그램으로 온 환자를 받는 것이 치과의사가 전문직업인의 이 의무를 이행하는 한 가지 방법일 것이다. 모든 치과의사가 집단으로 그리고 협력해서 한다면, 부담이 분산되고 더 가벼워질 것이다. 그러나 치과의사가 조직적이고 체계적으로 그러한 시스템을 설치하면, 거래 제약을 피하고 경쟁을 유지하기 위해 고안된 연방거래위원회 규정을 위반할 위험이 있다. 그러나 위에서 언급한 바와 같이, 이런 결정이 성실하게 이뤄졌다면 치과의사가 그런 프로그램에 참여할 때 일반적으로 요구되는 재무적 부담에 합리적인 제한을 두기로 하는 것은 비윤리적이지 않다.

미국의 일부 지역에서는, 치과의사는 이런 프로그램에 참여하는 환자들 그리고/또는 아무런 보험이나 정부 보장이 없는 환자들을 위한 클리닉을 세움으로써 치과 건강 안전망에서 틈새에 대응해왔다. 그런 클리닉들이 치료를 필요로 하는 사람들에게 쉽게 접근할 수 있고, 직원이 잘 갖춰져 있고, 역량이 있으며, 시의적절하고 일관성이 있는 치과 치료를 제공하고, 자원하거나 고용된 치과의사들이 자신의 치과에서처럼 가능하면 환자와 상호소통하는 관계를 맺기 위해 열심히 노력할 경우, 미충족 구강건강 필요에 대응하는 귀중한 통로가 될 수 있다. 전통적인 치과의원 공급이 부족한 지역에 위치하고, 대중교통을 이용하기 편리하고, 업무 시간이 저소득 노동자들에게 도움이 된다면 특히 더 그럴 것이다. 일부 치과의사는 서비스가 부족한 제 3세계 가서 그 지역 사람을 위한 클리닉에서 일하기도 한다.

그러나 그런 클리닉에 대해서는 두 가지 중요한 점을 주의할 필요가 있다. 첫째는 그런 클리닉에 대한 미국의 공중 구강건강 프로그램의 치료비 지급률과 제 3세계의 자선 클리닉에 대한 재정 지원은 두 경우 모두 종종 전문직업인으로서 적절한 운영을 지원하기에 부족하다는 점이다. 치료의 정도가 심하거나, 계속된 치료, 후속 치료의 경우가 특히 그렇다. 습관적이고 익숙한 병원 장비, 직원, 컴퓨터 시스템을 떠나서 이런 곳에서 가끔 진료하는 자원봉사 치과의사는 그런 환경에서는 종종 불가피하게 노련한 전문가가 아닌 새내기 수준으로 진료하게 될 것이다. 그러므로 본국과 해외에서 이런 식으로 환자들의 미충족 구강건강 필요를 다루려면 치과의사 그리고/또는 이를 지원하는 공동체의 자원봉사자 편에서 상당한 재정적 희생이 필요할 뿐만 아니라, 치과의사가 자신이 기부한 전문직업인의 서비스가, 어떤 방식으로 실제로 환자들에게 피해를 주거나, 특히 제3 세계 클리닉의 핵심 요원들에게 영향을 줘서 직무 수행 효율을 떨어뜨리거나 전문직업인으로서 적절한 운영능력을 감소시키지 않도록 해야 한다.

미국의 그런 클리닉에서는, 많은 환자가 오래 기다려야 해서 적시 치료라는 목표가 달성되지 못한다. 마찬가지로, 전통적 치과 병원보다 재정과 인적 자원의 부족으로 후속 치료, 다수 치료가 필요한 환자의 장기 치료 계획, 임상의의 일관성 문제가 간과된다. 사실, 어떤 경우에는 해당 지역 안팎의 회사들이 구강 의료 목적이라기보다는 주로 회사의 “선량한 시민" 마케팅 목적, 장기적인 부동산 사업 목적 또는 다른 전략 계획 수립 목적에서 치료 접근성이 좋지 않은 지역 사회에 (또는 그 지역에 이미 기반을 잡은 치과들에 의해 적절한 치료가 제공되고 있는데도 허위 또는 오도하는 데이터를 통해 치료에 대한 접근 문제가 있다고 주장함으로써) 클리닉들을 세워서, 그 결과 대개 전문성이 결여된 구강 의료가 초래된다.

두 번째 주의할 사항은 더 미묘하지만 주목할 가치가 있다. 솔직하게 말하자면, 치과의사가 공공 보조 프로그램 적용 대상 환자들이 치과의 진료실과 대기실에 오지 않게 하려고 치과 서비스를 제대로 받지 못하는 환자나 저소득층 환자를 받아들이기보다는 그런 환자들을 위한 클리닉을 후원할 수도 있기 때문이다. 이번 장 서두의 사례에서 넬슨 부인은 '저 같은 사람을 위한' 클리닉으로 인도되었다고 말했다. 그런 사람들이 사는 곳에 클리닉을 세우면 정부 프로그램 적용 대상 환자들이나 서비스가 부족하거나 가난한 환자들을 위한 적절한 전문 구강 의료 제공을 상당히 향상할 수도 있을 것이다. 그러나 치과계의 **주요 고객**, 즉 치과계가 봉사할 책무가 있고 사회가 치과계에 주로 그 사람들에게 도움을 주도록 권한을 부여한 사람의 관점에서 보면, 정부 프로그램 적용을 받는 사람들 또는 가난한 사람들은 재무 자원이 많으면서 치과 치료가 필요한 사람들과 아무런 차이가 없다. 그들도 구강 건강이 필요한 우리 사회의 구성원들이다. 그러므로 그런 사람들이 치과 치료가 필요해서 치과의원에 올 경우, '나 같은 사람'이 올 곳이 아니라고 생각하지 않도록 더 주의를 기울일 필요가 있다. 치과의사가 치과 보험이 부적절하거나 치과 보험이 없는 환자들 또는 치과의사가 싫어하는 환자들을 "내쫓을" 경우, 그들을 치료하기를 거부하고 그들을 어디로 보내든 똑같은 문제를 다룰 필요가 있다.

대부분 치과의사와 구강 의료 공동체의 다른 구성원은 우리 사회의 정책 입안자들과 대중이 미충족 **구강건강** 필요를 심하게 평가 절하한다는 11장의 주장을 받아들인다. 미충족 **구강건강** 필요가 사람들의 개인적인 삶, 사회 제도 안에서 효과적이고 생산적으로 기능을 발휘할 능력, 그리고 건강 일반에 미치는 영향에도 불구하고 구강 의료를 평가 절하하는 이 양상은 오랫동안 지속하고 있다. 이것이 바로 우리 사회의 "**구강건강** 안전망"이 우리 사회의 **구강건강** 필요를 충족되지 않은 채로 남겨두는 이유다. 치과 전문직업인은 미충족 필요를 무심하게 바라봐서는 안 되며, 필요에 반응하도록 노력할 의무가 있다. 그러나 그들은 우리 사회의 미충족 **구강건강** 필요에 책임이 있는 주요 당사자가 아니다. 나아가 이를 해결하기 위해 마케팅 비용을 늘리고 테크놀로지와 기술 인력의 비용을 줄이는 방식으로 사회와 치과계는 힘을 모으지만, 정말 필요한 것은 **구강건강**의 중요성에 대한 사회의 인식 변화와 이에 따른 사회 의료자원의 관리 및 배분 방식의 변화다.

보편적 수용

윤리적으로 간과되기는 하지만, 치과 치료가 필요한 사람이 환자가 되기 전에도 치과의사와 그 사람 사이에는 이미 최초의 관계가 있다는 점을 주목할 필요가 있다. 이 최초의 관계 때문에 그 사람이 처음 치과의사를 접촉할 때 치과의사는 사실상 "여기는 당신이 올 곳이 아니다"라고 말할 수 없다. 왜냐하면 치과의사는 자신의 전문직업인 역할을 받아들임으로써 자신은 일반 대중이 구강 의료를 의존할 수 있는 사람이라고 발표하기 때문이다. 그렇다고 치과의사가 서비스를 받으려는 모든 사람에게 완전한 진단과 치료를 제공해서 그들을 의무 기록에 올린 환자로 삼아야 한다는 뜻은 아니다. 그러나 구강 의료 서비스를 받기 위해 자신에게 접촉하는 사람에게 귀를 기울이지 않는 치과의사는 그 사람에게 전문직업인답게 반응하지 않는 것을 의미하는데, 이 점은 종종 간과되고 치과 윤리 문헌에서 좀처럼 논의되지 않는다.

구강 의료 서비스를 받으려는 사람에 대한 이 최초의 관계에 대해 글을 쓴 저자들은 보편적 환자 수용이라는 개념의 중요한 특징 두 가지를 묘사했다. 하나는 치과 치료를 받기 위해 내원하는 사람에게 대한 윤리적인 치과의사 의무에 관련된다. 다른 하나는 이 내원에 암시된 신뢰 관계와 관련된다. 그 사람에게 귀를 기울이지 않는 치과의사는 그 신뢰 관계를 위반하고, 동시에 전문직으로서의 치과에 대해 애초에 환자가 치과의사 및 치과계를 신뢰하는 이유에 반하는 메시지를 보낸다.

윤리적인 치과의사는 치료를 받기 위해 내원하는 사람에게 어떤 의무가 있는가? 간단한 답변은 다음과 같다. 첫째, 그 사람의 말을 듣고 필요로 하는 치료에 어떻게 접근할 수 있는지 말해줘야 한다. 치과의사나 접수직원 또는 다른 직원이 환자와 얘기해야 한다. 대개 환자의 현재 상태가 어떤지 또는 어떤 필요가 있어서 치과에 왔는지를 물어볼 것이다. 이 정보는 일반적으로 그 사람이 치과진료를 받을 필요가 있음을 확인하는데, 다음 단계는 어떻게 필요한 치료를 받을 수 있는지 알려주는 것이다. 그러나 이 정보는 여러 형태를 띨 수 있다. 전문직업인 의무 이행이 이 최초의 단계에서 그 환자를 반드시 받아들여야 함을 의미하지는 않는다. 그 의무 이행은 그 특정 잠재 환자에게 치과의사가 개인적으로 치과계 전체를 대표함을 의미한다.

치과의사 또는 훈련받은 직원이 그 환자가 응급 치료가 필요하다고 판단할 경우, 즉시 응급 치료를 제공할 의무가 있을 수도 있다. 그러나 항상 그런 것은 아니며, 그 사람에게 이 응급 치료를 어떻게 받을 수 있는지 말해줌으로써 이 최초 관계의 요건을 이행하는 것이 된다. (사려 깊은 치과의사라면 그런 사람들을 자기 치과에서 환자로 치료하지 않을 경우에 대비해 그런 사람에게 정확한 정보를 제공하도록 직원에게 일러 둘 것이다.)

일단 치과의사가 환자와 얘기하고 나서 그 사람에게 자기 치과에서 치료받고 자신의 환자가 되라고 초대하지 않기로 할 경우, 이유를 설명하지 않고 그렇게 말하기 어려울 테고, 윤리적인 치과의사는 진실한 설명을 할 것이다. 치과의사가 (응급치료를 제외하고) 당분간 예약이 꽉 차 있을 수도 있다. 그 치과가 그 분기 또는 연도의 자선 치료를 위한 예산 할당액을 이미 소진했을 수도 있다(그리고 그 할당액은 그 치과가 합리적으로 지원할 수 있는 한 최대로 관대하게 책정되었을 수도 있다). 그 치과는 현재 직원이 부족하고 예약 환자들 치료하기에 급급할 수도 있다. 이런 사유는 실제적인 시간 관리 고려사항이다. 이 외에도 치과의사가 전문직업인으로서 양심적으로 치과 치료가 필요한 누군가를 그 자리에서 즉시 또는 환자의 욕구와 필요에 따라 적절한 시간에 자기 치과에서 치료받도록 초대하지 않을, 윤리적으로 지지할 수 있는 다른 많은 이유가 있다.

비록 그 설명이 진실하고 그 치과의사와 직원 그리고 그 치과의 지원 용량에 대한 신중한 판단에 근거한 때도 이를 설명하기가 어색하게 느껴질 수 있다는 점은 부인할 수 없다. 투명하게 설명하려는 치과의사 편의 모든 노력에도 불구하고, 치료가 필요한 사람 편에서는 여전히 그 설명이 자신을 쫓아내기 위한 구실이 아니라 진실인지 의문을 가질 것이다. 그러나 모든 전문직업인 관계는 대화에 열려 있어야 하므로 아무런 설명도 제공하지 않는 것이 낫다고 하기는 어렵다. 치과 치료가 필요한 사람은 대화를 통해서만 이 점을 알 수 있고, 전문직업인도 대화를 통해서만 프로페셔널리즘 측면에서 경험하고, 배우고, 성장할 수 있다.

그러나 그런 설명이 어색할지라도, 그 사람이 참으로 치과 치료가 필요하다고 믿는데도 불구하고 그 치과에서 그 사람을 봐줄 수 없다고 말하는 것보다 치과 치료를 받으려는 사람을 "수용하는 것"(즉, 그 사람에게 왜 치과 치료가 필요하다고 생각하는지 말하게 하고, 그 사람이 치과 치료를 받을 필요가 있음을 확인해 주고, 그 사람에게 필요한 치과 치료를 받을 수 있는 곳을 발견하도록 도와주는 것)이 윤리적으로 더 낫다.

이 최초 관계에 관해 기술한 저자는 윤리적인 치과의사의 반응을 "보편적 수용"이라고 부른다. 여기서 "수용"이라는 말은 치과의사가 치과 치료를 받으려는 사람과의 대화를 수용하는 것을 가리킨다. 치과의사는 그 사람과의 대화하기를 거절하지 않고, 치과의사와 접촉할 일이 없는 사람으로 취급하지 않는다. 그렇게 하는 것은 치과 치료가 필요하다고 믿게 한 경험(대부분은 통증)을 했기 때문에 치과 치료를 받으려는 그 사람을 존중하는 것이다. 그 사람이 대화하도록 받아들이고, 그 사람의 필요가 어떻게 제때 확실하게 다뤄질 수 있는지에 대한 정보를 제공함으로써, 그 치과의사는 그 사람의 인간으로서의 가치와 건강의 중요성을 인정하고, (명시적으로는 아닐지라도 묵시적으로라도) 그 사람의 통증이나 기타 증상에 대해 동정심을 표현하고, 우리 사회에서 사람들의 구강 필요를 돌볼 책무가 있는 사람은 치과의사라는 그 사람의 믿음을 (손상하는 것이 아니라) 지지한다.

"보편적"이라는 말은 치과의사는 **구강건강** 전문직업인의 역할을 받아들임으로써 사회의 **모든 사람**에게 "여러분이 치과 치료가 필요할 때마다 여러분을 돕기 위해 저와 제 직종이 여기 있습니다."라고 말한다. 우리 사회와 치과 전문직 윤리가 치과의사가 치과의 의무 기록을 작성하는 환자로서 치료를 제공할지 결정하도록 허용하는 데에는 합당한 이유가 있다. 그러나 치과 치료를 받기 위해 치과의사를 접촉하는 사람은 **누구나** 치과계의 **주된 고객**이며, 필요한 치료에 접근할 권리가 있다. 치과 전문직업인은 그런 사람들과 이야기하고 그들에게 필요한 치료를 받는데 필요한 정보를 제공할 수 의무가 있으며, 이는 모든 사람에게 적용되기 때문에 이 의무는 확실히 **보편적**이라고 여겨야 한다.

이 최초 관계의 두 번째 측면은 이 관계와 치과의사에 대한 환자의 신뢰가 연결되어 있다는 점이다. 먼저 치과계 밖에서의 예를 고려해보자. 당신이 가게 폐점 시간이 가깝다는 것을 알지만 그 가게에 들어가려 한다고 가정해보라. 그러나 "영업 마감" 표시가 없고, 불이 켜져 있으며, 문이 열려 있어서 당신은 그 가게에 들어간다. 판매원이 당신이 들어오는 것을 보고 날카로운 음성으로 "영업 끝났습니다"라고 말한다. 당신은 영업이 끝났으면 그 가게에 들어가지 않았을 것이고, 당신이 영업이 끝났는지 끝나지 않았는지를 알려주는 통상적인 표지를 제공할 것이라고 믿은 것은 적절한 행동이었다. 그러나 이 점원은 그런 표시를 제공하지 않았고, 그래서 판매원은 사실상 "죄송합니다. 영업 끝났습니다"라고 말할 것이다. 왜냐하면 (아마도 그들은 그리 사려 깊게 생각하지는 않겠지만) 그들은 점원 역할을 받아들임으로써 서비스를 구하는 사람과 관계를 맺었기 때문이다. 즉 잠재 고객은 점원이 잠재 고객에게 신뢰할 수 있는 영업 개시와 종료 시각에 관한 메시지를 제공할 것으로 신뢰한다.

즉 사회의 일상적인 기능 수행은 사회에서 역할을 맡은 사람들이 여러 방식으로 다른 사람들의 믿음의 대상이 된다는 것이 무엇을 의미하는지와 그에 따라 행동하는 것의 중요성을 이해하는 데 의존한다. 이처럼 보편적인 믿음의 대상이 되는 누군가가 그 기대에 미치지 못할 때까지는 종종 나머지 사람들은 (우리 자신을 포함한) 그런 사람들의 신뢰성을 기대할 뿐만 아니라, 기대에 미치지 못한 그런 행동으로 인해 그런 신뢰 관계가 깨진다는 사실을 간과한다. 이처럼 기대에 미치지 못하는 행동에서 저버려진 신뢰의 요소들에는 2장에서 **'~것에 대한 신뢰'**(예컨대 아직 가게가 열려 있을 것이라는 신뢰와 같이 이러저러한 일이 일어날 것이라고 정확하게 예측할 수 있는 능력)라고 불렀던 것뿐만 아니라, **'그 사람에**

대한 신뢰'도 포함된다. 왜냐하면 그런 상황에서는 우리의 복지의 일부 구성요소가 걸려 있기 때문이다. 때로는 그것은 아주 사소한 구성요소이지만 (예컨대, 당신이 원하는 뭔가를 그 가게에서 구입하리라는 소망을 성취하기), 종종 그것은 구강의 통증이나 전문가의 도움이 필요한 구강 상태를 어떻게 다뤄야 할지를 전문가로부터 도움을 받는 것과 같이 참으로 중대한 구성요소다. 환자가 실제로 자신의 통증을 진단하고 치료한 치과의사에게 투자한 '그 사람에 대한 신뢰'는 확실히 치과 치료가 필요한 사람이 최초로 치과의사를 접촉할 때 최초의 관계에서의 '그 사람에 대한 신뢰'보다 더 개인적일 것이다. 그럼에도 최초의 관계에서 수용을 제공하지 않는 치과의사는 "그 사람에 대한 신뢰" 관계를 져버리는 것이다. 더욱이, 그 사람의 건강과 통증이 관련되어 있으므로, 그리고 특히 치과의사는 시민들의 구강건강 필요를 돌볼 전문직업인의 책무가 있기 때문에, "그 사람에 대한 신뢰" 관계를 져버리는 것은 가게 점원이 "영업 종료" 표시를 하지 않는 것보다 훨씬 더 중요하다.

또한 최초의 관계에서 "그 사람에 대한 신뢰"는 거의 언제나 개인으로 접근한 특정 의사보다는 치과계 전체에 대한 신뢰임을 언급할 필요가 있다. 따라서 어떤 치과의사가 최초의 관계에서 수용을 제공하지 않을 때 환자의 신뢰 상실은 치과계 전체에 대한 신뢰 상실이다. 그 사람이 정부가 운영하는 구강건강 프로그램 적용자이거나 가난한 사람(이번 장 서두에 나오는 사례의 넬슨 부인처럼 '우리 같은 사람들')이기 때문에 내쫓기는 것이 분명해 보일 때에는 특히 더 그렇다. 그들에게는 상업적 성공이나 관료주의적 규정이 치과 치료가 필요한 사람에게 어떻게 치료를 받을 수 있는지 알려줄 치과계의 책무보다 더 중요하다는 메시지로 들리기 때문이다.

사례 해설

인간이 직면하는 가장 어려운 도덕적 질문의 일부는 자신의 행동을 형성하는 사회 제도 자체가 윤리적으로 부적절하다고 결론을 내릴 때 자신이 어떻게 행동해야 하는가와 관련된다. 오늘날 미국의 많은 치과의사는 이런 상황에 처해 있으며, 저자들도 그렇게 생각한다. 따라서 이번 장 서두의 사례에서 닥터 위튼이 넬슨 부인을 위해 어떻게 해야 하는지 질문할 때, 고려해야 할 핵심 문제 중 하나는 그가 넬슨 부인을 위해 자선 치료를 제공함으로써 미국 의료 분배 체계의 윤리적 결함을 자신의 자원으로 보충할 의무가 있는지다.

6장에서 치과의사들은 자기 환자들의 복지를 위해 어느 정도의 희생을 받아들일 전문직업인의 책무가 있다고 제안했고, 미충족 구강건강 필요, 특히 심한 치통은 확실히 복지 서비스를 받을 자격이 있다. 이런 희생에는 어느 정도의 자선 치료와 그렇지 않으면 미국 의료 분배 체계가 적절한 치과 치료 없이 방치해 둘 환자를 돕기 위한 기타 희생이 포함된다. 그러나 6장에서는 또한 이 의무에는 한계가 있음도 강조했다.

의료 분배 체계가 방치하고 있는 사람을 돌보기 위한 치과의사의 노력이 치과를 재무적 파국으로 이끌게 되면 장기적으로 이익이 되지 않을 것이다. 저자들은 치과의사와 사회 공동체 사이의 현재 대화 상태로 볼 때, 어느 치과의사가 다른 치과의사가 미국 사회에서 일반적으로 누리는 생활 수준을 위험에 빠뜨릴 정도로 큰 희생을 할 의무가 없다고 제안했다. 그렇다면 치과의사는 전문직업인으로서 미국 의료 분배 체계의 결함에 대한 대응으로 이러한 한도 내에서의 희생을 받아들일 의무가 있는 것으로 보인다. 이 수준을 넘는 희생은 그들에게 전문직업인 의무를 넘어서도록 요구하는 셈이 될 것이다.

이에 근거할 때, 닥터 위튼은 한정된 재산 때문에 치과 치료를 받지 못하거나 부적절한 치과 치료를 받게 될 자기 환자를 위해 어느 정도의 재무적 희생을 받아들일 의무가 있다. 그러나 닥터 위튼은 다양한 방법으로 이러한 희생을 할 수 있다.

닥터 위튼이 모든 환자에 대해 일괄적으로 낮은 가격을 부과함으로써 모든 고객층에게 희생을 분산하는 것도 가능한 방법일 것이다. 의료 분배 체계에 방치된 환자에게 자신의 희생으로 해결하는 이 방법은 바람직하지 않다. 많은 환자가 이 부담이 감당할 만하고 또 일부 불우한 환자는 이조차 부담스럽기 때문이다. 사실 미국에서 현재 인정된 분배 체계에 비춰볼 때, 닥터 위튼은 그러한 자유 시장 교환 체계에서 전형적으로 책정되는 가격에 따라 수가를 책정할 수도 있다. 즉 그는 시장이 용납하는 수준까지 경쟁 시장 안에서 자신의 수입을 극대화하는 것을 목표로 할 수도 있다. 그러나 그의 환자 중 미충족 치과 필요의 관점에서는 닥터 위튼이 그의 모든 환자를 위해 어떤 방식으로 그의 가격 책정 구조를 조정하기보다, 그렇지 않으면 치과 치료를 받을 수 없는 환자들을 위해서만 희생하는 것이 훨씬 나아 보일 것이다.

주변 사회 제도가 정의롭지 않다고 해서 개인이 정의롭지 않음에 대한 핑계가 될 수 없으며, 이를 정당화 하지도 않는다. 닥터 위튼은 환자가 서비스의 상대적 가치와 현행 시장 가격 구조를 모르는 것을 악용해서 사기를 치거나 서비스의 가치보다 높은 가격을 부과해서는 안 된다. 그런 행동은 매도인과 매수인 사이의 관계에서 정의와 신뢰 위반이다. 그러나 그 전에, 그것은 이미 환자의 **자율성** 존중 의무 위반일 뿐만 아니라, **상호소통하는 관계**를 위해 노력할 치과의사의 전문직업인 의무 위반이며, 심지어 **고지된 동의**(informed consent)라는 최소한의 의무 위반이기도 하다.

닥터 위튼은 어떤 환자에게는 무료 진료 형태로, 다른 환자에게는 할부 지불 계획이라는 형태로 희생할 수도 있을 것이다. 또는 대개 지불액이 정상 가격보다 훨씬 낮고 장기간 지연되기도 하는 공적 보조 프로그램이 적용되는 넬슨 부인 같은 환자에게 치료를 제공함으로써 그런 희생을 할 수도 있다. 아니면 요양원, 발달장애인을 위한 시설, 보육원이나 기타 아동 돌봄 시설과 관계를 맺음으로써 희생할 수도 있다. 그런 기관들은 비용 보상 수준이 표준 가격보다 낮을 개연성이 높고, 특별한 필요와 결함이 있는 환자에게 치료를 제공하기 위해 추가적인 노력과 관심의 형태로 상당한 희생을 할 수도 있다. 닥터 위튼은 넬슨 부인이 치과 치료가 필요한 순간에 특히 그녀를 위해 이런 일을 해야 하는가? 아니면 그는 다른 방식으로 희생해야 하는가? 이 질문에 대한 답변은 부분적으로는 닥터 위튼이 미충족 치과 치료를 위해 이미 어떤 종류의 희생을 했는지에 의존하기에, 앞에 제시된 사례에서는 이에 대해 논의하지 않았다. 이 질문에 대한 답변의 다른 부분은 넬슨 부인의 치과 치료 필요의 정확한 성격에 의존한다. 3면 아말감(functional three-surface amalgam)이나 은 다이아민 불소(silver diamine fluoride; SDF) 코팅이 적절한 치료 또는 최소한의 적절한 치료의 예인가? 아니면 둘 다 부적절하고 크라운만이 그녀의 필요에 대한 적절한 대응이겠는가? 많은 사례에서 이 질문에 대답하기 어려울 수 있다.

넬슨 부인의 치아우식증이 46번 치아의 근심면에 있는 것이 아니라 13번 치아의 협면에 있다고 가정하자. 누군가의 매력적인 미소는 그 사람의 **전신건강**에 필수적인 것은 아니지만, 그것은 그 사람의 심리적 복지와 사회적 효과성에 중대한 영향이 있을 수 있다. 만약 13번 치아가 관련되어 있다면, 닥터 위튼이 제시된 사례에서 언급된 치료 외에 다른 치료를 비교하는 것이 옳을 것이다.

닥터 위튼은 자신이 추천하는 치료(46번 치아에 대한 임시 충전이나 은 다이아민 불소 코팅)를 무료로 제공하겠다고 제의하지는 않지만, 넬슨 부인에게 그 서비스에 대한 할부 지불 계획을 제안한다. 할부 지불 계획은 무상치료보다 수입 손실이 적기는 하지만, 그래도 손실을 준다. 이것은 (공정한 대출 관행이 유지된다면) 닥터 위튼이 전문직업인으로서 감수할 의무가 있는, 미충족 **구강건강** 필요가 있는 환자를 위한 희생 사례로서의 자격이 있을 것이다. 그런데도, 닥터 위튼이 이미 다른 방식으로 전문직업인으로서 희생할 의무를 충족하고 있다면, 그가 넬슨 부인을 이런 식으로 도와주기를 거절하는 것도 정당화될 수 있다. 치과의사가 전문직업인으로서 수용할 책무가 있는 희생의 정도에는 한계가 있기 때문이다. 사실, 닥터 위튼이 이미 다른 방식으로 희생할 의무를 충족하고 있다면, 할부로 46번 치아를 치료해주겠다고 제의해서 어느 정도의 재정 손실을 감수하는 것은 그의 전문직업인 의무의 범위를 넘어선다.

넬슨 부인은 임시 충전을 거절한다. 그녀는 할부 지불 계획에도 불구하고 그녀와 그녀의 남편은 임시 충전 비용을 지불할 여유가 없다고 판단하기 때문에 발치를 요청한다. 닥터 위튼은 충전이 넬슨 부인의 상황에 대해 훨씬 나은 치료라고 믿지만, 발치도 여전히 전문직업인으로서 수용할 수 있음을 알기 때문에 그녀의 발치 결정을 수용한다. 이 사안에서 닥터 위튼이 넬슨 부인의 선택에 동의한 것은 그의 편에서 관대한 것으로 보일 수도 있다. 그러기 위해 자신의 추천을 제쳐놓아야 했기 때문이다. 그러나 전문직 윤리 관점에서는 환자의 선택이 표준적인 치료 범위 안에 포함되고 **생명**과 **전신건강** 또는 **구강건강**이라는 **핵심직무수행가치**에 심각하게 도전하지 않는 한, 치과의사는 환자의 **자율성**이라는 다음 순위의 **핵심직무수행가치**를 확보할 의무가 있다. 즉 (그녀를 다른 곳으로 인도해서 그녀의 구강건강 필요가 적시에 믿을 수 있게 다뤄지도록 하지 않고) 자신이 넬슨 부인을 치료할 예정이라면, 전문직업인으로서 46번 치아를 발치하려는 그녀의 선택에 동의할 필요가 있다. 비록 그것이 다른 면에서는 관대해 보일지라도 말이다.

이 예에서, 닥터 위튼은 그녀의 주 정부 의료보험증의 조건으로 발치를 제공하기로 제의하는데, 의료 보장 조건은 보상이 부족할 개연성이 크다. 따라서 이 제의는 확실히 미충족 구강건강 필요에 대응하고, 이를 위해 어느 정도 희생할 의무에 부합한다. 그러나 동시에 넬슨 부인이 자신의 선택에 대한 그의 실망을 알아차렸을 때, 닥터 위튼은 자신의 도덕적 고충은 우리 사회가 미충족 구강건강 필요에 너무도 부적절하게 대응하는 안전망 프로그램에 관한 것이라고 설명한다. 닥터 위튼은 특히 (발치한 공간이 의치나 임플란트로 이상적으로 메워질 때까지) 발치에 대한 적절한 후속 조치가 이어지고 넬슨 부인의 다른 충치와 전반적인 구강건강이 적절히 돌봐진다면, 발치가 그녀의 상황에서 표준적인 치료 범위 안에 든다는 것을 안다. 그러나 그는 또한 아마도 그녀가 졸업하고 그녀와 그녀의 남편이 취직하기까지는 당분간 이 일이 일어나지 않으리라는 것도 안다. 닥터 위튼은 치과의사의 희생이 (자원을 선별적으로 분배하고 환자들의 단계에 따라 치료 수준을 달리하더라도) 우리 사회 내의 많은 필요를 충족할 수 없음을 안다. 그는 더 나은 구강건강 안전망에 대한 구강건강 공동체의 노력은 아직은 필요한 것의 첫 단계만을 낳았다는 것도 안다. 또한 우리 사회는 구강건강과 다른 건강이 밀접하게 연결되어 있음에도 불구하고 구강건강에 적절한 몫을 부여하지 않고 건강 및 의료의 다른 측면에 초점을 맞추고 있다는 것도 안다.

닥터 위튼이 넬슨 부인이 구강 통증을 앓고 있다는 사실 밖에 모르고 있을 때 그녀를 만나서 얘기한 것은 칭찬할 만하다는 점을 지적할 필요가 있다. 즉 닥터 위튼은 확실히 그녀를 "수용"해서 그녀의 구강건강 필요를 충족하도록 도와주기로 했으며, 그녀가 주 정부 의료보험증에서 지불할 수밖에 없다고 말한 것을 알고 난 뒤에도 그렇게 했다. 보편적 수용은 치과의사가 치과 치료를 받으려는 사람에게 치료를 제의하도록 요구하지 않는다. 아마도 닥터 위튼이 넬슨 부인에게 치료를 제의한 것은 부분적으로는 그녀가 전에 여러 번 치과 치료를 받으려 했으나 실패했다는 것을 알았기 때문이었을 것이다. 아마도 그는 넬슨 부인을 주 정부 의료보험증으로 환자를 치료하기로 계약한 클리닉에 의뢰하면, 그 클리닉의 오랜 대기자 명단이나 발치가 필요한 성인의 예약을 받지 않는 결정 때문에 그녀의 치료가 지연되리라는 것을 알았을 것이다. 아마도 그는 그녀를 다른 치과의사에게 의뢰하면, 주 정부 의료보험증을 치료하기로 계약하지 않은 동료 치과의사에게 발치만 하고 그것도 발치 비용 전액조차 보상받지 못할 부담을 지우게 될 것이고, 그러면 넬슨 부인을 또다시 똑같은 상황에 처하게 할 것이라는 점을 알았을 것이다. 그러나 닥터 위튼이 그녀를 만나서, 그녀와 얘기하고, 그녀가 치과의사의 도움을 받고 치과의사가 그녀의 필요를 진지하게 다룰 것이라고 신뢰할 이유가 있음을 확인해 준 것은 닥터 위튼이 위에서 설명한 의미에서 그녀를 수용했음을 의미한다. 이것은 이미 모든 치과의사와 치과의원이 (치과의사 개인이나 치과 직원이나 기타 대표자의 노력으로) 본받아야 할 중요한 전문직업인의 단계다.

모든 치과의사가 이런 식으로 보편적 수용을 실천한다면, 더 많은 치과의사에 의해 일이 가벼워질 것이고 우리사회의 미충족 치과 필요 배후의 몇 가지 요인이 공개적으로 다뤄질 수도 있을 것이다. 그러나 우리 사회의 구강 질환에 적절히 대응하기 위해서는 우리 사회의 의료 체계의 중요한 변화가 필요하다는 사실은 그대로 남아 있다.

마지막으로, 이 모든 사실은 사회 공동체에 유감스러운 메시지를 보낸다. 미충족 구강건강 필요는 통증 및 불편과 관련이 있을 뿐만 아니라, 일, 학교 수업 및 기타 일상 활동 시간 상실과도 관련이 있다. 이런 것들은 사람의 삶을 방해하는데 때로는 심하게 방해하기도 하며, 언제나 자신의 신체에 대한 통제 상실과 자기 삶을 관리할 수 있는 능력 상실로 경험된다. 미충족 구강건강 필요는 확실히 11장에서 설명한 의미에서의 기본적인 필요이며, 충족되지 않은 모든 구강건강 필요는 이를 경험하는 사람의 삶에 부정적인 영향을 준다. 그러나 미국에서는, 이런 필요를 다룰 수 있는 사람의 능력은 주로 치료비 지불 능력이나 (때로는 그 가치가 불확실한) 치과 보험료 지불 능력에 의존한다. 즉 우리 사회는 시장이 사회의 대부분의 구강 의료자원을 분배하는 데 의존하기로 선택했고, 계속 그렇게 선택한다.

그렇다면 미국 사회에서는 구강 의료에 대해 두 가지 경합하는 메시지가 있는 것으로 보여도 놀랄 일이 아니다. 하나는 구강 의료는 전문가와 헌신 된 전문직업인 공동체인 치과계의 작업이며, 치과계는 유능한 구강 의료를 제공하고 확립된 윤리기준에 따라 직무를 수행할 뿐만 아니라, 환자의 복지에 진정한 우선순위를 부여함으로써 환자의 신뢰를 얻기로 서약한다는 메시지다. 다른 메시지는 구강 의료는 우리 사회에서 시장에서 거래되는 다른 상품들처럼 단지 하나의 상품으로 간주되며, 무엇보다 주로 참여자의 경쟁적인 자기 이익에 의해 견인되는 상거래 시장 구조를 통해 분배된다는 메시지다.

그런 환경에서는 치과의사와 치과단체, 그리고 치과계 전체가 메시지를 소통하고 사회 공동체에 치과계의 독특한 소명을 잊어버리지 않도록 더 열심히 노력해야 한다. 그러나 우리사회의 실제 치과 직무수행의 특정 측면은 환자 중심 치과와 상거래 시장의 몇 가지 특징을 혼합한다. 이런 측면이 치과 윤리 및 프로페셔널리즘 관점에서 자세히 모니터 되지 않는 한, 자신의 메시지를 사회 공동체에 도달시킬 치과계의 능력이 심각하게 손상될 수도 있다. 13장은 치과계의 책무에 대한 이러한 도전을 자세히 살펴볼 것이다.

13

잘못된 메시지와 그것이 중요한 이유

사례 : 보톡스의 마법

닥터 밥 밀포드가 닥터 산드라 발만을 고용해 자기 치고에 합류시킨 뒤에(10장의 사례를 보라), 릿지뷰 치과의 성장에 가속도가 붙는다. 이제 닥터 밀포드에게 그의 치과가 새로운 방식으로 확장되도록 도와주겠다며 그를 만나기 원하는 치과 경영 컨설턴트들의 면담 요청이 쇄도한다. 한편, 닥터 카마마타, 오브라이언, 그리고 델라 갈라가 지역 치과협회의 동료심사위원회에 제기한 민원은 몇몇 다른 지역 치과의사들이 그 청원에 가세해서 더 복잡해졌다. 밀포드의 심미 치료 마케팅은 다른 치과의 환자들을 끌어들였고, 그 중 많은 사람이 심미 치료가 끝난 뒤에도 닥터 밀포드의 치과에서 일반 치과진료도 받았다.

치과 경영 컨설턴트인 "리치(Rich)"라 불리는 리처드 플슨은 닥터 밀포드와의 면담 약속을 잡는다. 폴슨의 마케팅 자료들은 병원의 지속적인 성장을 돕기 위해 고객 병원의 프로페셔널리즘과 환자 중심 치과진료에 대한 책무를 강조하도록 세심하게 작성되었다. 이 점이 닥터 밀포드의 마음에 든다. 그는 치과의 성장에 관심이 있다. 이 사실은 그는 주로 심미 치료에 전념하고 닥터 발만이 일반 진료를 맡고 있다는 점으로도 알 수 있다. 닥터 밀포드는 일반 진료할 때 가졌던 환자들과의 여러 관계가 사라져가고 있음을 깨닫는다. 거의 전적으로 환자의 심미적 목표를 만족시키는 데 집중하고 있어서, 더 이상 이런 관계를 경험하지 못하고 있다. 닥터 밀포드는 폴슨이 치과 컨설턴트 업계에서 "당신을 부자로 만들어 주는(I'll Make You Rich)" 폴슨으로 알려져 있다는 것을 모른다.

닥터 밀포드는 폴슨 씨에게 다시 일반 진료를 하고 싶고, 세 번째 치과의사를 고용해서, 닥터 발만이나 새로 고용할 치과의사에게 심미 치료 분야 훈련을 시키고 싶다고 말한다. 닥터 밀포드는 이것이 자기 목표를 이루는 방법일 것으로 생각한다. 불행하게도, 닥터 밀포드의 치과는 너무 작다. 그는 폴슨 씨가 증축이나 다른 곳으로 이전하는 것과 관련된 재무상의 문제와 이 일을 진행하는 동안 진료와 환자 치료가 방해된다는 재무상 및 업무상의 문제를 해결하도록 도와줄 수 있기를 바란다. 그러나 폴슨 씨는 이런 것에는 관심이 없다. 폴슨 씨는 이미 성공을 거두고 있는 닥터 밀포드의 현재 치과 운영에 중대한 방해를 초래하지 않고서 이익을 증가시키는 방법을 설득하기 원한다. 폴슨 씨는 이렇게 말한다. "그렇게 하지 않고서도 이 치과를 훨씬 더 수익성이 나아지게 할 수 있습니다. 그 기초 작업을 이미 잘해 두셨습니다. 지금의 치과가 방해받지 않는 게 좋을 거예요. 지금 이 기반 위에 세우시면 돼요. 가장 좋은 방법은 이미 하시는 심미 치료와 더불어 보톡스 치료를 시작하는 것입니다."

그는 계속해서 이렇게 말한다. "보톡스 시장 규모는 엄청나게 큽니다. 그리고 원장님은 이미 환자들이 더 나아 보이고 자신에 대해 더 기분 좋게 느끼도록 돕고 계십니다. 보톡스가 추가되는 것뿐이고, 보톡스의 이익률은 환상적입니다! 그리고 원장님은 진료실을 추가하거나 넓은 건물로 이전할 필요도 없습니다. 지금 가지고 계신 진료실로 충분할 겁니다. 원장님은 보톡스 주사를 놓을 수 있는 면허 있는 사람을 시간제로 고용하거나 닥터 발만이 면허를 딸 수 있게 하면 됩니다. 원장님은 이미 닥터 발만의 진료분에 대해 급여를 지급하고 있고, 또한 원장님께 미용 치료를 의뢰한 만큼 더 지급하고 있습니다. 그녀가 보톡스 주사 훈련을 받으면, 이익률이 높으니 그녀에게 절반을 주고 절반은 원장님이 챙길 수 있습니다. 그녀도 그것이 근사하다고 생각할 것입니다."

"아니면 그녀가 일반 치과와 보톡스 치료를 함께 하기에는 일반 진료가 너무 많다면 시간제 치과의사를 채용할 수도 있습니다. 그래도 원장님은 보톡스 수익의 절반을 가질 수 있고, 다른 치과의사에게 보톡스 수익의 절반 외에는 다른 복지 혜택을 줄 필요가 없습니다. 어떤 방식이든 원장님과 원장님의 직원 모두에게 이익이 되는 상황입니다. 그리고 원장님은 새 건물을 짓거나 다른 장소로 이전하는 모든 번거로움과 잠재적인 비즈니스 상실을 면할 수 있습니다. 왜 이 모든 일을 다시 하려고 하세요? 저는 원장님이 일반 진료를 더 많이 하고 싶어 하신다는 것을 이해합니다. 원장님은 기술을 연마하느라 여러 해를 보냈고 그 기술을 사용하기를 원합니다. 그러나 이것 때문에 건축 계획을 세울 필요가 없어요. 말씀하신 것처럼 닥터 발만에게 심미 치료 훈련을 받게 하는 겁니다. 그런데 그녀가 훈련받는 동안 원장님이 일반 진료를 하게 되면, 원장님이 하지 못하는 심미 치료 이익을 상실하는 타격을 입을 것입니다. 하지만 원장님이 치과에 먼저 보톡스를 추가하면 그녀의 훈련 기간에 수지 균형을 맞출 것이고, 그녀가 훈련을 마치고 다시 전일 근무에 복귀하면 큰 이익이 생기기 시작할 것입니다. 그리고 두 분 원하는 대로 일반 진료와 심미 치료를 나눠서 할 수 있을 겁니다."

"어떤 방식이든, 저를 믿으십시오. 이 치과의 이익을 늘리기 위해서는 보톡스가 원장님이 취해야 할 길입니다. 그것은 원장님의 심미 치료에 대한 명성을 높일 것이고, 바로 그 명성이 환자를 불러들이고 있는 겁니다. 저는 바로 그 일이 일어나도록 도와드리기 위해 여기에 와 있는 거구요."

닥터 밀포드는 결코 이것이 치과를 성장시키려는 방법이라고 생각해보지 않았다. 그는 폴슨 씨의 제안을 따라야 하는가, 따르지 않아야 하는가?

치과계는 어디로 가고 있는가?

상업적으로 성공적인 치과 운영이 잘못은 아니다. 우리 사회에서 치과의원을 운영하는데 필요한 요소다. 그러나 치과계와 치과의사들이 자신을 전문직업인으로 여기며 다른 사람에게 전문직업인으로 대우받기 원한다면, 재무적 성공이 치과 직무수행의 첫 번째 목표는 아니다. 따라서 모든 치과의사가 치료 의자에 앉아 있는 환자, 공동체 내 잠재 환자, 일반 대중에게 어떤 메시지를 보내고 있는지 질문할 필요가 있다. 무엇보다도 프로페셔널리즘, 환자와 공동의 의사 결정, 유능한 환자 치료와 윤리적인 치과계의 특징에 관한 메시지인가? 아니면 상거래 시장의 사고방식, 가치평가, 관계 맺기 방식을 그대로 반영하는 메시지인가? 치과 저널 중 삼류 잡지들은 "당신을 부자로 만들어 드리는" 폴슨 씨에게서 나올 수 있는 통지문으로 가득 차 있으며, 많은 치과 모임의 주된 관심사도 이와 비슷하다.

치과계는 어디로 가고 있는가? 치과계는 몇십 년 뒤에도 여전히 전문직으로 남아 있을 것인가? 사회 공동체는 치과의원에서 일어나는 일과 상거래 시장에서 일어나는 일 사이에 아무 차이도 없게 될 것인가?

미국 사회에서 치과계가 어디로 가고 있는지는 주로 사회 공동체가 치과계에 관해 어떤 메시지를 받는가에 의해 결정될 것이다. 사회 공동체는 치과의사에게 **구강건강** 사안에 관해 (사회적으로 의사결정을 내리고 최종 발언권을 가질) 특별한 전문직업인의 권한과 대부분의 사안에 대한 자율규제 권한을 부여한다. 사회 공동체는 두 가지 이유로 그렇게 한다. 첫째, 치과계는 사람들의 **구강건강** 필요에 효과적으로 대응할 수 있는 전문성이 있으며 또한 사람들의 **구강건강**과 **전신건강**, 그리고 자신의 신체를 통제한다는 의미에서의 **자율성**의 필수 구성요소, 그리고 기타 중요한 가치들을 확보할 수 있게 해 주는 전문성이 있다고 믿는다. 둘째, 이 직종과 그 구성원들은 극소수의 예외를 제외하고는 대개 그들이 봉사하는 사람들의 복지를 가장 앞에 두고, 치과진료 시 윤리적인 행동과 프로페셔널리즘으로 인정되는 것을 표준으로 삼겠다는 서약을 준수한다. 이런 점들은 우리 사회가 치과계에 전문직 지위를 부여하는 본질적인 특징이며, 모든 치과의사가 전문직업인으로 묘사되기 위해서는 이를 구현하고 계속 이 점에서 성장하도록 기대되는 특징이다.

따라서 치과계가 더는 구강건강에 전문성이 있다고 생각되지 않거나 사람들의 구강건강 필요를 효과적으로 다룬다고 믿을 수 없다고 여겨질 때, 나아가 치과의사들이 환자의 복지를 최우선 순위로 삼는다고 믿을 수 없다면 사회 공동체가 전문직업인으로서 부여한 사회적 권한과 지위를 철회할 것이라는 생각이 합리적 추측이다. 그렇다면 치과의사들이 사회 공동체에 그런 일들이 일어나고 있음을 가리키게 될 메시지를 보내고 있지 않은지 질문할 가치가 있다. 2016년에 미국치의학회(American College of Dentists; ACD)가 2016년 가을에 발행한 **기스 윤리 프로젝트 중간보고서**(The Interim Gies Ethics Project Report)는 미국의 치과계가 사회 공동체에 이러한 부정적인 메시지들을 보내고 있다는 실증 증거를 제공했다. 이번 장은 미국의 치과에서 불행하게도 그런 메시지를 보내고 있는 것으로 손쉽게 해석될 수 있는 활동을 조사할 것이다. 그리고 미국의 치과의사 사이에 전문성 및 치과 윤리와 프로페셔널리즘이 건재하다는 반대 메시지를 보다 두드러지게 할 방법을 제안할 것이다.

미국의 치과의사들이 사회 공동체에 잘못된 메시지를 자주 보내고 있다면, 단지 정확한 메시지를 더욱 자주 말하거나 알리는 것으로는 충분하지 않을 것이다. 올바른 메시지를 강조하기 위해서는 미국 치과계의 모든 측면(어떤 전공 분야든, 모든 치과의사와 모든 치과 단체)이 그들이 선전하는 것을 실제로 **실천**할 필요가 있다. 그러나 치과의사와 치과 단체가 그렇게 할 수 있는 능력은 그들(모든 치과의사와 모든 치과 단체) 편에서의 다음과 같은 진지한 노력에 의존할 것이다. 먼저 치과 윤리가 그들에게 '하라'고 요구하는 바와 '돼라'고 요구하는 바(이 책이 이 점에 대해 기여하기를 희망한다)를 매우 구체적으로 배우거나 다시 배우며, 또한 15장에서 설명될, 실제로는 매일을 의미하는, 지속적인 자기평가와 전문가로서의 정체성 형성 과정에 적극적으로 관여하는 것이다.

그러나 기스 윤리 **프로젝트 중간보고서**가 강조하는 바와 같이, 윤리와 프로페셔널리즘에서의 정체성 형성은 개인적인 노력만으로는 효과적으로 달성될 수 없다. 그것은 다른 치과의사로부터 뿐만 아니라 다른 치과의사와의 지원과 동료로서의 도움이 필요하다. 그러므로 치과계는 사회 공동체에 치과계의 전문성, 치과계와 환자오-의 관계, 환자의 필요에 대한 치과계 대응의 효과성, 치과계가 환자 복지를 우선해야 할 책무 등에 관한 올바른 메시지를 확실히 보내야 하며, 또한 개별 치과의사가 치과 전문인 집단과 단체에 참여하는 것도 반드시 포함해야 한다. 그 메시지는 또한 이 단체들이 **단체로서의** 자기평가와 전문가로서의 정체성 형성에 관여하는 것도 포함해야 한다. 이 마지막 주제는 14장에서 다룰 것이다.

그러나 이번 장의 과제는 치과의사의 이러한 활동을 통해 사회 전체에 보내는 부정적인 메시지, 즉 치과계의 윤리 기준에 대한 치과의사의 헌신이 감소한 것으로 보이는 메시지와 치과계가 **구강건강**에 관한 특별한 전문성을 보유하고 있다는 확신을 흔드는 메시지, 그런 메시지를 보내는 치과의사들의 공통된 활동을 살펴보는 것이다.

이해 상충

많은 전문직의 윤리강령은 **이해 상충** 문제를 다룰 때, 이해 상충을 피해야 한다는 단순한 지침만 제공한다. 그러나 이는 유용한 지침이 아니다. 전문직업인이 관여하는 거의 모든 활동은 상충할 수 있는 이해들과 관련이 있으며, 이해 상충을 피할 수 있는 유일한 길은 아예 전문직업인이 되지 않는 것이기 때문이다. 예를 들어, 치과의사(또는 다른 의료 전문직업인)가 환자를 치료할 때마다 자신의 다른 개인적 이해(또는 그 치과의사가 아끼거나 책임이 있는 다른 사람의 이해)에 사용될 수도 있는 시간, 주의, 정력을 사용한다. 또한, 치과진료를 통해 생계를 꾸려나간다. 환자와 **상호소통하는 관계**를 위해 노력하고 치과계의 **핵심직무수행가치**를 극대화하는 것이 언제나 다른 인생 목표나 치과의사가 가치 있게 생각하는 다른 것들과 일치함을 의미하지는 않는다. 윤리적인 치과의사라면 일반적으로 환자의 복지에 우선순위를 둔다 해서 환자의 이해와 치과의사의 다른 이해가 다투는 모든 상황이 자동으로 해결되지도 않는다. 이해 상충을 적절히 다루려면 종종 치과의사와 그 치과의사가 봉사하고 있는 사람 사이의 윤리적으로 적절한 관계라는 맥락에서 가능한 피해들을 세심하게 비교 분석할 필요가 있다.

일부 이해 상충은 환자에게 심각한 피해를 주지 않고서도 피할 수 있지만, 치과 직무수행에서의 이해 상충에 관한 질문은 단순히 이해 상충을 피할 수 있는지가 아니다. 환자에게 가해질 수도 있는 피해를 세심하게 비교 분석할 필요가 있다. 그 상황에서의 치과의사의 이해가 무엇이 환자에게 해로운지/이로운지에 관한 전문가로서의 판단을 적절히 행사하는 데 방해가 될 가능성이 있기 때문이다. 이 비교 분석은 아래에서 설명할 다섯 개 질문으로 요약될 수 있다.

여기서 초점을 두고자 하는 치과 임상에서 가장 복잡한 이해 상충은, 환자와 합의를 통해 치과의사에게 상업적으로 이익이 되지만 그 합의가 환자의 **전신건강**이나 **구강건강**에 직접적으로 이롭지 않거나, 구강건강 측면에서 그 치과의사의 특정 전문성이 관련이 없을 때이다. 예컨대, 많은 치과의사가 치과 상품들을 판다. 이러한 상품에는 치약, 불소 제품과 같은 구강건강 화합물, 초음파 칫솔 또는 기계식 칫솔 및 기타 구강 장치가 포함된다. 이런 상품들은 환자가 치과의원 밖에서 처방전 없이도 살 수 있다. 즉 그런 상품에 대한 환자의 접근은 치과 진단 및 치료와 같은 방식으로 치과의사의 전문가적 판단에 의존하지 않는다. 치과의사가 치과 치료와 직접 관련이 없는 의료 서비스를 파는 상황도 이와 유사한 상황이다. 이에 대한 예로는 체중 감량 프로그램, 전인 의료 프로그램(holistic medicine regimes), 금연 프로그램, 기타 서비스들이 포함될 것이다. (일부 치과의사는 예컨대 보톡스 주사와 같이 환자의 구강건강과 관련이 없는 미용 상품을 판다. 이런 상황들은 심미 치료에 관한 다음 섹션에서 논의될 것이다)

이런 상황은 윤리적으로 복잡하다. 왜냐하면 (예컨대 체중 감량 프로그램에서처럼) 상품 제공에 있어서 치과의사의 구강건강 분야의 전문성이 관련되지 않는다면, 이 측면에서의 치과의사-환자 관계는 전문적 관계가 아니라 상업적 관계이기 때문이다. 또는 그 상품이 (치약, 초음파 칫솔 또는 기계식 칫솔, 일부 금연 프로그램에서와같이) 구강건강과 다소 관련이 있을 경우, (치과의사가 특별히 그에 관해 논의하지 않는 한) 환자는 치과의사가 단순히 돈을 벌기 위해 그 상품을 팔고 있는지, 따라서 이 측면에서의 치과의사-환자 관계는 실제로는 전문적 관계가 아니라 상업적 관계인지 여부를 알 수 없다. 왜냐하면, 그 관계가 단지 상업적 관계라면, 환자는 환자의 복지를 우선시해야 할 치과의사의 책무가 작동하고 있다고 생각할 이유가 없기 때문이다. 치과의사가 자신의 순이익을 극대화하고 있으며, 따라서 그 상품 또는 서비스가 환자를 위한 치과계의 **핵심직무수행가치**를 확보함으로써 환자에게 실제로 이익이 될지에 대해서는 관심이 없다고 생각하는 것이 매우 합리적이다.

전문직업인으로서 그런 이해 상충 상황들을 윤리적으로 수용할 수 있는지를 결정하기 위해, 치과의사는 그러한 상황 각각에 대해 아래와 같은 다섯 가지 질문을 하고 이에 정직하게 답해야 한다.

1. 치과의사의 부차적인 이해에 기인할 수도 있는 피해가 있는가? 그러면 그 피해는 얼마나 심각한가?
2. 1번 질문에서 파악된 피해가 발생할 가능성은 얼마나 큰가?
3. 치과의사가 이해 상충 때문에 행동하지 않기로 선택할 경우, 누구에게 어떤 이익이 상실되고 어떤 피해가 발생할 것인가?
4. 3번 질문에서 파악된 피해와 혜택이 발생할 가능성은 얼마나 큰가?
5. (2번 질문 및 4번 질문에 대한 답을 고려할 때) 치과의사가 취할 수 있는 어떤 행동이 치과의사-환자 관계의 전문적인 성격에 비추어 (1번 질문 및 3번 질문에 대한 답을 고려할 때) 최소의 피해나 최대의 이익을 낳을 가능성이 있는가?

예컨대 치과의사가 구강건강 상품을 파는 데 이 다섯 가지 질문을 적용하기 전에, 모든 치과 진료실에서 매일 발생하는 이해 상충 상황에 대해 언급할 필요가 있다. 이미 언급한 바와 같이 치과의사는 환자를 치료함으로써 생계를 꾸리기 때문에, 그들은 더 많은 서비스를 수행할수록 많은 돈을 번다. 이런 상황은 (반드시 그런 것은 아니지만) 대체로 윤리적으로 관리되지만, 이 다섯 가지 질문이 어떻게 작용하는지 보여주기 위해 이런 상황에 이 질문을 적용해보면 유익할 것이다.

- 1번 질문 : 치과의사가 환자에게 필요해서가 아니라 자기에게 수익성이 좋아서 치료를 추천할 유혹에 빠지는 상황을 상상할 수 있다. 많은 치과 환자는 이 일이 자신에게 일어났다고 진지하게 의심한다. 이 주제는 이번 장의 뒤에서 논의할 것이다. 이 가능성은 환자에게 심각한 피해가 발생할 가능성이 있는가라는 1번 질문에 대한 답이 '그렇다'임을 의미한다.
- 2번 질문 : 모든 치과의사가 치과계의 전문직업인 기준에 따라 직무를 수행하고 환자의 복지를 가장 앞에 둔다면, 사업 성공에 대한 치과의사의 이해가 자기 환자에 대한 그 치과의사 전문직업인의 판단에 방해가 될 가능성은 전혀 없다. 예외가 있기는 하지만, 대중은 여전히 치과의사를 가장 신뢰할 수 있는 직업으로 꼽는다. 그러므로 이 질문에 대한 답은 이 상황에서의 피해 가능성은 대개 낮다고 제안하는 것이 합리적이다.
- 3번 및 4번 질문 : 치과의사의 상업적 이해와 기타 부차적인 이해에 기인하는 환자에 대한 피해는 적다고 가정하는데, 이 점은 매우 중요하다. 왜냐하면, 현재 취할 수 있는 유일한 대안은 아무도 치과 직무를 수행하지 않는 것이기 때문이다. 물론 그 행동의 피해와 상실된 이익은 매우 중대하다. 또한, 피해 발생과 이익 상실 가능성은 거의

확실하다.

- 5번 질문 : 치과의사가 없을 경우의 잠재적 피해와 상실된 이익은 현행 체계에 내재한 피해보다 훨씬 클 것이다. 또한 이유야 어쨌든 치과의사가 부차적인 이해를 앞세우는 데에 기인하는 피해 가능성은 낮은 것으로 판단되었다.

그러므로 (2번 질문에 대해 제안된 답이 옳다고 가정하면) 사회 공동체가 치과의사들에게 사회의 구강건강 필요를 돌볼 책임을 맡은 전문직의 권한을 계속 부여하도록 지지하는 것이 합리적이다. 이는 생계를 꾸려가는 것이 우리 사회의 치과의사들에게 부차적인 이해관계이고 앞으로도 계속 그럴 가능성이 크다는 사실에도 불구하고 그렇다. (이 가정이 정확하지 않다는 환자들의 의심은 이번 장의 뒤에 나오는 "치과 전문성, 상이한 진단들, 과잉 진료" 섹션에서 검토될 것이다) 그러나 치과의사가 구강건강 상품을 팔 때는 이 관계의 윤리적 성격은 더 모호해진다.

- 1번 질문 : 환자는 그 치과의사가 이 관계에서 전문적인 진단과 치료 사안에서처럼 환자의 건강에 헌신한다고 가정해야 하는가? 아니면 환자는 이 관계는 이제 "구매자 위험 부담" 원칙에 의해 관리되어야 할 상거래 관계라는 점을 알아야 하는가? 환자는 추가 정보가 없이는 참으로 알기 어렵다. 즉 그 관계의 명백한 상업적 성격 때문에 환자에게 피해가 발생할 가능성이 있으며, 이 피해의 개연성을 고려해야 한다.
- 2번 질문 : 그 거래에서 치과의사의 부수적 이해관계가 미치는 역할에 대해 환자가 믿을 수 있는 판단을 하려면 추가 정보가 필요하다. 즉, 치과의사가 그 상품을 파는 진정한 이유에 관한 정보가 없으면, 피해 위험이 상당히 클 수 있다.
- 3번 및 4번 질문 : 이러한 정보 부족 때문에 일부 환자들은 상업적 관계와 전문적 관계를 분리하고 싶을 것이다. 그들은 게임 규칙을 잘 알고 있는 일반 상거래 시장에서 그 상품을 구입함으로써 손해를 덜 본다.
- 5번 질문 : 그런 환자들은 사실상 상업적 관계와 전문적 관계를 분리하면 같은 환경에서 결합하는 것보다 위험이 덜 하다는 장점이 있다고 말하는 셈이다. 즉, 이 잠재적인 피해를 다루기보다는, 그 치과의사와의 이 특별한 관계를 삼가는 것이 더 이로울 것이라고 말하고 있는 셈이다.

그런 상품들을 파는 많은 치과의사는 이러한 상거래의 윤리적 모호성을 알고 있는 것으로 보인다. 환자들에게 상품을 파는 이유가 단지 편의를 제공하기 위해서나, 시간을 절약해주기 위해서, 또는 올바른 상품임을 확신시켜 주기 위해서라고 설명함으로써 그 모호성을 완화하려 노력할 것이다. 그러나 그런 설명은, 아무리 합리적이라 해도, 그 상황의 윤리적 모호성이 해결되지는 않는다. 이 문제를 주의 깊게 다루기 위해서는 치과 컨퍼런스에서 강사들이 그들의 이해 상충이 파악된 경우 이에 대해 공개하는 수준의 진술이 필요할 것이다.

즉, 치과의사의 특별한 부차적 이해가 환자를 위한 전문직업인의 판단에 방해가 될 가능성에 관한 환자의 불확실성을 줄이기 위해서는, 치과의사가 이러한 부차적 이해관계의 세부사항을 제공할 필요가 있을 것이다. 치과의사는 이 상품 판매로부터 전혀 이익을 내지 않으며 이를 원가로 제공하고 있다고 (물론 "원가"는 처리, 보관, 청구 비용을 포함할 수 있다) 정직하게 말할 필요가 있을 것이다. 또는 상품 원가에 일정률을 가산할 경우 치과의사는 (약국에서처럼) 원가에 예컨대 30%를 가산한다고 말할 필요가 있을 것이다. 물론 일반적인 가산율을 적용함으로써 약간의 돈을 버는 일부 치과의사는 환자들에게 솔직하게 공개하기를 꺼릴 것이다. 그러나 그렇더라도 당혹해하는 이유를 자문해 볼 가치가 있을 것이다. 약간의 돈을 벌기 위해 환자와의 관계에 전문적인 구성요소를 제쳐놓았음을 인정하기 때문인가?

치과의사와 환자 사이의 전문적인 관계의 요건이라는 맥락에서 다섯 가지 질문에 따른 이익과 피해를 비교해야 한다. 그 요구가 함의하는 한 가지는 (그 판매의 세부사항 등에 관한) 치과의사의 프라이버시 보호는 추천하는 상거래 상품에 관해 환자가 충분한 정보에 따라서 판단을 내리는 가치를 능가할 만큼 귀중하지 않다는 것이다. 왜냐하면, 방금 논의한 윤리적 모호성 때문에 그런 내용을 공개하지 않으면 환자의 판단은 좀처럼 충분한 정보에 입각할 수 없기 때문이다.

물론 치과의사 편에서는 5번 질문에 대한 답으로 그런 윤리적 모호성을 피하는 제일 나은 방법은 원가에 이익을 붙여 상품을 파는 일을 하지 않아서 환자에게 그런 내용을 공개할 필요 자체를 없애는 것이다. 환자는 같은 상품을 다른 곳에서 살 수 있으므로 (우리의 예는 그렇다고 가정해왔다) 환자가 그 상품을 살 수 없는 경우의 피해는 일반적으로 아주 작을 것이다.

치과의사가 치과 치료와 직접 관련이 없는 의료 서비스를 판매하고 있는 상황에도 같은 논증이 적용된다. 치과의사는 다섯 가지 질문을 주의 깊게 물어보고, 이런 상품 추천은 자신의 전문성에 의존하지 않기 때문에 그런 상황에서 환자와의 관계는 거의 확실히 상업적인 관계일 뿐이라는 점을 알 필요가 있다. 그것은 치과의사의 부차적인 이해가 무엇이 환자에게 피해를 주거나 이익이 될지에 관한 판단에 방해가 될 위험이 구강건강 상품을 팔 경우보다 훨씬 큼을 의미한다. 사실 환자는 치과의사가 구강건강 전문성과 동떨어진 그런 상품을 왜 추천하는지 의아하게 생각하는 것이 당연하다.

치과의사가 개인적으로 그런 상품이나 서비스의 효과성을 지지하는 증거를 공부하지 않았는데도 명시적으로 그런 상품이나 서비스를 추천할 때마다 윤리적 우려의 중요성이 높아진다. 치과의사가 전에 그 상품이나 서비스를 환자에게 추천했는데 환자에게 피해도 없었고 환자가 불평하지 않았다 해도, 윤리적으로 문제가 있다. 치과의 전문성은 치과의사의 명시적 추천을 위해서는 상당히 높은 증거 기준을 요구한다. 더구나 치과의사가 그 상품이나 서비스를 명시적으로 추천하지 않는다고 해도, 치과의사가 환자에게 그 상품이나 서비스를 판매한다는 사실 자체가 환자의 눈에는 전문가의 추천으로 보일 수도 있다. 따라서 아무 말도 하지 않고 그저 그 상품이나 서비스를 제공하기만 해도 충분히 잘못된 인식을 줄 수 있다. 치과의사가 자신의 직업상의 실제 전문성을 토대로 추천하기에 충분한 증거를 가지고 있지 않은 한, 환자에게 이런 식으로 잘못된 인식을 주지 않기 위해 치과의사는 이 점에 대해 환자에게 설명해야 한다. (확실히, 이런 상황의 윤리적 문제를 피하는 제일 나은 방법은 애초에 이런 상품이나 서비스, 특히 환자의 구강건강과 직접 연결되지 않은 상품이나 서비스 제공을 삼가는 것이다. 즉, 진지하게 다섯 가지 질문 중 세 번째 질문으로 돌아가는 것이 치과의사가 윤리적으로 직무를 수행할 때 필요한 첫 번째 단계다.)

이해 상충 상황을 윤리적으로 평가하기 위해 다섯 가지 질문을 사용하는 것과 관련해서, 거래에 개인적 이해가 걸려 있을 때 우리는, 다른 사람의 이해에 비해 자신의 이해를 과대평가하는 경향이 있다. 아무리 우리가 공평할 수 있다고 믿더라도 말이다. 최소한, 이해 상충 상황의 다섯 가지 질문을 할 때 우리는 자신의 이익이 다른 당사자의 복지에 관해 전문가의 판단을 내릴 수 있는 능력에 방해가 될 위험을 과소평가한다고 가정해야 한다.

이해 상충 상황이 요구하는 윤리 판단의 미묘함과 그런 상황에서 우리에게 유리한 편견을 피할 필요 외에도, 진료실에서 일어나는 일이 전문직업인의 치과의사와 환자의 상호소통을 넘어서 상거래를 포함하게 될 때 치과의사가 어떤 메시지를 보내는지 질문할 필요가 있다. 왜냐하면, 많은 환자에게는 전문직업인-환자 관계는 상거래 관계와는 아주 다른 특징이 있으며, 전문직으로서의 치과계는 오랫동안 이 메시지를 전달해 왔기 때문이다. 그러나 실제로 두 관계가 혼합되면, 특히 환자가 그 치과의사는 두 관계가 다르다는 점을 알고 있는지 확신하지 못한다면, 그 환자에게는 치과의사-환자 관계가 전문적인 관계에서 상업적인 관계로 변하고 있다는 메시지가 전해질 수 있다. (그리고 그 뒤에 환자와 교류하는 사람들에 대한 메시지도 마찬가지다) 이 메시지는 전문직으로서의 치과계의 미래에 좋은 징조가 아니다.

미용 치과

심미적 가치는 생명 및 **전신건강**, **구강건강**, **자율성**, 치과의사가 **선호하는 진료 패턴**보다 순위가 낮기는 하지만, 치과계의 **핵심직무수행가치** 중 하나에 해당한다. 따라서 직무를 수행할 때 **심미적 가치**에 전혀 관심을 기울이지 않는 치과의사는 확실히 전문직업인으로서 실패하고 있는 셈이다. **심미적 가치**의 한 가지 종류로는 우리 사회에서 치과계 내의 치과 임상 기준으로 인정된 치아의 크기, 형태, 색상, 위치 등이 있다. 그러나 특히 21세기가 시작되면서부터 미국과 세계 곳곳의 치과의사는 구강 질환 예방이나 치료와 무관하고, 치과계 자체의 인정된 심미 기준과 관련이 없는 미용 치료에 대한 대중의 현저한 관심 증가에 직면하고 있다.

모든 환자 또는 대다수 환자가 고수하는 적절한 외모에 대한 단 하나의 기준은 없다. 최근에 상당히 널리 퍼지게 된 자연 치아보다 흰 치아 선호도 여기에 포함된다. 그렇다면 환자 자신의 심미적 판단과 관련해서, 치과의사는 각 환자가 자신의 심미 기준에 따라 구강 및 안면의 외모를 판단하게 함으로써, 환자의 **구강건강**에 피해를 주지 않는다면, 그 환자의 **심미적 가치**를 존중한다. 또한, 환자의 개인적인 미적 기준이 구강 외모에 대한 공동체의 기준에 심각하게 어긋나고 따라서 그 환자에게 중대한 심리적 피해를 줄 위험이 있는 경우 치과의사가 이런 종류의 심미적 목표를 지지하면 확실히 **전신건강**의 심리적 요소를 어기게 될 것이다.

그러나 환자의 **구강건강**(또는 그들의 **생명**과 **전신건강**)을 위한 전문적인 치과 치료 제공과 구강 및 일반 질환의 예방과 치료에 직접 관련이 없는 미용 서비스 제공에서 치과의사가 기능하는 방식 사이에는 근본적인 차이가 있다. 왜냐하면, 이 상황에서는 두 가지 중요한 사항에 대해 치과의사가 아닌 소비자가 결정적인 판단을 내리기 때문이다. (1) 미용 서비스의 **필요** 판단 (2) 치과의사의 치료가 필요를 충족하는 데 **성공했는지**에 대한 판단. 전문적인 치과 치료 제공에서는 이 판단들 모두 치과의사의 전문성에 의존하기 때문에, 치과의사에 의해 이 판단이 내려져야 한다. 반면에 미용 치료에서 치과의사는 그들의 관계의 매우 중요한 두 가지 측면에서 환자와 관련하여 더는 전문직업인으로서 행동하지 않는다.

또한, 환자의 **구강건강**(그리고/또는 치과계의 다른 **핵심직무수행가치**)을 위한 것이 아닌 서비스를 제공할 때에는, 치과의사는 환자에게 자신이 **직업상의 전문성을 가지고 있지 않은** 뭔가를 제공하고 있는 셈이다. 모든 환자에게 적절한 외모에 관한 단 하나의 기준이 없다는 것이 사실이라면, 이 점에 대해서는 치과의사나 다른 누구도 전문성을 획득할 수 없다. 왜냐하면, 미용 서비스에 대한 환자의 **필요**와 제공된 서비스가 **성공적이었는지** 여부는 전적으로 그 환자 개인의 **심미적 가치**에 의존하기 때문이다. 그래서 환자의 **구강건강**(또는 다른 **핵심직무수행가치**)을 위해 제공되는 것이 아닌 미용 서비스 제공에는 심각한 윤리적 우려가 있으며, 치과의사는 매우 세심한 주의를 기울이고 사려 깊은 윤리적 성찰에 기초한 경우에만 이런 관계를 맺어야 한다.

물론 환자에게 성공적으로 미용 서비스를 제공하는 치과의사는 일반적으로 환자의 필요를 충족시키고 그들의 미적 소원을 성취해 줄 가능성이 가장 큰 치료 방법을 파악하는 데 숙달되었을 것이다. 그러나 치아우식증과 다양한 치료의 화학적 속성과 물리적 속성에 대한 치과의사의 기술적 지식이 명백히 그런 기술 개발과 관련이 있기는 하지만, 이 상황에서는 이 지식을 **치과의사로서** 사용하고 있는 것이 아니다. 왜냐하면, 이 지식과 이 지식이 가능하게 해 주는 기술을 환자의 **구강건강**(또는 다른 **핵심직무수행가치**)을 위해 사용하고 있는 것이 아니기 때문이다.

즉, 이 중요한 점에서, 환자의 **구강건강**(또는 다른 **핵심직무수행가치**)을 위한 것이 아닌 미용 서비스 제공에서 치과의사와 환자 사이의 관계는 **시장 관계**다. (여기에서 관계는 4장에서 묘사된 치과의사-환자 관계의 **대리인 모델**의 한 예라고 주장할 수도 있을 것이다. 왜냐하면 치과의사의 **핵심직무수행가치**가 아니라 환자의 가치가 필요와 성공 여부를 결정하기 때문이다. 그러나 미용 서비스를 제공하는 치과의사에게 행동을 지시하는 환자의 가치 외에 다른 가치는 없다고 생각된다면 그것은 아주 이상할 것이다. 사실 그 치과의사는 그 서비스에 대한 대가를 받는다는 이해관계에서, 즉 성공적인 비즈니스 거래를 완료하기 위해 이런 서비스를 제공하고 있다. 따라서 여기에서 관계는 명백히 시장 관계이지 **대리인 모델**의 예가 아니다)

그러나 그 관계가 시장 관계라면, 그리고 환자가 스스로 필요를 결정하고 치과의사의 서비스가 성공적이었는지 스스로 판단함으로써 명백히 시장 소비자로서 행동하고 있다면, 그 관계는 시장 관계의 다른 특징도 가지고 있는 것으로 여겨야 한다. 시장 참여자들은 경쟁자들로서, 각자 자신이 가치 있게 여기는 것을 상대방에게 최소한으로 포기하는 한편 상대방으로부터는 최대로 얻어내기 위해 노력한다. 양 당사자 모두 이 점에서 성공한다면, 그것은 운이 좋은 경우다. 그러나 상대방의 복지에 대한 기여나 상대방의 피해 예방은 누구에게도 주된 목표가 아니다. 즉 시장 관계에서는 환자의 복지에 우선순위를 둘 치과의사의 책무가 존재할 자리가 없다.

이 관계가 시장 관계라면, 이러한 상황에서의 치과의사의 조언은 필요와 성공 여부 판단에 대한 환자의 진술과 마찬가지로 단지 한 사람의 판단일 뿐이다. 그것은 권위가 없으며, 전체 치과계의 전문성이나 어떤 전문성도 대표하지 않는다. 그것은 원칙적으로 시장에서 지식이 있는 다른 판매원에 의해 제공된 구매 조언과 다르지 않으며, 시장 소비자 관점에서는 매출을 일으키기 위한 마케팅과 구별할 수 없다. 그렇다면 미용 서비스가 환자의 **구강건강**이나 치과계의 다른 **핵심직무수행가치**를 위한 것이 아님에도 치과의사가 이런 서비스를 제공하는 데에는 심각한 윤리적 문제가 발생하는 것도 놀랄 일이 아니다.

그러나 미용 서비스를 제공하는 많은 치과의사 자신은 사실상 환자의 **구강건강**을 위해 행동하고 있다고 항의할 것이다. 치과의사 자신이 환자가 원하는 미용 서비스를 제공하면, 치과의사가 아닌 사람에 의해 제공될 경우 발생할 수도 있는 **구강건강**에 대한 피해로부터 환자를 보호할 수 있다는 것이다. 그 점에서, 미용 서비스를 제공하는 치과의사가 일반적인 의미에서 구강 질환을 예방하거나 치료하는 것은 아니지만, 미용 고객의 **구강건강**에 봉사하고 있다고 말할 수 있다.

이는 정당한 주장이지만, 그렇다고 이 상황에서의 치과의사와 환자 사이의 관계에 관해 말해온 것의 중요성을 무효로 하지는 않는다. 즉 그 관계는 시장 관계와 매우 비슷해 보인다. 그리고 이 점이 더 중요하여서, 환자는 **자신이** 그 서비스의 필요를 결정하고 그 서비스가 자기의 필요를 충족하는 데 성공했는지를 결정하기 때문에, 거의 확실히 그 관계를 **시장 관계**로 해석할 것이다. 환자가 (접근성, 가격과 치과의원의 다양한 측면을 비교하면서) 치과의사를 "쇼핑"하는 환경에서 이 점은 특히 중요하다. 더욱이, 치과 광고(특히 치과의 미용 서비스 광고)는 치과의사가 환자의 복지를 돌볼 책무가 있는 전문직업인이 아니라 미용 시장에서 경쟁하는 생산자라는 점을 강력히 암시한다. 즉, 치과의사는 미용 치료 서비스 제공에 있어서 환자들과 사회 공동체에 치과계에 관한 부정확한 메시지를 보내고 있지는 않은가?

치아 미백 판매원과 생산자가 건강한 치아를 해칠 수 있고, 전에 진단되지 않았던 약함이나 질환이 있는 치아는 특히 더 그렇다는 점을 감안할 때, 미용 서비스를 치과의사가 아닌 사람들에게 받지 않고 치과의사에게 받는 것이 훨씬 나을 수 있다는 것은 사실이다. 따라서 치과의사가 미용 서비스 작업을 할 때 그 치과의사는 어떻게 **전문직업인으로서** 미용 서비스 작업에 기여할 수 있는 바에 대한 초점을 유지할 수 있는가? 미용 서비스에서는 **환자가** 필요성과 성공 여부를 평가하기는 하지만, 이 상거래의 와중에 적절한 전문적인 치과의사-환자 관계를 유지하기 위해 무엇을 할 수 있는가?

치과의사는 환자의 필요를 충족하고 환자의 목표를 달성하려는 방법을 선택할 때 자신이 사용할 가장 중요한 기준은 그 방법이 환자의 **구강건강**(또는 **전신건강**)에 **해롭지 않은** 방법이어야 한다는 점을 강조할 수 있다. 이에 관한 판단은 치과의사의 직업상의 전문성을 요구한다. 이런 판단은 환자의 견해나 선택에 의존하지 않으며, 외모에 관한 환자의 판단처럼 전문성이 없는 사안에 관한 문제도 아니다. 여기에서도 **상호소통하는 관계**를 위해 노력할 윤리 기준이 적용되기 때문에, 치과의사는 이 점에 대한 강조가 이 상황에서 자신의 힘의 과시로 변하지 않도록 조심해야 한다. 더욱이, 환자는 이 점을 깨닫지 못할 수도 있지만, 그렇게 함으로써 그 치과의사는 또한 자신의 노력은 무엇보다도 단지 상거래에서 환자가 무엇을 가치 있게 여기든 그것을 확보해주기보다, 치과계의 **핵심직무수행가치**를 확보하려 한다는 점을 확인하고 있는 셈이다. 이 두 가지 점에서 치과의사는 주로 시장 경쟁자로서가 아니라 주로 **전문직업인으로서** 환자와 관계를 맺을 것이다.

또한, 환자와 치과의사의 관계에 관해, 가능하면 **상호소통하는 관계**를 위해 노력할 치과의사의 전문직업인 책무와 환자의 **자율성**과 **전신건강**(의 심리적 요소)이라는 치과계의 **핵심직무수행가치**를 우선할 책무는 치과의사가 환자의 외모 개선에 관한 대화를 시작하는 사람이 되지 않도록 요구한다. 대부분 사람에게는 외모 개선 가능성에 대해 청하지 않은 언급은 거의 언제나 자신의 외모에 대한 부정적인 판단으로 해석될 것이다. 대부분 사람에게는 자신의 외모에 대한 청하지 않은 부정적 판단은 인간으로서의 자신에 대한 평가절하로 느껴진다. 상거래 시장에서 마케팅하는 사람은 종종 "~라고 생각하지 않으세요?" 또는 "~라고 느껴본 적이 있나요?"와 같은 질문이나 그들이 그 사람의 외모에 관한 질문을 시작하지 않는 듯이 보이는 유사한 문구로 시작한다. 그러나 그런 말을 (예컨대 10장의 **완전히 수용적인 소비자**에 의해) 진지하게 받아들일 위험에 비춰볼 때, 이런 문구들은 **구강건강** 전문직업인의 청하지 않은 외모에 관한 질문과 마찬가지로 비윤리적일 가능성이 크다. 더욱이 구강건강 전문직업인은 구강 질환에 대해 광범한 전문성을 보유하고 있으므로, 특히 미용 서비스를 제공할 때 환자 중 일부(**완전히 수용적인 소비자**들을 기억하라)는 실제로는 전문성 문제가 아니라 개인 취향 문제인 구강 미용 사안에 관해 전문성을 가지고 있다고 생각할 수도 있다.

이 모든 이유로 인해, 미용 서비스를 제공하는 치과의사는 전문직업인으로서 이 서비스에 대한 환자의 필요에 관한 대화 시작하기를 삼갈 의무가 있다. 같은 이유로, 치과의사는 자기 외모에 관한 환자의 질문에 어떻게 답변해야 할지를 매우 조심할 필요가 있다. 이는 전문성이 없는 사안에서 전문성을 보유하고 있다는 인상을 주지 않고, 치과의사의 실제 전문성 영역을 넘어서는 민감한 사안에서 권위자로 인식되지 않기 위함이다.

여기서도 핵심 질문은 치과의사가 그릇된 메시지를 보내고 있는지다. 미용 서비스 제공에는 상업적 요소와 전문적 요소가 혼합되어 있다. (상업적 요소는 **환자**에 의한 필요 결정과 **환자**의 성공 여부 평가에 의해 견인된다. 전문적 요소는 가능하면 **상호소통하는 관계**를 맺고, 무엇보다 환자의 **구강건강**을 보호하고 환자의 **전신건강**의 심리적 요소들이 위험에 처해 있을 경우 이를 보호한다는 토대에서 환자의 필요를 충족할 최선의 방법을 결정한다) 그런데 그런 서비스를 제공하는 동안 환자의 인식에서는 그 거래의 상업적 요소가 지배적이고, 치과의사가 전문성과 전문적인 관계도 제공하고 있다는 인식을 흐리게 할 위험이 상존한다. 이 마지막 메시지가 상실되면, 그 환자는 다음에 내원할 때 명백히 전문적인 치과 치료를 위해 올 경우에도 이를 그 치과의사와의 또 하나의 상거래로 해석하기 쉽다. 그래서 치과의사는 자신의 미용 치료 서비스 제공이 환자에게 치과는 전문직이며 치과의사는 시장의 또 다른 상품 납품업자 집단에 불과한 것이 아니라는 점을 잊지 않도록 계속 주의를 기울일 필요가 있다.

마지막으로, 치과의원에서 제공하는 서비스에는 극히 이례적인 경우를 제외하면 치과계의 특정 전문성에 의존하지도 않고 그 전문성과 관련이 없는 보톡스[4]와 기타 미용 서비스가 있다. 물론 훈련을 받고 면허를 딴 사람만 보톡스 주사를 놓을 수 있다. 그러나 요점은 이 전문성이 치과계의 전문성의 한 부분이 아니라는 것이다. 따라서 그것은 그 어구의 적절한 의미에서 전문직업인의 **구강 의료**가 아니다. 치과의사(또는 치과위생사)가 이 서비스를 제공하는 사람일 경우, 그 치과의사(또는 치과위생사)는 환자의 **구강건강** 유지와 관련이 없다. (즉 **이해 상충** 섹션에서 언급한 모든 윤리적 문제들이 여기에서도 똑같이 적용된다) 또한 그것은 (미용 치료 서비스에서와같이) 주로 환자의 **구강건강이** 손상되지 않도록 보호하는 것과도 관련이 없다. 그것은 전문적인 구강 의료 서비스와는 완전히 다른 서비스이며, 이를 제공하는 데 필요한 전문성은 (아주 드문 예외를 제외하면) 치과계의 특수한 전문성과는 완전히 별개라고 해도 무방하다.

미용 치료 서비스 제공과 관련해서 방금 적시한 윤리 요건과 더불어, 자기 치과에서 보톡스(또는 전문적인 구강 의료와 관련이 없는 다른 미용 서비스)를 제공하는 치과의사에게는 추가적인 의무가 있다. 환자에게 이 서비스는 전문적인 치과 치료와 아무런 직접적인 관계가 없으며, 이 서비스와 관련된 의학적 전문성은 치과 직종의 전문성이 아님을 명시적

---

4) 우리나라 대법원은 [의료법위반]에 관한 대법원 2016. 7. 21. 선고 2013도850 전원합의체 판결에서 치과의사도 보톡스 시술을 할 수 있는 것으로 판단하였다. 그렇게 판결한 논거는 다음과 같다.
"치아, 구강 그리고 턱과 관련되지 아니한 안면부에 대한 의료행위라 하여 모두 치과 의료행위의 대상에서 배제된다고 보기 어려운 점, 의학과 치의학은 의료행위의 기초가 되는 학문적 원리가 다르지 아니하고, 각각의 대학 교육과정 및 수련과정도 공통되는 부분이 적지 않게 존재하며, 대부분의 치과대학이나 치의학전문대학원에서 보톡스 시술에 대하여 교육하고 있고, 치과 의료 현장에서 보톡스 시술이 활용되고 있으며, 시술 부위가 안면부라도 치과대학이나 치의학전문대학원에서는 치아, 혀, 턱뼈, 침샘, 안면의 상당 부분을 형성하는 저작근육과 이에 관련된 주위 조직 등 악안면에 대한 진단 및 처치에 관하여 중점적으로 교육하고 있으므로, 보톡스 시술이 의사만의 업무영역에 전속하는 것이라고 단정할 수 없는 점 등을 종합하면, 환자의 안면부인 눈가와 미간에 보톡스를 시술한 피고인의 행위가 치과의사에게 면허된 것 이외의 의료행위라고 볼 수 없고, 시술이 미용 목적이라 하여 달리 볼 것은 아니다." 역자 주.

으로 알려 줄 의무다. 이렇게 하는 이유는 스스로 이 구분을 하는 환자가 거의 없을 것이기 때문이다. 따라서 가급적 가장 **상호소통하는 관계**를 맺을 의무와 환자의 **자율성**을 존중할 의무 모두 환자에게 명시적으로 알려주도록 요구한다.

그릇된 메시지를 보내는 문제와 관련해서, 자기 치과에서 보톡스(또는 전문적인 구강 의료와 관련이 없는 미용 서비스)를 제공할지를 생각하는 치과의사는 다음과 같은 사항을 고려해야 한다. **완전히 수용적인 소비자**는 치과의사가 왜 보톡스(또는 관련) 주사를 제공하고 있는지 의아해하지 않고, 단순하게 그 치과의사가 환자의 필요를 가능하면 많이 충족시키기 위해 노력하고 있다는 묵시적이거나 명시적인 논증을 받아들일 수도 있다. 그러나 **사려 깊은 소비자와 완고한 소비자**는 (그 점에 관해 설명할 수 있든 없든) 보톡스 및 그와 유사한 서비스들은 치과계의 일반적인 구강 의료 서비스 목록의 일부가 아니라는 점을 알 것이다. 그리고 그들은 확실히 그런 서비스가 **구강건강**과 직접적인 관련이 없다고 의심할 것이다. 즉, 그 치과의사가 환자의 **구강건강**을 위해서가 아니라 자신의 순이익을 늘리기 위해 이 서비스를 제공한다는 것과 치과 전문직업인으로서가 아니라 단지 시장의 상품 공급자로서 제공하고 있다는 점을 그들은 알 것이다.

그러면 그들은 어떤 메시지를 취하겠는가? 이 치과의사는 전문직업인이라는 것과 시장 참가자라는 것의 차이를 모른다(또는 그보다 더 심하면 그 차이에 대해 신경 쓰지 않는다)는 것"뿐"일 수도 있다. 그러나 (그 특정 치과의사만 아니라) 치과계는 길을 잃고 있으며 전문직이라는 것이 무엇을 의미하는지 잊고 있다는 메시지일 수도 있다. 모든 치과의사는 좋든 싫든 사회 공동체에 대해 치과계의 모든 구성원을 대표하기 때문이다. 그 치과의사가 전문직의 구성원으로서 올곧게 행동하든, 치과계의 직무수행을 상거래 시장의 또 다른 활동에 불과한 것으로 묘사하든 말이다. 그 메시지는 참으로 중요하며, 그 영향은 개별 치과의사를 훨씬 뛰어넘어 앞으로 치과계의 향배가 어떻게 될지에 관한 질문으로까지 이어진다.

신기술과 시술

치과 연구 공동체가 최근에 고안한 많은 신기술과 술식에 힘입어 치과의사는 환자들에게 새로운 치료를 제공하거나 시술을 더 효과적으로 수행할 수 있게 되었다. (예컨대, 직간접 수복 재료, 실란트, 즉시 활용할 수 있는 디지털 엑스레이 등). 어떤 혁신은 치료 술식을 더 정확하게 또는 더욱 신속하게 마칠 수 있게 해준다. (더 나은 핸드피스와 더 나은 초음파 장치, 클리닝과 카빙 보조기구들(cleaning and carving aids), 진단과 치료를 더 정확하게 해 주는 기술과 술식도 있고(구강 카메라, 3차원 진단 및 제작 장치들, 다양한 유형의 레이저들), 환자의 통증과 불편을 덜어주는 기술과 술식도 있다. (더 나은 국소 마취와 진정 기법들) 즉 많은 신기술과 술식은 환자의 **구강건강** 개선에 기여하거나 환자에게 필요한 치과 치료 경험의 부담을 덜어 주었다. 따라서 치과의사가 사회 공동체에 전문직으로서의 메시지가 아니라, 상업으로서의 치과계 메시지라는 그릇된 메시지를 보내고 있지는 않은지 질문하는 이번 장에 신기술과 술식에 관한 섹션이 포함된 것이 이상하게 보일 수도 있을 것이다.

그러나 모든 신기술과 술식이 환자의 건강이나 필요한 치료를 향상시키는 것은 아니다. 대부분의 신기술과 술식은 그것을 사용하는 치과의사의 학습 곡선과 관련된다. 즉 특정 기술이나 술식이 새롭다 해서 치과의사가 자동으로 자기 치과에서 이를 사용해야 하는 것은 아니다. 치과의사의 신기술이나 술식 도입 결정은 실무적이고 재정적인 결정이면서, 동시에 전문적이고 윤리적인 결정이다.

신기술이나 술식에 관해 치과의사가 확인할 필요가 있는 가장 중요한 질문은 환자에게 필요한 치과 치료를 제공할 능력을 향상할지 여부다. 그 신기술이나 술식은 치과 치료 능력을 향상하는 외에, 환자에게 나은 정보를 갖추고서 치료에 관한 의사 결정을 내릴 수 있게 해주고 따라서 치료에 대한 공동의 판단과 선택을 달성할 가능성을 높여줄 수도 있다(이는 **상호소통하는 관계**의 목표다). 또는 신기술이나 술식은 치과의사가 환자에게 구강위생과 자기 관리에 대해 더욱 효과적으로 교육할 수 있게 해 줌으로써, 간접적으로 환자의 **구강건강**을 개선할 수도 있다. 그러나 기술이나 술식이 새롭다 해서 환자의 **구강건강**과 치과의사-환자 관계 개선을 보장하지는 않는다. 따라서 신기술 도입이나 새로운 술식 학습을 고려하는 치과의사는 실무적이고 재정적인 질문뿐만 아니라 윤리적인 질문도 할 의무가 있다.

사실, 신기술이나 새로운 술식이 환자를 돌보는 데 필요한 능력을 향상하지 않을 경우 그 치과의사가 왜 신기술을 구입하거나 새로운 술식을 배우려 하는지 질문할 가치가 있다. (이 섹션에서 치과의원에 추가되는 신기술이나 술식은 환자 치료를 악화시키지 않으리라고 가정된다. 환자 치료를 악화시키는 것은 확실히 비윤리적인 일이기 때문이다) 두 가지 답변이 가능하다. 하나는 치과의사가 그 기술이나 술식이 환자 치료를 개선하는지와 무관하게, 그 기술이나 술식을 숙달하는 것이 개인적으로 만족스러운 도전이라고 생각한다는 것이다. 두 번째 답변은 그 치과의사가 본질적으로 마케팅 활동의 하나로서 신기술이나 술식을 보유하고 있으면 자기 치과가 잠재 환자들에게 더 매력적으로 보이게 해준다고 믿거나, 환자들에게 **구강건강**에 피해를 주지도 않고 기여하지도 않는 새로운 서비스를 제공할 수 있어서 치과의 순이익을 향상해 줄 것이라고 믿는다는 것이다. 이 답변 각각에 대해 윤리 측면에서 세심하게 분석할 가치가 있다.

그 치과의사의 목표가 단지 환자들에게 피해를 주지도 않고 **구강건강**에 기여 하지도 않는 신기술이나 술식에 숙달될 때의 개인적인 만족감을 성취하는 것이라면, 전문직업인으로서 비윤리적인 요소가 없는 것으로 보일 수 있다. 그러나 환자를 치료할 때 그 기술이나 술식을 사용하기를 삼갈 필요가 있을 것이다. 전문직업인으로서 그것을 사용할 타당한 이유가 없기 때문이다. 아니면 환자 치료에 그 기술이나 술식을 채택하겠다고 제의할 때 환자들에게 그 기술이나 술식은 어느 면으로도 **구강건강**에 이익이 없으며, 그것을 채택하는 이유는 개인적 만족을 위한 것이고, 그 기술이나 술식을 채택하면 그 환자에게 시간이 더 소요될 것이라는 점을 인정하고, (무료가 아닌 한) 그 기술이나 술식 채택에 대해 얼마를 청구할지에 대해 설명해야 한다. 그러나 설령 환자가 동의하더라도 여전히 한 가지 윤리적 문제가 있다. 일부 환자는 그 치과의사가 더 주의를 기울일 것이라는 희망에서 동의할 수도 있기 때문이다.

확실히 그런 시나리오는 보편적이지 않고 발생 가능성이 작다. 그러나 이 시나리오는 신기술이나 술식을 성공적으로 숙달하는 데 따른 개인적 만족은 받아들이는 환자 중심적인 이유가 아니라는 점을 상기시켜주기 때문에 이 시나리오를 고려할 가치가 있다. 더욱이, 방금 묘사한 시나리오의 윤리적 요건을 준수하는 치과의사라 할지라도 환자의 복지를 우선해야 할 치과계의 책무에는 도전이 될 수 있다. (그리고 그것은 또한 **효율적인 치과 자원 사용**이라는 **핵심직무수행가치** 위반이라고 주장될 수도 있을 것이다) 또한 그런 치과의사는 환자와 그 환자가 자신의 경험에 대해 말할 모든 사람에게 치과계에 관해 그릇된 메시지를 보낼 것이다. 이 "그릇된 메시지"는 치과계가 지나치게 상업적이라는 메시지는 아니지만, 치과의사는 환자보다 자신에 관심이 있다는 점과 치과의사의 행동을 인도하는 가치는 모든 상거래 시장 참여자들의 가치와 마찬가지로 치과계의 **핵심직무수행가치**가 아니라 자신의 가치라는 치과계의 상업적 측면을 드러낼 것이다.

치과의사가 환자들에게 피해를 주지도 않고 **구강건강**에도 기여하지 않는 신기술이나 술식을 마케팅 활동으로서 또는 그 치과의 순이익을 늘리기 위해 채택하는 경우, 메시지가 잘못되었음은 아주 명확하다. 물론 치과의사는 적절한 치과 치료 관점에서 그 신기술이나 술식이 전혀 쓸모없다는 점과 자신이 그 기술이나 술식을 채택해서 환자에게 제공하는 이유에 대해 정직하게 알려주지 않을 것이다. 시장 행위자들은 모든 진실을 말해 줄 이유가 없기에, 순전히 상업적인 이유에서 신기술이나 술식을 채택하는 치과의사는 확실히 이 사실이나 그 신기술 또는 술식이 환자의 **구강건강**에 전혀 기여하지 않을 것이라는 사실을 밝히지 않을 것이다.

이런 상황은 분명히 치과계의 윤리 규범에 대한 중대한 위반이며, **인테그러티와 프로페셔널리즘**에 대한 치과의사의 책무를 심각하게 위반한다. 환자나 사회 공동체가 그런 일이 자주 일어난다고 믿는다면, 전문직으로서의 치과계의 평판에 심각한 피해를 줄 것이다. 그러니 우리는 그런 일이 일어나지 않기를 희망한다. 그러나 그런 일의 오류를 지적하면, 신기술이나 술식 도입을 고려하는 모든 치과의사는 그렇게 하는 이유를 주의 깊게 평가할 필요가 있음을 상기시켜주는 이익이 있다. 그 기술이나 술식이 환자의 **구강건강**이나 환자와 **상호소통하는 관계**를 맺는 데 직간접으로 기여한다는 점이 그 기술이나 술식을 채택하는 진정한 이유인지 확실히 해야 한다. 개인적인 도전이든 순이익 개선이든 우리가 좋아하는 방향으로 편향되기 쉬우며, 우리가 고려하는 기술이나 술식이 사실과 달리 환자에게 유익하다고 믿기 쉽다.

더구나 신기술과 술식을 파는 사람은 이런 편향들을 지지하고 그럴 자격이 없는 상품이 환자에게 유익하다고 능란하게 말한다. 따라서 주로 환자에게 더 잘 봉사하기 위해 신기술이나 술식을 채택한다는 목표를 강화하기 위해서는, 우리가 환자에게 신기술이나 술식을 권할때 환자나 환자들이 얘기하게 될 사람들에게 치과계를 상업으로 잘못 인식시키는 메시지를 전할것인지 아니면 치과계를 전문직으로 인식시키는 올바른 메시지를 전할것인지도 질문하면 매우 유용할 수 있다.

환자들에게 유익한 신기술과 술식에 관련해서 또 다른 두 가지 윤리 문제를 언급할 필요가 있다. 두 문제 모두 치과의원에 추가되는 기술이나 술식에 필요한 학습 곡선과 관련이 있다. 전문직업인 규범의 한 가지 중요한 범주는 **역량**이다. 모든 전문직업인은 자신의 전문직업인 과업 수행에 필요한 전문성을 획득하고 유지할 의무가 있기 때문이다. 그러나 새로운 기술을 획득하는 사람은 거의 누구나 가능한 한 빨리 사용하고 싶어하며, 수익이 발생하고 그 비용을 회수할 수 있다면 더욱 그러하다. 그러므로 이러한 치과의사가 감독을 받지 않고서도 안전하게 사용할 수 있게 될 때까지는 환자를 치료할 때 이 신기술이나 술식이 사용되지 않도록 확실히 해두기 위한 세심한 윤리적 판단이 필요하다.

또한 일부 신기술이나 술식을 안전하게 채택하기 위해서는 사용자가 환자의 특별한 필요와 그 임상 목적에 맞게 적절히 조정할 수 있도록 그 작동 방식 배후의 원리도 숙달해야 하는 경우도 있다. 치과의사가 어떤 기술이나 술식을 안전하게 사용하는 방법을 아직 익히지 못했다면, 그 치과의사는 전문직업인으로서 환자를 치료할 때 이를 사용하지 않거나 적절한 (즉 전문가의) 감독하에서 사용해야 한다.

마지막으로, 치과의사가 완전히 숙달되지 않았을 때 에 기술이나 술식 사용 의사결정에 대한 환자의 참여라는 복잡한 윤리 문제가 있다. 어떤 경우에는, 특정 기술이나 술식을 환자와 관련없는 치과 밖의 훈련 환경에서 독립적으로 완전히 능숙하게 사용할 수 있는 수준까지 배울 수도 있다. 그러나 환자에게 많은 신기술과 시술을 안전하게 적용하고, 이롭다고 믿을 수 있는 수준까지의 숙련도를 발전시키려면 실제 환자에 대한 실습이 필요하다. 그러므로 치과의사가 능숙하게 사용할 때까지 앞에서 제기된 안전에 관한 윤리 문제 외에도, 치과의사의 현재의 학습 곡선 단계에서는 그 기술이나 술식 사용이 안전하기는 하지만 아직 믿을 수 있을 정도로 유익하지는 않다는 사실에 대해 환자에게 적절히 알려줘야 하고, 또 치과의사는 환자로부터 이런 상황에서 그 기술이나 술식을 적용하는 것에 대해 허락받아야 한다는 윤리적 요건이 있다. (이와 유사하게, 아직 그 기술이나 술식을 안전하게 사용할 수 없는 치과의사가 환자 치료에서 적절한 감독하에 이를 연습하고자 할 때는, 그 치과의사와 감독자 모두 그 환자가 완전한 정보를 제공받고 자발적으로 그 학습 경험에 참여하게 해야 할 의무가 있다.)

환자나 사회 공동체가 치과의사가 신기술이나 술식 사용에 능숙해지기 위해 환자의 허락을 받지 않고서, 마치 이 기술이나 술식이 믿을 수 있을 정도로 유익한 것처럼 환자에게 이를 "연습"(즉, 이 치과의사 학습 곡선의 현시점에서는 믿을 수 있을 정도로 유익하지 않은 기술이나 술식을 채택)했다는 사실을 알게 된다면, 치과계의 전문직으로서의 위상이 추락할 것이다. 그런 경우의 그릇된 메시지가 치과계를 영리기업과 직접 연관시키지는 않을지라도, 그 메시지는 여전히 치과의사의 신뢰를 떨어뜨리고, 치과계가 환자의 복지를 우선시할 책무가 있다는 가정과 치과계의 다른 많은 윤리 규범에 도전할 것이다.

자율규제와 동료심사

앞의 두 섹션은 치과계에 관한 전문직업인의 메시지가 불가피하게 치과의원에서 일어나는 일은 시장 거래에서 일어나는 일과 같다는 메시지와 혼합되는 상황에 대해 논의했다. 두 가지 상황 유형에서 올바른 메시지를 보낸다는 것의 의미는 환자에게 발생한 일에 대해 전문적인 양상을 명시적으로 강조하거나 환자 진료에 필수적이지 않은 상업적 메시지를 강조하지 않는 것이다. 상업적 메시지란 예컨대, 광고에서 "부풀림", 환자 치료에 실제적 개선이 없는 "멋진" 기술, 증거에 기반을 둔 치과의사의 전문가로서의 판단에 근거하지 않은 권유 등이 해당한다. 치과계는 현재 대체로 자율규제를 한다. 사회 공동체에 대한 책무로서, 치과계는 상업적인 사고방식과 행동방식을 앞세우지 않도록 노력해야 한다. 이상적으로는 동료심사 프로세스가 치과계가 이 기능을 수행하는 주된 공식 장치다. 그렇다면 치과계의 공식 · 비공식 자율규제 노력과 동료심사 프로세스는 역량 향상을 위해 이를 필요로 하는 치과의사와 윤리적으로 직무를 수행하도록 도움이 필요한 치과의사에게 집중되어야 한다. 이렇게 할 수 있어야 하지만, 이것들을 실제로 적용하기는 어렵다. 모든 치과의사는 특정 치과의사의 역량이나 전문직업인의 행동에 대한 의문 제기가 동료로서의 상호 지원 문제라기보다는 적대적인 문제가 될 가능성이 훨씬 크다는 점을 알고 있다.

그렇다면 이 문제와 대중에게 치과계 및 전문직으로서의 치과계의 책무 이행에 관한 그릇된 메시지를 보내는 것 사이에 관련이 있는가? 그렇다. 치과계의 대중적인 평판에는 다행스럽게도, 지금까지는 일반적으로 사회 공동체가 효과적이지 않은 전문직업인의 자율규제 노력에 크게 우려하지 않았다. 치과계의 최악의 역량 기준 및 윤리적 직무수행 위반은 대개 법정 다툼으로 비화하여 법률이 그 사건을 처리하며, 언론에서 가장 많이 관심을 기울이기 때문일 수도 있다. 그러나 치과계는 이에 대해 공을 인정받을 자격이 거의 없다.

물론 현존하는 동료심사위원회 중 한가한 위원회는 거의 없으며, 그들은 자기 일을 진지하게 받아들인다. 그러나 동료심사위원회에 소환되는 사람들은 역량이나 윤리적인 직무수행에서의 오류 시정에 동료로서의 지원을 기대하면서 출석하는 사람은 거의 없다. 대부분은 동료심사 프로세스가 본질적으로 (잘못한 일에 대해) 비난하는 식으로 운영되고 결과에 있어서 처벌적이라고 생각하는 데, 그럴만한 이유가 있다.

그러나 치과계가 자율규제를 할 기회와 그렇게 할 책무 및 대다수의 치과의사가 이 과제를 어떻게 볼 것인가가 더 중요한 문제다. 일부, 아니면 아마도 대부분 치과의사는 동료심사위원회가 동료로서의 지원이 필요한 치과의사를 지원하는 데 집중하기 원할지도 모른다. 그러나 그들이 (직접 · 간접으로) 실제로 경험하는 바는 다른 치과의사의 역량이나 윤리적 행동에 대한 의문 제기는 적대적인 사안이 될 가능성이 크다는 것이다. 이 점은 대개 문제를 제기할 의사를 완전히 없애지 않을지라도, 꺼리게 한다. 이러한 반응이 우리 사회의 치과계 전체에 퍼지면, 그것은 자율규제의 실상에 대한 자기실현적 서술이 된다. 동료 간에 공동으로 바로잡으면 가장 효과적인 경미하고 수정 가능한 약점들은 통상 다뤄지지 않는다. 이러니 동료심사위원회에서 다뤄질 가치 있는 역량이나 행동에서의 약점은 중대한 약점들뿐이라는 인상으로 이어진다. 물론 이는 동료심사위원회에 실제로 제기된 약점은 **심각한 문제**임을 암시하며, 따라서 치과의사들이 점점 더 자신의 약점을 신고하기를 꺼리게 하고, 다른 사람의 약점을 신고하기는 더욱 꺼리게 하는 식으로 이어진다.

9장은 잘못된 작업과 아무리 숙련되었거나 주의를 기울이더라도 모든 치과의사가 경험할 나쁜 결과를 구분해야 한다고 주장했다. 이상적인 전문직업인 세계에서는, 다른 치과의사의 작업에서 나쁜 결과를 목격하는 치과의사는 그 치과의사에 대해 동료로서의 관심에서(물론 그러한 접촉이 환자의 복지를 진전시키거나 보호할 경우, 환자에 관한 관심에서도) 접근할 것이다. 그 치과의사는 그 전화를 고맙게 여기고, 전화하는 치과의사에게 앞으로 그런 문제를 어떻게 피할 수 있을지에 관한 조언을 요청할 수도 있을 것이다. 두 치과의사 모두 상대방의 반응과 가능하면 유능하고 윤리적으로 직무를 수행하기로 하는 서로의 헌신에 고마워하면서 전화를 끝낼 것이다. 그것이 치과의사 대 치과의사의 관계에서 프로페셔널리즘이 요구하는 이상이다.

간혹 이런 식의 비공식적인 동료로서의 지원이 발생하지만, 이렇게 하는 치과의사들은 대개 먼저 친구가 되거나 같은 치과에서 일하고 있으며, 협력의 성공에 이런 관계가 필요하다고 생각한다. 모르는 사람 사이에서는 이 일이 거의 일어나지 않는다. 전화하는 치과의사는 전화를 받는 치과의사가 '모든 치과의사가 가능하면 치과계의 자율규제에 대한 책무를 위해 공동으로 노력해야 한다는 입장을 취하고 있다'고 믿어야하기 때문이다. 그런 의문 제기에 대해 보편적으로 취하는 적대적인 태도로 인해 대부분 치과의사는 그런 전화가 자신의 의도대로 받아들여지리라고 믿지 않는다. 따라서 그런 전화는 그리 자주 일어나지 않으며, 적대적인 패턴이 한층 더 강화된다.

동료심사위원회에 신고가 들어갈 때, 신고를 당한 당사자가 그 신고를 동료의 교정 노력으로 볼 가능성이 별로 없다는 것도 놀랄 일이 아니다. 따라서 동료심사위원회가 동료로서의 교정을 목표로 할지라도, 이미 이 위원회가 신고당한 치과의사와 동료로서 따뜻하게 상호 소통할 수 없게 된다.

현재 미국 사회의 소송을 좋아하는 문화와 환자의 의료 사고 소송에서 피소된 치과의사와 관련된 위험으로 인해 이 모든 것이 악화한다. 이상적으로는 다른 치과의사의 약점을 동료로서 다루기를 선호할 치과의사라도, 법적으로 연루되는 것을 피하고자 개입하지 않으려 할 수도 있다.

그렇다면 이 부정적인 패턴이 그릇된 메시지를 보내는 주제와 두 가지 방식으로 연결될 수 있다. 이 양상으로 인해 실제로 치과계의 자율규제 책무 이행이 방해되어 역량 또는 전문직업인 윤리적 행동의 약점이 교정되지 않거나, 교정 불가능한 약점들이 신고되지 않는다면 사회 공동체는 치과계에 자율규제의 실효성에 의문을 품기 시작할 것이다. 그러나 사회 공동체 구성원은 치과계에서 이처럼 프로페셔널리즘에 미달하는 현상을 쉽게 관찰하지 않는다. (이는 확실히 전문직에서만 그런 것은 아니다) 이 점은 (최소한 지금으로서는) "좋은 소식"일지 모르지만, 그것이 문제의 해결책은 아니다.

많은 치과의사가 다른 치과의사에 대해 가지고 있는 것으로 보이는 "잠재적으로 적대적인” 태도는 훨씬 더 쉽게 관찰된다. 물론 치과의사는 서로 친교와 기타 중요한 사회적 관계를 맺고 있고, 공동체에 대한 공동의 서비스 노력에서 결실을 거두고 있는 많은 치과의사도 있다. 그러나 대부분 공동체에는 서로 잘 모르는 치과의사들이 많으며, 방금 설명한 이유로 인해 “잠재적으로 적대적인” 태도가 너무도 흔한 것으로 보인다. 의료 시장 관점에서는 치과의사는 서로 경쟁하고 있으므로(이 점은 대부분의 일반 대중에게는 명백할 것이다), 알지 못하는 (또는 적대적인 상황에서만 아는) 다른 치과의사에 대한 그들의 적대적 태도는 공동체 안의 치과의사도 시장의 다른 경쟁자와 다르지 않다는 메시지를 강화하기 마련이다.

이 부정적인 패턴이 시정되려면 전문직업인의 동료적 협력 관계에 대한 대대적인 재헌신이 필요할 것이다. 그러나 그러한 재헌신에 대한 진지한 노력 없이는 치과계가 (자율규제가 가장 효과적일 가능성이 있는) 비공식적으로든, (동료심사위원회를 통해) 공식적으로든 어떻게 자율규제가 효과적으로 되게 할 수 있을지 알기 어렵다. 치과계는 집단적으로 (그리고 특히 전문직업인 단체를 통해서) 자율규제와 관련된 이러한 문제와 그것이 사회 공동체에 보내고 있을지도 모르는 치과계의 프로페셔널리즘에 대한 책무에 관한 부정적인 메시지를 교정할 필요가 있다. 이 논의에서 표명된 윤리적 우려와 마찬가지로, 이 결론도 이 문제에 대한 2016년 미국치의학회 기스 윤리 프로젝트 중간보고서의 실증 연구에 의해 지지된다.

치과의사 각자는 이 집단적인 프로세스에 기여할 수 있다. 각자 자신이 보내는 메시지를 긍정적으로 바꿀 수 있다. 각각의 치과의사가 친구나 가까운 동료가 아닌 다른 치과의사를 향해 사실상 적대적이거나 최소한 신뢰하지 않는 태도를 보이지는 않는가? 아마도 자신도 모르는 사이에 환자나 다른 사람에게 그 치과의사가 경쟁자에 지나지 않는다는 견해를 보이고 있지는 않는가? 따라서 다른 치과의사를 향해서 취하는 태도는 믿을 수 없다고 간주하고 있지는 않는가? 치과의사가 시장에서 환자를 놓고 경쟁하기는 하지만, 다른 치과의사는 같은 전문직의 구성원이고 사실 같은 책무에 따라 살아간다. 사회 공동체에 그 메시지를 전하면 큰 도움이 될 것이다.

치과 전문성, 상이한 진단, 과잉 진료

앞 섹션들에서는 개별 치과의사와 전체 치과계가 사회 공동체에 치과계의 직무수행이 주로 환자의 복지를 돌보는 데 헌신하는 전문직업인의 작업이 아니라, 시장의 상거래 활동에 더 가깝다는 메시지를 보내는 것에 관한 윤리적 우려를 제기했다. 그러나 전문직의 또 다른 본질적 특징은 그 직종의 전문성이다. 전문성과 중요한 필요에 효과적으로 대응할 수 있는 능력과 그 집단의 윤리적 책무로 인해 사회는 그 직종에 특별한 권위를 부여한다. 독자들은 치과계에는 그런 전문성이 있다고 말할 수 있을 것이다. 그렇다면 왜 치과의사가 사회 공동체에 그릇된 메시지를 보내는 것에 관한 장에서 치과 전문성에 관한 섹션을 포함시키겠는가?

여기에서도 2016년 미국치의학회 **기스 윤리 프로젝트 중간보고서**와 관련이 있다. 미국 치과계에 대한 이 보고서의 연구는 집중적으로 조사할 환자 집단을 포함했다. (이 연구는 중간보고서이고, 그 연구가 아직 완성되지는 않았지만) 이 연구는 치과의사가 아닌 사람들이 친구나 이웃과의 대화를 통해, 즉 많은 환자가 치과의사들이 환자의 상태에 관해 제시하는 다양한 이야기들을 듣고서 이미 알고 있을 뭔가를 강력하게 시사한다. 환자들이 해석하기로는 치과의사들이 하는 말은 모두 그 치과에 이로운 것으로 보이기 때문에 치과의사들을 불신하게 된다. 이러한 불일치에 비춰볼 때, 환자들이 뭐라고 가정하는 것이 가장 자연스러운가? 확실히 치과의사들이 하는 말은 모두 그들의 순이익에 가장 기여한다는 것이다.

그래서 이런 경험을 통해 환자들에게 치과계는 치과 판매원이 환자 복지와 관련이 없는 내용을 말하는 영리기업이라는 메시지가 보내지는 것이다. 그런 경험을 한 많은 환자가 자신이 내원했던 한 명 이상의 치과의사들에게 과잉 진료를 당했다고 가정해도 놀랄 일이 아니다.

물론 이런 치과의사들이 추천하는 치료방법에 관해 견해를 달리하는 데 대해 적절한 여러 설명이 있을 수 있다. 그러나 이 주제는 훨씬 골치 아픈 다른 이유로 이번 장에 포함되었다. 치과 전문성이 존재한다면, 두 치과의사가 같은 환자의 설명을 듣고, 같은 환자의 구강을 검사하고, 엑스레이를 살펴보고, 환자의 상황을 설명할 때 그들이 관찰한 바와 그 관찰 내용이 **구강건강** 필요에 어떻게 영향을 미칠지 비슷하게 **설명**(진단)해야 한다. 더욱이, 환자의 필요가 무엇인지 판단이 다르지 않은 한, **표준적인 치료 범위에 드는 치과 치료 대안들**에 대한 설명은 같지는 않더라도 비슷해야 한다. 특정 환자의 필요에 대한 표준적인 치료와 합리적인 치료 대안은 치과의사마다 다르지 않고, 환자의 구강의 물리적 상태는 일반적으로 단기간에 변하지 않기 때문이다.

물론 환자들이 "듣는" 내용에서 어느 정도의 차이는 환자들의 주의와 이해 수준상의 차이 때문일 수도 있다(그 경우의 윤리적 문제는 치과의사들이 가능하면 **상호소통하는 관계**를 위해 노력하는가, 아니면 그저 **고지된 동의**(informed consent)만을 위해 노력하느냐는 문제가 된다). 그러나 이것이 유일한 설명이라고 하기에는 이런 경험을 하는 환자들의 수가 너무도 많다. 또한 둘 이상의 치과의사 검사에서 환자의 치아 상태에 실제로 차이가 있어서 그렇다고 설명하기에도 많다.

많은 치과의사가 환자들에게 완전한 진단을 제공하지 않고 당시에 자기가 하고 싶어 하는 치료 방법만 설명하고 있지는 않은가? 많은 치과의사가 환자의 현재 구강 필요에 대해 표준적인 치료 범위 안에 드는 모든 치료 대안을 설명하지 않고 자기가 수행하고 싶은 치료만 설명하고 있지는 않은가? 이런 일들이 모두 가능하다, 불행하게도 많은 환자가 이런 일 중 하나 또는 모두가 자기에게 일어났으며, 치료에서 충분한 정보에 입각한 의사결정에 있어서 환자의 **자율성**이 무시됨은 말할 것도 없고 **구강건강**과 **전신건강**의 우선성이 아닌 다른 가치들이 그 치과의사의 동기였다는 결론을 내렸다. 아마도 더욱 광범한 연구를 해보면 이러한 직무수행 패턴 중 어떤 양상, 또는 다른 요인이 그런 환자의 경험을 설명하는지 더 분명해질 것이다.

이런 환자들의 경험이 어떻게 설명되든, 치과계에 관해 사회 공동체가 받는 메시지에 관해 다른 우려를 제기한다. 충분히 많은 치과의사가 같은 환자에 대해 다른 얘기를 하고 있다면, 사회 공동체에 적절히 훈련받고 면허를 받은 모든 치과의사가 직무수행에서 채택하는 일련의 치과 전문성 따위는 없다는 메시지를 보낸다. 그러면 사회 공동체가 치과 전문성이라는 게 있는지 의심하게 할 위험이 있다.

오래전부터 전문가에게 전문성의 사용에 관한 권위를 부여해야 할 정도로 사회에 가치 있는 전문성 따위는 없다고 주장하는 사람들이 있었다. 또한, 많은 사람이 그런 권위가 가져다주는 사회적 힘과 재무적 보상이 너무 크기 때문에, 민주적이고 평등을 추구하는 사회가 이런 종류의 권위를 부여하는 것은 실수라고 주장해왔다. 그런데도 치과계와 기타 전문직은 그 권위와 전문직 지위를 지지받고 부여받았다. 이는 무엇보다 전문성이 중요한 필요에 효과적으로 대응한다고 믿어져 왔기 때문이다. 그러나 치과계가 사회 공동체에 보내는 메시지에 치과계가 그런 전문성을 보유하고 있는지에 관한 의문을 제기한다면, 치과 직무를 수행하는 사람과 그 직무수행으로부터 이익을 얻는 사람에게 매우 심각한 영향을 줄 것이다.

이에 대한 대책은 명백하다. 모든 치과의사는 환자 본인의 구강상태, 현재의 치료 필요성, 이 필요가 표준적인 치료 범위 내의 다양한 대안들에 따라 치료될 경우와 치료받지 않을 경우의 예측 등에 관해 철저하고 효과적으로 소통해야 한다. 또한, 모든 치과의사는 환자의 우려에 주의를 기울이는 외에 자신의 판단과 그 판단의 기초가 된 환자의 상태에 대한 관찰 사항, 그리고 그 판단이 지지하는 수용할 수 있는 치료 대안에 대한 설명과 추천된 치료 대안 중 개인적으로 선호하는 대안 등의 사항을 명확히 분리해야 한다. 같은 이유로 치과의사는 절대 과잉진료하지 않아야 한다.

치과계가 (또는 어떤 치과의사라도) 일반 대중에게 효과적인 치과계의 전문성이 존재하지 않는다는 메시지를 보내는 것은 중대한 실수다.

사례 해설

"당신을 부자로 만들어 주는" 리처드 폴슨은 확실히 자신이 무엇을 팔기 원하는지 알고 있으며, 훌륭한 판매원처럼 자신의 상품(치과의원에 보톡스를 들여오는 것)으로 닥터 밀포드는 목표를 달성할 수 있다고 설득할 방법을 찾아낸다. 그러나 닥터 밀포드가 폴슨 씨의 말을 액면 그대로 받아들이고 즉시 자기 치과에 보톡스 주사를 들여오기 시작할 것이라고 상상하기는 어렵다. 우선, 닥터 밀포드는 중요한 조치를 취하기 전에 많은 정보를 취합하는 신중한 사람으로 묘사되었다. 닥터 밀포드는 상업적으로 영리하기는 하지만 자기 치과의 실적을 위해 상업적 기술을 사용하는 것을 윤리적으로 수행하는 데 관심이 있는 사람으로 묘사된 점과 닥터 밀포드가 환자의 복지가 환자를 대하는 방식과 치과를 운영하는 방식의 주된 결정 요소가 아니라는 것을 암시하는 요소가 하나도 없다는 점이 중요하다.

닥터 밀포드에 관한 이런 묘사에 비춰볼 때, 그는 심미 치료와 일반 치료 모두에서 환자를 대할 때 자신의 진단한 것과 표준적인 치료 범위 내에 드는 모든 치료 대안과 그 대안들 각각의 이익과 위험이 있으면 그 위험과 치료를 받지 않을 경우의 결과를 자세히 설명하리라고 기대된다. 만일 그가 기계식 칫솔이나 치약을 원가 또는 약국에서와 같은 가격으로 판다면, 단지 환자의 편의를 위해서가 아니라, 그 상품을 연구해보고서 그 상품들이 다른 브랜드보다 우수하거나 최소한 다른 브랜드만큼 좋다고 확신하기 때문일 것이다. 그리고 그는 이 상품들을 팔 때 이 점을 설명할 것이다. 마찬가지로 신기술 추가에 관한 판단도 환자의 구강건강이나 교육 또는 치료 중의 환자의 경험 개선에서의 가치를 토대로 이뤄질 것이다.

또한, 다른 치과의사의 나쁜 결과에 대해, 가급적 그에게 접촉해서 가능한 한 치과의사와 동료로서 협조적으로 대응하기 위해 노력하리라고 기대된다. 릿지뷰 지역의 다른 치과의사들에 의해 그를 대상으로 청원이 들어와도, 그는 환자와 동료들에게 청원을 제기한 치과의사들에 대해 악담을 하지 않는 사람일 것이다. 그의 치과에는 두 명의 고용된 치과의사가 있는데, 그중 한 명은 몬트클레어 치과를 관리하고 있으며, 닥터 밀포드는 소유주로서 고용된 치과의사에게 공정하게 보수를 지급하고 그들에게 시간과 작업, 그리고 환자와의 관계를 완전히 통제하면서 자율적으로 직무를 수행할 수 있게 해주는 계약을 제공했다.

닥터 밀포드에 관한 이러한 묘사에 비춰 볼 때, 리치 폴슨이 닥터 밀포드에게 보톡스 서비스를 팔라고 제안한 뒤에 그로부터 들을 수 있는 최대치는 정중하게 "생각해 보겠소"라는 말일 것이다. 그러나 상업적으로 영리하지만 윤리적으로 헌신된 이 전문직업인과 치과계를 영리 기업으로 보는 판매원 사이의 더욱 더 긴 대화를 상상해 볼 가치가 있다.

"리치 씨, 그건 아주 재미있는 이야기군요. 하지만 내 치과에 보톡스를 들여오는 데는 진짜 문제가 있습니다."

"원장님, 저는 그렇게 생각하지 않습니다. 원장님은 이미 심미 치료에 집중하고 계십니다. 사람들의 안면 외모를 다루면서도 외모를 개선하고 환자들이 원하는 대로 해주기 위한 포괄적 접근법을 제공하는 것은 자연스러운 다음 단계입니다. 원장님의 광고를 읽어 봤는데, 그 점이 바로 원장님의 주된 전략입니다. 원장님은 외모를 개선하기 위해 이 치과에 오게 하고, 계속 치과에서 치아를 치료받게 합니다. 거기에 무슨 문제가 있다는 거죠? 다른 치과의사든 시간제로 일할 사람이든 완전히 면허를 취득할 사람이 이곳에서 보톡스 주사를 시술할 겁니다."

"리치 씨, 내가 보톡스에 대해 문제가 있다고 생각하는 것은, 구강건강과 아무 상관이 없다는 겁니다. 치과는 무엇보다 사람들의 구강건강 필요에 관한 것입니다. 예방과 교육을 통해 선제적으로, 그리고 시정될 필요가 있는 결함이 있으면 치료를 통해서 말입니다. 보톡스는 아무 관계가 없어요."

"원장님 말씀을 이해하지 못하겠습니다. 미용 서비스는 원장님의 생계 수단이고 원장님의 미용 고객들은 구강건강을 위해 원장님께 오는 게 아닙니다. 나은 외모를 위해서 오는 겁니다. 구강건강을 위해 계속 원장님 치과에 잔류할 수도 있다는 점은 인정하지만, 구강건강 때문에 이 치과에 오는 건 아닙니다."

"리치 씨, 나는 기꺼이 원하는 구강 외모를 달성하도록 도와줍니다. 그러나 심미 치료를 하는 한 가지 이유는 사람들의 치아에 대해 알지 못하는 누군가가 그들의 미소를 개선하기 위해 뭔가를 시행하면, 사람들의 치아와 기타 구강의 특성들이 심각한 피해를 볼 수 있기 때문입니다. 몬트클레어에 있을 때, 자연 치아보다 희게 보이려고 치아 미백을 하려다 치아의 에나멜이 손상된 환자를 봤습니다. 이런 경우를 몇 번 경험한 뒤에 치아가 심하게 변색하지 않은 한 치아를 미백하지 말고 자연 색상 그대로 놔두라고 설득하곤 했습니다. 그리고 우리는 그 치아를 자연 색상으로 돌아오게 할 수 있었죠. 그러나 점점 더 많은 환자, 특히 젊은 환자들이 건강한 치아를 가지고 있지만, 신뢰하지 않는 상품들을 사용하는 것을 보았습니다. 그래서 이곳 릿지뷰로 이전했을 때, 치아를 해치지 않는 방식으로 심미 치료 작업을 할 수 있도록 적절한 훈련을 받는 데 투자하기로 했습니다. 특히 이곳으로 와서 치아에 다른 문제가 있다는 사실을 알지 못한 채 심미 치료를 원했던 몇 명의 환자를 보고 나서, 이 경로를 따른 것을 기쁘게 생각한답니다. 그들이 내게 오지 않았더라면 다른 사람들이 그들에게 무슨 짓을 했을지 누가 알겠습니까!"

"알겠습니다, 원장님. 원장님은 치아에 피해를 줄 수 있는 심미 치료 작업을 방지하는 심미 치료를 한다는 말씀이죠. 그건 좋습니다. 그러나 보톡스는 치아에 피해를 주지 않습니다. 그러니 원장님이 보톡스를 거절하실 이유가 없습니다. 원장님은 기계식 칫솔 같은 다른 상품을 팔고 있지 않습니까? 그 상품들은 치아에 손상을 입히지 않고 있고, 원장님은 그 상품들을 팔고 있습니다."

"리치 씨, 미안하지만 내 말을 이해하지 못하고 있군요. 치과진료는 무엇보다 **구강건강**에 관한 것입니다. 사람의 외모에 도움을 준다면, 그것은 보너스입니다. 그러나 무엇보다 사람의 **구강건강**을 위해 존재합니다. 내가 치과에 보톡스를 들여온다면, 치과의 일부로서가 아니라 오로지 돈을 벌기 위해 하는 것일 뿐입니다."

"그렇지만 원장님, 돈을 버는 게 뭐가 잘못입니까? 원장님은 심미 치료를 통해 돈을 벌고, 일반 치과에서 돈을 벌고, 원장님의 치과위생사가 누군가의 치아를 청소하면서 돈을 벌고 있습니다. 비즈니스는 바로 그런 것입니다. 보톡스도 그런 것들과 아무 차이가 없습니다."

"리치 씨, 나는 돈 자체가 가치라고 생각하지 않습니다. 물론 돈을 벌고 싶죠. 부양할 가족이 있고, 언젠가는 은퇴하기 원합니다. 그리고 갚아야 할 빚이 있었습니다. 그러나 사업가이기 전에 전문직업인입니다. 사람들이 진정한 가치인 건강을 달성하도록 도와주려고 노력하고 있습니다. 그것이 참된 가치입니다. 단지 돈에 관한 것이 아닙니다. 돈은 뭔가를 달성하기 위한 수단일 뿐이고 그 이상은 아닙니다. 내가 봉사하는 사람들이나 치과 밖 공동체의 다른 사람들이 치과계를 보고 치과도 가능하면 돈을 많이 버는 것을 목표로 하는 시장의 또 하나의 사업체일 뿐이라고 생각하기를 원하지 않습니다. 그것은 치과의 정체성이 아니며, 전문직업인의 내 정체성이 아닙니다. 그리고 내게 보톡스는 그 그림에 맞지 않습니다. 하지만 와 주셔서 감사합니다."

닥터 밀포드는 모든 측면에서 전문가적이고 윤리적인 특징에 관해 주의 깊게 생각하는 치과의사로 묘사됐다. 닥터 밀포드가 반드시 치과의 영웅인 것은 아니다. 그는 1장에서 "치과계의 가장 존경할 만한 구성원들의 삶과 직무수행을 특징짓는, 내면화되고 습관적인 사고방식과 행동방식"으로 정의된 치과 프로페셔널리즘의 정의를 구현하는 치과의사가 되기에는 아직 충분히 오랜 기간 동안 직무를 수행하지 않았다 그러나 그는 치과계의 윤리 규범에 대해 명확히 이해하고, 이에 대해 주의 깊게 생각하며, 치과의 모든 측면을 그 규범에 일치시키기 위해 애쓰는 사람으로 묘사되었다. 그런 사람은 이 규범 중 많은 규범을 습관화했고, 따라서 중대한 결정, 예를 들면 진료실 추가, 더 넓은 건물로의 이전, 릿지뷰 치과에 세 번째 치과의사 고용, 자신이 일반 치과진료에 더 많은 시간을 보낼 수 있도록 치과 내의 책임 변경 등과 같이 특별히 복잡하고 중대한 결정이 아닌 한, 어떻게 윤리적으로 직무를 수행할지를 일단 멈추어 주의 깊게 생각할 필요가 없을 것이다.

그러나 이번 장의 중요한 요점 중 하나는 닥터 밀포드는 아직 "치과계의 가장 존경할 만한 구성원" 중 한 명은 아니라 해도, 시장의 마케팅 도구들을 확고하게 사용하는 한편, 대중에게 치과계에 관한 올바른 메시지를 보내고 있는 치과의사라는 점이다. 그리고 그토록 믿을 만하게 하는 이유 중 하나는 자신이 어떤 메시지를 보내고 있는지를 자주 자문하는 사람이기 때문이다.

모든 치과의사는 자주 이 질문을 할 필요가 있다. 이번 장에서 다룬 각각의 주제들이 치과의사가 그 주제들을 어떻게 다루고 어떻게 말하는가에 따라 사회 공동체에 치과계가 전문직이라는 주장이 직무수행으로 잘 지지가 되고 있다고 말해 주거나, 치과계와 치과의사들이 점점 더 자기 이익에 초점을 맞추는 전형적인 경쟁적인 상거래 시장 참여자에 가깝게 보인다고 말해 주기 때문이다. 장기적으로 치과의사는 이 두 가지 관점 모두를 가질 수 없기 때문에, 모든 치과의사가 물어봐야 할 중요한 질문이다.

14

치과 전문직업인 단체의 의무

사례 : 전문직업인 단체인가, 영리기업인가

당신은 최근에 (가상의) 미국치과보철협회(American College of Fixed and Removable Prosthodontics; ACFRP)의 공식 간행물이자 미국 치과계에서 선도적인 저널인 (가상의) 명망 있는 **미국치과보철학회지**(American Journal of Dental Prosthetics; AJDP) 편집장이 되었다. 당신이 AJDP의 편집장이 된 것은 당신의 근면함, 세심한 가르침, 상당한 연구 덕분이다. 당신은 지금 이 저널에 광고를 게재할지를 결정해야 하는 중요한 시점이다. 이 저널에서 여러 해 동안 일해 온 편집국장과 부편집장이 당신 앞에 앉아 있다. 그들은 피터스윌 코퍼레이션이 AJDP에 싣기 원하는 신상품 캡라이트(Capwright)에 관한 총천연색 4쪽 광고에 관해 큰 견해차를 보인다.

피터스윌은 여러 해 동안 치약과 구강위생용품의 선도적인 회사였다. 그 회사의 광고는 AJDP의 주요 수입원이었고, 이 회사 설립자 피터 라운드스미스의 대부분의 재산을 상속받은 피터스윌 재단은 오랫동안 ACFRP 프로그램의 주요 후원자였다. 그러나 피터스윌 코퍼레이션은 최근 몇 년 동안 다소 어려움을 겪고 있다. 연방 당국의 명령에 따라 피터스윌 광고의 주장을 변경한 뒤에 이 회사의 구강 세정제 매출은 많이 감소했고 이 회사 치약의 점유율도 크게 하락했는데, 이는 주로 이 회사가 불소 연구에 나태한 태도를 보였기 때문이다. 현재 새 고위 경영진이 들어와서 피터스윌의 시장 점유를 확대함으로써 반전을 도모하고 있다. 경쟁사에서 채용해 온 수석 연구원이 캡라이트를 개발했다. 경영진은 피터스윌이 생존할 수 있는지는 이 제품의 성공에 달려 있다고 믿는다.

캡라이트는 고정식 보철에 사용하는 접착 및 장착 화합물(bonding adhesive and cementation seating compound)이다. 이 제품은 현재 시판되고 있는 접착제나 수복 제품 중 내구연한이 가장 길다는 게 강점이라고 한다. 이 제품은 또한 치아 쪽이나 보철물 모두에서 금속, 유리, 컴포짓 표면 등 모든 치과 재료에 접착한다고 주장하고 그에 관한 데이터를 제시한다. 이 제품은 결합력 손실 없이도 두 표면 사이의 틈을 메울 수 있어서 치아 삭제, 인상 채득, 기타 제작 과정의 오류를 보완할 수 있을 것으로 보인다.

피터스윌의 광고 대행사로부터 온 광고 문안은 이 점을 명시적으로 설명하지 않는다. 이 문안은 캡라이트의 "보철 전문의에게는 자신의 보철물이 완벽하게 장착될 것이라는 새로운 확신을 주는 한편, 일반의에게는 보철 치료 능력을 확장할 잠재력"을 강조한다. 그러나 이 광고를 읽는 치과의사는 누구나 여기에서 추론되는 바를 이해할 것이다.

부편집장이 먼저 말한다. "먼저 우리가 전문직업인이라고 말하는 것이 무엇을 의미하는지 자문해야 합니다. 양질의 치료 및 환자의 구강건강을 돈과 치과 번창을 위한 우리의 욕망보다 앞에 둘 책무가 있다고 주장합니다. 양질의 치료는 치아가 적절하게 삭제되어야 함을 의미한다는 데 의문이 없습니다. 본을 뜨고, 모형을 만들고, 주조하는 모든 제작 과정은 정밀해야 합니다. 이것이 양질의 치료이고 환자를 잘 돌보는 것입니다."

부편집장은 이렇게 계속한다. "학교에서 학생들에게 뭐라고 가르칩니까? 작업을 대충 하고 나서 틈새가 남거든 좋은 접합제로 채워 넣기만 하라고 말하지는 않습니다. 우리는 학생들에게 삭제에서 보철까지 정확한 적합을 기대한다고 가르칩니다. 학생들에게 통상적인 증례를 이렇게 하라고 가르치고, 더 어려운 증례는 전문가에게 의뢰하라고 가르칩니다. 그것이 치료 표준이기 때문입니다."

"**그 말이 사실이라면**, 어떻게 이 저널이 일반의와 전문의 모두에게 '당신의 어설픈 치료는 걱정하지 마시라. 우리가 당신의 실수를 메워 줄 것이다!'라고 말하는 이런 광고를 실을 수 있겠습니까? 이 저널의 명성을 지켜야 합니다. 그것도 중요지만 더 중요한 것이 걸려 있습니다. 우리는 전문직입니다. 우리는 개인으로서만 아니라 협회와 같은 단체를 통해 집단적으로도 대중의 신뢰를 받고 있습니다. 캡라이트가 우수한 접착제이거나, 최고 품질의 보철물에서조차 발생하는 미세한 결함을 더 잘 다룰 수 있다면, 이를 증명하는 장기 임상 연구를 제시하게 합시다. 캡라이트로 보완될 수 있으니, 치과의사에게 표준 미달의 삭제도 괜찮다는 광고를 게재한다면, 전문직 윤리를 심각하게 위반하는 잘못을 저지르게 되고 치과에 대해 끔찍한 메시지를 보내게 될 겁니다."

편집국장은 이렇게 답변한다. "물론 나는 부편집장이 언급하는 가치들을 존중하지만, 네 가지 사실을 더 고려해야 합니다. 무엇보다 재정 문제가 있습니다. 우리는 총천연색 4면 광고를 실을 기회가 좀처럼 없습니다. 더구나 향후 2년간 매월 한 번씩 그런 광고를 계약할 기회는 더 없죠. 게다가 피터스윌은 우리의 주요 광고주 중 하나였습니다. 우리가 캡라이트 광고를 거절하면, 다른 광고들도 철회할 것입니다."

부편집장이나 나는, 우리가 ACFRP에게 받은 기부금만으로 자금을 조달한다면, 이 저널은 우리가 발간하는 1급 연구 외에도 여러 면에서 우리의 공동체에 봉사할 수 있는 월간지가 아니라, 4, 50쪽의 계간지로 전락할 것으로 봅니다. 광고주를 무시하고서는 우리 협회 회원들과 치과계에 봉사할 수 없습니다. 그들은 우리에게 의존하고 있습니다. 그 점이 두 번째 사항입니다. 우리의 손익 계산에 대한 고려뿐 아니라, 이 저널이 하는 일과 독자들에게 우리가 필요하고 의지하기 때문에, 우리는 계속 봉사할 의무가 있습니다.

또한, 이 제품은 명망이 있는 연구소들의 검증을 거쳤습니다. 이 제품이 주장하는 바에 대한 FDA의 마케팅 승인도 받았습니다. FDA와 우리가 아는 한, 캡라이트가 현재 사용되고 있는 다른 제품들에 비해 치아에 더 피해를 주지는 않을 것이고 환자들의 건강을 손상하지도 않을 것입니다. 부편집장은 미세한 결함을 보완한다고 주장하는 광고는 게재할 용의가 있다고 말합니다. 그런데 다수의 일반의가 보철물을 적합하고 장착할 때 미세한 결함보다 큰 오류를 저지르고 있고, 일부 환자는 결국 예민함, 통증 그리고/또는 기능 상실의 대가를 치른다는 것을 압니다. 왜 일반의에게 보철 치료의 질을 높일 이런 제품을 사용하라고 격려하지 말아야 합니까? 현재 급변하는 치과 경제 환경으로 인해 가장 압박을 느끼고 있는 사람들은 일반의입니다. 그들을 다소나마 고려해야 하지 않나요?

게다가, 이 저널은 협회 회원들만이 아니라 치과계 전체를 위해 발행됩니다. 그것이 이 저널의 사명입니다. 이 저널은 협회의 이름으로 치과의사들에게 보철 치료에 관해 널리 교육합니다. 일반의들이 하는 치료를 크게 개선할 방법이 여기 있습니다. 학교에서의 치료 표준은 치과에서의 치료 표준이 아닙니다. 치료 표준을 개선할 수 있는 바로 그 기회입니다.

마지막으로, 이 저널의 편집자들이 무엇이 적절한 치료이고 무엇이 적절한 치료가 아닌지를 판단하는 사람들인지 묻고 싶습니다. 부편집장이 이미 강조한 바와 같이 치과의사는 전문직업인입니다. 적절한 치료 결정이 그들에게 맡겨졌음을 의미합니다. 치과의사는 특정 환자에 대해 결정합니다. 우리의 일은 그들에게 이용할 수 있는 임상 기법을 알려주는 것인데, 최신 연구에 관한 우리의 기사들 뿐 아니라 우리의 광고도 중요한 도구입니다. 이 제품은 FDA의 마케팅 승인을 받았고, 피터스윌 연구소와 여러 대학의 방대한 연구 결과입니다. 우리가 이 광고 게재를 거절한다면 이 저널이 몇 년 만에 재무적으로 한숨 돌리게 될 기회를 박차고 재무적 올가미를 죄는 것으로 생각합니다. 그것은 우리에게 위임된 바를 넘어서는 것이고 치과계에 피해를 주게 될 것입니다."

당신이 편집장이라면, 당신은 어떻게 해야 하는가?

전체 치과계와 치과 단체

지금까지는 주로 치과의사가 전문직업인이 될 때 한 서약과 치과라는 전문직의 성격에서 비롯되는 임상의의 의무를 강조했다. 그러나 모든 전문직과 그 직종의 전문직업인 단체에도 의무가 있다. 이번 장은 치과계 전체의 의무와 특히 치과 전문직업인 단체의 의무를 검토할 것이다. 왜냐하면, 이 단체가 치과계 전체와 사회 공동체 사이의 지속적인 대화에서 중요한 임무를 수행하기 때문이다.

그러나 먼저 단체 및 조직으로서의 전문직에도 의무가 있을 수 있다는 일반적인 개념에 대해 검토해 볼 가치가 있다. 일부 판단과 선택이 한 단위 집단의 행동이라고 보지 않고, 모든 판단과 선택이 개인의 행동일 뿐이라고 보는 문화적 편견이 집단과 관련한 의무에 대해 생각하는 데 방해가 된다. 때로는 사람들은 집단으로 데이터를 수집하고, 가공하며, 행동 대안을 검토하고, 어떻게 행동할지 판단을 내리고, 실제로 그 행동을 한다. 적절한 상황에서 개인이 이런 일을 할 때는, 그들이 행위자이며 의무가 있다고 생각하는 데 아무 문제가 없다. 저자들이 보기에는 단체는 의무가 있는 행위자라고 말하지 못할 마땅한 이유가 없다. 그리고 사실 많은 사람은 여러 단체가 어떻게 행동하는지를 보고, 그릇되었다거나 훌륭했다고 말한다. 즉, 단체는 종종 의무가 있는 것으로 간주한다.

공식적인 단체가 아니고 역할과 직책을 정하지 않은 집단들(즉, 소위 "비공식 집단")에게 의무가 있는지는 명확하지 않다. 여기에는 예컨대 친구 집단, 정치 집회에 모인 사람들 같은 대규모 집단, 그리고 국민 전체 등이 있을 것이다. 그런 집단은 데이터를 수집하고, 대안을 비교하고, 그 집단에 의해 수행된 것으로 간주해도 무방한 행동을 선택할 힘을 부여하는 공통점이 있다. 특정 사회에서 전체 치과계는 그런 집단이며, 적절한 상황에서는 (개인 행위자와 공식적인 단체와 유사하게) 하나의 행위자로서 행동하고 자신이 하는 일에 대해 책임지는 것으로 간주해도 무방하다. 달리 말하면, 치과계가 그런 의무가 있다고 할 수 있다.

집단이 행동하며 의무를 질 수 있다는 생각에 대한 철학자들이나 기타 사회 이론가들의 찬반 논증을 탐구하는 것은 이 책의 범위를 벗어난다. 이번 장에서는 우리 사회에서 치과계와 그 전문직업인 단체에 의무가 있다고 가정한다. 그러므로 이 의무들이 무엇인지 성찰할 필요가 있다.

물론 집단들은 개인들 덕분에, 그리고 개인의 행동에 의해서만 행위자로 기능한다(데이터를 수집하고, 대안을 평가하고, 선택하고, 행동한다). 따라서 개인에게는 자신이 수행하는 역할에 수반하는 의무가 있다. 그러나 그렇다고 해서 개인의 모든 행동을 열거한다 해도, 집단에서 진행되고 있는 모든 것을 조금도 빠뜨리지 않고 충분히 묘사하지는 못한다. 집단이 행동하고 의무를 가지고 있다고 말하는 것은 부분적으로는 관련 개인의 모든 행동을 완전히 서술해도, 전체로서의 집단이 무슨 일을 하며 드 해야 하는지에 관해 할 말이 더 있음을 의미한다.

그러나 그런 집단은 오직 개인의 행동 덕분에, 그리고 그 행동에 의해서만 행동하기 때문에, 그 집단은 그 안에서 다양한 임무를 수행하는 개인이 그 집단이 마땅히 해야 하는 바대로 행동하지 않는 한 그 의무를 이행할 수 없다. 이는 치과계의 모든 구성원에게는 치과계 소속이라는 이유로 전체로서의 치과계가 의무를 이행할 수 있도록 필요한 일을 할 추가적인 의무가 있음을 의미한다. 마찬가지로, 그리고 특히, 우리 사회에서 치과계 전체를 가장 흔하게 대표하는 것은 치과 단체이기 때문에, 모든 치과 전문직업인 단체와 이 단체의 구성원들은 치과계 전체와 치과계의 전문직업인 단체가 마땅히 행동해야 할 바를 하도록 지원해야 한다.

개별 치과의사가 이 의무를 이행하기 위해 정확히 어떻게 해야 하는지는 치과의사 업무와 사생활 요인에 의존할 것이다. 예컨대, 치과전문인 전체 의무 중 일부는 일상의 진료 현장 행동과 소통하는 내용과 사회 공동체에 치과계가 무엇에 헌신하고 있으며, 전문직으로서 무엇을 대표하는지를 보내는 메시지 등의 수단을 통하서 가장 효과적으로 이행된다. 생각하든 안 하든, 치과의사는 계속 그리고 불가피하게 치과계 전체의 이름으로 행동하고 있기 때문이다. 마찬가지로 치과 전문직업인 단체의 구성원이나 지도자가 이에 대해 생각하든 안 하든, 이 단체의 모든 행동은 치과계 전체와 치과계가 무엇에 헌신하고 있으며 무엇을 대표하는지에 관해 긍정적이거나 부정적인 메시지를 보낸다. 이 사실은 치과계 단체에서 활발하게 활동하는 개별 치과의사(그리고 치과의사가 아닌 직원들)는 그 단체가 윤리적으로 (시장에서의 조직들의 최소 기준에 의해서만 아니라 치과계의 규범에 의해서) 행동하게 하고, 치과계에 대해 그 단체가 사회 공동체에 보내는 메시지가 긍정적인 메시지가 되게 할 의무가 있음을 의미한다.

모든 치과의사가 알고 있듯이, 치과 단체에서 활동하는 부담은 모든 전문직업인의 삶에 똑같은 방식으로 들어맞을 수 없다. 대부분 치과의사에게는 전문직업인의 삶에서 치과계 단체에서 더 적극적인 역할을 맡기에 좀 더 적절한 시기와 그렇지 않은 시기(예컨대, 자녀들이 어릴 때 및 자기 치과가 자리를 잡지 못했을 때)가 있다. 그러나 치과계에 대한 대중의 견해에서 전문직업인 단체의 행동이 매우 중요하기 때문에, 어느 치과의사도 치과 전문직업인 단체의 활동을 "다른 누군가"에게 책임이 있는 것으로 볼 수 없을 것이다. 모든 치과의사는 적절한 어느 시기에 치과 단체의 행동과 정책 형성에 적극적으로 참여하고, 여러 방식으로 그 활동에 기여해야 한다. 이는 치과계 전체의 공동생활에서 중요한 요소이며, 치과계가 전문직이라는 사회 공동체의 확신에 대한 중요한 기여 요소다. 즉 모든 치과의사는 치과계 전체의 특징에 대한 일정한 책임을 공유한다. 모든 치과의사는 자신이 진료현장에서 직무를 수행하는 방식에 의해 전체 치과계를 대표할 뿐만 아니라, 치과계 내에서 그 성격을 형성할 의무를 진지하게 받아들여야 한다.

치과계 전체는 어떤 의무가 있으며, 치과 전문직업인 단체는 어떤 의무가 있는가? 3장에서 살펴보았고 이 책 전체의 진료 현장의 치과의사 의무에 대한 논의에서 채택했던 아홉 개 범주의 전문직업인 의무를 사용해서 답을 제시할 수 있다.

주요 고객, 핵심 가치, 역량

우리 사회에서 치과계의 가장 중요한 역할 중 하나는 무엇을 구강건강으로 간주하는지, 그리고 특히 전문가의 개입이라는 관점에서 무엇이 구강건강 결여를 나타내는지에 대한 사회의 이해에 기여하는 것이다. 이 역할을 수행할 치과계의 의무는 **주요 고객, 핵심 가치, 역량**이라는 세 가지 범주의 전문직업인 규범을 고려하는 것이다.

건강과 질병의 개념에 대한 일반적 의미는 동서고금을 막론하고 상당히 일관성이 있는 듯하다. 그러나 이런 의미는 점점 더 구체화하고 바람직한 기능에 대한 점점 더 구체적인 이해에 근거하기 때문에, 특정 사회의 문화에서 독특한 가치와 특정 의료 직종의 인정된 직무수행 방식조차 이러한 의미 안으로 통합된다. 따라서 특정 사회에서 구강건강으로 간주하는 것은 영원불변한 것이 아니다. 비록 그 개념이 뭔가 지속적이고 일반적인 인간의 가치들과 연결되어 있거나 이를 구체화한 것으로 보일지라도 말이다. 구강의 기능적인 내용은 대체로 고통/편안함과 기능/역기능의 받아들일 수 있는 수준과 받아들일 수 없는 수준에 대한 문화적 개념에 의해 결정되어 있다. 이 문화적 개념은 사회에서 구강 통증/편안함과 기능/역기능을 다룸에 있어서 전문가로 간주하는 사람의 개입으로 커다란 영향을 받는다.

이런 역할을 담당하는 사람들은 개인으로서나 치과 전문직업인 단체를 통해서 행동하는 치과 전문직업인이다. 치과의사가 현장에서 수행하기에 적절하다고 판단하는 치료나 치과단체가 권장하는 치료는 구강 안에, 구강에 대해, 또는 구강을 위해 수행될 모든 치료를 포함하지는 않는다. 치과계는 **구강건강**에 유익한 특정 치료들만 고려하기에, 따라서 무엇을 적절하고 통증이 없는 구강의 기능 발휘(즉, **구강건강**)로 간주하고 무엇을 구강의 역기능으로 간주하는지 결정한다.

그러나 동시에, 어떤 치료가 적절한지는 부분적으로는 구강 통증/편안과 구강의 기능/역기능에 대한 사회 공동체의 가치에 의해서도 결정된다. 따라서 치과 전문직업인과 사회의 문화를 간직하고 형성하는 사회 공동체라는 이 두 집단이 미묘하고 지속적인 방식으로 협력해서 **구강건강**에 관한 개념을 형성한다. 그리고 이 개념은 이어서 치과 전문직업인의 직무수행과 사회 공동체의 기대를 이끌어간다.

터무니없기는 하지만, 어떤 환자가 치과에 와서 다람쥐처럼 아주 딱딱한 견과류 껍질을 부술 수 있도록 치아를 강하게 해달라고 요청했다고 가정하자. 치과의사는 그 요청이 **구강건강**에 위험하며, 환자를 괴짜로 간주하고 거절할 것이다. 그리고 사회 공동체도 이 판단에 동조할 것이다. 그러나 대부분이 일상적으로 이런 요청을 하는데, 그 이유가 사회적으로 중대한 영양상의 이유나 환경상의 이유 때문이라고 가정하자. 그런 시나리오가 보편화하기 오래전에 치과계는 그 문제를 다루기 시작했을 것이다. 치과계는 필요한 사람들을 위한 대안적인 해결책을 찾기 시작했거나, 사회에서 전에는 **구강건강**의 관점에서 위험하다고 간주되었던 것을 건강상 합리적 요청이라고 보는 논거에 도전하는 작업을 시작했을 것이다. 오랜 기간 이런 노력이 실패한다면(얼마나 오래일지는 알기 어렵다), 궁극적으로 구강의 기능과 역기능에 관한 그 사회의 견해가 바뀔 것이고, 치과계는 구강 기능과 **전신건강**의 관점에서 사회 구성원들이 가능하면 안전하게 이 기능을 수행하도록 도와줄 방안을 고안할 것이다.

여기에서 요점은 이 이상한 시나리오를 추천하는 것이 아니다. 그것은 단지 치과계가 사회의 **구강건강**의 내용을 일방적으로 결정하지 않는다는 점을 보여주기 위함이다. 그럼에도 이 과정에서 치과계의 기여는 사회의 다른 어떤 집단의 기여보다 훨씬 크며, 사회 공동체가 치과계의 관련 전문성을 인식하고 긍정하는 한, 사회 공동체의 기여와도 대등하다.

치과계는 이렇게 중요한 사회적 역할을 수행하기 때문에, 이 중요한 개념을 주의 깊고 성실하게 형성할 의무도 있다. 치과계는 **주요 고객**, **핵심직무수행가치**, **역량**이라는 세 가지 전문직업인 규범 범주에 상응하는 방식으로 이 과정에 기여한다.

치과계의 **주요 고객**은 치과계가 서비스를 제공하는 사람들이고, 치과계가 서비스를 제공하지 않는 사람들도 있다(예컨대, 앞의 예의 "괴짜" 환자). 치과계가 서비스를 제공하는 사람들은 상태와 필요가 치과의사가 다루기에 적절하다고 간주하기 때문에 서비스를 받는다. 치과계가 서비스를 제공하지 않아야 한다고 생각하는 사람들은 그들의 필요가 치과의사가 다루기에 적절한 범위 밖에 속한다. 치과의사에게 서비스를 받는 것이 적절한 사람들, 즉 치과계의 **주요 고객** 식별에서 치과계와 사회 공동체는 대화를 통해 **구강건강**에 대한 사회의 이해를 부분적으로 정의한다.

핵심직무수행가치에 관해서는, 치과계가 자신의 환자들을 위해 달성할 책무가 있는 특정 가치가 있으며, 특별한 책무가 없는 다른 가치도 있다. 치과계가 사회의 **구강건강** 이해에 기여하는 두 번째 방법은 치과계의 **핵심직무수행가치**가 무엇이고 특히 이 가치들이 특정 사회의 특정 시기에 어떻게 구체적으로 치과 직무수행의 구체적인 목표로 이해될 것인가, 또한 이 **핵심직무수행가치**가 어떻게 특정 순위 또는 위계에 따라 추구되어야 하는가를 결정하는 것이며, 사회 공동체도 이 과정에 기여한다.

마지막으로, 특정 임상 상황에서 치과계 구성원들이 수행할 수 있는 치료와 그런 상황에서는 어느 치과의사도 수행하기 부적절한 치료도 있다. 여기에서 전문직업인의 **역량** 규범이 작동한다. 무엇을 유능한 직무수행으로 간주하는지에 관한 치과계의 세밀한 결정 지침은 오로지 과학적이고 기술적인 사실에 기초한 것으로 보일 수도 있다. 그러나 이러한 결정은 부분적으로는 사회 공동체에서 **구강건강**으로 간주하는 것에 대한 이해로 통제하고, 그 이해는 치과계의 **역량** 기준에 반영된다. 치과계가 유능한 직무수행에 관한 이 기준들을 채택해서 새내기 치과의사를 가르치고, 이 기준에 의해 임상의를 판단하기 때문에, 이 과정은 임상적으로 중요한 세부 사항에서 **구강건강**에 대한 사회의 이해를 형성한다.

그러므로 치과계는 **주요 고객**, **핵심직무수행가치**, **역량** 규범의 내용에 관해 사회 공동체와 대화할 때, 이 대화가 **구강건강**에 관한 치과계의 이해와 사회 공동체의 이해를 어떻게 형성하는지에 대해 세심한 주의를 기울일 의무가 있다. 그러나 사회 공동체도 이 대화에 주의 깊게 참여할 의무가 있다. 이 대화로 생긴 개념과 전문직업인 규범은 치과계 구성원이 의식적으로 채택한 것이다. 사회 공동체는 치과계의 전문성으로 인해, 대개 이 대화에서 치과계의 의견을 존중한다. 치과계는 이 대화를 주의 깊게 이끌고 전체 공동체를 위해 이 중요한 개념들의 내용을 사려 깊게 형성할 의무가 있으므로, 치과 전문직업인 단체가 이 대화에서 소임을 담당하는 한, 각각의 치과 전문단체와 치과의사 각자도 치과계의 의무 이행에 성실하게 기여할 의무가 있다.

역량에 관한 추가 고찰

치과계 전체의 가장 명백한 의무는 치과 임상의 역량과 관련이 있다. 즉, 이 의무는 치과 전문성을 개별 환자를 돌보고, 공중 보건 측면에서는 사회 공동체를 돌보는 데 사용하도록 (그리고 오용되지 않도록) 치과계가 치과 현장에서의 전문성 적용을 감독하는 것과 관련이 있다.

이 의무는 다양한 방식으로 이행된다. 첫째, 치과계는 치과대학, 보수교육 프로그램, 전문직업인 단체를 통해 실무 표준을 유지한다. 치과의사들은 치과대학 교수로 봉직하거나, 젊은 치과의사들에게 공식 또는 비공식으로 멘토링을 해 주고, 여러 종류의 보수교육 프로그램을 지원하며, 이런 모든 활동에 재정적인 지원을 제공함으로써 치과계의 이 의무 이행에 기여한다.

둘째, 치과계는 술식, 재료와 임상 실무의 다른 많은 측면에 관한 계속된 연구와 품질 관리를 지원한다. 또한, 면허 제도를 지원하고, 특히 전문직업인 단체를 통해 역량 있는 치과 임상을 다루는 입법의 장과 기타 대중 토론의 장에서 적극적으로 발언한다. 이러한 장들은 실무 표준, 구강건강에 대한 사회의 이해, 치과계의 윤리 규범에 관한 치과계와 사회 공동체 사이의 지속적인 대화가 가장 가시적으로 드러나는 환경이다.

셋째, 치과계는 개별 치과의사들이 경미하고 간헐적이든, 중대하고 지속적이든, 나쁜 결과와 잘못된 작업에 관해 서로 (그리고 필요한 경우 적절한 심사 기구에 신고를 통해) 적절한 소통을 제공하는 노력을 지원한다. 개별 치과의사들 편에서 치과계 의무의 이 측면을 이행하기 위해서 노력하는 데 대한 압력은 9장과 12장에서 논의했다. 그러나 치과계의 작업에 기여하기 위한 개별 치과의사 편에서의 헌신된 노력이 없이는, 치과계는 이 의무를 이행하지 못할 것이다. 이 점이 바로 9장에서 어떤 치과의사의 환자는 모든 치과의사의 환자라는 개념을 강조한 이유다. 모든 치과의사는 이 사안에서 전체 치과계에 귀속된 **역량**의 이름으로 행동하고 있기 때문이다. 모든 치과의사는 모든 치과 환자에게 치과 전문성이 오용되지 않고 그 환자의 이익을 위해 적절하게 사용되리라고 확신시켜 줄 의무가 있다.

치과계가 개별 구성원의 행동과 판단 및 치과 전문직업인 단체를 통해 치과계의 **역량** 의무를 이행하는 네 번째이자 좀 더 미묘한 방식은 치과 임상 철학 차이라는 주제와 관련된다. 5장에서 수용할 수 있는 치과 직무수행 범위 안에서 치과의사가 자신이 **선호하는 진료 패턴**에 정당하게 구현할 수 있는 다양한 치과 임상 철학이 있다는 점을 지적했다. 치과의사는 로봇이 아니며, 환자도 로봇이 아니다. 치과계의 **역량** 규범들이 준수되는 한, 치과계가 다양한 **선호하는 진료 패턴**과 다양한 치과 임상 철학을 지원할 때 치과의사 집단과 환자 집단이 이익을 얻고, 환자들의 **구강건강**과 **전신건강** 및 그들의 **자율성**에 더 도움이 된다.

이러한 네 가지의 모든 영역에서 개별 치과의사와 치과 전문직업인 단체는 치과계 전체를 지원하고, 필요할 경우 치과계가 역량 규범에서 의무 이행을 도와줘야 한다.

핵심직무수행가치에 관한 추가 고찰

전체 치과계의 의무 중 또 다른 명백한 요소는 치과의원 밖에서 **구강건강**과 **전신건강**이라는 **핵심직무수행가치**와 구강 의료에서의 환자의 **자율성** 지원과 강화라는 **핵심직무수행가치**를 달성하기 위한 치과계의 노력과 관련된다.

구강건강 및 **전신건강**과 관련해서, 치과계는 무엇보다 환자들에게 자기 관리를 교육하는 모든 치과의사와 전문직업인 및 비전문직업인 직원의 활동을 통해 이 의무를 이행한다. 치과계는 치과 전문직업인 단체의 교육 노력과 상수도 불소화 지원과 같은 기타 공공 의료사업을 통해 이 의무를 이행한다. 미국치과의사협회의 처방전 없이 팔 수 있는 치과 건강상품 평가 및 승인 프로그램은 치과계가 그 의무의 이 측면 이행에 기여하는 조직적인 노력의 또 다른 중요한 예다.

개별 치과의사의 노력이든 치과 단체의 노력이든, 이런 노력은 환자의 **자율성**을 지원한다는 점을 언급할 가치가 있다. 왜냐하면, 이런 노력은 환자가 **구강건강**에 대한 도전을 더 잘 통제할 수 있게 해주며, 이 통제를 자신이 편리한 대로, 자신이 선호하는 방식대로 행사할 수 있게 하고, 다른 사람의 전문성에 의존하지 않고 자신의 이해에 따라 이 통제를 행사할 수 있게 하기 때문이다.

치과계의 여섯 번째 **핵심직무수행가치인 치과 자원 사용의 효율성**은 5장에서 적시된 이후 몇 번만 언급했다. 저자들은 이 효율성은 치과의사와 환자 모두의 자동적인 관심사라고 가정해왔다. 대부분 치과의원은 개인기업이고 환자는 자신의 치과 치료비에 관심이 있기 때문이다. 그러나 이 **핵심직무수행가치**를 치과계 전체의 관점에서 고려하면, 특별한 주의를 기울일 가치가 있고 아래에서 논의될 서비스 이용 가능성과 밀접하게 관련된 윤리적 우려가 제기된다.

대체로 사회는 관련 전문직으로부터 도움을 받아 사회자원을 인간 생활의 어떤 영역에 사용하는 것이 효율적인지 결정한다. 따라서 사회 공동체가 의료자원, 특히 구강 의료자원을 가능하면 현명하게 투자하도록 치과계가 중요한 역할을 한다. 깊은 차원에서는, 치과계는 사회가 이 자원을 어떻게 사용하는 것이 효율적인지 결정하는 데 도움을 줘야 한다. 예를 들어, 치과계는 현재 미국의 다른 의료계보다 더 오랫동안 예방과 자기 관리 교육에 더 전념해왔다. 이는 부분적으로는 예방과 자기 관리 교육을 강조하면 한정된 구강 의료자원을 가장 효율적으로 사용하게 된다는 판단에서 비롯되었다. 그래서 치과계와 치과계를 대변하는 전문직업인 단체는 사회를 현명하게 안내할 특별한 의무가 있다. 그들은 개별 치과의사, 치과 단체 또는 전체 치과계의 복지보다는 환자를 우한 최대의 의료 혜택 지원에 초점을 맞춰야 한다.

동료 전문직업인과 기타 의료 지원 인력 사이의 이상적인 관계

의료 전문직업인들 사이의 협력에 관한 주제는 전체 치과계 차원에도 적용된다. 미국의 의료 전문직업인들은 공통점이 많다. (사회 공동체가 의료자원의 한도에 대한 진지한 정책 결정을 내리기 시작하면 공통점이 더 커질 가능성이 있다) 그러나 불행하게도 이 사회의 의료 전문직들은 서로에게서 배우고 서로를 지원하기 위해 노력하거나 그들의 공통의 목표와 가치인 인간의 건강 요소를 달성하는 데 협력하기보다는, 정치적인 영역 다툼에 더 큰 노력을 기울여왔다.

건강은 직종별 특정 구성 요소로 깔끔하게 나눠지 않는다. 그러므로 치과계의 환자의 구강건강과 전신건강에 대한 책무는 집단으로서의 치과계가 개별 치과의사와 치과 전문직업인 단체를 통해, 다른 의료 직종 및 의료 공급에서 협력하는 다른 집단과의 협력 수준을 높이는 방향으로 노력해야 한다. 그런 노력이 어떤 결실을 거둘지는 예측하기 어렵다. 의료 직종들이 협력할 때 각각의 의료 직종이 자기 이해에 어떤 이익을 얻을지, 그리고 서로에게서 무엇을 배울지 예측하기도 어렵다. 각각의 의료 직종은 확실히 서로에게서 전문직이라는 제도 및 건강 추구에 대해서 귀중한 것을 많이 배울 수 있다. 그러나 지금까지는 이 배움은 거의 이용되지 않고 있다. 그러므로 치과계는 자신의 사회적 역할을 더 효과적으로 수행하기 위해 다른 의료 직종과 효과적으로 협력하기 시작할 의무가 있다.

서비스 이용 가능성

의료자원은 무한하지 않다는 사실이 점점 더 명백해지고, 이로 인한 불행한 결과 중 하나는 미국 사회의 많은 사람이 경험하는 구강 의료 서비스에 대한 접근이 제한되는 패턴이 계속되고 있다. 이 우려로 사회가 효과적인 국가 의료자원 배분 계획을 세우게 될지, 또는 그런 계획이 윤리적 배분에 관한 질문에 반응을 보일지는 이 책의 범위를 벗어난다. 그런 계획이 공동체의 구강 의료 필요에 적절한 중요성을 부여할지도 불확실하다. 그러나 이 질문은 치과의사들이 개별 및 집단으로 물어봐야 할 주요한 질문이다. 치과 전문직업인 단체는 특히 오늘날 치과 자원이 실제로 배분되는 전형적인 방식에 관한 질문에 답해야 한다.

치과계가, 특히 치과 전문직업인 단체를 통해 사려 깊게 그런 대화를 시작하지 않으면, 치과계가 할 수 있는 것이 무엇이고 할 수 없는 것이 무엇인지에 관해서 및 구강 의료에 무엇이 걸려 있는지를 치과계보다 잘 알지 못하는 다른 직종이 그런 주도권을 잡을 가능성이 있다. 치과계 전체는 치과 서비스가 필요한 모든 사람들이 치과 서비스를 이용할 수 있도록 노력할 의무가 있기에, 치과계가 이를 달성하려면 전체 치과계의 적극적이고 사려 깊은 노력이 필요하다.

인테그러티와 프로페셔널리즘 그리고 환자를 우선하기

이 책의 여러 곳에서 **인테그러티와 프로페셔널리즘** 규범에서 치과의사들이 치과계의 가치와 책무에 일치하게 직무를 수행하고 프로페셔널리즘에서 성장할 의무를 강조해왔다. 개인의 정체성 형성과 프로페셔널리즘의 성장이라는 주제는 15장의 초점이 될 것이다. 그러나 이 의무는 또한 자연스레 치과계 전체를 바라보게 한다. 정체성 형성과 프로페셔널리즘에서의 성장은 이에 대해 증인이 될 의무가 있는 개별 치과의 가치 및 책무이기만 한 것이 아니라, 치과계 전체의 가치와 책무이기 때문이다. 그러나 **인테그러티와 프로페셔널리즘**이라는 의무는 또 다른 방식으로 치과계 전체와 관련된다. 치과계 전체는 치과계의 주요 책무들, 특히 환자의 우선성과 전문직업인의 희생이라는 주제와 관련된 책무의 증인이 될 (또는 되지 못할) 수 있다.

개별 치과의사가 비즈니스에서 치과계를 올바로 대표할 의무는 10, 12, 13장에서 길게 논의했다. 치과의사는 대중에게 치료 의사 결정과 환자와 관계의 주된 결정 요인은 경제적 이익이 아니라 환자의 복지 실현이라는 메시지를 소통할 필요가 있다. 그것은 특히 **핵심직**

무수행가치와 상호소통하는 관계라는 이상과 관련되기 때문이다.

같은 이유로, 단체로서의 치과계가 환자의 복지와 공동체의 건강을 다른 목표보다 많이 앞세워야 할 치과계의 책무를 잘못 나타내지 않는 방식으로 행동하고 소통할 필요가 있다. 따라서 치과 단체와 책임자들, 그리고 어떤 이유에서든 언론 매체에 의해 대변인이나 대표자로 적시된 사람의 진술은 치과계가 다른 목표에 전념하는 것으로 보이지 않아야 하고, 치과계의 책무를 정확하게 나타내야 한다. 또한 치과의사와 치과 단체의 집단적인 행동도 같은 기준에 의해 판단해야 한다.

프로페셔널리즘에서의 성장과 관련해서 치과 단체가 담당할 수 있는 중요한 역할 중 하나는 나쁜 결과 및 동료심사와 관련된 동료 간의 협조 관계라는 주제와 관련이 있다. 시장은 치과의사를 서로 경쟁하게 하며, 우리 사회의 소송을 좋아하는 태도는 다른 치과의사를 법정에서의 잠재적인 적대자로 보게 한다. 그럼에도 전문성과 치과계의 윤리적 책무의 유대는 치과의사 사이의 동료 간의 협조 관계의 토대이기에, 이는 종종 치과 전문직업인 단체의 활동을 통해 실현된다. 또한 모든 치과의사가 공동의 의무에 적절히 대응함으로써 치과계 전체에 기여할 의무는 치과의사가 협력하고 소통하며 함께 성찰함으로써만 이행될 수 있다. 다른 치과의사 집단(스터디 그룹, 공동 자선 진료 노력 등)은 치과계 전체의 윤리적인 작업이 동료의 지원을 받을 수 있는 중요한 통로다. 그러나 치과 전문직업인 단체가 이 점에서 특히 중요한 역할을 담당하는 이유는 그들이 많은 치과의사 집단을 대표하며, 그들의 행동은 치과계 전체에 어떤 책무가 있으며 치과계가 무엇을 대변하는지를 반영하는 거울로 읽히기 쉽기 때문이다. 치과 전문직업인 단체가 사회 공동체에 소통하는 메시지의 한 가지 측면은 특별히 주의를 기울일 가치가 있어서, 이에 대해서는 다음 섹션에서 논의할 것이다.

전문직업인 단체인가, 동업자 단체인가

미국 사회의 많은 단체는 개별 구성원이 상거래 시장에 경쟁적으로 참여하고 있어서, 주로 그 구성원의 이익에 봉사하기 위해 존재한다고 가정한다. 여기서는 그런 단체를 집합적으로 "동업자 단체"라는 이름으로 다룰 것이다. (그런 단체 중 일부는 공식적으로는 다른 이름으로 알려져 있을 수도 있기는 하지만 말이다) 동업자 단체는 서로 경쟁하지만, 이익을 달성하기 위해 단체를 결성해서 자원 중 일부를 함께 모음으로써 이익을 얻을 수 있는, 자기 이익을 추구하는 개인들의 단체다. 즉, 중요한 점에서 공통점이 있는 개인들의 단체다. 즉 동업자 단체의 운영 방식과 우리 사회의 상거래 시장에 본질적인 사고, 가치평가, 경쟁 방식 사이에는 모순이 없다. 동업자 단체의 구성원 각자는 다른 사람을 우선하기보다는 자신의 이익을 도모하고자 한다. 그리고 우리 사회의 상거래 시장에서는 이런 사고, 가치평가, 경쟁 방식이 작동한다. 가장 치열한 경쟁자라 할지라도 시장의 다른 참여자, 특히 판매하는 상품 또는 서비스의 최종 소비자와 더 효과적으로 경쟁하기 위해 서로는 경쟁할 필요가 없는 공통의 이해관계가 있을 수 있다.

그러나 상거래 시장과 전문직 직무수행 사이에는 매우 중요한 차이가 있다. 그러므로 **인테그러티와 프로페셔널리즘**이라는 전문직업인 규범에서 치과 전문직업인 단체가 동업자 단체와 다를 게 없다고 인식될 수 있는 모습이 있는지, 그러면 이런 인식을 바로잡을 수 있는지를 고려해 볼 필요가 있다.

치과 전문직업인 단체가 동업자 단체와 별로 다르지 않다는 인상을 줄 수 있는 최소한 세 가지 모습이 있다. 그중 하나는 치과 전문직업인 단체가 회원을 가입시키기 위해 서로 경쟁하고, 힘과 영향력을 위해 투쟁하는 경향이다. 동업자 단체도 유사한 방식으로 경쟁한다. 그러나 동업자 단체는 회원이 어떤 상품이나 서비스를 팔든 소비자 복지에 전력을 기울이는 것이 아니므로, 그렇게 할 수 있다. 동업자 단체와 전문직업인 단체 모두 회원이 많아지고 사회적 영향력을 확보할수록 회원에게 더 봉사할 수 있지만, 회원의 이익에 봉사하는 것은 치과 전문직업인 단체의 첫 번째 우선순위가 아니다.

사실 치과 전문직업인 단체가 경쟁보다 협력에 더 헌신한다면, 구강 의료에 대한 환자의 접근이 원활치 못하고 우리 사회의 건강목표에서 **구강건강**이 이류 지위에 처한 현실에 더 효과적으로 대처할 수 있을 것이다. 특정 치과 전문직업인 단체가 자신을 윤리적 책무의 최상의 보호자라거나 가장 중요한 치과윤리 교육자원이라고 여길만한 타당한 이유가 없으므로 서로 협력이 필요하다. 치과 전문직업인 단체들이 경쟁하기에는 임상의와 학생들의 윤리기준 실천 능력을 향상하는 것은 너무도 중요한 일이다. 이들 영역의 진전은 이기적이지 않은 모든 치과 전문직업인 단체의 협력에 의존할 것이다. 전문직업인 단체가 이기적이지 않은 이유는 그들의 주된 목적이 그 단체의 이익도 아니고, 그 회원의 이익도 아니기 때문이다. 모든 치과 전문직업인 단체의 주된 목적은 무엇보다 치과계가 봉사할 책무가 있는 치과계 현재의 환자들, 그리고 충족되지 않은 **구강건강** 필요가 있는 모든 사람의 이익이다. 그러므로 치과 전문직업인 단체들이 서로 경쟁하면, 사회 공동체에 이 단체들은 사람들의 **구강건강** 필요가 아닌 다른 목표에 초점을 맞춘다는 메시지를 보내게 된다.

치과의사들과 사회 공동체의 관계

치과 전문직업인 단체가 동업자 단체와 그다지 다르지 않다는 인상을 줄 수 있는 두 번째 모습은, 단체로서 그들이 봉사하는 사람들(즉 치과계의 환자들과 사회에서 구강건강 필요가 있는 다른 사람들)과의 관계에 있다.

많은 치과 단체는 환자들과 사회 공동체에 여러 형태의 교육을 하거나 그 교육을 지원한다. 그리고 이 단체 중 일부는 임상의사 진료가 조잡했다거나 심지어 그들에 의해 피해를 보았다는 환자들의 민원을 접수하고 판단한다. 이는 귀중한 서비스이지만, 이 단체가 자신의 전문성에 기초해서 결정을 내리고 이 결정을 치과의사가 아닌 공동체에 전달하는 서비스이기도 하다. 우리 사회의 치과 전문직업인 단체가 그 단체와 환자들 및 그 단체가 봉사하는 다른 사람들 사이의 관계에서도 진료 현장의 치과의사와 환자 사이의 **이상적인 관계** 규범을 반영할 수 있음을 진지하게 고려했다는 증거가 별로 없다.

일부 치과 전문직업인 단체는 시장에 초점을 맞춘 집단을 만들어서 치과의사가 아닌 컨설팅 전문가들과 전문적인 로비스트들을 고용하고, 일부 주 단위 이사회에 치과의사가 아닌 회원들을 임명했다. 그러나 이 책을 기술한 현재, 치과 단체들은 그들이 숙고하는 어떤 사안에서도 좀처럼 **상호소통 모델**과 일치하는 방식으로 그들이 봉사하는 사회 공동체의 의견을 들으려 하지 않고 있다. 이 사안에는 치과의 기술적인 지식이나 실무 경험이 별로 중요하지 않은 사안도 포함된다. 예를 들어, 치과의사에 의한 윤리적인 광고의 적절한 한계는 특히 치과의사가 아닌 사람들이 치과 광고를 어떻게 이해하고 이 광고에 어떻게 반응하는지에 관한 정보가 필요함에도, 그 대화에 치과의사가 아닌 사람들이 좀처럼 초대받지 못하고 있다. 즉, 치과 전문직업인 단체들은 좀처럼 일반 대중을 **상호소통 모델**처럼 의사 결정에서 똑같이 투자하고 (이유는 다르지만) 선택자의 자격이 있다는 의미에서 도덕적으로 대등한 당사자라고 보지 않는다. 달리 말하자면 치과 전문직업인 단체와 사회 공동체의 관계에는 여전히 **길드모델**이 작동하고 있음을 암시하는 증거가 있다.

다양한 전문직업인 단체의 윤리위원회도 마찬가지다. 치과계의 전문직업인 의무를 결정하는 사람들은 치과계와 대화하는 사회 공동체다. 치과의사와 치과 전문직업인 단체의 의무가 의미가 있으려면, 이 의무를 구성하는 내용이 필연적으로 이 대화의 결실이어야 한다고 주장되어왔다. 그런데도 치과 전문직업인 단체가 윤리 문제에 관한 공식 대화를 진행할 때, (치과 전문직업인 단체가 치과의사가 아닌 학계의 윤리 전문가들의 견해를 간헐적으로 고려하는 외에는) 대개 그 대화의 한 쪽 당사자인 치과의사가 아닌 사람을 대표하는 집단이 없다. **상호소통 모델**이 참으로 치과 전문성 보유자와 치과계가 봉사하는 사람들의 이상적인 관계라면, 치과계는 치과 전문직업인 단체를 통해서 치과계와 사회 공동체의 지속적인 대화에 이를 성실하게 적용하는 방안을 진지하게 생각해야 한다.

이 의무가 치과계의 의무일 경우, 위의 제안이 이 의무 이행 방안에 관해 즉각적으로 떠오를 많은 난제를 해결해 주지는 않을 것이다. 확실히 입법부나 선출직 공무원과 같은 사회 공동체 내의 가장 명백한 통로를 통해서 일하는 것만으로 그 필요를 해결할 가능성은 작다. 그러나 세부사항들이 어떻게 해결되든, 저자들은 치과계가 봉사할 책무가 있는 사회 공동체의 대표들을 치과계와의 적극적인 대화로 초대해야 한다고 제안한다.

무엇이 이 대화의 주제가 될 것인가? 많은 주제가 있을 수 있다. 그러나 이 책의 관점에서 가장 중요한 주제는 치과의사와 치과계의 전문직업인 의무의 결정일 것이다. 이 책은 현재 존재하고 있는 이 의무의 내용을 적시하고자 했다. 즉, 이 지속적인 대화에서 현재 윤곽이 그려진 이 의무를 열거하고 틀을 짜고자 한다. 이 책은 이 대화가 훨씬 더 명시적인 대화가 되고 양측을 훨씬 더 의식하는 대화가 되도록 돕고자 한다.

그러나 현재 이해되고 있는 대로의 치과의사 의무와 치과계의 의무를 논의하는 것은 그 과제의 절반일 뿐이다. 다른 절반은 이 의무들의 현재 내용이 그 의무들이 **마땅히 지녀야 할** 내용에 부합하는지 묻는 것이다. 이 질문은 치과계와 사회 공동체가 대화에서 끊임없이 묻고, 사회생활과 전문직업인의 생활이 계속 변할 때마다 물어볼 필요가 있는 질문이다. 그리고 이 모든 대화에서 치과계 대표만이 아니라 치과계가 봉사할 사람들의 대표도 공식적인 역할을 맡을 필요가 있다.

사회 공동체는 치과 단체의 과정과 활동에서 배제되는 데 하도 익숙해지다 보니, 그러한 대화에 초대되고 맡을 중요한 역할이 있다는 사실을 상기해 주면 깜짝 놀랄 것이다. 그러나 그렇다고 해서 전문직업인 단체가 그렇게 할 윤리적 중요성이 감소하지는 않는다. 사실, 사회 공동체가 그렇게 놀라는 것은 치과 서비스의 "최종 소비자"들이 (때때로 교육이나 사법적 결정에서의 수동적인 수령인의 역할이나 다른 부차적인 역할을 제외하면) 치과계 전문직업인 단체의 활동에서 배제되는 데 익숙해져 있다는 점을 명확히 확인해준다. 이런 태도 자체가 사회 공동체에 치과 전문직업인 단체와 동업자 단체가 비슷하다고 생각하도록 자극하지는 않는다. 그러나 그러한 유사점이 나타나는 상황에서는, 치과 전문직업인 단체에 대한 이런 시각이 그런 인상에 도전하기보다는 그런 인상을 지지할 것이다.

치과계가 참으로 사회 공동체에 전문직이라는 인상을 주기 원한다면, 치과계는 사회 공동체와 상호소통하기 위해 열심히 노력할 것이다. 개별 환자들과 잠재 환자들이 대체로 치과의사가 환자의 구강건강(그리고 치과계의 다른 핵심직무수행가치)을 최고의 우선순위로 삼는다고 신뢰하는 것은 별개 문제다. 환자들이 그렇게 믿는다고 해도 치과계 전체가 그렇다는 신뢰로 자동 전환되지는 않는다. 따라서 치과 전문직업인 단체와 치과계 전체의 목표는 참으로 치과계가 봉사하는 사람들의 복지라는 점이 사회 공동체에 명확해질 수 있도록 진정으로 **상호소통하는 관계**를 만들기 위해 사회 공동체와 적극적으로 협력할 필요가 있다.

사례 해설

치과 전문직업인 단체가 동업자 단체와 크게 다르지 않다는 인상을 줄 수 있는 세 번째 모습은 상거래 시장 참여자와의 관계, 특히 재무적 관계에 놓여 있다. 이번 장 서두의 사례는 상거래 시장 관련성을 극단적으로 보이게 고안했다. 왜냐하면, 그 사례의 문제는 중요한 광고 수입을 확보할 제품이 실제로는 수준 이하의 치과진료를 지원하고 이를 가릴 수도 있기 때문이다.

치과 단체는 사실 (관련 법률 위험으로부터 자신을 보호할 뿐만 아니라) 치과계의 직무수행 역량의 책무에 어긋날 제품을 판매하는 상인과의 제휴를 피하는 것이 합리적이다. 그러나 일반 대중이 전시회에 치과 장비와 비품들로 가득한 거대한 진열장, 잠재적 구매자인 치과의사들에게 줄 선물 테이블, 치과 전문직업인 회의 장소의 멋진 환경을 볼 때, 또한 이런 전시회에서 기업들이 치과의사의 마케팅에 초점을 맞춘 별도의 회의를 개최하는 것을 알게 될 때, 그리고 대부분의 치과 전문직업인 단체 저널 광고에서 동업자 단체와 같은 종류의 언어와 치과의사 독자들의 목표가 상인들의 목표와 같다는 것을 알게 될 때 대중이 받게 될 인상 문제를 다루지는 않았다. 이런 시나리오는 모두 치과계에서도 상거래 시장의 사고, 가치평가와 의사결정 방식이 생생하게 살아 있을 뿐만 아니라, 그것이 지배적인 사고, 가치평가와 행동방식임을 암시한다.

물론 치과 전문직업인 단체는, 환자들의 복지와 공동체 전체의 **구강건강**이 주된 목표라고 말한다. 그러나 회원의 이익을 증진하고 소유주나 주주들을 위해 돈을 버는 것을 목표로 하는 많은 단체들 그렇게 말한다. 치과 전문직업인 단체는 모든 행동을 치과계의 윤리규범과 프로페셔널리즘의 토대에서 주의 깊게 평가하고 전문직으로서 치과계를 향한 대중의 견해를 손상하지 않으면서도, 어떻게 재무 목표를 달성할 것인가가 문제다.

서두의 사례에서 최종 결정은 확실히 중요한 기술적 판단들이 **역량** 규범에 일치하게 이뤄지는 데 달려있다. 이러한 기술적 판단들은 캡라이트가 정확히 무엇을 하는지, 그리고 이 제품을 사용하면 치과의사들이 보철물 제작을 위해 환자의 치아를 삭제하는 데 정확히 어떤 영향을 줄지에 관련된다. 그러나 이러한 기술적 판단들은 그 자체로는 이 사례의 질문을 해결하지 못할 것이다.

이 제품이 실제로 치료에 도움이 된다면, 이 접착제를 사용하면 일반의가 보철 전문의에게 환자를 의뢰하는 시점이 이동하거나 진료 현장에서 보조원들에게 맡기는 식으로 직무 수행 표준이 바뀔 수도 있다고 주장하는 부편집장의 말은 옳다. 이는 앞에서 무엇이 사회에서 **구강건강**으로 간주하여야 하는지, 또한 누가 이런 문제에서 전문가로 간주하여야 하는지에 대하여 영향을 미치는 치과계에 의한 역량 있는 직무 수행 결정에 관한 하나의 예다. 그러나 그렇게 되면 그러한 이동이 부적절하다는 부편집장의 주장은 옳지 않을 것이다. 그보다는 환자의 건강이 나쁜 방향으로 중대하게 영향을 받을 것인가, 또는 이익이 다소 상실되거나 합병증 위험이 다소 증가할 경우, 그 부정적인 결과가 치과의료 자원 사용 효율성에서의 이득에 의해 (즉, 특정 종류의 치료에 대해 환자들이 일반의의 치과에서 손쉽게 접근할 수 있게 함으로써) 상쇄될 수 있는가라는 질문이 적절할 것이다. 제시된 사례는 이 문제를 여기에서 결정하기에 충분히 상세한 임상 정보를 제공하지 않는다. 단지 이런 질문의 성격과 윤리적 중요성을 적시할 뿐이다.

다른 한편, 편집국장이 그런 사안에 관한 결정은 오로지 현장의 치과의사들의 손에 달려 있다고 주장하는 것은 옳지 않다. 치과계가 윤리적으로 행동하도록 (이 사례에서는 치과 신제품을 적절하게 평가하도록) 안내하면서 소임을 담당할 의무는 임상 치과의사의 의무다. 그러나 그것은 치과 단체 내에서 관련 역할을 배정받은 사람들에게도 최소한 동등한 의무다. 연구자들과 편집인들 및 직원들에게는 그런 문제에서 특별한 책임이 있다. AJDP 편집장은 혼자서 이런 중요한 판단을 내리도록 위임받지 않았다. 그러나 편집장은 그런 판단에서 중요한 역할을 하도록 위임받았으며, 종종 다양한 평가자들의 의견을 고려해서 치과계에 신상품이 환자들에게 이익이 된다고 해야 할지 아니면 거절해야 할지를 최종적으로 조정할 권한을 위임받았다.

따라서 이 사례는 치과계의 역량에 관해서 및 어떤 기술, 상품과 술식이 치과계에서의 **역량**을 구성하는지 확인함에 있어서 (또는 확인하지 않음에 있어서) 중요한 역할을 하는 사람들에 관한 많은 어려운 문제를 제안한다. 그 사례는 캡라이트에 관한 충분한 기술적 데이터를 제공하지 않기 때문에 질문 중 일부는 여기서 해결될 수 없다. 다른 질문은 그 사례의 세부사항들에 의존하는 것이 아니라, **역량**에 관한 치과계의 의무 이행에 있어서 치과계 안의 다양한 역할들의 상호작용과 무엇을 **구강건강**으로 간주하는가라는 견해에 의존한다. 더 깊이 탐구할 수는 없지만, 개별 치과의사들과 치과계 안에서 그런 특별한 역할이 부여된 사람들은 이 질문을 주의 깊게 성찰할 가치가 있다.

이 사례는 또한 미국 치과보철 협회(ACFRP)와 그 협회지가 치과계가 무엇에 헌신하며 무엇을 대표하는지에 관해 사회 공동체에 보내는 메시지에 관한 질문을 제기한다. 물론 사회 공동체에서 이 단체와 이 저널이 존재한다는 사실을 아는 사람은 별로 없을 것이다. 그러나 치과계의 인테그러티와 프로페셔널리즘 규범은 이 책무는 우연히 대중의 눈에 띄는 치과의사들과 단체들만의 책무라고 말하지 않는다. 모든 치과의사와 모든 치과 전문직업인 단체는 모든 행동에 관해, 치과계가 대변하는지 아니면 의문을 제기하는지 물어볼 의무가 있다.

따라서 ACFRP(또는 다른 치과 전문직업인 단체들)가 주로 보철전문의인 회원들만의 이익과 노력을 위해 존재하느냐라는 질문을 해봐야 한다. (그럴 경우, 예컨대 캡라이트를 사용하면 일반의로부터 의뢰하는 환자 수가 감소할 경우 그 광고 게재는 부적절할 것이다) 편집국장은 부편집장과 대조적으로 이 협회와 협회지는 치과 치료가 어디에서 제공되든 치과 치료의 질을 개선하기 위해 존재한다고 제안한다. 그 광고가 받아들여지면 독자들에게 ACFRP에 관해 어떤 메시지가 소통될 것인가?

협회지의 재무적 안전은 어떤가? 편집국장이 수익성이 좋은 광고 문안을 받아들이면, 생존할 수 있게 되고 독자들에 대한 서비스 전통을 계속할 수 있게 해 줄 것이라고 주장한 것은 환자 복지의 우선성이라는 치과계의 책무에 반하는 말을 하는 것인가? 제품이 환자들에게 해롭지 않을지라도 최소한 직무수행 역량 관점에서 문제가 있다고 판단할 때, 윤리 관점에서 그 광고를 게재해도 되는가? 치과의사의 환자 치료에 큰 도움을 줄 경우, 그 광고를 게재하여 저널이 폐간되지 않도록 보존해 준다면 그 광고 게재가 정당화될 수 있는가? 이 광고를 싣지 않으면 머지않아 이 저널의 연구와 기타 서비스들이 줄어서 환자의 구강건강과 전신건강이 실제로 피해를 보게 될지 모르는데도, 환자의 구강건강과 전신건강의 이름으로 광고 문안을 거절해야 하는가?

우리는 이 질문이 쉬운 질문이라고 주장하지 않는다. (캡라이트에 관한 기술적 데이터가 어느 한 방향을 가리킨다면 답하기가 더 쉬워질 수도 있을 것이다) 여기에서 요점은 단체에 관한 그러한 문제들은 현장에서의 개별 치과의사들의 문제들과 마찬가지로 치과계 전문직 윤리의 중요한 질문이라는 것이다. 치과 단체에서 특별한 역할을 맡은 치과의사들만이 아니라 모든 치과의사는 이 문제에 대해 심사숙고해야 한다. 왜냐하면 치과계의 미래는 현장의 개별 치과의사나 집단이 여전히 전문직으로 간주되는 것이 옳다는 메시지를 통해서 치과 전문직업인 단체와 동업자 단체가 별로 다르지 않다는 인식과 현장의 치과의사는 전문적인 환자 치료보다는 상거래 시장 관계에 더 많이 참여하는 것으로 보인다는 인식을 확실히 반박하는 데 달려있기 때문이다.

15

정체성 형성과 치과계의 미래 : 프로페셔널리즘 또는 상업주의

1장에서 치과의사나 치과대학생이 내리는 결정은 "의무"와 "당위"에 관한 질문뿐 아니라 "나는 어떤 치과의사인가? 나는 어떤 치과의사가 되기를 원하는가? 나는 어떤 사람인가? 나는 어떤 사람이 되기 원하는가?"와 같은 질문과도 관련이 있음을 지적했다. 독자들에게 이런 질문의 중요성을 상기시키기 위해 이 책 전체에서 프로페셔널리즘에 호소했다. 그리고 **프로페셔널리즘**에서의 성장에 관해 몇 가지를 제안했다. 이런 질문에 관한 성찰이 전문직업인으로서 어떻게 살고 어떻게 직무를 수행할 것인가에 점점 더 중요해지고 있다. (모든 치과의사와 모든 치과대학생이 치과 전문직업인으로 계속 성장하도록 할 뿐만 아니라) 치과계의 미래를 위해, 이 마지막 장은 프로페셔널리즘에서의 정체성 형성에 초점을 맞출 것이다.

프로페셔널리즘은 1장에서 치과계의 존경할 만한 구성원들의 삶과 직무수행을 특징짓는, 내면화되고 습관적인 사고방식과 행동방식이라고 했다. 이는 장기 목표를 식별하는 열망을 담은 개념이다. 그렇다고 지금은 아니고 나중 차차 주의를 기울여야 한다는 의미가 아니다. 오히려 치과대학 입학 첫날(또는 그 전)부터 전문직업인 경력의 마지막 날까지 성찰하고 적극적으로 열망해야 할 대상이다. 그러나 목표로서의 프로페셔널리즘이 치과대학생에게 의미하는 내용은 새내기 치과의사나 숙련된 치과의사에게 의미하고 질문하는 바와는 다르다.

이번 장은 개인적으로 그리고 전문직업인으로서 이러한 발전 단계에서, 목표로서의 프로페셔널리즘이 의미하는 바와 질문하는 내용을 설명할 것이다. 또한, 다음 단계로 옮겨갈 준비를 하기 위해 각 단계에서 배우고 실천하고 습관으로 변화시킬 필요가 있는 것을 설명할 것이다. 그 과정의 각 단계와 관련이 있는 프로페셔널리즘의 성장에 대한 가장 명백한 몇 가지 도전을 제시할 것이다.

이러한 도전은 치과계의 윤리 규범과 프로페셔널리즘의 책무에 반하는, 경쟁적 시장에서 유래된 사고방식, 가치평가, 행동 특징 등과의 대조적 관계에 관련된다. 프로페셔널리즘의 성장이라는 주제와 관련해서 두 가지 이유로 대조가 중요하다. 첫째, 1990년대 이후 치과의 지형이 많이 달라졌다. 치의학 이론과 기술에서의 변화 중에는 치과의사가 환자의 치과 필요에 대응할 수 있는 능력을 크게 향상시킨 변화도 있다. 그러나 많은 변화에는 상거래 시장의 태도와 활동도 포함되어, 이들이 전문적인 치과 치료 공급과 긴밀하게 결합했다. 이런 변화는 프로페셔널리즘 성장의 모든 단계에 있는 치과의사들에게 새로운 도전을 주었다. 이로 인해 치과의사는 어떻게 사회 공동체에 대한 치과계의 윤리적 책무에 충실할 수 있을지에 대해, 더 주의 깊게 더 자주 생각해야만 했다. 또한, 더 긴박하게 "상거래 시장이 내 직무수행에 미친 영향이 사회 공동체에 어떤 메시지를 보내는가?"라고 질문해야 했다. 왜냐하면 치과계의 전문직으로서의 권위와 지위는 사회 공동체가 계속해서 치과계의 프로페셔널리즘과 시장의 상업주의 사이에 현격한 차이가 있다고 생각하는 데 의존하기 때문이다.

치과계의 윤리 규범과 프로페셔널리즘에 대한 책무와 경쟁적인 상거래 시장의 사고, 가치평가, 행동 방식의 차이를 강조하는 두 번째 이유는 이 책이 치과대학생들에게 윤리와 프로페셔널리즘을 가르치는 데 사용될 가능성이 있기 때문이다. 따라서 치과계의 현재와 최근의 과거를 살펴볼 뿐만 아니라, 치과계의 미래에 대해서도 고려해야 한다.

성장해 가고 있는 사람들은 복잡한 사회적 역할에서 그 역할을 효과적으로 수행하는 데 필요한 기술적인 기량 학습, 습관화에 초점을 맞추는 경향, 윤리 및 행동과 관련해서 이미 자리 잡은 사람들의 관행을 그런 일의 수행 방식으로 여기는 경향이 강하다. 그러나 오늘날 미국의 치과계에는 엄밀하게는 치과계의 윤리규범을 위반하지 않지만, 사회 공동체에 상업적 메시지를 보낼 심각한 위험이 있는 많은 직무수행 패턴들이 있다. 치과계에 진입하는 치과의사, 직무수행 초기의 치과의사, 노련한 치과의사들 모두 이 문제를 진지하게 생각하고 이 문제를 어떻게 다룰지를 주의 깊게 생각할 필요가 있다. 왜냐하면 치과계의 전문직으로서의 권위와 지위는 치과계의 프로페셔널리즘과 시장의 상업주의 사이에 현격한 차이가 있다고 사회 공동체가 계속해서 생각하는 데 달려있기 때문이다.

지금은 모든 전문직에 도전이 되는 시기인데, 치과계는 특히 그렇다. 치과 프로페셔널리즘 안에서 성장하기 원하는 사람은 누구나 자신의 발전 너머를 바라보고 자신의 행동이 치과계의 미래에 어떤 영향을 줄지 주의 깊게 성찰하는 법을 배울 필요가 있다. 치과계에 프로페셔널리즘에 대한 묘사를 보고 자신은 영원히 거기에 드달할 수 없다고 결론을 내리는 사람이나, 윤리와 프로페셔널리즘에 대한 치과계의 책무에 관한 관심이 없이 이 직종에 들어온 사람이 있다면, 그들도 이러한 도전들을 심각하게 받아들여야 한다. 그들이 미래에 계속 직무를 수행할 치과계가 남아있기를 바란다면 말이다

검토할 사례 : 익사의 공포

조나단 레빈손은 최근에 닥터 나단 실버만의 치과에 온 8세의 환자다. 조나단이 네 살 때 처음으로 치과에 갔을 때부터 2개월 전까지 조나단의 치과의사는 젊은 소아 치과의사 닥터 에드윈 사무엘스였다. 조나단의 부모는 닥터 사무엘스가 배려심이 있고 동정심 있는 사람임을 발견하고, 어느 이웃이 그를 추천해 줬기 때문에 조나단도 닥터 사무엘스와 쉽게 친해지리라고 생각했다. 그러나 조나단은 처음 내원했을 때브터 닥터 사무엘스가 "비열"하고 "나를 좋아하지 않는다."고 한다. 조나단은 검진하러 갈 떠마다 완강히 저항하고, 그의 부모는 조나단을 치과에 데려가기 위해 큰 고생을 한다. 치과에서의 통상적인 진단과 스케일링은 끔찍하고, 수복 작업을 할 때에는 조나단의 부모 중 한 명이나 둘 다 치료 의자에 그를 붙잡아야 한다. 결국, 특별히 힘들었던 어느 날 닥터 사무엘스는 그들에게 닥터 실버만을 찾아가라고 추천한다.

닥터 사무엘스는 조나단의 부모에게 이렇게 설명한다. '닥터 실버만은 제 영웅 중 한 분입니다. 그분은 제가 어렸을 때 젊은 소아 치과의사였는데 제 부모님이 저를 그분에게 데려갔죠. 저는 어릴 때 치과의사들을 힘들게 하지 않았지단, 성인이 되자 아이들에게 접근하는 특별한 재능이 있는 치과의사가 필요하다는 것을 알게 됐죠. 닥터 실버만에게는 그 재능이 있습니다. 제가 소아 치과의사가 된 건 그분 때문이기도 합니다. 저는 종종 그분을 생각하며 언젠가는 저도 그분처럼 아이들을 도와 줄 수 있게 되기를 희망합니다. 저는 그분이 조나단을 도와줄 수 있는 방법을 안다고 확신합니다."

조나단의 엄마는 닥터 실버만의 접수 직원에게 닥터 사무엘스가 그들에게 닥터 실버만에게 가보라고 추천했으며, 닥터 사무엘스는 조나단이 착하기는 하지만 다루기 "어렵다"고 했다고 말한다. 닥터 실버만은 닥터 사무엘스에게 전화해서 조나단에 관해 얘기한다.

닥터 사무엘스는 이렇게 말한다. "조나단의 부모는 치과에 대해 매우 불안해합니다. 저는 그들이 부지중에 아이가 치과에 발을 들여 놓기도 전에 그 불안을 물려 준 것으로 생각합니다. 그 아이는 처음부터 의심이 많았습니다. 제 모든 환자에게 그러듯이 여러 가지를 설명하고, 그 아이가 치료 의자에서 긴장을 풀게 하려고 할 수 있는 모든 노력을 다했습니다. 그러나 그 아이가 첫날부터 앙심을 품었다고 생각합니다."

그 아이는 단지 입을 검사하려고만 해도 입을 꽉 다물고, 고개를 돌리고, 심지어 팔로 저를 밀쳐내곤 했습니다. 스케일링할 때에는 정말 가관이었습니다. 그 아이가 실제로 조이스를 밀쳐내지는 않았지만, 그것은 아마도 그녀가 여성이었기 때문일 겁니다. 하지만 조나단은 그녀의 도구가 어느 조직에라도 닿으면 고래고래 악을 써대곤 했습니다. 그 아이의 구강위생 상태는 그다지 좋지 않았지만, 다행히도 수복 작업을 많이 할 필요는 없었습니다. 그 아이의 치아는 아주 튼튼한 것이 분명합니다. 그러나 수복 작업이 필요할 때에는 조나단이 계속 저항해서, 마침내 저는 포기하고 그의 부모 중 한 명(한 번은 두 명 모두)에게 진료실에 들어와서 그 아이를 진정시키게 해야 했습니다. 그리고 제가 일을 마칠 수 있도록 그 아이를 꼭 붙들고 있게 한 적도 여러 번 있습니다. 그런 일을 몇 번 겪고 난 뒤에 (그리고 조나단은 이제 여덟 살이니 더 잘 이해하고 자제할 수 있을 테니) 저는 그 아이를 선생님께 보내는 게 좋겠다고 생각했습니다. 그 아이는 지금의 저보다 훨씬 경험이 많은 분을 필요로 합니다."

닥터 실버만은 이렇게 말한다. "알겠네. 확실히 그 아이를 도울 수 있는 다른 방법을 찾아낼 필요가 있겠군. 그 아이의 진료 기록을 보내줘서 고맙네. 내일 오후에 그 아이를 볼 거라네."

닥터 사무엘스는 이렇게 말한다. "조나단 일이 잘 풀리기 바랍니다. 아무튼, 저는 조나단이 선생님과 새로 시작하는 것이 좋은 방법이라고 생각합니다, 그리고 그 아이는 아주 영리한 아이입니다. 하지만 선생님은 제가 아는 최고의 소아 치과의사시니까 일이 잘 풀릴 것으로 생각합니다."

닥터 실버만은 이렇게 말한다. "칭찬 고맙네. 최선을 다하겠네."

조나단이 처음 내원할 때 닥터 실버만은 대기실에서 조나단을 만나 조나단과 그의 아빠와 악수하고 조나단을 자기 방으로 들어오라고 초대한다. 그는 이렇게 말한다. "이 의자에 앉아서 얘기하면 더 편안할 거다. 다른 것에 관해 얘기하기 전에 네가 치과에 대해 어떻게 생각하는지 듣고 싶구나."

조나단은 치과의사들에 대해 별로 좋게 생각하지 않는다. 닥터 실버만은 조나단에게 규칙적인 치과 자기 관리에 대해 어떻게 생각하는지, 그리고 치통을 앓은 적이 있는지, 치통을 앓은 적이 있다면 그 치통이 어땠는지 묻는다.

조나단은 두어 번 치통을 앓은 적이 있는데, 자기는 치통이 싫었고 닥터 사무엘스의 치료가 통증을 그치게 했음을 인정한다. 그는 칫솔질 해야 한다는 것을 알고 있지만, 음식 외에는 아무것도 자기 입에 닿는 것을 싫어해서 아빠나 엄마가 지켜보고 있을 때만 칫솔질을 한다고 말하고 입을 다문다.

닥터 실버만은 이렇게 묻는다. "입에 칫솔이 닿으면 아프니? 아무리 입이 작은 사람도 대개 그것이 문제가 되지 않기 때문에 그렇게 물어보는 거란다. 칫솔질이 왜 싫은 거니?"

조나단은 이렇게 말한다. "네 살 때 호수에서 친구들과 놀다가 선착장에서 떨어져 물에 빠져 죽을 뻔했어요. 뭐든지 제 입을 막으면 그 일이 생각나서 놀라 입을 닫게 돼요. 정말 무서웠어요. 물속에 오랫동안 있었는데, 숨을 쉴 수 없었어요."

닥터 실버만은 이렇게 말한다. "아이고! 정말 놀랐겠구나? 어떻게 구조되었니? 부모님이나 다른 누군가가 뛰어들어서 꺼내 주었니?"

"부모님은 그 일을 몰라요. 제가 나왔을 때(저는 선착장 통나무를 붙잡고 올라왔어요) 거의 물에 빠져 죽을 뻔 했다고 소리를 질렀더니 친구들이 놀려댔어요. 그래서 선생님에게 말하기 전에는 아무에게도 말하지 않았어요. 친구들은 물이 제 허리 높이밖에 되지 않는다고 말했어요. 하지만 저는 몸을 하도 깊숙이 숙이고 있어서 물에 빠져 죽는 줄 알았어요. 일어서기만 하면 됐는데 말이죠. 친구들은 그게 우습다고 생각했어요. 그래서 아무에게도 그 일을 말하지 않았어요. 정말 무서웠어요. 하지만 그 말을 하면 친구들처럼 모두 웃을 거로 생각했어요."

닥터 실버만은 이렇게 말한다. "나한테 그 말을 해 줘서 고맙다, 조나단. 나는 물이 얼마나 깊었든 네가 얼마나 놀랐을지 이해할 수 있단다. 숨을 쉴 수 없다는 건 사람에게 생길 수 있는 가장 무서운 일이지. 친구들이 너를 놀려 댄 건 정말 유감이다. 걔들은 자기에게 그런 일이 일어났다면 절대 웃지 않았을 거야. 너를 놀려더다니 참 치사한 짓이야."

조나단은 이렇게 말한다. "저도 그렇게 생각했어요. 하지만 저는 아무에게도 말할 수 없었어요. 사람들이 자기가 그랬더라면 이해했겠지만, 저는 다른 사람들 모두 저를 놀릴 거로 생각했어요."

"내가 가지고 있는 작은 칫솔들로 시험해 보겠니? 아무도 모르게 시험해볼 수 있는 이곳에서 여러 칫솔을 써보고, 네가 편안해하는 칫솔을 발견할 수 있다면 그걸 집에 가져가서 쓰면 될 거야. 그러면 아무도 네가 숨 막힐까 봐 걱정한다는 걸 모를 거야. 좋은 생각인 것 같지 않니?"

조나단은 동의하고 닥터 실버만을 따라 진료실 중 한 곳으로 들어간다. 닥터 실버만은 다양한 크기와 형태의 칫솔 상자를 꺼낸다. 조나단은 칫솔 몇 개를 시험해보고 자기에게 편안한 칫솔을 발견한다. 닥터 실버만은 조나단이 최근에 규칙적으로 칫솔질을 하지 않았기 때문에, 조나단이 얼마나 잘해야 하는지 빨리 알아보도록 치료 의자에 앉아 주겠느냐고 묻는다. 닥터 실버만은 이렇게 말한다. "네 입에 어떤 도구도 집어넣지 않을 거야, 약속할게. 네가 입을 크게 벌리기만 하면 내가 살펴볼게." 조나단은 의자에 올라가 입을 벌린다.

"음, 보이는 곳은 다 괜찮아 보이는구나. 한번 보겠니?" 그는 조나단이 크게 벌린 자기 입을 볼 수 있도록 조나단에게 거울을 준다.

닥터 실버만은 "이제 내 방에서 네게 뭔가를 보여주고 싶구나."라고 말한다. 그들은 더 편안한 의자로 돌아간다. "네가 거울에서 본 것이 바로 내가 들여다본 것이란다. 그것은 이 치아 모형과 비슷하지. 이 모형에는 뺨이 없다는 것만 제외하면 말이야. 하지만 뭔가를 부탁하자꾸나. 치아의 뒤쪽을 한 번 보겠니?"

조나단이 손을 내밀어 모형을 돌려 보려 하자 닥터 실버만은 웃으며 이렇게 말한다. "너는 지금 이 환자의 머리 뒤쪽을 통해서 보고 있단다. 나는 지금까지 그렇게 해서 치아 뒤쪽을 볼 수 있는 환자를 본 적이 없단다. 어떻게 생각하니?"

조나단은 이렇게 말한다. "모르겠어요."

"너는 치과의사가 치아의 뒤쪽을 볼 수 있으면 좋겠다고 생각하니?" 조나단은 이렇게 말한다. "네. 치아 뒤쪽에 문제가 있을 수 있으니까요"

닥터 실버만은 소아용 구강 거울을 집어 들고 이렇게 말한다. "맞아. 이제 다른 걸 보여줄게. 이 거울은 네가 선택한 칫솔보다 작지만, 네가 치아 뒤쪽의 대부분을 볼 수 있게 해준단다. 한 번 해볼래?"

조나단은 그 거울을 사용해서 모형 치아의 뒤쪽을 살펴본다. 닥터 실버만은 이렇게 말한다. "얘야, 네가 다음번에 올 때는 네 치아 뒤쪽이 잘못된 게 없는지 확실히 알 수 있도록, 내가 이런 거울을 사용해서 네 치아 뒤쪽을 봐도 되겠니?"

조나단은 이렇게 말한다. "보고 싶으면 지금 보셔도 돼요." "정말?"

"네. 하지만 다른 방의 이상한 의자에 앉아야 하나요? 거기에서는 괴상한 냄새가 나요."

닥터 실버만은 이렇게 대답한다. "괜찮다면 그렇게 하자. 나도 그건 이상한 의자이고 그 방은 괴상한 냄새가 난다는 걸 알아. 그 냄새는 방을 청소하는 소독제 때문이고, 그 의자에는 네 입을 보기 위해 사용할 수 있는 특수한 전등이 있단다. 일반 방들의 전등들은 네 입안을 충분히 비춰주지 못하거든."

그들이 진료실로 돌아가 닥터 실버만이 그 거울로 조나단의 치아를 검사하고 자기가 발견한 것을 자세하게 기록한다. 조나단의 구강은 스케일링할 필요는 있지만 당장 주의를 기울일 필요가 있는 다른 사항은 없다. 닥터 실버만은 이렇게 말한다.

"이 캐비닛에는 더 많은 도구가 있는데, 모두 네 칫솔보다 작단다. 네가 집에서 시험해 보고 괜찮겠다고 생각되면, 다시 와 주지 않겠니? 그러면 내가 그 중 몇 가지가 네 치아를 검사하는 데 도움이 되는지 보여 줄 수 있단다."

조나단은 고개를 끄덕인다.

"그래, 돌아와서 내가 이 도구들을 어떻게 사용할 수 있는지 보고 싶다는 거지? 이건 치아를 특별히 스케일링할 때 쓰는 거란다. 아마 이런 걸 전에 본 적이 있을 거야. 다음번에 돌아올 때 네가 그 도구에 편안해하면 네 치아를 스케일링하면 좋겠구나. 그리고 충치가 또 생기지 않도록 예방하는 것에 관해 얘기할 수 있을 거야 하지만 너를 불편하게 하거나, 네가 모르거나, 무얼 하려는지 네게 말해주지 않고는 아무것도 네 입안에 넣지 않겠다고 약속할게. 그러면 한두 주 뒤에 시험해 볼 수 있도록 돌아올 수 있겠니?"

조나단은 고개를 끄덕이더니 손에 있는 칫솔을 바라보고 한참 동안 생각한다. 그러고 나서 이렇게 말한다. "좋아요. 하지만 선생님 방에서 안락의자에 앉아서 얘기해도 되나요?"

닥터 실버만은 그렇다고 말한다.

두 달이 지난다. 조나단은 치과에 네 번 내원한다. 그는 스케일링, 실란트, 유치 어금니 중 하나에 작은 수복 치료를 받는다. 구강위생 상태는 이제 아주 좋고, 내원할 때마다 학교, 스포츠, 우표 수집 등 여러 관심사와 언젠가는 수영을 배우고 싶다는 희망 사항에 대해 닥터 실버만과 편안하게 얘기한다.

프로페셔널리즘에서의 정체성 형성 : 첫 단계

프로페셔널리즘은 해당 직종의 존경할 만한 구성원들의 삶과 직무수행을 특징짓는, 내면화되고 습관적인 사고방식과 행동방식이다. 그것은 치과대학생이 치과대학에 다니는 4년 동안 달성할 수 있는 것이 아니다. 사실 가장 열심히 공부하는 학생이라 할지라도 미래에 달성할 수 있는 사항이다. 더욱이, 치과대학생은 졸업하고 감독을 받지 않고 직무를 수행할 권한을 부여받는 데 필요한 정보를 배우고 기술 역량을 개발하는 데 많은 시간과 주의력을 집중한다(또한, 그래야 한다). 그러나 그렇다고 해서 치과대학생은 프로페셔널리즘에서 성장하기에 관해 아무것도 할 필요가 없음을 의미하지는 않는다. 모든 치과대학생이 갓 졸업한 초심자인 치과의사의 프로페셔널리즘을 특징짓는 "다음 단계들"에 준비되기 위해 취할 필요가 있는, 프로페셔널리즘에서의 성장 과정의 몇 가지 "첫 단계들"이 있다. 이러한 "첫 단계들"에는 다음과 같은 다섯 가지가 있다. (1) 이상적으로는 치과대학에 입학하기 전에 발생하는 예비 단계 (2) 사실에 대해 배우는 단계 (3) 습관 형성 단계 (4) "탐색"과 성찰 단계 (5) 이상적으로는 학교를 졸업할 때까지는 습관이 되기 시작한 자기평가 단계.

예비 단계는 치과계나 기타 직종에서 **자신이 하는 서약을 준수할 개인적인 윤리적 책무**를 확립하기 위해 노력하게 될 사람을 위한 것이다. 전문직업인이 된다는 것은 사회 공동체(및 그 직종의 다른 구성원들)에 그 직종의 윤리 기준에 따라 행동하겠다고 서약하는 것이다. 독립성이 있는 직업을 가지기 원하고, 사람들과 잘 어울리며 사람들을 도와주기를 좋아하고, 잘 살기 원해서 (또는 이런 이유가 결합하여서) 치과대학에 들어가지만, 자신이 하는 서약을 지키지 않으려는 사람은 치과의사가 될 수 없다. 그들이 무난하게 치과대학 과정을 마치고, 졸업하고, 면허를 취득하고, 직무를 시작할 수 있을지도 모른다. 그러나 이 사람은 전문직업인이 아니고, 따라서 치과의사가 아닐 것이다. 왜냐하면 전문직업인은 사회 공동체에 특정 방식으로 살고 직무를 수행하겠다고 서약하는 사람인 바, 치과의사는 치과계의 윤리규범과 프로페셔널리즘에 대한 치과계의 책무에 따라 살고 직무를 수행하기로 서약하는 전문직업인이기 때문이다.

확실히, 이 예비 단계를 마치지 않고서 치과대학에 들어온 학생은 자신이 참으로 전문직업인과 치과계의 구성원이 되기 원하는지 진지하게 생각해 볼 필요가 있다. 치과 전문직업인이 되고 싶으면, 개인적인 윤리 서약을 하는 것이 무엇인지, 그 서약을 지키기 위해서는 무엇이 필요한지를 배우는 것이 그 학생의 첫 번째이자 가장 중요한 목표가 되어야 한다. (그리고 그런 것들을 배우는 데 다른 사람의 도움이 필요하면, 즉시 그 도움을 찾아야한다)

학생, 그리고 함께 공부하고 함께 학습하는 학생 집단의 구성원이 되는 것에 걸맞은 윤리 기준을 공부하는 것은 이 책의 범위를 넘어선다.[5] 그러나 그런 기준이 있기에, 그 기준에 따라 살고 그 기준에 따라 배우지 못하는 것은 서약을 얼마나 진지하게 지킬 것인가에 대한 징후일 수도 있다. 관련된 이유로, 그 서약은 그 학생이 참으로 전문직업인이 되기 위한 전제조건이기 때문에, 그 학생에게 그런 서약에 일치하는 반응의 틀을 형성해주기보다는 학생의 부족함을 처벌하기만 하는 학교는 건설적으로 이끌 기회를 놓치고 있다.

5) 미국 치과대학생협회(American Student Dental Association, https://www.asdanet.org)에서 제공하는 White Paper on Ethics & Professionalism in Dental Education을 참조하라. 역자 주.

이 "예비 단계"가 갖춰지면, 사실에 대해 배우는 단계, 즉 치과계의 **윤리 최소기준**을 배우기 시작할 준비가 된다. 윤리의 최소 기준이 무엇인지 모르면 윤리 최소 기준에 부합하는 습관을 형성할 수 없으므로 **사실에 대해** 배우는 이 단계(즉, 정체성 형성에서의 다음 단계)가 필요하다. 또한, 치과계의 최소한의 윤리적 기대가 무엇인지 모르면 직무수행 상황에서 복잡한 윤리 문제들을 이해하거나, 상황에 대응하기 위한 보다 복잡한 윤리적 습관들을 계발하기 위한 지적 배경을 갖지 못할 것이다.

많은 사람 (많은 전문직업인과 불행하게도, 전문직 윤리 교육에 관여하는 많은 사람을 포함한다)이 윤리는 간단하며, 윤리적인 습관은 간단하게 계발될 수 있다고 오해한다. 치과 직무수행에서 발생하는 윤리 문제들에 관해 주의 깊게 생각해 본 적이 있는 사람이라면 경험상 알고 있는 바와 같이, 이것은 터무니없는 생각이다. 치과계 윤리 최소 기준의 **일부** 진술 중 **일부**만 간단할 뿐이다. 그런 예들은 미국치과의사협회의 **윤리 원칙과 전문직 윤리강령**(이후 'ADA 강령'이라 함) 및 다른 치과 단체의 강령과 이 책에서 찾아볼 수 있다. 그러나 그 윤리강령이나 이 책에 나오는 많은 윤리 최소기준들은 간단하게 진술될 수 없다. 예컨대, 이 책에서 **상호소통 관계**, 치과계의 **핵심직무수행가치**의 순위, **환자 복지의 상대적 우선 순위**에 대해 가정해보자. 이런 사항은 최소한의 윤리기준이지만 간단하게 진술하기에는 너무 복잡하다. ADA 강령 섹션 4.C, "**정당화할 수 있는** 비판"에 나오는 "정당화할 수 있는"이라는 말이 어떻게 이해되어야 하는가? 전혀 간단한 개념이 아니다. 무엇을 전문직업인 선언의 규범 5-E에 나오는 "허위 또는 오도하는"으로 간주하는지도 쉽게 알 수 없다.

실제로 치과계의 윤리 최소기준에 대한 사실에 대해 적절히 이해하는 것만 해도, 즉 치과계의 윤리 최소기준이 요구하는 바가 무엇이고 치과 임상에서 윤리적으로 가장 간단한 임상 상황과 관련해서 요구사항과 진술하는 단어들이 무엇을 의미하는지 배우는 데에도, 참된 노력과 실제 사례에 대한 상세한 토론과, 이상적으로는 왜 치과계와 사회 공동체가 대화를 통해 치과의사들이 이 규범을 실천하도록 정했는지에 대한 이유를 파악하고 검토하는 것들이 필요하다.

프로페셔널리즘에서의 정체성 형성 과정의 "첫 번째 단계들"의 세 번째 구성 요소는, 일단 환자를 진료하게 되면, 학생들은 최소 윤리기준에 일치하게 행동해야 할 뿐만 아니라, 그들의 행동이 습관에 의해 믿을 수 있게 형성되도록 의도적으로 **윤리적인 습관**을 형성하기 시작해야 한다는 것이다. 즉 치과대학생들이 최소 윤리기준이 무엇이며, 치과 임상의 가장 간단한 사례에 어떻게 적용되어야 하는지 이해하는 것으로는 충분하지 않다. 그에 따라 행동하는 습관을 형성하기 시작할 필요가 있다.

치과 교육은 치과대학생이 안전하고 효과적인 환자 진료를 위해 필요한 기본적인 기술적 지식과 기량을 **습관화하도록** 의도적으로 고안한다. 이유는 이런 지식과 기술이 습관화될 때만 자기 앞에 있는 특정 환자와 구강의 기술적 필요에 실시간으로 적절히 대응할 수 있기 때문이다. 치과계의 최소 윤리기준에 따른 삶과 직무수행의 윤리적 습관 형성도 마찬가지다. 학생의 직무수행의 습관적인 측면이 될 때에만 그 학생이 실시간으로 앞에 있는 특정 환자를 보살피고 그 상황에 적절히 대응하라는 윤리적 요구에 적절히 대응할 수 있기 때문이다. 그런 습관을 계발하려면 전문직업인의 정체성 형성을 위한 이러한 첫 번째 단계들의 다섯 번째 요소를 구성하는 자기평가뿐 아니라, 시간과 실천이 필요하다. 따라서 여기에서 목표는 의도적으로 **윤리적인 습관들**을 형성하기 **시작**하는 것이다. 학생들이 졸업할 때까지 이 과정을 완전히 끝내기는 불가능하기 때문이다.

치과대학생 프로페셔널리즘에서 정체성 형성의 네 번째 요소는 의도적으로 치과의사(또는 다른 사람들) 중에서 "탐색"해서 그 학생에게 프로페셔널리즘의 존경할 만한 예를 보여주는 사람을 찾아내고, 이런 사람들 그리고/또는 그들의 치과 직무수행의 어떤 측면이 존경할 만한지에 대해 "숙고"하기 시작하는 것이다. 자신이 프로페셔널리즘에서 성장하기 위해 장기적으로 모방하고, 적절할 경우 습관화할 특징들에 대한 실제 기억뿐만 아니라 상상의 "그림"을 축적하기 시작하는 것을 목표로 한다. (윤리적으로 부적절한 행동의 예를 보여주는 사람을 향해 분노하기보다는 동정하면서 이런 식으로 심사숙고하는 것도 프로페셔널리즘이 무엇을 요구하는지에 대한 학생의 이해를 강화할 수 있다. 그러나 성장에는 긍정적인 사례가 부정적인 사례보다 더 건설적이다)

치과대학에서 가르치고 관리하는 사람들이나 다른 자격으로 치과대학생들과 교류하는 사람들은 미래 치과의사들의 성장의 이 요소에 민감해야 한다. 항상 칭찬할만한 역할 모델이라고 가정하는 것은 아마도 그 사람이 역할 모델이 아니라는 징후이기는 하지만, 학생들이 지켜보고 있을 뿐만 아니라, **지켜보고 기억해야** 할 것이라는 점을 언제나 명심할 가치가 있다. 이 점은 교수진, 관리자, 그리고 기타 직원들이 의도적으로 자신의 행동에 주의를 기울이고, 학생들이 채택하기를 바라는 것과 동일한 윤리 기준과 목표에 자신이 일치하는지 자문하도록 동기를 부여해야 한다. 같은 이유로, 교수진, 직원, 특히 관리자들이 기억해야 할 것은, 그 기관과 정책들이 학생들을 대하는 방식 또한 그들이 학생들에게 윤리와 프로페셔널리즘에 관해 배우기 바라는 모델이 되어야 한다는 점이다.

치과대학생 프로페셔널리즘에서 정체성 형성의 "첫 번째 단계"의 다섯 번째 요소는 자기평가 단계로, 이상적으로는 치과대학을 졸업할 때까지는 이 요소가 습관이 되어야 한다. 치과의사의 경력 전체를 통한 프로페셔널리즘에서의 추가적인 성장은 모두 이 요소에 달려 있어서, 자기평가는 다섯 가지 요소 중 가장 진취적인 요소다. 자기평가 활동은 규칙적으로 (최선의 결과를 내려면 매일) 멈춰 서서 자신이 치과 전문직업인의 삶의 이 단계에서 전문직업인의 성장의 네 가지 요소를 얼마나 효과적으로 달성하고 있는지 질문하는 것이다. 프로페셔널리즘에서의 성장에 성실한 학생은 자신이 실무에서 채택할 최소 윤리기준을 얼마나 잘 배우고 있는지, (지난 번 평가 이후) 그 최소 윤리기준에 부합하는 것을 얼마나 성공적으로 습관화하고 있는지, 그리고 프로페셔널리즘의 모범들을 탐색하고 배운 바를 숙고함으로써 무엇을 배우고 있는지를 규칙적으로 평가할 것이다.

또한, 이 자기평가 활동을 습관화하는 것 자체가 프로페셔널리즘 성장의 첫 번째 단계 목표이기 때문에, 그 학생은 자기평가 노력과 그에 따른 자아비판과 자기 칭찬을 규칙적으로 평가할 필요가 있다. 자기평가 노력에 대한 자기평가는, 특히 성공적인 성장과 생산적인 자체 교정 및 긍정적인 지속이라는 적절한 경험에 의해 강화될 경우, 치과대학을 졸업할 때까지는 (죄책감을 낳는 것이 아니라) 참으로 건설적인 자기평가가 그 학생의 습관이 될 수 있다. 왜냐하면, 매일 활동의 압력으로 인해 그 학생의 삶에서 이 정기적인 자기평가가 일시적으로 사라지면, 자기평가와 그 이익이 상실될 것이고 이를 다시 시작할 필요가 있기 때문이다.

치과대학에서 전문직 윤리와 프로페셔널리즘을 가르치는 사람들은 젊은 치과의사들이 자기평가, 자아비판과 자기 칭찬 기술을 배우도록 도와주는 것의 중요성에 주의를 기울여야 할 것이다. 많은 젊은 성인들은 처벌적인 맥락이나 최소한 자신의 잘못에 대한 죄책감을 떠나서는 이런 기술을 배울 기회가 거의 없다. 이런 기술에 대한 훈련을 격려하는 환경에서 제공하면, 이 기술을 배우는 사람이 독립적으로 치과를 운영할 때, 그리고 그런 문제에 관해 다른 사람과 대화하기 어려운 환경에서 매우 유용할 것이다.

치과대학에 다니는 동안 이 다섯 가지 요소에서 성장하는 데 대한 가장 직접적인 도전은 졸업하고 감독 없이 직무를 수행할 수 있는 면허를 취득하는 데 필요한 기술적 정보와 기량을 습득해야 한다는 압력이다. 오늘날의 치과대학 교육은 매우 비싸며, 대부분의 치과대학생은 졸업해서 빚을 갚기 훨씬 전부터 거액의 부채 부담을 느끼기 시작한다. 또한, 이런 우려 외에도, 졸업한 뒤에 진료를 수행할 좋은 자리를 위한 희망(및 그런 자리를 발견하는 어려움)이 더해진다. 이런 요인은 확실히 치과 시장에서 성공하기 위한 압력과 관련이 있으며, 치과대학 학생들은 종종 그런 압력을 경험한다. 졸업 후에 자리를 잡은 뒤에도 시장에서의 성공이라는 또 다른 도전에 대해 치과대학에서 가르치는 임상의들이 들려주는 이야기를 듣다 보면, 학생들은 (기반을 잡을 수 있을지는 모르지간) 최소한 기반을 잡을 때까지는 프로페셔널리즘에서의 성장을 뒷전으로 미뤄 둬야 한다고 생각할 것이다.

따라서 프로페셔널리즘에서의 자아정체성을 형성하기 위한 치과대학생의 노력은 곧 직면하게 될 치과대학 외부로부터의 압력과 현재의 부채에 대한 부담감에 의해 실패하게 될 운명에 처해 있다고 보일 수도 있다. 이런 압박을 깊이 체험하기 전에 치과대학생이 4년 동안의 재학 기간에 충분한 지식과 윤리적인 행동 실천 습관, 그리고 자기평가와 정체성 형성 습관을 쌓아 올리기 위해 노력하려면 학생 편에서의 상당한 용기와 헌신이 필요하다. 이 기간에 치과대학생들과 교류하는 교수진과 관리자들, 임상의들이 이렇게 하는 데에는 용기가 필요함을 인식하고 이를 칭찬해 줄 필요가 있다. 학생들을 기다리고 있는 압력에 관한 이야기를 해 줌으로써 두려움을 증가시키기보다는 학생들이 프로페셔널리즘에서 성장하도록 지원하는 데 초점을 맞출 필요가 있다.

종종 듣는 이야기로, (그리고 2장의 사례에서 닥터 프렌티스가 잭 윌리엄슨에게 한 언급에 반영된) 치과대학에 다니는 동안 프로페셔널리즘의 성장이 현실적이지 않다는 주장은 전문직업인이 되는 것이 무엇을 의미하는지를 심각하게 오도한다. 오히려 재학 중에 프로페셔널리즘의 성장에 대해 가능하면 많이 격려받아야 한다. 그래야 졸업 후 실제로 직무를 수행할 때 사회 공동체와 다른 치과의사들, 그리고 치과계 전체가 윤리 기준에 따라 살고 그 기준에 따라 직무를 수행할 것이라고 믿을 수 있도록, 그들의 책무에 충실히 머무르는 데 필요한 자원을 갖출 가능성이 커진다.

새내기 치과의사

젊은 치과의사는 실무 초기에 환자를 안전하고, 효과적이고, 윤리적으로 돌보는 데 필요한 기술적 지식과 기량에 익숙해지면 치과계의 **핵심직무수행가치**를 극대화하기가 쉬워진다는 것을 알게 될 것이다. 이렇게 되면 이례적인 상황이나 일반적인 치과계에서 특히 복잡한 상황을 효과적으로 다루기 위한 정력과 주의를 더 기울일 수 있게 될 것이다. 여러 유형과 성격의 환자들을 만날 것이다. 다양한 유형의 환자들과 효과적으로 일하기 위한 소통 기술에 적응하는 데 익숙해져서, 일부 환자들과는 **상호소통 관계**를 맺고, 많은 환자와는 가능하면 그 목표에 가까워질 것이다. 모든 것이 잘 되면, 상당히 믿을 수 있는 수준으로 자신과 자신이 책임져야 할 사람을 부양하면서도 부채 일부를 상환할 수도 있을 것이다. 그리고 시간이 지날수록 이런 성취들이 점점 안전해질 것이다.

그러나 프로페셔널리즘에서의 성장은 어떤가? 사실 위에서 언급한 재무상의 압력에 직면하고 있을 것이다. 일부에게는 부채를 상환하고 생계를 꾸려갈 수 있는 낙관적인 시나리오가 안정적으로 펼쳐지지 않을 수도 있다. 게다가 상거래 시장의 요소들이 그들의 일상생활의 일부가 되어 있을 수도 있다. 따라서 최소한, 실무 1년차 치과의사는 자신이 보내고 있는 메시지가 사회 공동체에 전문직으로서의 치과계를 강조하는 메시지인지, 아니면 사람들에게 치과계가 상거래 시장에서의 또 하나의 행위자가 되고 있지 않은가라는 의문을 품게 하는 메시지인지 질문해야 한다.

정기적으로 이 질문과 위에서 설명한 자기평가 기술을 적용하는 것이 실무 1년 차 치과의사가 프로페셔널리즘에서 성장하기 위해 요구되는 첫 번째 요소다. 그것은 일상적 직무의 세부사항들을 올바르게 수행하게 하는 "나는 어떤 치과의사인가?"와 "나는 어떤 치과의사가 되고 싶은가?"라는 질문의 변형이다. 치과의사가 실무 1년 차에 피고용인으로 일하고 있으면 이 질문을 하고 그에 따라 대응하기가 더 복잡해질 수도 있다. 왜냐하면, 상거래 시장을 반영하는 것에 관해 어떻게 할지에 대한 결정은 소유주(들)에 의해 내려질 수도 있기 때문이다. 이 질문을 효과적으로 하기 위해서는 누군가에게 이 질문을 하도록 자극하는 방법을 배울 필요가 있을 수도 있다. 적절한 대응을 시작하려면, 실제로 행해지는 것에서 또는 그것이 대중에게 전달되는 방식에서 변화가 필요하다고, 고용주와 능숙하게 소통할 필요가 있다.

치과대학에서 시작한 프로페셔널리즘에서의 정체성 형성 과정은 계속 진행될 필요가 있다. 최소 윤리기준뿐 아니라 보다 복잡한 임상 상황, 특히 그 치과의사가 실제로 만나는 상황의 윤리를 더 이해함으로써 치과계 윤리에 대해 계속 학습해야 한다. 이는 보수교육 프로그램을 통하거나 윤리 자체 교육에 활용될 수 있는 문서 자료나 온라인 자원을 사용해서 이뤄질 수도 있다. 특히 복잡한 윤리 문제를 구현하는 사례에 초점을 맞추는 스터디 그룹을 발견할 수 있으면, 스터디 그룹을 통해서도 이뤄질 수 있다. 어떻게 배우든, 복잡한 임상 상황에 직면하고 있는 치과의사는 치과대학생 수준의 윤리 지식이 실제 필요를 충분히 충족시킬 것이라고 가정하지 않아야 한다(물론, 그 치과의사가 치과대학에서 최소 윤리기준에 관해 배웠어야 하는 것을 배우지 못했음을 깨달을 경우, 그것이 출발점이 될 것이다).

치과의사는 더 정교한 수준의 치과 윤리를 배우는 외에도, 치과계의 윤리적 책무에 일치하도록 직무를 수행하는 것이 자신의 "제2의 천성"이 되도록 임상에서 처음에 배운 윤리적 습관을 강화해야 한다. 치과의사가 직무를 윤리적으로 수행하는 습관을 기를수록, 미묘한 윤리 질문에 더 민감해질 것이다. 이상적으로는 추가적인 학습 노력에 대한 동기도 생길 것이다.

임상의는 치과의사 경력 초기에 윤리적으로 도전이 되는 사안이 발생할 때 대화를 나눌 사람이 필요하다는 점을 인식하게 될 것이다. 배우자나 평생의 동거자가 있는 치과의사는 그들과 대화한다. 많은 치과의사에게는 그런 대화가 위에서 설명한 자기평가 과정의 중요한 요소가 되는데, 그런 대화가 격려하는 환경에서 이루어질 때는 특히 더 그렇다. "가정에서" 이런 식으로 대화하지 못하는 치과의사는 안전하지 (그리고 비밀 유지에 관한 적절하게 책임을 지는 사람과) 그런 대화를 할 수 있는 치과 동료나 친구를 찾는 방안을 고려해야 한다. 그러나 그렇다고 해서 날마다 평가해서 잘한 점은 칭찬해서 습관이 되게 하고, 잘못한 점은 비판해서 자체 교정을 위한 창의적인 방법을 찾아내는 개인적인 노력이 더 이상 필요하지 않다는 뜻은 아니다.

새내기 치과의사는 긍정적인 역할 모델을 구하는 활동을 계속해야 한다. 운이 좋으면 현직 치과의사는 학생보다 직업적 역할 모델을 찾기 쉬울 것이다. 현직 치과의사는 일반적으로 크고 작은 전문직업인 단체, 비공식 스터디 그룹, 공동체 프로그램 등을 통해 경험이 풍부한 치과의사의 특징을 만나고 이를 성찰할 기회가 더 많기 때문이다. 또한, 여러 해에 걸쳐 차츰 경험을 쌓은 치과의사는 (설사 칭찬할 만한 예를 만나지 못했을지라도) 프로페셔널리즘에서의 개인적 성장을 위한 자기평가와 노력을 통해, 자신의 상상 속에서 자신이 본받기를 열망하는 치과계의 존경할 만한 인물에 대한 "그림"을 그릴 수 있다.

왜 프로페셔널리즘에서의 정체성 형성이 새내기 시절에 가장 효과적으로 일어날 수 있다고 강조하는가? 한 가지 이유는 이 시기에, 특히 치과 직무수행 외에 어린 자녀, 연로한 부모 등의 무거운 책임을 지고 있는 치과의사에게는 여러 도전이 있을 것이기 때문이다. 다른 이유는 이 책에서 자주 강조했지만 프로페셔널리즘에서의 계속된 자아 형성이라는 주제에 특히 영향을 주는 환자의 신뢰와 치과의사가 사회 공동체에 보내는 메시지라는 두 가지 주제와 관련이 있다. 이에 대해 주의 깊게 생각하는 사람 중에 최근 졸업한 치과의사가 이미 프로페셔널리즘에서 완전히 형성되어 있을 것으로 기대하는 사람은 거의 없다. 치과의사가 새로운 환자들에게 다음과 같이 말한다면 어떤 반응을 보이겠는가? "이제 임상에서 직무를 수행하고 있으니, 전문직업인의 기량과 행동에서 성장하는 것에 관해 더 이상 신경 쓸 필요가 없습니다. 그것을 학교에서 완벽하게 습득했고, 실무에서 잘 조율했습니다. 나는 완전히 자리 잡은 전문직업인이고, 치과계의 가장 경험이 많고 존경할 만한 구성원들과 대등하다고 생각합니다."

물론 어떤 치과의사도 이렇게 말하지 않을 것이다. 사려 깊고 윤리적인 치과의사들은 자신이 여전히 성장할 영역이 있다는 점을 알 것이다. 그러나 이렇게 말하지 않는 다른 이유는 그런 말을 들은 환자들이 그 치과의사에 대해 어떻게 생각할지, 그런 말이 사회 공동체에 어떤 메시지를 보낼지를 알기 때문이다. 환자들이 그 치과의사의 기본 역량이나 치과계의 가장 기본적인 윤리 기준을 위반하지 않을 능력을 의심하지 않을 수도 있다(**~것이라는 신뢰와 ~에 대한 신뢰**). 그러나 그런 사람이 자기 환자의 복지를 앞세우는 데 전력을 기울일 것으로 믿을 가능성은 별로 없을 것이다(**그 사람에 대한 신뢰**). 마찬가지로, 그런 말은 치과계의 주장, 즉 전문직으로서의 치과계가 그들이 봉사하는 모든 사람의 복지를 우선시함을 믿을 수 있으므로(사람에 대한 신뢰) 시장과는 엄청난 차이가 있다는, 치과계의 주장을 반박할 것이다. 따라서 그런 전문직업인의 서약을 실천하는 것, 즉 개별 치과의사로서 그리고 치과계 전체가 그런 신뢰를 얻는 것은 매년, 매월, 매일 프로페셔널리즘에서 계속 성장하는 데 달려있다.

성숙하고 노련한 치과의사

성숙하고 노련한 치과의사가 계속 윤리에 대해 배우고, 실무에서 발생하는 복잡한 윤리 문제에 대해 동료들과 규칙적으로 대화해왔다면, 다음 단계는 치과대학에서든, 스터디 그룹을 결성해서든, 보수교육 프로그램을 통해서든, 어떤 다른 방법을 통해서든 윤리적인 직무수행에 대해 가르치기 시작하는 것이다. 많은 치과 저널은 그런 사람의 통찰력을 크게 환영한 기사나 정기적인 기사를 게재한다. 다른 한편, 전문직업인 성장의 이전 단계가 완료되지 않았으면, 거기에서 시작해야 한다.

잘 확립된 윤리적 직무수행 습관도 계속된 자기평가를 통해 계속 더 강화될 필요가 있다. 정체성 형성의 이전 단계에 적절한 성장 과정이 완료되지 않았다면, 치과의사는 지금에라도 그런 단계에 주의를 기울일 필요가 있다. 그러나 치과의사의 윤리적 직무수행 습관이 (그리고 그 치과의사의 기술적 기량도 마찬가지로) 잘 확립되었고, 신뢰받는 동료들이 이 점에서 그 치과의사의 자기평가를 확인한다면, 치과대학에서 훌륭한 현장의 멘토가 될 수도 있다. 현장의 경험을 주의 깊게 성찰한 사람들은 그들의 경험이 아니라면 학생들이 다루는 사례에서는 알아차릴 수 없는 복잡한 윤리 문제들을 학생들에게 현명하게 안내할 수 있기 때문이다. 그러나 기술적으로 훌륭한 치과의사이자 윤리적 분별과 진료 현장의 행동에서 매우 효과적인 사람이라 해도 반드시 좋은 교사는 아니라는 점을 언급할 필요가 있다. 그런 사람은 (아마도 존경할 만한 윤리 교사의 평가를 받는 준 도제 역할에서의 학습을 통해) 경험 있는 교육자로부터 교수법의 조언을 받는 것이 바람직할 것이다.

경력이 이 시점쯤 되면, 직무와 연결된 상거래 시장 요소들이 그의 직무 현장에서 당연한 것으로 받아들여질 수 있다. 그러나 그렇다고 해서 그 요소들이 사회 공동체에 보내고 있는 메시지가, 치과의사들이 점점 경쟁적인 시장 참여자들과 같아지고 있기보다는 전문직으로서의 치과계의 서약을 강화하고 있다는 것을 의미하지는 않는다. 또 치과계의 어른으로서(이들은 종종 치과 단체와 사회 공동체에 영향력이 있는 다른 사회적 역할들에 가장 적극적으로 참여하게 된 치과의사들이다), 경험이 풍부한 치과의사들은 새내기 치과의사들보다 치과계와 사회 공동체의 견해에 대해 더 큰 영향력을 행사한다. 그러므로 무엇보다 자신의 직무수행과 행동 방식이 어떤 종류의 메시지를 보내고 있는지 (프로페셔널리즘을 강조하는 메시지인지, 아니면 상거래 시장의 사고, 가치평가와 행동의 특징들을 강조하는 메시지인지) 물어볼 필요가 있다. 둘째, 치과계와 사회 공동체에서의 자신의 영향력을 사용해서 사회 공동체가 치과계를 전문직으로 받아들이는 것을 약화하는 메시지를 반박하거나, 행동으로 프로페셔널리즘에 대한 치과계의 서약을 소통하려는 치과계의 노력을 지원하여야 한다.

또한, 이 시점쯤 되면, 치과의사는 아마도 자신이 모범으로 간주하는 몇 명의 치과의사들을 찾아냈을 것이고, 아마도 이미 최고의 장점을 본받기 위해 점진적으로 노력하고 있을 것이다. 이 과정이 이미 주의 깊고 사려 깊게 진행되고 있다면, 계속하는 것이 최선이다. 그러나 경력의 이 시점에 와 있는 치과의사는 은퇴한 뒤 존경받는 사회 원로 지위에 있는 사람들의 예를 바라보기 시작하고, 이 치과의사들의 경험이 자기에게 어떤 의미가 있을 수 있는지 생각하기 시작했을 것이다. 많은 전문직업인은 은퇴한 뒤에도 계속 자신을 그 직종의 구성원으로 간주하기 때문에 이에 대해서도 진지하게 고려해야 할 것으로 보인다.

사례 해설

치과대학생의 관점에서는, 경험 많은 치과의사에 관해 내용이 먼 미래의 일로 보일 것이다. 그리고 경력 초기의 치과의사에게 적절한 정체성 형성 활동들도 자기와는 거리가 멀고 실제적이지 않게 보일 수 있다. 그러나 이에 관한 설명이 이번 장에 포함된 이유는 부분적으로 치과의사가 믿을 수 있게 윤리적으로 살고 직무를 수행하는 데 필요한 프로페셔널리즘에서의 성장은 치과대학교에서 끝날 수 없다는 사실을 강조하기 위함이다(치과대학에 입학하기 전에 완성되기는 더 불가능하다). 이것은 평생에 걸친 과정이다. 치과계에 관해 배우기 시작하자마자 기초를 놓을 필요가 있는 평생에 걸친 과정이다. 그리고 프로페셔널리즘에서의 정체성 형성 첫 단계에서 지적한 바와 같이, 치과대학 재학 중에 닦아둘 필요가 있는 기초는 몇 가지 규칙을 배우는 것 외에도 훨씬 많이 있다.

앞에 제공된 사례에서 닥터 사무엘스는 자신이 닥터 실버만을 모범이자, 자신의 영웅, 그리고 존경할 만한 치과계 구성원으로 여기고 있음을 명확히 보여준다. 독자들은 이에 동의할 수도 있고 동의하지 않을 수도 있으며, 이 세상의 닥터 실버만과 같은 사람들 역시 자신은 존경받을 자격이 없다고 생각할 수 있다. 왜냐하면, 여전히 중요한 측면에서 성장해야 한다는 것을 알기 때문이다. 그러나 이 사례는 윤리적으로 직무를 수행하고 환자들과 최선의 관계를 맺는 것에서 특별히 모범이 되는 치과의사를 찾아, 그들을 특별하게 만드는 점이 무엇인지 숙고하면서 자기평가 기술을 사용해서 자신의 삶에서 이 특징을 강화하는 것이 프로페셔널리즘에서 계속 성장하는 최선의 방법인을 보여준다. 그리고 배우는 바를 치과계가 일반 대중에게 보내는 메시지에 적용해서 '치과계는 무엇보다, 자신이 봉사하는 환자들의 복지를 우선시하고 사회 공동체에 대한 자신의 책무에 따라 살기로 헌신하는 전문직'이라는 메시지를 보낼 수 있다면, 전문직으로서의 치과계의 미래가 안전할 것이다.

결론

이 책의 목적은 어떤 것에 대해서도 최종 결론을 제공하려는 것이 아니다. 치과계의 윤리적 책무와 프로페셔널리즘에 관한 더욱더 깊고 광범위한 대화를 위해 상세하고 구체적인 자극을 제공하기 위함이다. 목표는 무엇보다도 개별 치과의사, 치과 단체, 치과계 전체의 의무와 열망의 내용과 토대에 관한 성찰과 대화를 자극하는 것이다. 성찰과 대화는 모든 전문직에 필요하며, 언제나 중요하다. 그러나 치과의사라는 직업은 최근 수십 년 동안 커다란 변화를 겪었으며, 이러한 변화로 인해 치과계의 윤리와 프로페셔널리즘에 관한 성찰과 대화가 훨씬 더 중요해졌다.

이 책이 전문직 윤리 문제에 대해 개별 치과의사들 사이에서 사려 깊은 대화를 촉진할 수 있다면 좋은 일이다. 이 책이 치과의사 그룹과 치과 단체 내부에서, 그리고 서로 간의 대화를 촉진한다면, 특히 이 대화가 지역과 전문 분야의 경계를 넘는다면 그것은 멋진 일이다. 치과 단체에서 가장 유력한 사람들과 치과 학계에서 가장 존경받는 사람들로부터 진료 현장에서 가장 경험 있는 사람들에 이르기까지 치과계의 모든 곳의 대화도 촉진한다면 훌륭한 일일 것이다. 그러나 치과계는 이보다 더 많은 것을 필요로 한다.

저자들은 치과계에서의 전문직 윤리 문제에 대한 이 논의가 치과의사들과 그들의 환자들 사이, 치과 단체들과 사회 공동체 집단들 사이, 치과계와 사회 공동체 사이의 치과 윤리에 관한 대화도 자극하기를 희망한다. 그렇게 되면 전문직으로서의 치과계에 관한 대화와 치과 윤리와 프로페셔널리즘에 관한 대화의 모든 당사자가 적극적으로 관여하게 될 것이다. 경험이 충분히 축적되어서 얻어진 그 대화의 결실인 (다른 사람들의 구강건강을 돌볼 책무가 있는 사람들이 어떻게 행동해야 하고, 어떻게 행동하지 않아야 하는지에 관한) 답은, 아마도 최선의 답이 될 것이다.

부록

치과 전문직 윤리와 프로페셔널리즘 교육을 위한 자료

온라인 자료

1. **미국치의학회(American College of Dentists) (www acd.org)** : 미국치의학회(ACD)의 온라인 윤리 자원의 대부분은 www.dentalethics.org에서 직접 구할 수 있다. 여기에는 원래 고(故) 토마스 하세가와가 **텍사스 치과 저널**에 저술한 52편의 윤리 딜레마들과 일련의 윤리 딜레마 비디오들이 포함되고, 이 자료 모두 이 웹 사이트의 자료(Resources) 섹션에서 찾아볼 수 있다. 이 웹사이트에는 온라인 치과 윤리 과정과 다른 유용한 항목도 많다. 또한, ACD의 계간지 **미국치의학회 저널**(American College of Dentists; JACD)은 미국치과 윤리협회(American Society for Dental Ethics) 회원들이 편집한 치과 윤리에서의 이슈들(Issues in Dental Ethics) 섹션을 포함하고 있다. 이 자료들을 보려면 www.acd.org에 접속해서 일반(General)을 클릭하고, 간행물(Publications)을 클릭하고, JACD를 클릭한 뒤, 이전 발행본(Previous Issues)을 클릭해서 원하는 연도의 발행 호수를 찾으면 된다.

2. **미국치과의사협회(American Dental Association) (www.ada.org)** : 미국치과의사협회(ADA) 웹사이트 www.ada.org/en/about－the－ada/principles－of－ethics－code－of－professional－conduct/ada－ethics
   － resources에서 많은 윤리 자료를 구할 수 있다. ADA의 윤리 핫라인에 관한 정보, ADA의 윤리 · 정관 · 사법 문제 위원회의 성명서, 윤리 보수교육을 위한 온라인 자료에 관한 정보와 다양한 치과 윤리 문제들을 검토하는 미국치과의사협회 저널(Journal of the American Dental Association)의 윤리적 계기(Ethical Moment) 기사들이 있다.

3. **치과대학생 프로페셔널리즘 및 윤리협회(Student Professionalism and Ethics Association in Dentistry; SPEA) (www.speadental.org)** : SPEA 웹사이트의 자료(Resources) 섹션에는 33개의 치과 윤리 사례 연구, 블로그, 지부가 아직 없는 치과대학에 SPEA 지부를 세우기 위한 "시작(start－up)" 키트가 포함되어 있다.

치과 윤리 문헌을 위한 온라인 도서 목록 자료

1. **국립 의학 도서관(National Library of Medicine; NLM)** : 대개www.nlm.nih.gov/libserv.html의 "치과 윤리(dental ethics)를 검색한다.

2. **PubMed** : 대개 www.ncbi.nlm.nih.gov/pubmed에서 "윤리, 치과 전문직업인-환자 관계(ethics, dental AND professional-patient relations)"; "윤리, 치과 이해 상충(ethics, dental AND conflict of interest)"; "윤리, 치과 개인의 자율성(ethics, dental AND personal autonomy)" 등을 검색할 것이다. 또한, PubMed 데이터베이스에 관심이 있는 주제에 관한 자료가 추가되면 사용자에게 통지해주는 "검색 저장(save search)"을 활용할 수도 있다.

3. **독일 생명과학 윤리 참고자료 센터(German Reference Centre for Ethics in the Life Sciences [DRZE])의 생명윤리 문헌 데이터베이스(Bioethics Literature Database; BELIT)** : 이 데이터베이스는 프랑스(1970 - 2009)와 미국(1974 - 2011)의 자료를 포함한 국제 도서목록 자료를 이용할 수 있는 매우 방대한 데이터베이스다. www.drze/bioethics-thesaurus에 생명윤리 용어사전이 있다. www.drze.de/belit-1/search-2/help에서 검색에 도움을 받을 수 있다.

4. **케네디윤리연구소 : 생명윤리연구 도서관(Kennedy Institute of Ethics: Bioethics Research Library)**: 이는 2011년까지의 치과 윤리 자료에 관한 유용하고 쉽게 접근할 수 있는 자료다. 이 사이트 https://bioethics.georgetown.edu에서 "치과(dental)" 또는 "치과의사(dentist)"를 검색하라.

프로페셔널리즘교육을 위한 기타 온라인 자료

1. **DocCom.org** : An Interactive Learning Resource for Healthcare Communication : 이 자료는 **미국의료커뮤니케이션학회(American Academy on Communication in Healthcare)**가 후원하는 웹사이트 자료다. 기초 및 고급 소통/상호소통 기술을 보여주는 42개의 멀티미디어 모듈을 제공한다. 이 모듈 속의 전문직업인들은 내과 의사들과 의대생들이지만, 대부분 모듈에서 가르치는 기술은 치과에서도 그대로 이용할 수 있다. www.doccom.org/Resources/Demo-Modules의 네 개의 무료 예시 모듈은 DocComml 자체 교육 과정이 어떻게 이루어지는지 보여준다.

2. **ProfessionalFormation.org (PFO)** : 이 자료는 의료 교육에서의 프로페셔널리즘 교수(敎授), 학습, 평가를 위한 온라인 자료다. **의료 프로페셔널리즘학회(Academy for Professionalism in Health Care)**와 **의료 소통학회(Academy on Communication in Healthcare)**가 협력으로 드렉셀대학교 의과대학은 PFO를 만들었다. 2014년 아서 비닝 데이비스 재단의 기부금 후원을 받은 PFO에는 현재 13개의 쌍방향 모듈과 정교한 학습 관리 시스템이 갖춰져 있다. PFO는 의료 프로페셔널리즘 분야에서 교육, 평가, 교정, 연구를 위한 종합적인 자료가 되는 것을 목표로 하고 있다. 여기에서도 모듈에 나오는 전문직업인은 내과 의사들과 의대생들이지만, 대부분 모듈에서 가르치는 기술은 치과에도 그대로 이용할 수 있다. 이 자료는 www.professional formation.org에서 접속할 수 있다.

Professional organizations

1. **의료 프로페셔널리즘학회**(Academy for Professionalism in Health Care; APHC; www.academy-professionalism.org) : 이 단체는 의료 전문직업인과 대학 교수진의 학제간 단체로서, 이 단체의 전국적인 회의와 웹사이트는 의료 전문직에서 프로페셔널리즘의 요소에 대한 이해와 이 요소를 어떻게 효과적으로 배우고 가르칠지에 초점을 맞춘다.

2. **미국치의학회**(American College of Dentists; www.acd.org) : 치과 윤리와 윤리 교육은 ACD의 주요 중점 사업 중 하나다. ACD의 온라인 자료 외에도, 이 협회의 계간지인 미국치의학회지(The Journal of the American College of Dentists; JACD)는 미국치과윤리학회(American Society for Dental Ethics) 회원들에 의해 편집된 치과윤리의 이슈들(Issues in Dental Ethics) 섹션을 포함하고 있다. JACD는 또한 통상적으로 치과윤리에 관한 중요한 기사들과 연구, 그리고 이 주제들에 관한 편집인 데이빗 챔버스의 글도 게재한다. ACD는 또한 연례 총회에서 윤리 워크숍을 후원하며, ACD 재단을 통해 다른 윤리 프로젝트에 대한 후원 및 지원을 제공한다.

3. **미국치과의사협회**(American Dental Association; www.ada.org) : 이 협회의 온라인 자료들과 **미국치과의사협회지**(Journal of the American Dental Association)의 Ethics Moment 기사들 외에도, 이 저널의 "윤리" 또는 "윤리 상담" 자료들을 검색하면 윤리와 관련된 훨씬 광범위한 기사를 찾을 수 있다. ADA는 때때로 윤리와 관련된 워크숍 및 기타 행사를 후원한다.

4. **미국 생명윤리 및 인문사회협회**(American Society for Bioethics and Humanities; ASBH; www.asbh.org) : 이 단체는 의료, 의생명과학 연구, 박애와 의료의 조화(interface)의 모든 측면의 윤리 문제를 연구하고 가르치기 위한 북미의 주된 학제간 단체다. 이 단체의 연례 총회와 웹사이트는 이 주제에 초점을 맞춘다. ASBH의 치과 윤리 특수 관심 그룹(Affinity Group)은 1987년 이후 매년 ASBH의 전국 총회 때 별도로 모이고 있다.

5. **미국치과윤리학회**(American Society for Dental Ethics; ASDE; www.societyfordentalethics.org) : 이 단체는 치과윤리 교사들과 학자들을 위한 전국 조직이다. 이 단체는 미국치의학회(ACD)의 한 섹션으로 ACD와 긴밀하게 협력하며, 치과 윤리와 윤리 교육 주제에 관한 자체 워크숍도 후원한다.

6. **실용 전문직 윤리협회(임상 및 전문인 윤리 협회)**(Association for Practical and Professional Ethics; APPE; http://appe-ethics.org) : 이 단체는 모든 전문직의 전문직 윤리 교사들과 학자들을 위한 주된 학제간 국제단체다. 이 단체의 회의와 기타 활동들은 전문직 윤리의 이해, 학습 및 교수에서 전문직업인들 사이의 협력에 초점을 맞춘다.

7. **국제 치과윤리 및 법학회**(International Dental Ethics and Law Society; IDEALS; www.ideals.ac) : IDEALS는 유럽, 미국, 캐나다 등 많은 국가에 회원을 두고 있는 국제 단체다. 이 단체는 구강 의료 실무를 안내하는 가치에 관한 국제 대화를 강화하기 위해 설

립되었다. 이 단체는 2, 3년마다 치과 윤리와 법에 관한 국제 컨퍼런스를 후원한다.

8. **치과대학생 프로페셔널리즘 및 치과윤리협회(Student Professionalism and Ethics Association in Dentistry; SPEA) (www.speadental.org)** : 4년간의 계획 뒤에 2011년에 공식으로 설립된 이 협회는, 환자들에게 이익을 주고 치과계를 발전시키기 위해 학생들이 윤리적인 행동에 평생 전력을 기울이도록 격려하고 지원하기 위해 설립된 학생 주도의 전국 조직이다. SPEA는 연례 회의들을 후원하며, 미국 치과대학의 많은 지부도 자체적으로 정기적인 회의와 윤리 관련 활동을 후원한다.

국내 자료

1. **좋은 치과 체크리스트** : 좋은치과만들기 모임에서 작성한 이 체크리스트는 개원의 관점에서 윤리적인 치과 운영을 점검해 볼 수 있는 일종의 점검표이다. 운영자인 원장 자신을 비롯하여 직원, 환자, 협력업체와의 관계를 점검하는 것은 물론이고, 시야를 넓혀 공공기관 및 지역사회 공동체와의 관계에서 무엇이 윤리적인 고려사항인지 생각해 볼 수 있게 하는 점이 특징이다. 자료는 www.dsi.or.kr 또는 www.dentalmission.org 에서 찾아볼 수 있다.

2. **한국의료윤리학회 (The Korean Society For Medical Ethics ; KSME)**
한국의료윤리학회(www.medicalethics.or.kr)는 의료에 있어서 윤리의 중요성을 고양하기 위한 제반 학술활동을 목적으로 1997년에 창립되었다. 의사, 치과의사, 간호사와 생명윤리에 관심이 있는 인문학자들이 주요 회원으로 활동하고 있으며 학생들의 동참도 활발하다. 창립 당시에는 의치간호대 학생들의 의료윤리 교육이 주된 관심사였지만, 현재는 수련과정뿐 아니라 현직 임상의료인 전체에 대한 교육까지 그 영역을 넓혀가고 있다. 뿐만 아니라 국내외 학술대회와 세미나, 학회지 발행, 의료윤리교실 등을 통해서 생명의료윤리 전반의 주제들을 폭 넓게 연구하고 그 내용을 널리 알리는데 힘쓰고 있다.

참고문헌

"ADA Practical Guide to Associateships Book." American Dental Association, Chicago, IL, 2017.

ADA Principles of Ethics and Code of Professional Conduct. American Dental Association, Chicago, IL, 2016. www.ada.org/en/about-the-ada/principles-of-ethics-code-of-professional-conduct.

"Advancing Oral Health in America." Report brief. National Academy of Science, Washington, DC, April 2011. http://nationalacademies.org/HMD/Reports/2011/Advancing-Oral-Health-in-America.aspx.

American College of Dentists. "Special Feature: Codes of Ethics." *Journal of the American College of Dentists* 82, no. 4 (2015): 17-59.

———. "Special Feature: Varieties of Chairside Perspectives on Practice." *Journal of the American College of Dentists* 82, no. 2 (2015): 6-24.

———. "Special Feature: Varieties of Dental Services Organizations—Management Perspective on Practice." *Journal of the American College of Dentists* 82, no. 1 (2015): 5-29.

"American College of Dentists Core Values & Aspirational Code of Ethics." American College of Dentists, Gaithersburg, MD, 2017. www.acd.org/aspirationalcode.htm.

American Dental Education Association. "Professional Promises—Hopes and Gaps in Access to Oral Health Care." Edited by Frank Catalanotto, Donald Patthoff, and Carolyn Gray. Special issue,

Journal of Dental Education 70, no. 11 (2006): 1117 - 1247.

Appelbaum, Paul S., and T. Grisso. *Assessing Competence to Consent to Treatment: A Guide for Phy- sicians and Other Health Professionals*. New York: Oxford University Press, 1998.

"ASDA Student Code of Ethics." American Student Dental Association, Chicago, IL, 2002, 2008, 2009년과 2010년에 개정됨. www.asdanet.org/utility-navigation/about-asda/leaders-and-governance/current-statements-of-position-or-policy/dental-education-administration/statement-on-policy/E-8.

"ASDA White Paper on Ethics and Professionalism in Dental Education." American Student Dental Association, Chicago, IL, 2009, 2012.

"ASDO Code of Ethics." Association of Dental Support Organizations, Arlington, VA, 2014. http://theadso.org/value/code-of-ethics/.

Baab, D. A., and Muriel J. Bebeau. "The Effect of Instruction on Ethical Sensitivity." *Journal of Dental Education* 54 (1990): 44.

Baker, Jim. "We Have Your Back." *Journal of the American College of Dentists* 82, no. 1 (2015): 26 - 29.

Barnard, David. "Vulnerability and Trustworthiness: Polestars of Professionalism in Healthcare." *Cambridge Quarterly of Healthcare Ethics* 25 (2016): 288 - 300.

Bayles, Michael D. Professional Ethics. 2nd ed. Belmont, CA: Wadsworth, 1989.

Bebeau, Muriel J. "Enhancing Professionalism Using Ethics Education as Part of a Dental Licensure Board's Disciplinary Action: Part 1. An Evidence-Based Process." *Journal of the American College of Dentists* 76, no. 2 (2009): 38 - 50.

Bebeau, Muriel J. "Enhancing Professionalism Using Ethics Education as Part of a Dental Licensure Board's Disciplinary Action: Part 2. Evidence of the Process." *Journal of the American College of Dentists* 76, no. 3 (2009): 32 - 45.

Moral Development in the Professions: Psychology and Applied Ethics, James Restand Darcia Narváez 편 121 - 46, Hillsdale, NJ: Erlbaum Associates, 1994에 수록된 Bebeau, Muriel J. "Influencing the Moral Dimensions of Dental Practice.

Bebeau, Muriel J., D. O. Born, and David T. Ozar. "The Development of a Professional Role Orientation Inventory." *Journal of the American College of Dentists* 60, no. 2 (1993): 27 - 33.

Community Dental Health, 4판, Anthony W. Jong 편, 287 - 306. St. Louis, MO: Mosby, 1998에 수록된 Bebeau, Muriel J., and Jeffrey P. Kahn. "Ethical Issues in Community Dental Health."

Learning Trajectories, Innovation and Identity for Professional Development, Anne Mc Kee and Michael Eraut 편. 135 - 63. Dordrecht, Neth.: Springer, 2012에 수록된 Bebeau, Muriel J., and Verna E. Monson. "Professional Identity Formation and Transformation across the Life Span."

Bebeau, Muriel J., and Stephen J. Thoma. "The Impact of a Dental Ethics Curriculum on Moral Reasoning and Student Attitudes." *Journal of Dental Education* 58 (1994): 684 - 92.

Beemsterboer, Phyllis L. "Educating the Developing Dental Student in Ethics and Professionalism." *Journal of the American College of Dentists* 83, no. 1 (2016): 9 - 12.

Beemsterboer, Phyllis L. *Ethics and Law in Dental Hygiene*. 3판. St. Louis, MO: Elsevier, 2017.

Berg, Jessica W., Paul S. Appelbaum, and Charles Lidz. *Informed Consent: Legal Theory and Clinical Practice*. New York: Oxford University Press, 2001.

Boden, David F. "What Guidance Is There for Ethical Records Transfer and Fee Charges?" *Journal of the American Dental Association* 139 (2008): 197 – 98.

Boerschinger, Thomas H. "Dentists' Advertising: Patient Welfare or Caveat Emptor." *Dental Practice Administration* 9 (1989): 5 – 9.

Boyd, Marcia A., Kathleen Roth, Stephen A. Ralls, and David W. Chambers. "Beginning the Discussion of Commercialism in Dentistry." *Journal of the California Dental Association* 36, no. 1 (2008): 57 – 65.

Bramson, J. B., D. E. Noskin, and J. D. Ruesch. "Demographics and Practice Characteristics of Dentists Participating and Not Participating in Managed Care Programs." *Journal of the American Dental Association* 128 (1997): 1708 – 14.

Bramson, J. B., D. E. Noskin, and J. D. Ruesch. "Dentists' Views about Managed Care: Summary of a National Survey." *Journal of the American Dental Association* 129 (1998): 107 – 10.

Brown, Ronald S., and Michael Mashni. "Emerging Dental Specialties and Ethics." *Journal of the American College of Dentists* 82, no. 3 (2015): 31 – 38.

Buchanan, Allan E., and Dan W. Brock. *Deciding for Others. The Ethics of Surrogate Decision Making*. New York: Cambridge University Press, 1989.

Chambers, David W. *Building the Moral Community: Radical Naturalism and Emergence*. New York: Lexington, 2016.

Buchanan, Allan E., and Dan W. Brock. "Do Patients and Dentists See Ethics the Same Way?" *Journal of the American College of Dentists* 82, no. 2 (2015): 31 – 47.

Buchanan, Allan E., and Dan W. Brock. "The Ethics of Experimenting in Dental Practice." *Journal of the American College of Dentists* 81, no. 3 (2014): 31 – 40.

Buchanan, Allan E., and Dan W. Brock. "Interim ACD Gies Ethics Project Report: Is Professionalism a Contact Sport or a Spectator Sport?" *Journal of the American College of Dentists* 83, no. 4 (2016): 27 – 42.

Buchanan, Allan E., and Dan W. Brock. "Moral Communities." *Journal of Dental Education* 70, no. 11 (2006): 1226 – 34.

Buchanan, Allan E., and Dan W. Brock. "Moral Courage." *Journal of the American College of Dentists* 71, no. 1 (2004): 2 – 3.

Buchanan, Allan E., and Dan W. Brock. "The Professions." *Journal of the American College of Dentists* 71, no. 4 (2005): 57 – 64.

Buchanan, Allan E., and Dan W. Brock. "The Separation of Treatment from Management." *Journal of the American College of Dentists* 82, no. 1 (2015): 2 – 4.

Chan, Steven D. "Being Professional in the Social Media World." *Journal of the American College of Dentists* 79, no. 4 (2012): 48 – 55.

Chiodo, Gary T., and Susan W. Tolle. "Can a Rational Patient Make an Irrational Choice? The Dental Amalgam Controversy." *General Dentistry* 40 (1992): 184 – 87.

Chiodo, Gary T., and Susan W. Tolle. "Diminished Autonomy: Can a Demented Patient Consent to Dental Treatment?" *General Dentistry* 56 (2004): 372 - 73.

"Code of Ethics." Alexandria, VA: International Association for Dental Research, 2009. www.iadr.org/IADR/About-Us/Who-We-Are/Code-of-Ethics.

Encyclopedia of Applied Ethics, vol. 1, R. Chadwick 편, 585 - 95. London: Academia Press, 1998에 수록된 Davis, Michael. "Conflicts of Interest."

d'Oronzio, J. C. "Practicing Accountability in Professional Ethics." *Journal of Clinical Ethics* 13, no. 4 (2002): 257 - 64.

Drane, James F. "The Many Faces of Competency." *Hastings Center Report* 15 (1985): 17 - 21.

Dufurrena, Quinn. "Dental Support Organizations." *Journal of the American College of Dentists* 82, no. 1 (2015): 21 - 25.

Duhigg, Charles. *The Power of Habit*. New York: Random House, 2012.

Dummett, Clifton O., and Lois Doyle Dummett. *The Hillenbrand Era: Organized Dentistry's Glanzperiode*. Bethesda, MD: American College of Dentists, 1986.

"Ethics Handbook for Dentists." American College of Dentists, Gaithersburg, MD, 2016. www.acd.org/ethicshandbook.htm.

Faden, Ruth, Thomas Beauchamp, and Nancy M. P. King. *A History and Theory of Informed Consent*. New York: Oxford University Press, 1986.

Social Philosophy. Englewood Cliffs, NJ: Prentice-Hall, 1973 7장에 수록된 Feinberg, Joel. "Social Justice."

Freidson, Eliot. *Professionalism: The Third Logic*. Chicago: University of Chicago Press, 2001.

Garetto, Lawrence P., and Wendy E. Senour. "Using an Ethics across the Curriculum Strategy in Dental Education." Journal of the American College of Dentists 73, no. 4 (2006): 33 - 37.

Gesko, David S. "Managing for Quality Rather Than Profit." *Journal of the American College of Dentists* 82, no. 1 (2015): 12 - 16.

Gilbert, John A. "Ethics and Esthetics." *Journal of the American Dental Association* 117 (1988): 490.

Dental Ethics, Bruce D. Weinstein 편, 195 - 206. Philadelphia: Lea and Febiger, 1993에 수록된 Gilbert, John A., and Mary Ellen Waithe. "Esthetic Dentistry: A Case and Commentary."

Codes of Professional Responsibility: Ethics Standards in Business, Health, and Law. 4판. Washington, DC: Bureau of National Affairs, 1999에 수록된 Gorlin, Rena A. "Health: Allied Health, Chiropractic, Dentistry, Medicine, Mental Health, Nursing, Pharmacy, Social Work."

Graham, Bruce S. "Is Dentistry a Business or a Profession?" *Journal of the American College of Dentists* 71, no. 4 (2005): 8 - 10.

Graskemper, Joseph P. "Ethical Advertising in Dentistry." *Journal of the American College of Dentists* 76, no. 1 (2009): 44 - 49.

Graskemper, Joseph P. *Professional Responsibility in Dentistry: A Practical Guide to Law and Ethics*. Chichester, UK: Wiley-Blackwell, 2011.

Hammer, Dan. "New Leaders in Dentistry: Dental Students." *Journal of the American College of*

Dentists 77, no. 3 (2010): 10 - 13.

Hasegawa, Thomas K. Jr. "Ethical Issues of Performing Invasive/Irreversible Dental Treatment for Purposes of Licensure." Journal of the American College of Dentists 69, no. 2 (2002): 43 - 46.

Hasegawa, Thomas K. Jr., and Jos V. M. Welie. "The Search for a Common Ethic: The Ethics Alliance of Oral Health Organizations." *Journal of the American College of Dentists* 67, no. 2 (2000): 21 - 22.

Hernandez, Lyla, et al. Oral Health Literacy—Workshop Summary. Washington, DC: National Academy of Science, 2011. http://nationalacademies.org/HMD/Reports/2013/Oral-Health-Literacy.aspx.

Hirsch, A. C., and Bernard Gert. "Ethics in Dental Practice." *Journal of the American Dental Association* 113 (1986): 599 - 603.

Hobhouse, L. T. *The Elements of Social Justice*. London: George Allen and Unwin, 1922. 특히 9장을 보라.

Institute of Medicine. *To Err Is Human: Building a Safer Health System*. Linda T. Kohn, Janet Corrigan, and Molla S. Donaldson 편. Washington, DC: National Academy of Science, 2000. https://doi.org/10.17226/9728.

Jenson, Larry. "Restoration and Enhancement: Is Cosmetic Dentistry Ethical?" *Journal of the American College of Dentists* 72, no. 4 (2005): 48 - 53.

Jerold, Laurance, and Hengameh Karkhanehchi. "Advertising, Commercialism, and Professionalism: A History of the Ethics of Advertising in Dentistry." *Journal of the American College of Dentists* 67 (2000): 32 - 44.

Jong, Anthony W. "Dental Care for the Cognitively Impaired: An Ethical Dilemma." *Gerodontics* 4 (1988): 172 - 73.

Dental Ethics, Bruce D. Weinstein, 편 53 - 64. Philadelphia: Lea and Febiger, 1993에 수록된 Kahn, Jeffrey P., and Thomas K. Hasegawa. "The Dentist-Patient Relationship."

Katz, Jay. *The Silent World of Doctor and Patient*. New York: Free Press, 1984.

Koelbl, James J. "HIV-Positive Health Care Professionals: Should They Still Provide Patient Care?" *Journal of Law and Ethics in Dentistry* 4 (1991): 63 - 72.

Koka, Sreenivas. "Conflict of Interest: The Achilles Heel of Evidence Based Dentistry." International *Journal of Prosthodontics* 21 (2008): 364 - 68.

Kramer, Matthew. "Dentists in Private Practice Settings Provide Free or Reduced-Fee Care." *Journal of the American College of Dentists* 79, no. 4 (2012): 72 - 79.

Kuskey, G. F. "Health Care, Human Rights, and Government Intervention." *California Dental Association Journal* 1 (1973): 10 - 13.

Loader, Clifford F., and Shigeo Ryan Kiski, 편. *Legacy, the Dental Profession: The Philosophies and Thoughts of Selected Dental Leaders Worldwide*. Bakersfield, CA: Loader/Kiski, 1990.

Logan, Mary K. "The HIV-Infected Dental Professional: A Challenge to Law, Ethics, and the Dental Profession." *Journal of Dental Practice Administration* 6 (1989): 162 - 68.

Marshall, Patricia. "Reducing Emotional Distress Associated with Childhood Illness."

Comprehensive Therapy 15 (1989): 3 - 7.

Clinical Dentistry, vol. 1, 개정판. J. W. Clark 편, 1 - 14. Philadelphia: Harper and Row, 1983에 수록된 McCullough, Laurence B. "Ethical Issues in Dentistry."

Meru, Michael. "Following Your Moral Compass: Ethics in Dental School." *Journal of the American College of Dentists* 77, no. 1 (2010): 4 - 9.

Morreim, Haavi. "Am I My Brother's Warden? Responding to the Unethical or Incompetent Colleague." *Hastings Center Report* 23 (1993): 19 - 27.

Nash, David A. "Can Dentistry Have Two Contracts with the Public?" *Journal of the American College of Dentists* 82, no. 3 (2015): 4 - 11.

Nash, David A. "Ethics in Dentistry: Review and Critique of Principles of Ethics and Code of Professional Conduct." *Journal of the American Dental Association* 109 (1984): 597 - 603.

Nash, David A. "A Larger Sense of Purpose: Dentistry and Society." *Journal of the American College of Dentists* 74, no. 2 (2007): 27 - 33.

Nash, David A. "Professional Ethics and Esthetic Dentistry." Journal of the *American Dental Association* 117 (1988): 7E - 9E.

Nisselson, Harvey S. "What Ethical Considerations Are Involved in Offering Introductory Discounts to Attract New Patients?" *Journal of the American Dental Association* 139 (2008): 769 - 71.

Dental Ethics, Bruce D. Weinstein 편, 65 - 80. Philadelphia: Lea and Febiger, 1993에 수록된 Odom, John G., and Donald F. Bowers. "Informed Consent and Refusal."

Owsiany, David J. "The Intersection of Dental Ethics and Law." *Journal of the American College of Dentists* 75, no. 4 (2008): 47 - 54.

Ozar, Anne C. "The Plausibility of Client Trust of Professionals." *Business and Professional Ethics Journal* 33 (2014): 83 - 98.

Emotional Experiences: Ethical and Social Significance, John Drummond and Sonja Rinofner-Kreidel, 137 - 153. Lanham, MD: Rowman and Littlefield, 2018에 수록된 Ozar, Anne C. "Trust as a Moral Emotion."

Ozar, David T. "Basic Oral Health Needs: A Public Priority?" *Journal of Dental Education* 70 (2006): 1159 - 65.

Ozar, David T. "Conflicts of Interest." *Journal of the American College of Dentists* 71, no. 3 (2004): 30 - 35.

Encyclopedia of Bioethics, 4판, edited by Stephen Post 편, 831 - 37. New York: Thomson/Gale, 2014에 수록된 Ozar, David T. "Dentistry."

Ozar, David T. "Ethical Issues in Dental Care for the Compromised Patient." *Special Care in Dentistry* 16 (1990): 206 - 9.

Ozar, David T. "Ethical Issues in Pediatric Dentistry." *Pediatric Dentistry* 13 (1991): 374.

Ozar, David T. "Ethics, Access, and Care." *Journal of Dental Education* 70 (2006): 1139 - 45.

Dental Horizons, Rajiv Saini and Santosh Saini 편, 313 - 26. New Delhi: Paras Medical Publisher, 2011에 수록된 Ozar, David T. "Ethics in Dentistry: The Ethical Importance of Preferred Patterns of Professional Practice in Dentistry."

Ozar, David T. "Professionalism: Challenges for Dentistry in the Future." Supplement, *Journal of Forensic Odonto-Stomatology* 30, no. S1 (2012): 72-84. www.iofos.eu/Journals/JFOS%20sup1_Nov12/IDEALS%208-118.pdf.

Encyclopedia of Bioethics, 4판, Stephen Post 편, 2526-37. New York: Thomson/Gale, 2014에 수록된 Ozar, David T. "Professions and Professional Ethics."

Ozar, David T. "What Should Count as Basic Health Care." *Theoretical Medicine* 4 (1983): 129-41.

Ozar, David T., and David A. Baab. "Whistle-Blowing in Dentistry." *Journal of the American Dental Association* 125 (1994): 199-205.

Ozar, David T., Jessica Berg, Patricia H. Werhane, and Linda Emanuel. *Organizational Ethics in Health Care: Toward a Model for Ethical Decision-Making by Provider Organizations*. Chicago: American Medical Association, 2000.

Ozar, David T., and Donald E. Patthoff. "Exploring Preventive Ethics in Dentistry: Viewing Colleagues in a Competitive World." *AGD Impact (A Journal of the Academy of General Dentistry)* 43, no. 8 (2015): 21-23.

Ozar, David T., and Donald E. Patthoff. "Looking Inward: Determining What Professionalism and Self-Formation Mean to Us." *AGD Impact (A Journal of the Academy of General Dentistry)* 44, no. 3 (2016): 20-24.

Ozar, David T., and Donald E. Patthoff. "Moral Distress: When Others' Decisions Trouble Us." *AGD Impact (A Journal of the Academy of General Dentistry)* 44 no. 8 (2013): 22-24.

Ozar, David T., and Donald E. Patthoff. "Proactively Preventing Bad Outcomes." *AGD Impact (A Journal of the Academy of General Dentistry)* 44, no. 12 (2013): 26-29.

Ozar, David T., and Donald E. Patthoff. "Professionalism in the Office: Part One: What It Means to Your Practice." *AGD Impact (A Journal of the Academy of General Dentistry)* 40, no. 9 (2012): 26-28.

Ozar, David T., and Donald E. Patthoff. "Professionalism in the Office: Part Two: Understanding Staff Roles and Working Together." *AGD Impact (A Journal of the Academy of General Dentistry)* 41, no. 4 (2013): 25-28.

Medicine and Social Justice: Essays on the Distribution of Health Care, 2판, Rosamond Rhodes, Margaret P. Battin, and Anita Silvers 편, 401-11. New York: Oxford University Press, 2012에 수록된 Ozar, David T., and James Sabin. "Access to Dental and Mental Health Services."

Dental Ethics, Bruce D. Weinstein 편, 101-16. Philadelphia: Lea and Febiger, 1993에 수록된 Parker, Lisa S., and Jeffrey Holloway. "Professional Responsibilities toward Incompetent or Chemically Dependent Colleagues."

Parker, Lisa S., and Valerie B. Satkoske. "Conflicts of Interest: Are Informed Consent an Appropriate Model and Disclosure an Appropriate Remedy?" *Journal of the American College of Dentists* 74, no. 2 (2007): 19-26.

Patthoff, Donald E. "Balancing Business with Professionalism." *Journal of the American Dental Association* 134 (2003): 1434-38.

Patthoff, Donald E. "Defining the Ethical Organization in Oral Health Care." *Journal of the*

American College of Dentists 65, no. 3 (1998): 24 – 26.

Patthoff, Donald E. "Ethics and Mediation: Part One." Dentistry: Journal of the American Student Dental Association 13, no. 4 (1993): 8 – 15, 17, 25.

Patthoff, Donald E. "Ethics and Mediation: Part Two: The Role of Power." *Dentistry: Journal of the American Student Dental Association* 14, no. 1 (1994): 24 – 31.

Patthoff, Donald E. "How Did We Get Here? Where Are We Going? Hopes and Gaps in Access to Oral Health Care." *Journal of Dental Education* 70 (November 2006): 1125 – 32.

Patthoff, Donald E. "The Need for Dental Ethicists and the Promise of Universal Patient Acceptance: Response to Richard Masella's 'Renewing Professionalism in Dental Education.'" *Journal of Dental Education* 71 (2007): 222 – 26.

Patthoff, Donald E., and Bruce V. Corsino. "Acceptance, Universal Patient Acceptance, and Access to Care: An Update." *Linacre Quarterly* 76, no. 1 (2009): 47 – 67.

Patthoff, Donald E. "The Ethical and Practical Aspects of Acceptance and Universal Patient Acceptance." *Journal of Dental Education* 70 (2006): 1198 – 1201.

Patthoff, Donald E. "Universal Patient Acceptance: Ethics Pipe Dream or Key to Improved Access in Den– tistry?" *Journal of the American College of Dentists* 68, no. 4 (2001): 39 – 43.

Patthoff, Donald E., and John G. Odom. "The Continuing Education of Professional Ethics in Dentistry." *Journal of the American College of Dentists* 59, no. 2 (1992): 32 – 36.

Pellegrino, Edmund D. "The Commodification of Medical and Health Care: The Moral Consequences of a Paradigm Shift from a Professional to a Market Ethic." *Journal of Medicine and Philosophy* 24 (1999): 243 – 66.

Pellegrino, Edmund, and David Thomasma. *For the Patient's Good: The Restoration of Beneficence in Health Care*. New York: Oxford University Press, 1988.

Peltier, Bruce N. "Discursive Ethics, Conflicts of Interest, and the Elephant in the Reception Area." *Journal of the American College of Dentists* 67, no. 2 (2000): 17 – 18.

Peltier, Bruce N. "Painless Parker's Legacy: Ethics, Commerce, and Advertising in the Professions." *Journal of the History of Dentistry* 55, no. 3 (2007): 150 – 59, see especially the discussion, 171 – 85.

Peltier, Bruce N. "White Coat Principles." *Journal of the American College of Dentists* 71, no. 4 (2005): 53 – 56.

Peltier, Bruce N., and James S. Dower Jr. "The Ethics of Adopting a New Drug: Articaine as an Example." *Journal of the American College of Dentists* 73, no. 3 (2006): 11 – 19.

Peltier, Bruce N., Alvin Rosenblum, Muriel J. Bebeau, and Anne Koerber. "A Case of Collegial Communication and a Patient Who Does Not Pay." *Journal of the American College of Dentists* 78, no. 1 (2011): 33 – 34.

Perrin, E. C., and P. S. Gerrity. "There's a Demon in Your Belly: Children's Understanding of Illness." *Pediatrics* 67, no. 6 (1981): 841 – 49.

Pickering, Stephen R. "Group Practices and Partnerships: A Traditional Model That Fits Many Situations." *Journal of the American College of Dentists* 82, no. 1 (2015): 5 – 7.

Pollack, Burton R., and R. D. Marinelli. "Ethical, Moral, and Legal Dilemmas in Dentistry: The Process of Informed Decision Making." *Journal of Law and Ethics in Dentistry* 1 (1988): 27–36.

Reddy, Akhil. "Looking for the Right Balance between Dentist as Manager and Dentist as Care Provider." *Journal of the American College of Dentists* 82, no. 1 (2015): 8–11.

Rest, James, and Darcia Narvaez, 편. *Moral Development in the Professions: Psychology and Applied Ethics*. Hillsdale, NJ: Lawrence Erlbaum Associates, 1994.

Rest, James, Darcia Narvaez, Muriel J. Bebeau, and Stephen J. Thoma. *Postconventional Moral Thinking: A Neo-Kohlbergian Approach*. Mahwah, NJ: Lawrence Erlbaum Associates, 1999.

Rosenblum, Alvin B., and Steve Wolf. "Dental Ethics and Emotional Intelligence." *Journal of the American College of Dentists* 81, no. 2 (2014): 26–35.

Roucka, Tony M., Pamela Zarkowski, Evelyn Donate-Bartfield, and Donald E. Patthoff. "Ethical Obligations and the Dental Office Team." *Journal of the American College of Dentists* 80, no. 4 (2013): 49–58.

Rule, James T. "How Dentistry Should Approach Its Problems: A Vote for Professionalism." *Journal of the American College of Dentists* 77, no. 4 (2010): 59–67.

Rule, James T., and Muriel J. Bebeau. *Dentists Who Care: Inspiring Stories of Professional Commitment*. Chicago: Quintessence, 2005.

Rule, James T., and Robert M. Veatch. *Ethical Questions in Dentistry*. 2판. Chicago: Quintessence, 2004.

Rule, James T., and Jos V. M. Welie. "The Dilemma of Access to Care: Symptom of a Systemic Condition." *Dental Clinics of North America* 53, no. 3 (2009): 421–33.

Justice in Oral Health Care, Jos V. M. Welie 편, 233–60. Milwaukee, WI: Marquette University Press, 2006에 수록된 Rule, James T., and Jos V. M. Welie. "Justice, Moral Competencies, and the Role of Dental Schools."

Scheirton, Linda S. "Professional or Commercial Enterprise? An Ethical Analysis of Dental Advertising." *Texas Dental Journal* 190 (1992): 19–27.

Scholl, R. H. "The Privilege of Practice." *Journal of the American Dental Association* 98 (1979): 159–60.

Schwartz, Barry. "A Call for Ethics Committees in Dental Organizations and in Dental Education." Journal of the American College of Dentists 71, no. 2 (2004): 35–39.

Schwartz, Barry. "Errors in Dentistry: A Call for Apology." *Journal of the American College of Dentists* 72, no. 2 (2006): 26–32.

Schwartz, Barry. "The Evolving Relationship between Specialists and General Dentists: Practical and Ethical Challenges." *Journal of the American College of Dentists* 74, no. 1 (2007): 22–26.

Schwartz, Barry, Larry E. Jenson, Toni M. Roucka, and Donald E. Patthoff. "Writing Off the Copayment." Journal of the American College of Dentists 78, no. 2 (2011): 26–33.

Segal, Herman, and Richard Warner. "Informed Consent in Dentistry." *Journal of the American Dental Association* 99 (1979): 957–58.

Shampaine, Guy S. "State Dental Boards and Public Protection Fulfilling the Contract." *Journal of the American College of Dentists* 82, no. 3 (2015): 25–30.

Sharp, Helen M., Raymond A. Kuthy, and Keith E. Heller. "Ethical Dilemmas Reported by Fourth Year Dental Students." *Journal of Dental Education* 69 (2005): 1116–22.

Shue, Henry. Basic Rights. 2판. Princeton, NJ: Princeton University Press, 1996.

Shuman, S. K. "Ethics and the Patient with Dementia." *Journal of the American Dental Association* 119 (1989): 747–48.

Sokol, David J. "Endodontic Intervention – Is It Paternalism?" *Journal of the American Dental Association* 117 (1988): 5.

Sokol, David J. "Informed Consent in Dentistry." *Journal of Dental Practice Administration* 6 (1989): 157–61.

Sokol, David J. "Informed Consent in Dentistry: The Impact of 'Who Pays the Bills.'" *Journal of Law and Ethics in Dentistry* 2 (1989): 64–68.

Sokol, David J. "Some Aspects of the Emerging Dental Malpractice Crisis." *Journal of Law and Ethics in Dentistry* 1 (1988): 22–26.

Sokol, David J., and Carol K. Sokol. "A Review of Non-intrusive Therapies Used to Deal with Anxiety and Pain in the Dental Office." *Journal of the American Dental Association* 110 (1985): 217–22.

Thucydides. *History of the Peloponnesian War*. Richard Crawley 역. 2권, 7장. http://classics.mit.edu/Thucydides/pelopwar.2.second.html.

Tiller, Chrissy. "Dentistry and Ethics by the Road Less Traveled." *Journal of the American College of Dentists* 78, no. 3 (2011): 11–13.

"Toward a Common Goal: The Role of Dental Support Organizations in an Evolving Profession." 백서 및 윤리강령, Association of Dental Support Organizations, Arlington, VA, 2014. http://theadso.org/download/toward-common-goal-role-dsos-evolving-profession wpdmdl=5183.

Turner, Sharon P. "A Dental Dean's Perspective on Ethical Remediation of Practitioners." *Journal of the American College of Dentists* 76 (2009): 37–41.

United States Department of Health and Human Services(미국 보건복지부). "Oral Health in America: A Report of the Surgeon General." Report of the U.S. Department of Health and Human Services, National Institute of Dental and Craniofacial Research, and National Institutes of Health, Rockville, MD, 2000. www.nidcr.nih.gov/DataStatistics/SurgeonGeneral/sgr/welcome.htm.

United States Federal Trade Commission(미국 연방거래위원회). "Final Order on Ethical Restrictions against Advertising by Dentistry." *Journal of the American Dental Association* 99 (1979): 927–93.

US Centers for Disease Control and Prevention(미국 질병 통제 예방센터). "Universal Precautions for Preventing Transmission of Bloodborne Infections: 2007 Guideline for Isolation Precautions: Preventing Transmission of Infectious Agents in Healthcare Settings." The National Institute for Occupational Safety and Health (NIOSH), Atlanta, GA, September 2016. www.cdc.gov/niosh/topics/bbp/universal.html.

Weber, Leonard J. Business *Ethics in Healthcare: Beyond Compliance*. Bloomington: Indiana University Press, 2001.

Weinstein, Bruce D., 편. *Dental Ethics*. Philadelphia: Lea and Febiger, 1993.

The Health Care Professional as Friend and Healer: Building on the Work of Edmund D. Pellegrino, David C. Thomasma and Judith Lee Kissell 편, 35 - 48. Washington, DC: Georgetown University Press, 2000에 수록된 Welie, Jos V. M. "The Dentist as Healer and Friend."

Welie, Jos V. M. "Is Dentistry a Profession? Part 1: Professionalism Defined." *Journal of the Canadian Dental Association* 70 (2004): 529 - 32.

Welie, Jos V. M. "Is Dentistry a Profession? Part 2: The Hallmarks of Professionalism." *Journal of the Canadian Dental Association* 70 (2004): 599 - 602.

Welie, Jos V. M. "Is Dentistry a Profession? Part 3: Future Challenges." *Journal of the Canadian Dental Association* 70 (2004): 675 - 78.

Welie, Jos V. M. 편. *Justice in Oral Health Care: Ethical and Educational Perspectives*. Milwaukee WI: Marquette University Press, 2006.

Werhane, Patricia H. "Business Ethics, Stakeholder Theory, and the Ethics of Health Care Organizations." *Cambridge Quarterly of Healthcare Ethics* 9 (2000): 169 - 81.

White, Becky Cox. *Competence to Consent*. Washington, DC: Georgetown University Press, 1994.

Paternalism, Rolf Sartorius 편. 83 - 84. Minneapolis: University of Minnesota Press, 1983.에 수록된 Wikler, Dan. "Paternalism and the Mildly Retarded."

Winslow, Gerald. "Integrity and Compromise in Dental Ethics." *Journal of the American College of Dentists* 70, no. 2 (2003): 25 - 30.

색인

ㄴ

참고자료

대한치과의사협회 윤리선언 · 헌장 · 지침

(출처:대한치과의사협회
https://www.kda.or.kr/kdaDental/dentalEthics/dentalDuty/html.kda)

치과의사의 직무

치과의사는 치아, 치주조직, 구강조직, 악골, 악관절, 안면 부위 및 이와 연관된 조직의 질병, 장애, 손상, 기형 및 불균형에 대해 의료행위[평가, 진단, 예방, 치료(비수술적, 수술적, 연관된 시술)]를 수행하는 의료인이다. 다만 해당 의료행위는 관계 법령과 의료윤리에 따라 시행되어야 하며 치과의사의 교육, 수련 및 경험의 범주 내에서 이루어져야 한다.

치과의사 윤리선언

치과의사는 사람의 생명과 구강건강을 지킴으로써 인류에 봉사할 임무를 부여받은 직업전문인이다. 이에 그 직업적 사명의 완수에 필요한 가치와 삶의 자세를 밝혀 다음과 같이 다짐한다.

- 우리는 생명을 존중하고 인류의 구강보건 향상을 위해 헌신적으로 봉사한다.
- 우리는 끊임없이 학술을 연마하여 최선의 진료 수준을 유지한다.
- 우리는 항상 영리적 동기보다 환자의 복리를 먼저 생각한다.

- 우리는 환자와의 관계에 있어서 정직하고 성실하여 신뢰를 유지하도록 최선을 다한다.
- 우리는 동료 치과의사를 비롯한 모든 보건의료인과 협조하며 국민과 함께 최상의 의료제도 정착에 힘쓴다.
- 우리는 이 다짐을 성실히 실천할 것을 인류와 국민 앞에 엄숙히 선언한다.

치과의사 윤리헌장

전문

우리 치과의사는 직업전문주의(professionalism)를 사회 속에서 지켜야 할 기본적 가치로 천명한다. 직업전문주의에 따르면, 치과의사는 환자의 이익을 최우선으로 생각하고, 진료업무 수행에 있어 최고의 지식과 기술 수준을 유지해야 하며, 구강건강 문제에 관해 전문가적 충고를 제공해야 한다. 직업전문주의의 원칙과 의무는 치과의사와 사회 전반이 명확한 이해를 바탕으로 합의한 것이어야 한다. 이 계약은 개인과 전문 집단으로서의 치과의사에 대한 공중의 신뢰에 바탕을 둔 것이어야 한다.

현재 직업전문주의는 각종 신기술의 개발, 의료기술의 상업화, 의료전달체계의 변화, 세계화 등에 의해 심각한 도전에 직면해 있다. 이에 따라 치과의사는 환자와 사회에 대한 기본적 임무를 수행하기가 점차 어려워지고 있다. 이러한 상황 속에서 의료전문직이 추구해야 할 이상인 직업전문주의의 기본적이고 보편적인 원칙과 가치를 재천명하는 일이 무엇보다 중요하다.

의료전문직은 복잡한 정치적 · 법적 · 경제적 압력에 굴하지 않고 직업전문주의의 원칙과 가치에 부합하도록 노력하여야 한다. 직업전문주의의 일반 원칙들은 의료전달체계나 시장의 압력 등에 따라 그 표현방법이 달라질 수 있다. 이렇게 다양한 현실적 제약에도 불구하고 우리가 지켜야 할 네 가지 기본 원칙과 열 가지 의무를 밝혀 치과의사 헌장으로 삼는다.

I. 기본 원칙

1. 환자 복지 우선의 원칙

이 원칙은 치과의사의 일차적 임무가 환자의 이익을 위해 봉사하는 데 있다는 것을 천명한다. 의료전문인의 이타주의는 환자–의사 관계의 핵심인 신뢰의 원천이 된다. 그리고 이 원칙은 경제적 · 사회적 압력, 행정적 편이에 양보될 수 없는 것이다.

2. 환자 자율성 존중의 원칙

치과의사는 환자의 자율성을 존중해야 한다. 이는 치과의사가 환자를 대함에 있어 정직해야 하고, 환자가 충분한 이해를 바탕으로 자신의 진료에 대한 의사결정을 할 수 있도록 해야 함을 의미한다. 부적절한 진료를 요구하거나 비윤리적인 의료행위를 유발하지 않는 한, 진료에 대한 환자의 결정은 최대한 존중되어야 한다.

3. 사회정의의 원칙

치과의사는 의료자원이 공정하게 분배되고 보건의료체계에서 정의가 실현되도록 해야 한다. 특히, 치과의사는 인종, 성, 사회경제적 지위, 종교 및 기타 사회적 요인으로 인한 차별을 없애는 데 앞장서야 한다.

4. 진실의 원칙

전문직업인으로서 치과의사는 대중에게 정직하고 그들과 신뢰의 관계를 유지해야 한다. 치과의사-환자 사이의 관계에 존재하는 신뢰의 가치를 귀중히 여기고, 거짓 없는 진실한 의사소통을 하며, 또한 과학자로서의 정직함을 유지하는 것은 이 원칙에 따른 가장 중요한 의무이다.

II. 전문직업인으로서 치과의사의 의무

1. 전문직업인으로서의 능력의 유지와 관리

치과의사는 평생학습을 통하여 양질의 진료를 제공하는 데 필요한 의료지식과 임상기술을 유지할 의무가 있다. 치과의사는 지식과 기술을 유지하기 위해 개인적으로 노력할 뿐만 아니라, 집단의 차원에서 그 구성원이 행하는 진료의 질을 평가하고, 개인의 이러한 노력을 돕고 안내하는 교육의 기회를 제공한다.

2. 환자를 위한 성실한 정보제공과 의견존중

치과의사는 진료의 동반자인 환자가 의사결정에 필요한 충분한 이해를 갖추도록 하기 위하여 진료의 전과 후에 성실하고 정직하게 정보를 제공하여야 한다. 또한 환자의 의견을 최대한 존중하고, 환자 본인의 동의를 구하기 어려울 경우 환자의 최대이익을 대변해 줄 수 있는 사람과의 대화를 위한 노력을 해야 한다. 환자에게 정보를 제공하는 것은 사전 동의를 위한 설명과 진료결과의 고지뿐만 아니라 의료과실에 대해 솔직하게 알리는 것도 포함한다. 의료과실을 보고하는 것은 피해로부터 환자의 회복을 돕고, 환자와 사회의 치과의사집단에 대한 신뢰를 유지하는 최선의 방법이다.

3. 환자로부터 얻은 정보의 비밀보장

치과의사는 환자의 이익과 사생활을 보호하기 위하여 진료과정에서 얻은 정보를 보호해야 한다. 특히, 전자의무기록이 도입되고, 개인의 유전정보 입수가 가능해짐에 따라 진료기관의 차원에서도 의료정보의 보안과 안전보장을 위한 체계를 마련하여야 한다. 단, 타인이나 사회에 치명적인 위험이 예상될 경우에 한하여, 환자정보의 보호를 공익에 양보할 수는 있다.

4. 환자와의 적절한 관계 유지

환자는 본질적으로 취약한 존재이며 치과의사에게 의존할 수밖에 없으므로, 진료관계 이외의 관계는 가급적 지양되어야 한다. 특히, 치과의사는 성적 · 경제적 · 사적 목적으로 환자를 이용해서는 안 된다.

5. 의료의 질 향상에 헌신

치과의사는 의료의 질을 향상시키기 위해 계속 헌신하여야 한다. 이러한 노력에는 임상능력을 유지하는 것은 물론, 의료과오를 예방하고 환자의 안전을 보장하며 의료자원의 낭비를 방지하거나 진료의 질을 적정화하는 것까지 포함된다. 특히, 진료의 질을 측정하는 평가기준을 개발하고, 모든 치과의사와 치과진료기관, 그리고 관련된 의료전달체계를 정기적으로 평가하는 일에 적극적으로 참여해야 한다.

6. 의료서비스에의 접근성 향상

치과의사는 보건의료체계의 공평성을 방해하는 요소들을 제거하기 위하여 노력해야 한다. 특히, 교육적 · 법률적 · 경제적 · 지리적 불평등과 기타 사회적 차별로 인해 발생하는 의료서비스 접근의 불평등을 해소하고, 공중구강보건 및 예방구강보건의 향상과 사회적 약자에 대한 지원을 위해 노력해야 한다.

7. 의료자원의 공정한 분배

치과의사는 제한된 의료자원을 효율적으로 관리 · 경영해야 한다. 치과의사는 불필요한 검사나 진료를 피함으로써 제한된 자원의 낭비를 막음은 물론, 다른 보건의료전문가, 진료기관, 기타 이해관계자와 함께 치과진료의 비용-효과 분석에 필요한 지침을 개발하는 집단차원의 노력을 해야 한다.

8. 과학 연구에의 헌신

치과의사가 사회와 맺은 계약의 상당부분은 과학 지식과 기술의 진실성, 그리고 그것의 적절한 이용에 근거하고 있다. 치과의사는 과학의 수준을 향상시키고 연구를 장려하며 새로운 지식을 창출하고 그것을 적절히 이용할 수 있어야 한다. 치과의사는 자신의 지식과 기술의 진실성에 책임을 져야 하는데, 지식과 기술의 진실성은 과학적 증거와 치과의사의 경험에 바탕을 둔 것이다.

9. 이해관계의 관리와 신뢰유지

치과의사와 치과진료기관은 개인 및 개별기관의 이익을 위해 전문인으로서의 책임감과 사회적 신뢰를 훼손해서는 안 된다. 특히, 의료기기와 재료, 보험, 제약 기업과의 관계에서 사적인 이익을 꾀하는 것을 근절해야 한다. 치과의사는 진료 및 연구와 관련한 다양한 관계에서 발생하는 이해관계의 상충을 인식할 수 있어야 함은 물론, 이를 대중에게 공개하고 합리적인 방식으로 관리해야 한다.

10. 전문인 집단 내 협동과 자율규제

전문직업인의 한 구성원으로서 치과의사는 환자의 최대이익을 위하여 동료 의료인과 협력하고 서로를 존중하며, 자율규제의 과정에 적극적으로 참여하여야 한다. 집단의 차원에서 현 구성원 및 예비치과의사의 교육 및 수행에 대한 표준을 제정하고, 이에 따른 내부적 평가는 물론 외부감독에 성실히 임해야 한다. 또한, 전문인으로서의 기준을 만족하지 못하는 구성원에 대한 교정과 징계의 자율규제절차를 마련하여야 한다.

치과의사 윤리지침

1. 전문직업인으로서의 능력의 유지와 관리

치과의사는 국가와 사회, 국민으로부터 국민구강건강의 증진과 구강보건교육에 종사하는 전문직으로서 독점적 권리를 부여받았다. 따라서 치과의사는 전문가로서의 책임의식을 바탕으로 평생교육을 통해 임상적 · 윤리적 자질을 갖추도록 끊임없이 노력하여야 한다.

1.1 자기계발과 연구의 의무

치과의사는 전문직으로서의 역할을 수행하기 위해 자기계발과 학문연구에 최선을 다해야 한다.

- 1.1.1 평생학습

  치과의사는 각급 의사회, 각급 의료기관, 관련 전문학회 등에서 주관하는 연수, 보수교육에 적극적으로 참여하여 새로운 치의학 지식과 기술을 끊임없이 전수하고 습득하여 지식과 기술을 최신의 것으로 유지하여야 한다. 치과의사는 의학 지식과 기술의 발전 등에 따르는 윤리적 문제와 그 해결방법을 숙지하여야 한다.

- 1.1.2. 기초치의학

  치과의사는 기초 치의학의 연구에도 힘쓰며 그렇게 얻어진 지식을 임상에 적용할 수 있어야 한다.

- 1.1.3. 관리운영

  치과의사는 환자에 대한 진료서비스의 안정적인 제공을 위해 환자관리, 직원관리, 시설장비 관리 등 병원운영에 최선을 다해야 한다.

1.2. 사회적 책임

치과의사는 전문인으로서의 능력과 이를 통해 획득한 경제적 · 사회적 능력을 사회에 유용한 방향으로 사용하여야 하며, 사회의 구성원으로서 모범을 보여야 한다.

- 1.2.1. (자기관리)

  치과의사는 술, 마약, 향정신성 의약품 등을 복용하고 진료에 임해서는 안 된다.

- 1.2.2. (생활태도)

  치과의사는 사치를 피하고 검소해야 하며, 사회구성원으로서 요구되는 품위와 명예 및 법률에 어긋나는 행위는 하여서는 안 된다.

- 1.2.3. (지위의 남용 금지)

  치과의사의 지위를 이용하여 부당한 금품이나 향응을 받지 말아야 하며, 전문적 자격을 진료와 상관없는 상업적 목적에 악용해서도 안 된다.

2. 환자를 위한 성실한 정보 제공과 의견존중

치과의사는 진료에 대해 환자가 이해할 수 있도록 충분히 설명해야 하며, 최선의 진료를 위해 필요한 정보를 제공하여야 한다. 또한 치과의사는 환자의 자율의사결정권을 존중하고 보호해야 할 의무를 가진다.

2.1. (설명 의무)

치과의사는 자신이 진료하는 환자에게 진단 · 치료 · 검사 · 수술 · 입원 등의 의료행위 및 환자가 요구하는 진료내용에 대해 환자가 알아들을 수 있도록 쉬운 언어로 충분히 설명을 제공해야 할 의무를 가진다.

- 2.1.1. (환자 교육)
  치과의사는 환자가 스스로 건강을 유지하고 개선할 수 있도록 교육을 하고, 환자가 추후 진료를 위해서 협조해야 할 부분에 관한 충분한 정보를 제공해야 한다.

- 2.1.2. (정보제공)
  치과의사는 기초 치의학의 연구에도 힘쓰며 그렇게 얻어진 지식을 임상에 적용할 수 있어야 한다.

- 2.1.3. (충분한 설명)
  치과의사는 환자에 대한 진료서비스의 안정적인 제공을 위해 환자관리, 직원관리, 시설 장비 관리 등 병원운영에 최선을 다해야 한다.

- 2.1.4. (환자의 협조)
  환자 스스로 구강건강의 유지와 증진, 질병 진료의 주체가 될 수 있도록 이끌어주어야 한다.

- 2.1.5. (잘못된 상식)
  환자의 잘못된 상식은 구강건강을 악화시키는 원인이 되므로 반드시 수정해 주어야 한다.

2.2. (의사결정권 존중)

치과의사는 환자의 구강건강을 증진시키기 위해 진료계획을 세움에 있어 환자의 자율적인 의사결정권을 최대한 존중해야 한다.

- 2.2.1. (사전 동의)
  환자를 진료하기에 앞서 진료방침, 진료의 방법, 진료의 비용 등에 관해 환자의 동의가 이루어진 후 진료가 시작되어야 한다.

- 2.2.2. (진료계획의 수정)
  치과의사는 진료 중 진료 계획이 수정될 수 있음을 환자에게 알려야 하며, 계획을 수정할 때는 환자의 의견을 충분히 반영해야 한다.

- 2.2.3. (강제적 의사결정)
  환자의 건강을 위해 부득이 환자의 의지와 상관없는 결정을 내려야하는 경우, 반드시 환자에게 납득할만한 과학적 · 치의학적 근거를 제시해야 하며 그 내용을 기록으로 남겨야 한다.

2.3 (대리인 결정)

치과의사는 환자가 의식불명 등의 상태에 빠져 환자 본인의 의사를 밝히기 어렵거나 정신질환 등으로 정상적인 판단 능력을 상실한 경우 가족 등 환자 대리인의 의사와 판단을 존중하되, 그러한 경우에도 환자의 평소 의사와 이익이 최대한 존중되고 보장될 수 있도록 노력하여야 한다.

- 2.3.1. (취약한 환자 동의)

  치과의사는 합리적 판단이나 의사결정 및 표현에 어려움을 가질 수 있는 취약한 환자인 경우 그들의 이해수준을 고려한 설명을 제공한 후 환자 대리인의 의사와 판단을 참고하되 환자의 의사가 최대한 존중되고 보장될 수 있도록 노력하여야 한다.

2.4. (의료과실 고지)

치과의사는 의도하지 않은 의료과실에 대해 솔직하게 인정하여야 한다. 진료의 결과로 환자가 피해를 입었을 때는 환자에게 즉시 알려야 한다.

2.5. (광고)

치과의사는 자신의 의료기관을 광고함에 있어 상업적 목적을 배제하고, 과장 · 허위광고를 통해 필요 이상의 경쟁을 유발하지 않도록 신중을 기해야 한다.

- 2.5.1. (과장 · 허위 광고 금지)

  치과의사는 잘못된 진료나 임상적으로 검증되지 않은 의료행위를 일반인 대상 매체(신문, 잡지, 광고전단지)등에 기재함으로써 환자를 유혹하거나, 자신과 병원을 홍보해서는 안 된다.

2.6. (학력 · 경력 사항 기재)

치과의사는 공인된 학위 이외에 오해를 일으킬 수 있는 표현이나 진료 자격 및 능력과 무관한 경력 정보를 표시해서는 안 된다.

- 2.6.1. (허위사실배포 금지)

  치과의사는 의도적으로 사실을 삭제하거나 의학적으로 검증되지 않은 사실 및 주관적 · 암시적 정보를 제공하여 환자가 부적절한 기대를 가지도록 해서는 안 된다.

- 2.6.2. (자격증 발부)

  치과의사 개인과 단체는 공식적으로 인정된 학력과 경력 외에 진료능력을 과장하거나 오도할 가능성이 있는 자격증을 함부로 발부해서는 안 된다.

3. 환자로부터 얻은 정보의 비밀 보장

치과의사는 환자의 이익과 사생활을 보호하기 위하여 진료과정에서 얻은 정보를 보호하고 환자의 비밀을 보장해야 한다. 단, 타인이나 사회에 치명적인 위험이 예상될 경우에 한하여, 환자 정보의 보호를 공익에 양보할 수 있다.

3.1 (비밀 보장)

치과의사는 진료 과정에서 알게 된 환자에 관한 일체의 정보를 다른 사람에 알려서는 안 되며 환자의 진료기록에 대한 비밀을 지켜야 한다.

- 3.1.1. (의무기록 보존)
  치과의사는 환자의 복지를 위해 전산 기록을 포함한 환자의 진료 기록을 안전하게 보존해야 한다.
- 3.1.2. (동의 없는 녹음 및 영상기록 금지)
  치과의사는 문서에 의한 환자의 동의 없이 진료 장면을 녹음·촬영하거나, 그러한 행위를 지원 혹은 방조하여서는 안 된다. 또한 그러한 녹음기록과 영상기록 등을 환자의 문서에 의한 동의 없이 공개하거나, 그러한 행위를 지원 혹은 방조하여서도 안 된다.
- 3.1.3. (증언거부)
  치과의사는 재판 혹은 수사과정에서 심문을 받을 경우라도 자신이 진료하는 환자의 비밀에 관하여 증언을 거부할 수 있다.

3.2. (정보 제공)

치과의사는 환자 본인이 요청하거나 다른 치과의사가 진료의 목적으로 환자의 진료기록을 요구할 경우 환자 진료기록의 사본이나 방사선 사진 등의 자료를 제공해야 하는 윤리적 의무를 가진다.

3.3. (정보 공개)

치과의사는 위험한 질병을 갖고 있는 환자의 경우 질병의 파급을 방지하거나 제3자를 보호하기 위하여 환자 진료 정보 중 꼭 필요한 사항을 중요한 관계자(가족, 보건기관)에게 제공할 수 있다. 이 경우 충분한 설명을 통해 환자의 동의를 구하거나 정해진 법 절차에 따라야 한다.

4. 환자와의 적절한 관계 유지

치과의사는 신체적·정신적·금전적으로 환자에게 해로운 행위를 해서는 안 된다. 치과의사가 환자와 질병 진료와 예방 이외의 관계를 맺고자 할 때는 환자의 복리가 손상되지 않도록 신중을 기해야 한다.

4.1. (환자와의 관계)

치과의사는 환자와 서로 신뢰하고 존중하는 관계를 이루고 유지하기 위해 최선의 노력을 다해야 한다.

- 4.1.1. (환자의 협조)

  의사소통이 원활하고 원만한 환자와 의사의 관계가 최선의 진료 효과를 보장한다는 점에서 환자도 적극적인 협조를 해야 한다.

- 4.1.2. (가정폭력의 신고)

  치과의사는 환자 복리의 수호자로서 환자가 가정폭력의 희생자라고 판단되는 증거가 발견될 때는 관계기관에 신고하는 등 적절한 법적 조치를 취해야 한다.

4.2. (신뢰성 손상가능성이 있는 관계 금지)

치과의사는 자신의 전문가적 판단을 손상시키거나 환자와의 관계에서 형성된 신뢰를 부당하게 이용할 가능성이 있는 대인관계를 피해야 한다.

- 4.2.1. (불필요한 신체 접촉 금지)

  치과의사는 진료과정에서 환자에게 성추행, 성희롱, 성적 유혹 등 성적 수치심을 일으키는 행위를 하여서는 안 된다.

- 4.2.2. (상거래 금지)

  치과의사는 진료과정에서 형성된 환자와의 관계를 이용해 금전적 거래나 상거래 등을 해서는 안 된다.

5. 의료의 질 향상에 헌신

치과의사는 의료의 질을 향상시키기 위해 임상 또는 기초 치의학을 연구함에 있어 생명의 존엄성을 지키고, 연구대상이 되는 환자의 권리를 보호하고 존중해야 한다.

5.1. (의료과오예방)

치과의사는 진료과정에서 발생할 수 있는 과오를 줄임으로써 진료에 따르는 위험으로부터 환자를 보호하고 진료의 효율성을 높이도록 해야 한다.

5.2. (진료의 질 평가 기준 개발)

대한치과의사협회와 각 진료기관은 임상적 상황에서 적절한 의사결정을 내릴 수 있도록 하기 위해 치의학적으로 바람직한 표준진료지침을 마련하여 의료의 질을 유지ㆍ향상시켜야 한다.

5.3. (증거기반 치의학)

치과의사의 진료행위는 의학적 또는 치의학적 근거에 기반을 둔 것이어야 한다.

- 5.3.1. (공인되지 않은 의료행위 금지)

  치과의사는 치의학계와 관련 전문 학회가 공식적으로 안전성과 유효성을 인정한 시술만을 하여야 한다.

- 5.3.2. (시험적 시술)

  학계에서 검증되지 않은 신의료기술을 적용하거나 시험적인 의료행위를 하고자 할 때는 반드시 전문 학회 등 관련 기구의 공식적인 심의와 승인을 거쳐야 한다.

6. 의료서비스에 대한 접근성 향상

치과의사는 의료서비스에 접근하는 기회의 불평등과 차별을 해소하고, 공중구강보건 및 예방보건의 향상과 사회적 약자에 대한 지원을 위해 노력해야 한다.

6.1. (공정한 기회의 제공)

치과의사는 의료서비스에 접근할 수 있는 기회가 모든 사람에게 공정하게 제공될 수 있도록 최선의 노력을 다해야 한다.

- 6.1.1. (환자차별 금지)
  치과의사는 의학적 기준 이외에 환자의 사회경제적 지위, 종교, 인종, 민족, 성별, 연령, 직업, 사회적 평판을 기준으로 의료서비스 제공의 차별을 두어서는 안 된다.

- 6.1.2. (응급환자의 진료 및 의뢰)
  치과의사는 응급환자에 대하여 이전의 내원 여부에 상관없이 합당한 진료를 해주고, 직접 진료할 수 없는 경우 진료가 가능한 다른 치과병원으로 의뢰해야 한다.

6.2. (지역사회 봉사)

치과의사는 공공의 구강건강을 향상시키기 위해 자신의 지식, 기술, 경험을 이용하여 지역사회에 봉사하고 리더십을 발휘해야 한다.

- 6.2.1. (사회적 약자에 대한 봉사)
  치과의사는 장애인, 노약자, 소년소녀가장, 저소득층, 외국인 노동자 등과 같이 의료서비스를 제대로 공급받지 못하는 사람들의 구강건강증진과 의료접근성을 높이기 위해 노력해야 한다.

6.3. (공중구강보건에의 기여)

치과의사는 공중구강보건 향상을 위한 제도마련에 힘쓰고 지역사회와 국민을 대상으로 한 교육활동에 적극 참여해야 한다.

- 6.3.1. (정책 및 제도 개선)
  치과의사는 국민들의 구강건강증진과 의료접근성 향상을 위해 필요한 정책 및 제도개선을 위해 관계기관을 접촉하고 의견을 제시할 수 있다.

- 6.3.2. (구강보건 교육의 실시)
  치과의사는 지역사회 주민과 국민들이 구강보건에 대한 올바른 지식을 가지고 스스로 구강건강을 관리할 수 있도록 하는 교육이 각급 교육기관에서 실시되도록 힘써야 한다.

7. 의료자원의 공정한 분배

치과의사는 의료서비스에 접근하는 기회의 불평등과 차별을 해소하고, 공중구강보건 및 예방보건의 향상과 사회적 약자에 대한 지원을 위해 노력해야 한다.

7.1. (적정진료)

치과의사는 적정수준의 진료를 통해 환자의 건강상 위해와 경제적 부담을 최소화하도록 해야 한다.

- 7.1.1. (표준진료지침의 마련)

  양질의 서비스를 적정 가격으로 공급하기 위하여 표준진료지침을 마련하고 국민 의료비 증가를 방지한다.

- 7.1.2. (과잉진료 금지)

  치과의사는 불필요한 치과진료나 서비스를 환자에게 권하거나 행해서는 안 된다.

- 7.1.3. (수복물의 선택과 진료)

  치과의사는 진료부위의 특성과 재료의 내구성 및 수명을 감안하여 가장 적합한 수복 재료를 선택해야 한다. 재료의 선택에 있어 치과의사의 경제적 이익보다는 치의학적 근거와 환자의 건강상 이익이 항상 우선적으로 고려되어야 한다.

7.2. (적정진료비 청구)

치과의사는 적정한 진료비를 청구함으로써 의료자원이 공정하게 활용되도록 해야 한다.

- 7.2.1. (허위 또는 과잉청구 금지)

  치과의사는 환자나 보험공단 등 진료비 지급기관에 허위 또는 과다한 진료비를 청구해서는 안 된다.

8. 과학 연구에의 헌신

치과의사는 과학적으로 입증된 지식과 기술만을 사용하며 최신 지식과 기술의 습득, 그리고 새로운 지식의 창출을 위해 노력해야 한다.

8.1. (연구와 발전)

치과의사는 연구와 개발을 통해 얻은 결과가 국민의 건강을 보호하고 증진시키는 데 도움이 될 수 있도록 적극 노력해야 한다.

- 8.1.1 (목적)

  치과의사는 연구와 개발을 통해 얻은 결과가 국민의 건강을 보호하고 증진시키는 데 도움이 될 수 있도록 적극 노력해야 한다.

- 8.1.2. (지적재산권)

  치의학 연구에서는 연구 결과로 얻을 수 있는 개인적 · 경제적 이익보다는 국민의 구강건강증진이라는 목적이 우선되어야 한다.

- 8.1.3. (공정한 평가)

  연구결과에 대한 기여의 정도에 따라 공평한 평가가 이루어져야 한다. 참여하지 않은 연구에 참여한 것처럼 꾸며서는 안 된다.

- 8.1.4. (거짓보고)
  개인의 경제적 이익이나 명예를 위하여 연구결과를 왜곡하거나 조작해서는 안 된다.

8.2. (임상연구)

새로이 개발된 진료방법이나 약물 또는 재료를 환자에게 적용하는 연구를 할 때에는 환자의 복리 증진이라는 목적이 가장 우선적으로 고려되어야 한다.

- 8.2.1. (환자의 안전)
  새로이 개발된 진료방법이나 약물 또는 재료를 환자에게 적용하는 연구를 할 때에는 환자의 복리 증진이라는 목적이 가장 우선적으로 고려되어야 한다.

- 8.2.2. (기관심사위원회의 심의)
  임상시험을 하고자 하는 치과의사는 반드시 소속 기관심사위원회의 심의를 거쳐 승인을 받아야 한다.

- 8.2.3. (충분한 설명에 근거한 동의)
  치과의사는 시험에 앞서 환자가 이해할 수 있는 언어로 시험의 목적과 방법, 기대효과 및 위험성 등을 환자에게 충분히 설명해야 하는 윤리적 의무를 가진다. 충분한 설명 후에 환자가 시험을 이해하는지 확인한 후 동의를 얻어야 한다.

9. 이해관계의 관리와 신뢰유지

치과의사와 치과진료기관은 개인 및 개별기관의 이익을 위해 전문인으로서의 책임감과 사회적 신뢰를 훼손해서는 안 된다. 특히, 부당한 방법으로 사적인 이익을 꾀하는 것을 근절해야 한다.

9.1. (부당이익 추구 금지)

치과의사와 치과의료기관은 부당한 이익을 취함으로써 전문가로서의 합리적 판단에 영향을 받거나 사회적 신뢰가 손상되지 않도록 해야 한다.

- 9.1.1. (금품 및 뇌물 수수)
  치과의사는 환자에게 적정한 진료비 이외의 금품 등을 받거나 요구하여서는 안 된다.

- 9.1.2. (리베이트 금지)
  치과의사는 안전성과 효율성에 따라 기구 및 재료를 선택하여야 하며 선택의 대가로 금품과 향응을 받아서는 안 된다.

- 9.1.3. (연구 및 학술활동 지원)
  치과의사, 의료기관, 학술단체 등은 제약회사나 의료기기회사 등으로부터 연구비나 학술활동 지원을 받을 경우 공정하고 공개적인 방법과 절차에 따라야만 한다.

- 9.1.4 (이해상충 공개)
  치과의사는 치의학 관련 세미나, 학회(지)에서 연구결과를 발표 할 경우, 참고한 교육적 · 과학적 정보의 출처와 비용의 조달 방법, 연구 관련자, 이해당사자 등에 관하여 명시해야 한다.

9.2. (불공정 마케팅의 금지)

치과의사와 치과의료기관은 부당한 방법으로 환자를 유인하거나 진료효과가 없는 상품판매를 통한 이익을 얻어서는 안 된다.

- 9.2.1. (환자유인 금지)
  치과의사와 치과의료기관은 환자를 유인할 목적으로 정기적인 차량운행, 진료비 할인, 선물 및 경품제공, 진료와 직접적인 관계가 없는 편의 제공 등을 해서는 안 된다.

- 9.2.2. (비 치료적 상품판매 금지)
  치과의사는 환자의 신뢰를 이용하여 치료와 무관한 상품을 판매함으로써 이익을 얻어서는 안 된다.

- 9.2.3. (상품판매시 환자의 보호)
  환자의 구강건강 관리를 위하여 진료실에 관련 상품을 비치하고 판매할 경우, 치과의사는 과학적 검증을 통해 얻어진 안전성과 효율성에 관한 정보를 제공하고, 상품의 판매에 따르는 자신의 이익을 밝힘으로써 환자가 충분한 이해 하에 구매할 수 있도록 해야 한다.

10. 전문인 집단 내 협동과 자율규제

전문직업인의 한 구성원으로서 치과의사는 환자의 최대이익을 위하여 동료 의료인과 협력하고 서로를 존중하며, 자율규제의 과정에 적극적으로 참여하여야 한다. 또한, 예비 · 현직 치과의사를 대상으로 한 윤리교육을 실시하여 치과의사의 윤리성 함양을 도모한다.

10.1. (동료 의료인과의 협조)

치과의사는 동료 의료인과의 협조를 통해 환자가 최선의 진료를 받을 수 있도록 해야 한다.

- 10.1.1. (자문과 의뢰)
  치과의사는 자신의 능력이 미치지 못할 경우 언제든지 필요한 능력을 갖춘 동료 의사에게 자문을 구하거나 환자를 의뢰하여야 한다.

- 10.1.2. (협조시의 의무)
  치과의사는 동료 치과의사가 진료에 관하여 협조를 요청하는 경우 정당한 이유 없이 이를 거부하여서는 안 된다. 한편, 의뢰받은 진료를 마친 후에는 본래 진료하던 치과의사에게 환자를 돌려보내야 한다.

10.2. (정당한 비판과 부정의 고발)

치과의사는 진료능력에 문제가 있거나, 비윤리적인 행동을 하는 동료 의료인을 발견할 경우 이를 시정 · 개선할 수 있도록 함으로서 환자가 해를 입지 않도록 해야 한다.

- 10.2.1. (진료능력손상자의 보고)
  동료 치과의사가 진료능력에 영향을 줄 수 있는 신체적 · 정신적 문제를 가진 것을 발견한 치과의사는 그 증거를 해당 치과의사회에 보고하고 진료를 받을 수 있도록 해야 한다.

- 10.2.2. (비윤리적 행위와 과실의 보고)

  치과의사는 동료 치과의사의 진료내용을 평가함에 있어 신중을 기해야 한다. 다만, 다른 치과의사가 명백한 과실로 인해 환자에게 피해를 입히거나 비윤리적 의료행위를 할 경우, 적절한 절차에 따라 시정을 요구하고 필요하다고 판단될 때는 해당 치과의사회에 보고해야 한다.

- 10.2.3. (출석의 의무)

  법률적 자문이나 공적인 의사결정, 의료분쟁관련으로 출석을 요구받을 경우 정당한 이유 없이 그것을 거부해서는 안 된다.

10.3. (윤리위원회 설치)

치과의사협회는 물론 각급 의료기관, 전문 학회 등은 집단내 윤리적 의사결정과 자율규제를 위한 윤리위원회를 설치한다.

- 10.3.1. (윤리위원회의 목적

  각급 윤리위원회는 윤리적 사안의 심의와 의결을 통해 환자-의사 관계의 신뢰를 유지하고, 국민 건강의 증진과 사회적 정의의 실현에 이바지하여야 한다.

- 10.3.2. (윤리위원회의 징계권)

  각급 윤리위원회는 정해진 내규에 따라 비윤리적인 구성원을 징계함으로써 치과의사의 윤리의식을 향상시킨다.

10.4. (윤리교육)

각급 치과대학은 치과의사협회의 윤리선언과 헌장, 지침을 기반으로 한 윤리교육과정을 개발하고 예비치과의사의 윤리성 함양을 도모해야 한다. 또한, 치과의사협회는 개원의사의 실정에 맞는 윤리교육과정을 개발하여 보수교육을 실시한다.

저자 소개

David T. Ozar (PhD, ACD 명예회원, 미국 라이프스타일 의학 협회(ACLM) 명예회원)

1972년부터 2015년에 은퇴할 때까지 로욜라 대학교 시카고 캠퍼스 철학과에서 전문직 윤리 및 사회 윤리를 가르쳤다. 또한 1993년부터 2006년까지 로욜라 대학교 윤리 및 사회정의 센터 이사를 역임했다. 미국 치과 윤리협회 초대 회장을 역임했고 미국치과의사협회 명예회원이다. 치과계의 윤리에 관해 많은 강연과 저술 활동을 했다.

고(故) David J. Sokol (치과의사, 법학박사, 미국 일반치과의사협회(AGD) 회원)

뉴욕 주 하일랜드 밀스에서 오랫동안 일반의로서 개인치과를 운영했으며, 그곳에서 치과 및 의료, 의료사고 법 변호사 업무를 수행했다.

Donald E. Patthoff (치과의사, ACD 회원, AGD 회원)

1971년 이후 웨스트 버지니아주 마틴스버그에서 정부 및 비영리부문, 그리고 개인 치과에서 치과의사로 일하고 있다. 왕성한 저술과 강연 활동을 해 왔으며, 미국치과윤리협회 회장을 역임했고, 지역, 주, 전국, 국제적 차원의 여러 윤리 단체와 치과 단체에서 리더로 봉사했다.

■ 추천인

추천인 대표 : 양정강

추천인 : 김명기, 나성식, 양유식, 이건주, 이근우, 정재영, 한상환, 함병도

■ 출판 기금 출연하신 분들

권긍록, 김경선, 김기성, 김수진, 김종열, 양웅, 여환호, 오충원, 유원희, 이민정, 이상필, 이정우, 이철규, 이태수, 장명진, 정재영, 장문성, 주성채, 지헌택기금, 최병기, 최욱환, 한국재

■ 수고하신 분들

– 출판준비위원회 (위원장 : 이철규. 위원 : 변춘석, 서남식, 우상두, 이학상)

– 원고검토 (김성중, 김정선, 송윤신, 오은성, 윤세훈. 이근신, 장영배, 조만종, 함현숙, 현명윤)

■ 이 책은 국제치의학회(ICD) 한국회와 (사)덴탈서비스인터내셔날(DSI)이 출판 기금을 모금하여 발행하였음을 밝힙니다.

역자 소개

노동래

서울대학교 공법학과와 KAIST 테크노 경영대학원 금융공학 MBA 과정을 졸업하고 동국대학교 경영학 박사 과정을 수료했다. 동양증권 준법감시인/CRO, 녹색기후기금(GCF) 리스크 매니저를 역임했고 지금은 프리랜서로 윤리/준법, 리스크 관리 분야 번역과 강연 활동에 종사하고 있다. 『비즈니스 윤리와 지속 가능 경영』, 『비즈니스 윤리 관리』, 『전사리스크 관리』, 『뮤추얼 펀드 상식』(연암사), 『그랜드캐니언』, 『부당한 빚 정당한 빚』, 『갓 이즈 러브』(새물결 플러스) 등 다수의 책을 우리말로 옮겼다.

이철규

서울대학교 치과대학과 서울대학교병원 보철과 레지던트를 거쳐 치의학 박사학위를 취득하였고 현재 이철규이대경치과 공동원장이자 서울대학교병원 임상자문교수로 있다. 의료윤리를 시작으로 기독교 세계관과 신학을 공부하여 웨스트민스터 신학대학원에서 성경신학으로 신학석사학위(Th.M)를 취득했다. 기독치과의사회 웹진의 편집장을 역임하였고 치과의료선교회에서 '좋은 치과 만들기 모임'을 통하여 '좋은 치과 체크리스트'와 '기독 치과인 선서' 입안을 주도하였고 저서로는 묵상집인 『오늘을 그날처럼』(새물결 플러스)이 있다.